Textbook of Medical Oncology

入門
腫瘍内科学

改訂第4版

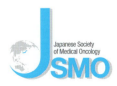
日本臨床腫瘍学会 [編集]

南江堂

■『入門腫瘍内科学（改訂第4版）』編集委員会

(五十音順)

安藤　雄一　　名古屋大学医学部附属病院化学療法部

泉　　浩二　　金沢大学附属病院医学系研究科集学的治療学（泌尿器科）

◎木下　一郎　　北海道大学病院がん遺伝子診断部

佐治　重衡　　福島県立医科大学腫瘍内科学講座

下平　秀樹　　東北医科薬科大学医学部腫瘍内科学教室

武田　真幸　　奈良県立医科大学がんゲノム・腫瘍内科学講座

谷岡　真樹　　岡山大学学術研究院医歯薬学域

○馬場　英司　　九州大学大学院医学研究院社会環境医学講座連携腫瘍学分野

薬師神芳洋　　愛媛大学医学部臨床腫瘍学講座

矢野　聖二　　金沢大学医薬保健研究域医学系呼吸器内科学

(◎：委員長，○：副委員長)

■改訂第4版の執筆者一覧

(執筆順)

木下　一郎	北海道大学病院がん遺伝子診断部
福田　吉治	帝京大学大学院公衆衛生学研究科
芦澤　和人	長崎大学大学院医歯薬学総合研究科臨床腫瘍学分野
春名　健伍	大阪大学大学院医学系研究科外科学講座消化器外科学
櫻井　晃洋	札幌医科大学医学部遺伝医学
松野　吉宏	国立病院機構北海道がんセンターパソロジーセンター
二口　　充	山形大学医学部病理学講座
大村　洋文	九州大学大学院医学研究院社会環境医学講座連携腫瘍学分野
曽和　義広	京都府立医科大学教育センター次世代研究者挑戦的研究プログラム
内海　　健	九州大学大学院医学研究院保健学部門検査技術科学分野
牛島　俊和	星薬科大学
河上　　裕	国際医療福祉大学大学院医学研究科免疫学
松尾恵太郎	愛知県がんセンター研究所がん予防研究分野
磯部　大地	九州大学大学院医学研究院社会環境医学講座連携腫瘍学分野
薬師神芳洋	愛媛大学医学部臨床腫瘍学講座
大坪公士郎	金沢大学附属病院腫瘍内科
矢野　聖二	金沢大学医薬保健研究域医学系呼吸器内科学
森谷　卓也	川崎医科大学病理学
西條　　憲	東北大学大学院医学系研究科臨床腫瘍学分野
多湖　正夫	帝京大学医学部附属溝口病院放射線科
東田　智彦	帝京大学医学部附属溝口病院放射線科
和田　浩典	徳島大学大学院医歯薬学研究部消化器内科学分野
高山　哲治	徳島大学大学院医歯薬学研究部消化器内科学分野
長井　良昭	埼玉医科大学呼吸器内科
前門戸　任	自治医科大学内科学講座呼吸器内科部門
加藤　俊介	順天堂大学大学院医学研究科臨床腫瘍学
河津　正人	千葉県がんセンター細胞治療開発研究部
木場　隼人	金沢大学地域連携呼吸器内科学講座
林　　龍二	富山大学附属病院腫瘍内科・緩和ケア内科
関根　郁夫	筑波大学医学医療系臨床腫瘍学
枝園　和彦	岡山大学病院呼吸器外科
豊岡　伸一	岡山大学学術研究院医歯薬学域呼吸器・乳腺内分泌外科学分野
新井　誠人	東京女子医科大学八千代医療センター消化器内科
平田　健司	北海道大学大学院医学研究院放射線科学分野
加藤　徳雄	北海道大学大学院医学研究院放射線科学分野

平木　隆夫	岡山大学学術研究院医歯薬学域放射線医学	
松井　裕輔	岡山大学学術研究院医歯薬学域放射線医学	
安藤　雄一	名古屋大学医学部附属病院化学療法部	
市原　英基	岡山大学病院腫瘍センター	
徳田　恵美	福島県立医科大学腫瘍内科学講座	
佐治　重衡	福島県立医科大学腫瘍内科学講座	
田澤　大	岡山大学病院新医療研究開発センター	
前田　嘉信	岡山大学病院血液・腫瘍内科	
西内　崇将	高松赤十字病院腫瘍内科	
下村　昭彦	国立国際医療研究センター病院乳腺・腫瘍内科/がん総合内科	
渡邊　清高	帝京大学医学部内科学講座腫瘍内科	
清水千佳子	国立国際医療研究センター病院がん総合診療センター/乳腺・腫瘍内科	
谷岡　真樹	岡山大学学術研究院医歯薬学域	
藤崎　弘之	大阪市立総合医療センター小児血液・腫瘍内科	
井上　彰	東北大学大学院医学系研究科緩和医療学分野	
廣中　秀一	杏林大学医学部腫瘍内科学	
佐藤　温	弘前大学大学院医学研究科腫瘍内科学講座	
城田　英和	東北大学大学院医学系研究科臨床腫瘍学分野	
馬場　英司	九州大学大学院医学研究院社会環境医学講座連携腫瘍学分野	
高橋　雅信	東北大学大学院医学系研究科臨床腫瘍学分野	
澤木　明	湘南鎌倉総合病院腫瘍内科	
水腰英四郎	金沢大学附属病院先端医療開発センター	
石川　卓哉	名古屋大学大学院医学系研究科消化器内科学	
廣岡　芳樹	藤田医科大学医学部消化器内科学	
藤森　尚	九州大学病院肝臓・膵臓・胆道内科	
南條　成輝	金沢大学附属病院呼吸器内科	
藤本　章博	埼玉医科大学国際医療センター乳腺腫瘍科	
石黒　洋	埼玉医科大学国際医療センター乳腺腫瘍科	
清田　尚臣	神戸大学医学部附属病院腫瘍センター	
長尾　昌二	岡山大学大学院医歯薬学総合研究科産科・婦人科学分野	
池田　勝臣	北里大学医学部泌尿器科学	
田畑　健一	北里大学北里研究所病院泌尿器科	
河田　健司	藤田医科大学医学部臨床腫瘍科	
松峯　昭彦	福井大学学術研究院器官制御医学講座整形外科学分野	
宇原　久	札幌医科大学医学部皮膚科学講座	
竹島　秀雄	桜十字病院/宮崎大学医学部	
伊藤　鉄英	国際医療福祉大学医学部消化器内科学/福岡山王病院膵臓内科・神経内分泌腫瘍センター	
家原　知子	京都府立医科大学大学院医学研究科小児科学	

福島　卓也	琉球大学保健学科血液免疫学・血液免疫解析学
内田　直之	国家公務員共済組合連合会虎の門病院血液内科
池田　和彦	福島県立医科大学医学部輸血・移植免疫学講座
石塚　賢治	鹿児島大学大学院医歯学総合研究科血液・膠原病内科学分野
尾崎　修治	徳島県立中央病院血液内科
廣野　靖夫	福井大学医学部附属病院がん診療推進センター
西森　久和	広島市立広島市民病院血液内科
田中　惠子	福島県立医科大学医学部多発性硬化症治療学講座
柴田　浩行	秋田大学大学院医学系研究科臨床腫瘍学講座
滝口　裕一	翠明会山王病院腫瘍内科・呼吸器内科
安本　和生	金沢医科大学医学部腫瘍内科学
坂下　博之	横須賀共済病院化学療法科/呼吸器内科
藤田　和恵	日本医科大学付属病院呼吸器内科・医療安全管理部感染制御室
高橋　昌宏	宮城県立がんセンター腫瘍内科
高野　淳	滋賀医科大学臨床腫瘍学講座・腫瘍内科/東京大学医科学研究所
醍醐弥太郎	滋賀医科大学臨床腫瘍学講座・腫瘍内科/東京大学医科学研究所
小暮　啓人	名古屋医療センター呼吸器内科・腫瘍内科
南　博信	神戸大学大学院医学研究科腫瘍・血液内科学

薬剤名は，本文中では原則として，一般名をカタカナ表記で示しています．英語表記や略語については，巻末の薬剤名一覧表をご参照ください．

本書では，薬剤の選択，用量，副作用，投薬スケジュールなどについて記載していますが，これらの情報は変更される可能性があります．使用にあたっては，個々の薬剤の添付文書を十分にご確認ください．

●用語について

1. 癌，ガン，がん → 「がん」で統一

    ただし，例「日本乳癌学会」「乳癌取扱い規約」などは，固有名詞のためそのまま表記．

2. 薬物療法 or 化学療法 → 「薬物療法」で統一

    その理由：ホルモン剤・分子標的薬も含むため

3. 抗がん剤 or 抗がん薬 or 抗悪性腫瘍薬 → 「抗がん薬」で統一

4. 放射線化学療法 or 化学放射線療法 or 放射線薬物療法 → 「化学放射線療法」で統一

5. 術前（後）補助薬物療法 or 術前（後）補助化学療法 → 「術前（後）補助薬物療法」で統一

6. 照射前（後）薬物療法 or 照射前（後）化学療法 → 「照射前（後）薬物療法」で統一

7. 併用薬物療法 or 併用化学療法 → 「併用薬物療法」で統一

8. 手術療法 or 外科療法 → 「外科療法」で統一（"手術"単独使用の場合はそのまま"手術"と表記）

9. 放射線療法 or 放射線治療 → 以下を考慮しながら併用

    放射線療法＝がん治療の他に，それを実施するための機器やシステムを含んだニュアンスがある場合に表記．

    放射線治療＝がんの治療により限定したニュアンスが含まれている．放射線照射に言及している場合などで表記．

10. 遺伝子表記は，原則として大文字斜体，タンパクは大文字標準体で表記．ただし，慣用的に小文字や大・小文字で使用されているものはそのまま表記．

11. その他

    例：アルキル化剤 → アルキル化薬　など

    　　プラチナ製剤 → 白金製剤

改訂第4版
序文

　『入門腫瘍内科学』は，医学部で卒前専門教育を受ける医学生のためのテキストとして，2009年10月に初版が刊行されました．本書は，がん医療の基本書として，医学生のみならず，研修医，薬剤師や看護師など，多くの医療者にも広く利用されてきました．初版刊行から6年後の2015年に改訂第2版を，さらに5年後の2020年には改訂第3版を出版いたしました．そして今回，さらに5年の時を経て，最新の医学的知見を反映した改訂第4版をお届けする運びとなりました．

　この5年間，がんの臨床医学は急速な進展を遂げてきました．分子標的治療，個別化治療，ゲノム医療，免疫チェックポイント阻害薬の進化に加え，ウイルス療法，CAR-T細胞療法，抗体薬物複合体（ADC）療法，光免疫療法といった新たな治療法が登場し，臨床の現場での応用が広がっています．また，高齢者に特化した治療方針の確立や，小児・AYA世代がん患者の長期フォローアップの重要性も，より強く認識されるようになりました．さらに，ロボット支援手術や粒子線治療などの先端的な外科療法および放射線療法の進歩，支持医療や緩和ケアの充実も大きな注目を集めています．さらには，COVID-19パンデミックといった新たな課題も浮上しています．

　これらの状況を踏まえ，改訂第4版では各項目で増補改訂が行われました．新設項目として，「総論5-6-E．新規治療」「総論5-8．高齢者の治療」「総論5-12．小児・AYA世代のフォローアップ」を加え，「総論5-9．がんサポーティブケア（支持医療）」に「Onco-Cardiology」や「妊孕性」を含めました．一方，「各論3．胸部腫瘍」と「各論11．造血器腫瘍」については，項目立てを整理し，若干簡素化しました．その他，コラムとして「総論5」に「感染症（COVID-19）とがん治療」を追加しました．

　本書は，学生の教科書として利用されることを目的としているため，より基礎的でわかりやすい入門書となるよう編集されています．各がんの概念，疫学，病理や臨床像，診断についての内容を充実させた一方で，複雑な病態や詳細な治療については言及していない場合もあります．そのため，本書のみで十分でない点については，『新臨床腫瘍学』（日本臨床腫瘍学会編集）をはじめとする専門的な教科書などを参考にしていただくことをお勧めします．

　今後も，本書を腫瘍内科学入門のための教科書として，より一層よいものにしていきたいと考えております．講義や臨床実習などにご活用いただき，ご意見などを南江堂ホームページ（https://www.nankodo.co.jp/contact/contact.aspx）よりお寄せいただけましたら幸いです．

　最後に，本書の改訂にご協力いただいたすべての執筆者，編集者の皆様，そして出版に尽力いただいた関係者の皆様に深く感謝申し上げます．本書が今後の医学教育において，より一層役立つ教科書となることを願ってやみません．

2024年11月

『入門腫瘍内科学（改訂第4版）』編集委員長

木下　一郎

初版
序文

　2007年4月施行された「がん対策基本法」にもとづき，文部科学省は卒前教育においてがんの全身療法をもりこんだコア・カリキュラムの改訂ならびに大学院における「がんプロフェッショナル養成プラン」を開始しました．一方，厚生労働省はがん診療連携拠点病院構想をたて，拠点病院のハード面，ソフト面の充実に着手しています．各大学の医学部はコア・カリキュラムの改訂に刺激され，また医療界，社会のニーズに応えるために臨床腫瘍学あるいは腫瘍内科学講座を開講し，その実習，実践の場として多くの大学病院に腫瘍センターあるいは化学療法センターが設置され，がんの教育，研究，診療の充実に向けて動き出しています．

　いままでの卒前教育では，各臓器・領域の悪性疾患について個々に学習してきましたが，これからは，がんの生物学から担がん患者の治療まで総合的に腫瘍学を学び，とくに全身療法としてのがん薬物療法や支持療法，緩和医療，インフォームド・コンセント，コミュニケーションスキルなど，がん医療の基本的な知識と技術を身につけることが求められます．そのためには学部学生に合った教科書が必要であり，日本臨床腫瘍学会は腫瘍内科学の入門編を作成し出版することにしました．

　執筆者には，全国の腫瘍内科学講座あるいは大学病院で，がんの診療・教育・研究に携わっている先生方にお願いしました．学部卒業までに最低限身につけておかなければならない内容を平易に簡潔に記載するようにお願いしましたところ，短い執筆期間にもかかわらず協力をいただき，速やかに出版までこぎつけることができました．執筆者の先生方に深く感謝いたします．

　また本書は，学生の教科書として利用されることを目的としているため，学生が勉強しやすい大きさで，しかも安価になるよう配慮し，学生にとってやや難しいところや詳細過ぎるところは平易に簡潔に書き直していただきました．そのため，本書だけでは満足できない学生・教員がいると思いますし，当然，複雑な病態や治療に関しては言及できない問題も出てきます．そういった場合には，日本臨床腫瘍学会編，がん薬物療法専門医のための専門書『新臨床腫瘍学』（南江堂発行）や関連文献を参考にして，もう一段上をめざした勉強を薦めます．

　今後，本書を腫瘍内科学の教科書として，よりよいものにしていきたいと考えております．講義やBSL等で活用いただき，ご意見を編集委員会（shinoharas@shinoharashinsha.co.jp）までメールにて送付いただければ幸いであります．

　最後に，80名を超える多数の執筆者による共著でしたので，編集者は執筆依頼から校正まで執筆者との調整に多大な時間と労力が必要であったと思います．篠原出版新社の木下貴雄氏をはじめとする関係の方々に深謝いたします．

　2009年9月

『入門腫瘍内科学』編集委員長
田村和夫

利益相反（Conflict of Interest：COI）

利益相反管理委員会

『入門腫瘍内科学（改訂第4版）』は，2023年に執筆担当者ならびに関係者を選定し，その際には当学会「利益相反管理規程」に準じてCOIを管理しました．執筆担当者ならびに関係者のCOI，また，当学会の組織COIは，下記URLのウェブページにてご覧いただけます．

【執筆担当者】https://www.jsmo.or.jp/about/doc/nyumon4_coi.pdf
【　学　会　】https://www.jsmo.or.jp/about/doc/cpg_soshikicoi.pdf

なお，当学会「利益相反管理規程」は，2023年6月に日本医学会より公表された「日本医学会診療ガイドライン策定参加資格基準ガイダンス」を踏襲して策定しております．

目次

I 総論

1 日本のがん医療の現状と疫学 — 2

1. 日本のがん医療と腫瘍内科学 .... 木下一郎　2
2. がんの疫学 .... 福田吉治　7
3. がんの予防と早期発見：検診，スクリーニング .... 芦澤和人　11
4. わが国のがん対策の動向 .... 春名健伍　14
5. 遺伝性腫瘍と遺伝カウンセリング .... 櫻井晃洋　17

2 腫瘍とは — 19

1. がんの病理学 19
   - A　発生母地 .... 松野吉宏　19
   - B　悪性度，分化度，異型性 .... 松野吉宏　21
   - C　浸潤と転移，微小環境 .... 二口　充　24
2. がんの分子細胞生物学 27
   - A　シグナル伝達 .... 大村洋文　27
   - B　細胞周期 .... 曽和義広　30
   - C　細胞死 .... 内海　健　32
   - D　エピジェネティック変化 .... 牛島俊和　35
3. がんと免疫 .... 河上　裕　39

3 がんの発生（病因）とその特徴 — 43

1. 遺伝的要因と環境要因 .... 松尾恵太郎　43
2. 遺伝子の変化と多段階発がん .... 磯部大地　46

4 がんの診断 — 49

1. がん診断のアプローチ・考え方 .... 薬師神芳洋　49
2. がんに関わる主要症候（がんの症候学） .... 大坪公士郎，矢野聖二　52
3. 腫瘍病理学（実践的な病院病理として） .... 森谷卓也　55
4. 病期決定 .... 西條　憲　58
5. 画像診断 .... 多湖正夫，東田智彦　60
6. 内視鏡診断 68
   - A　消化管内視鏡検査 .... 和田浩典，高山哲治　68

xi

        B　気管支鏡検査 ································ 長井良昭，前門戸任　72
　7.　がんの分子診断 ································ 76
　　　A　腫瘍マーカー ································ 加藤俊介　76
　　　B　遺伝子・染色体診断 ································ 河津正人　79
　　　C　予後因子，治療効果予測因子としてのバイオマーカー ··· 木場隼人　82
　　　D　がんゲノム医療 ································ 林　龍二　85

5　がんの治療　88

　1.　がん治療の考え方 ································ 関根郁夫　88
　2.　外科療法 ································ 枝園和彦，豊岡伸一　93
　3.　内視鏡治療 ································ 新井誠人　97
　4.　放射線療法 ································ 平田健司，加藤德雄　100
　5.　インターベンショナル・ラジオロジー（IVR） ··· 平木隆夫，松井裕輔　104
　6.　がん薬物療法 ································ 107
　　　A　細胞障害性（殺細胞性）抗がん薬 ································ 安藤雄一　107
　　　B　分子標的薬 ································ 矢野聖二　111
　　　C　免疫チェックポイント阻害薬 ································ 市原英基　115
　　　D　内分泌療法 ································ 德田恵美，佐治重衡　117
　　　E　新規治療 ································ 119
　　　　　ウイルス療法，光免疫療法 ································ 田澤　大　119
　　　　　CAR-T 細胞療法，抗体薬物複合体療法 ································ 前田嘉信　121
　7.　集学的治療 ································ 西内崇将　123
　8.　高齢者の治療 ································ 下村昭彦　126
　9.　がんサポーティブケア（支持医療，Onco-Cardiology，妊孕性など）渡邊清高　129
　10.　チーム医療とリスクマネジメント ································ 加藤俊介　132
　11.　がん患者の緩和ケアとサバイバーシップ ································ 清水千佳子　134
　　　　コラム　感染症（COVID-19）とがん治療 ································ 谷岡真樹　137
　12.　小児・AYA 世代のフォローアップ ································ 藤崎弘之　138
　13.　告知，倫理，インフォームド・コンセント，セカンド・オピニオン 安藤雄一　140
　14.　がん医療におけるコミュニケーション ································ 井上　彰　142
　15.　がんの臨床試験 ································ 廣中秀一　145
　16.　がんの診療ガイドライン ································ 佐藤　温　147
　17.　がん診療における EBM の実践 ································ 城田英和　149

II　各論

1　消化管がん　154

　1.　食道がん ································ 廣中秀一　154

2．胃がん ……………………………… 大村洋文，馬場英司　158

　　3．大腸がん …………………………………………… 高橋雅信　162

　　4．消化管間質腫瘍（GIST）…………………………… 澤木　明　168

2 肝・胆・膵がん　171

　　1．原発性肝がん ……………………………………… 水腰英四郎　171

　　2．胆道がん ……………………………… 石川卓哉，廣岡芳樹　174

　　3．膵がん ……………………………………………… 藤森　尚　178

3 胸部腫瘍　183

　　1．肺がん ……………………………………………… 南條成輝　183

　　2．胸膜中皮腫 ………………………………………… 南條成輝　189

　　3．縦隔腫瘍 …………………………………………… 南條成輝　192

4 乳がん　藤本章博，石黒　洋　194

5 頭頸部がん　清田尚臣　200

6 婦人科がん　204

　　1．子宮がん …………………………………………… 長尾昌二　204

　　2．卵巣がん，卵管がん，腹膜がん ………………… 長尾昌二　208

7 泌尿器がん　211

　　1．腎細胞がん ………………………………………… 池田勝臣　211

　　2．尿路上皮がん ……………………………………… 池田勝臣　213

　　3．前立腺がん ………………………………………… 田畑健一　215

8 原発不明がん　藤本章博，石黒　洋　218

9 胚細胞腫瘍　河田健司　222

10 その他　227

　　1．骨・軟部腫瘍 ……………………………………… 松峯昭彦　227

　　2．悪性黒色腫，非黒色腫皮膚がん ………………… 宇原　久　232

　　3．中枢神経腫瘍 ……………………………………… 竹島秀雄　235

　　4．神経内分泌腫瘍 …………………………………… 伊藤鉄英　239

　　5．小児がん，思春期がん …………………………… 家原知子　242

11 造血器腫瘍 ——————————————— 246

1. 白血病 ··· 246
   A　顆粒球系白血病 ·································· 福島卓也　246
   B　リンパ球系白血病 ·································· 内田直之　249
2. 骨髄増殖性腫瘍，骨髄異形成腫瘍 ·················· 池田和彦　252
3. 悪性リンパ腫 ··· 石塚賢治　256
4. 形質細胞腫瘍 ··· 尾崎修治　259

12 腫瘍随伴症候群 ——————————————— 262

1. 内分泌症候群 ··· 廣野靖夫　262
2. 血液学的随伴症候群 ···································· 西森久和　265
3. 神経・筋腫瘍随伴症候群 ······························ 田中惠子　267

13 Oncologic emergency ——————————— 270

1. 心血管系 ·· 柴田浩行　270
2. 呼吸器系 ·· 滝口裕一　273
3. 消化器系（腔閉塞，瘻孔形成など） ················· 安本和生　276
4. 中枢神経系（頭蓋内圧亢進，脊髄圧迫，がん性髄膜炎） ···· 坂下博之　279
5. 感染症 ··· 藤田和恵　284
6. 腫瘍崩壊症候群 ·· 高橋昌宏　290
7. 免疫関連有害事象（irAE） ················· 高野　淳，醍醐弥太郎　292

14 転移がん ——————————————————— 296

1. 悪性胸水，悪性腹水 ···································· 小暮啓人　296
2. 転移性骨腫瘍 ··· 南　博信　299

主な略語一覧表 ·· 301

主な薬剤名一覧表 ··· 308

索引 ··· 312

I

総論

Ⅰ　総論

1 日本のがん医療の現状と疫学

1 日本のがん医療と腫瘍内科学

summary　がん治療は，1800年代後半に外科療法，放射線療法の基礎ができ，腫瘍の動物継代が可能となり薬物の基礎実験が可能となった．その後，腫瘍生物学の進歩とあいまって外科，放射線，薬物の3つの治療法が急速に発展していった．本項では近代がん医療の進歩を知り，外科療法，放射線療法が局所療法として確立していった中で，全身療法，とくにがんの薬物療法とそれを専門とする腫瘍内科学の重要性が日本においても認識されていることを理解する．

1) 近代がん治療の幕開け

悪性腫瘍(がん，cancer)の治療は，消毒法，麻酔法の発展とともにBillrothによる胃切除術(1881年)，Halstedによる乳がんに対する定型乳房切除術の成功(1890年)から近代(腫瘍)外科学が始まり，レントゲンによるX線の発見(1895年)から放射線療法(radiation therapy)が確立されてきた．両治療法は早期のがんに治癒をもたらし，低侵襲手術，再建術による，より機能的な外科療法，放射線治療機器の進歩による腫瘍への的確な照射が可能となった．ただ，いずれの治療法も，がんが発生した部位とがん浸潤の可能性がある近傍の組織を対象とする局所療法であり，がんの特徴である切除部位を越えた周囲組織への浸潤や，離れたところに転移したがんに対しては当然無効である．全身的な治療すなわち薬物療法(化学療法，chemotherapy)*は第二次世界大戦に毒ガスとして開発されたマスタードガスを待たなければならなかった．本物質は，ナイトロゲンマスタード(アルキル化薬)としてリンパ系の腫瘍に有効であることが示され，Farberら(1948年)による葉酸アナログ(代謝拮抗薬)の小児白血病への応用，その他の抗がん薬の開発を経て，1960年代には有効な抗がん薬をいくつか併用する併用薬物療法の導入により小児白血病やホジキン(Hodgkin)病の治癒例が出現するに至り，薬物療法が外科，放射線療法とともにがん治療の一翼を担うに至った．その後，固形がんにおいても，術後補助療法として薬物療法が使用され治癒率が向上すること，再発進行がんにおいて生存期間の延長をもたらすことが明らか

になり，安全域の狭いきわめて毒性の強い薬剤(cytotoxic agent)を安全に効果的に使用して治療する専門医が必要となり，内科の1つの専門分野として腫瘍内科が発展してきた．

2) 腫瘍内科学(medical oncology)

腫瘍内科学は，がんをもっている患者(担がん患者)の診療にあたって全身的治療を提供する専門分野，学問である．腫瘍外科学(surgical oncology)，腫瘍放射線医学(radiation oncology)が局所の治療の実践に重きを置いているのとよい対比をなしている．腫瘍内科学の実際の診療における医療内容は，がん薬物療法のみならず，腫瘍学の基礎全般(病因，発がん，病理，生化学，免疫)を理解し，がんの予防，早期発見，診断，悪性度の確定，病期決定，予後判定，患者・家族と治療法の決定，疼痛などの症状・苦痛の効果的な緩和を講じることであり，他の関連する診療科や部門との連携を腫瘍内科医(medical oncologist)が中心となって全人的な医療を行うことである．

現在まで，抗がん薬の作用機序や耐性機構の解明，併用薬物療法の理論をもとに，多数の患者の協力を得て，とくに欧米では腫瘍内科医が中心になって臨床試験が実施され，それぞれの腫瘍に対する標準的な薬物療法を確立してきた．一方で，これまでのcytotoxicな(細胞障害性)薬剤に加えて，2000年前後からの分子生物学的理解に基づく分子標的薬，また2010年以降の免疫チェックポイント阻害薬による治療成績の向上はめざましく，治癒させることはいまだ困難としても，がんを慢性的な疾患に変貌

---

* ドイツの化学者，Paul Ehlichが性病の治療薬として化学物質であるサルバルサンの効力を証明した際(1909年)に，はじめてchemotherapyという用語を使用した．その日本語訳が化学療法である．

させることが可能となっている．このような新規治療薬の臨床開発，標準的治療確立，副作用マネジメントを含む実地診療には専門性の高い知識と技能が問われる時代になっており，腫瘍内科医の役割は大きい．

3) 日本のがん医療と腫瘍内科

a 卒前・卒後教育とがん医療体制の確立

わが国では，1981年以来死亡原因の1位をがんが占めているが，がん治療を専門とする医師，看護師・薬剤師をはじめとする医療人，治療専門機関がきわめて少なく，がんの治療にあたって総合的医療が必要であった．2007年に「がん対策基本法」が施行され，文部科学省の卒前教育「医学教育モデル・コア・カリキュラム」（2007年度改訂）に臨床腫瘍学の内容が導入され，2022年度改訂において充実されている（表1）．社会のニーズにこたえ，カリキュラムを実行するために腫瘍内科学講座が各大学に設置されてきたことは時宜を得たことであり，その充実が望まれる．また大学院教育の枠組みにおいて，がん専門の職業人を養成するプログラムが2007年度に開始され（がんプロフェッショナル養成プラン），2023年度より「次世代のがんプロフェッショナル養成プラン」へ発展している．一方，厚生労働省は「がん対策基本法」に基づいて「都道府県がん診療連携拠点病院」と二次医療圏を単位とする「地域がん診療連携拠点病院」などを指定し，がん専門医療体制を整備している．

2016年12月に「がん対策基本法」が改正され，従来の「がん予防及び早期発見の推進」「がん医療の均てん化の促進等」「研究の推進等」の3本柱に，「がん患者の就労等」および「がんに関する教育の推進」が加わった（図1）．これを受けて，国のレベルでは「第3期がん対策推進基本計画」（2018年3月，閣議決

表1　医学教育モデル・コア・カリキュラム（令和4年度改訂版）［抜粋，一部改変］

PS：専門知識に基づいた問題解決能力
PS-03：全身に及ぶ生理的変化，病態，診断，治療
PS-03-04：腫瘍
PS-03-04-01　腫瘍の定義とその特性について，ゲノム異常や分子機構（エピゲノム修飾を含む）とともに理解している．
PS-03-04-02　我が国及び世界における各腫瘍の頻度等について理解している．
PS-03-04-03　腫瘍性疾患発症の遺伝的素因・基礎疾患・感染症・環境生活習慣等のリスク因子，腫瘍の予防・検診について理解している．
PS-03-04-04　腫瘍マーカー，バイオマーカー，がん遺伝子パネル検査等，腫瘍に特化した検査とその所見について概要を理解している．
PS-03-04-05　腫瘍の内視鏡検査・画像検査（エックス線，CT，MRI，PET・核医学，超音波等）の異常所見がわかり診断できる．
PS-03-04-06　腫瘍の生検・細胞診や病理検査とその所見について概要を理解している．
PS-03-04-07　腫瘍のTNM分類，ステージについて概要を理解している．
PS-03-04-08　がんの症候について理解している［発熱，全身倦怠感，食思（欲）不振，体重減少，リンパ節腫脹；臓器特異的な症候は含まれていない］．
PS-03-04-09〜19　以下の主な疾患の症候，診断，治療を理解している．
09 造血器腫瘍，**10** 脳腫瘍，**11** 皮膚腫瘍，**12** 骨軟部腫瘍，**13** 胸部腫瘍（呼吸器系），**14** 消化器腫瘍，**15** 泌尿器系腫瘍，**16** 生殖器系腫瘍，**17** 乳腺腫瘍，**18** 内分泌系腫瘍，**19** 頭頸部癌
PS-03-04-20　主な小児腫瘍の種類，症候，診断，治療について理解している．
PS-03-04-21　原発不明癌，転移性腫瘍，重複癌，AYA世代の腫瘍，希少がんの種類，症候，診断，治療について概要を理解している．
PS-03-04-22　オンコロジーエマージェンシー（脊髄圧迫，腫瘍崩壊，上大静脈症候群，代謝障害，治療の有害事象等）の起こりやすいがん，病態生理，症候と対応について概要を理解している．
PS-03-04-23　主な腫瘍の手術療法について概要を理解している．
PS-03-04-24　主な腫瘍の放射線療法・インターベンショナルラジオロジーの適応について概要を理解している．
PS-03-04-25　主な腫瘍の薬物療法（細胞障害性抗癌薬，分子標的治療薬），造血幹細胞移植，がん免疫に関する治療法について概要を理解している．
PS-03-04-26　がん患者に対する支持療法及び緩和ケアを理解している．
PS-03-04-27　腫瘍性疾患患者が直面する社会的・精神的な課題について理解している．

文部科学省高等教育局医学教育課
<https://www.mext.go.jp/content/20240220_mxt_igaku-000028108_01.pdf>［2024年11月閲覧］

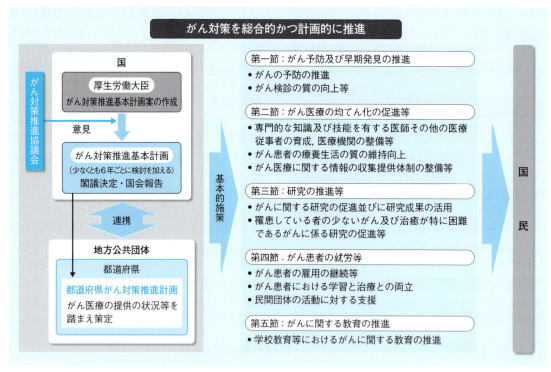

図1 がん対策基本法（平成28年12月改正・施行）
<https://www.mhlw.go.jp/web/t_doc?dataId=79aa8258&dataType=0&pageNo=1>［2024年11月閲覧］

定），次いで「第4期がん対策推進基本計画」（2023年3月，閣議決定）が策定されている（図2）．内容としては，「がん予防」「がん医療の充実」「がんとの共生」の3本柱を軸に，ゲノム医療，希少がん，難治性がん，小児がん・AYA世代がん・高齢者がん等のライフステージに応じた対応を含めて，がん対策を総合的かつ計画的に推進しようとしている．その過程で，小児がん拠点病院の指定（2013年2月），がんゲノム医療中核拠点病院・拠点病院・連携病院の指定（2018年4月〜）を通して，小児がん医療，がんゲノム医療への注力が行われている．

今後，実地診療から得られるリアルワールド・データ，ビッグデータ，ゲノムデータ，AI技術などが活用され，その結果，治癒率の向上，がん患者の生活の質の向上，治療の費用対効果の向上が期待される．さらには，がん罹患リスクの低減や健康増進の進展が期待される．

b 集学的治療・チーム医療と腫瘍内科

がんの診療を一人の医師が診断から治療，終末期医療まで行うことは困難で，集学的治療が理想とされる．集学的治療には，薬物療法・外科療法・放射線療法などを組み合わせた複数の治療法の併用療法（multimodality treatment）という考え方と，複数の異なった領域の専門医，看護師・薬剤師をはじめとするがん専門の医療人がそれぞれの専門性を最大限に発揮して診療にあたる治療（multidisciplinary treatment）という考え方の両者が含まれる．実地診療では，多職種がチームを組んで行うチーム医療が実践され，キャンサーボードが組織され機能している．患者の診療にあたって，各職種の役割，仕事量はがんの進行度，患者の状態によって当然変化しうる．早期がんの診療にあたっては，局所療法である手術，放射線が大きなウェイトを占め，補助療法としての薬物療法が行われる．がんが進行するにしたがって緩和医療医の役割が大きくなり，一方で全身的治療・管理を実施する腫瘍内科医や看護師，薬剤師はどの段階においても一定の役割を果たすことになる（図3，4）．腫瘍内科医はがんと診断する段階から，緩和医療が中心となる末期まで関わる．ゆえに，がん医療の中心的な立場で診療を実施する専門職と位置づけられる．また1つのがんが治癒した後も二次がん，三次がんの予防に対しても重要な役割を担う．

日本の腫瘍内科医数は十分とはいえず，日米を比較すると，日本では人口1.24億人に対して日本臨床腫瘍学会がん薬物療法専門医1,617人（2023年11月

第1. 全体目標と分野別目標／第2. 分野別施策と個別目標

全体目標：「誰一人取り残さないがん対策を推進し，全ての国民とがんの克服を目指す。」

「がん予防」分野の分野別目標

がんを知り，がんを予防すること，がん検診による早期発見・早期治療を促すことで，がん罹患率・がん死亡率の減少を目指す

「がん医療」分野の分野別目標

適切な医療を受けられる体制を充実させることで，がん生存率の向上・がん死亡率の減少・全てのがん患者及びその家族等の療養生活の質の向上を目指す

「がんとの共生」分野の分野別目標

がんになっても安心して生活し，尊厳を持って生きることのできる地域共生社会を実現することで，全てのがん患者及びその家族等の療養生活の質の向上を目指す

1. がん予防

(1) がんの1次予防
　①生活習慣について
　②感染症対策について
(2) がんの2次予防（がん検診）
　①受診率向上対策について
　②がん検診の精度管理等について
　③科学的根拠に基づくがん検診の実施について

2. がん医療

(1) がん医療提供体制等
　①医療提供体制の均てん化・集約化について
　②がんゲノム医療について
　③手術療法・放射線療法・薬物療法について
　④チーム医療の推進について
　⑤がんのリハビリテーションについて
　⑥支持療法の推進について
　⑦がんと診断された時からの緩和ケアの推進について
　⑧妊孕性温存療法について
(2) 希少がん及び難治性がん対策
(3) 小児がん及びAYA世代のがん対策
(4) 高齢者のがん対策
(5) 新規医薬品，医療機器及び医療技術の速やかな医療実装

3. がんとの共生

(1) 相談支援及び情報提供
　①相談支援について
　②情報提供について
(2) 社会連携に基づく緩和ケア等のがん対策・患者支援
(3) がん患者等の社会的な問題への対策（サバイバーシップ支援）
　①就労支援について
　②アピアランスケアについて
　③がん診断後の自殺対策について
　④その他の社会的な問題について
(4) ライフステージに応じた療養環境への支援
　①小児・AYA世代について
　②高齢者について

4. これらを支える基盤

(1) 全ゲノム解析等の新たな技術を含む更なるがん研究の推進
(2) 人材育成の強化
(3) がん教育及びがんに関する知識の普及啓発
(4) がん登録の利活用の推進
(5) 患者・市民参画の推進
(6) デジタル化の推進

第3. がん対策を総合的かつ計画的に推進するために必要な事項

1. 関係者等の連携協力の更なる強化
2. 感染症発生・まん延時や災害時等を見据えた対策
3. 都道府県による計画の策定
4. 国民の努力
5. 必要な財政措置の実施と予算の効率化・重点化
6. 目標の達成状況の把握
7. 基本計画の見直し

図2　第4期がん対策推進基本計画（令和5年3月28日閣議決定）概要
<https://www.mhlw.go.jp/content/10901000/001077912.pdf>［2024年11月閲覧］

現在）である一方，米国では人口3.35億人に対して腫瘍内科専門医19,017人（2023年8月現在）と，人口比で日本は米国の約20％にとどまり，腫瘍内科医の養成が求められる．

この項の キーポイント

● がん治療は，局所療法として外科療法，放射線療法，全身療法としてがん薬物療法の3つからなる．

● 早期がんは，がんの発生部位とその周囲を外科的に切除，あるいは放射線照射することにより治癒する．

● 抗がん薬の開発と使用法の研究から，造血器腫瘍や胚細胞腫瘍などでは薬物療法のみで治癒が可能となった．

● 従来から使用されている細胞障害性（殺細胞性）の抗がん薬やホルモン薬を，外科・放射線療法と併用することによって治癒率の向上がみられる．

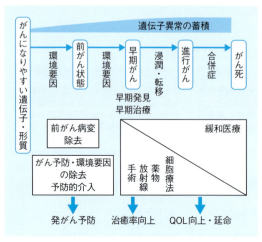

図3 がんの自然史とそれぞれの段階での介入

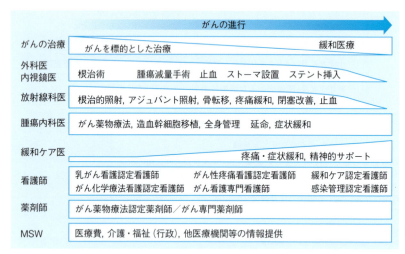

図4 集学的治療の担い手とその役割のシフト

- 分子生物学の応用により，近年，がん細胞において異常あるいは過剰発現する遺伝子・タンパク質を標的とした分子標的薬が開発されている．また，腫瘍免疫学の知見によって免疫チェックポイント阻害薬が開発されている．これらの薬は従来の抗がん薬と異なる作用機序をもち，治癒率の向上，生存期間の延長，症状緩和に貢献している．一方で，個々の薬に特有な有害事象がみられる．
- これら毒性の強い薬物を安全に効果的に使用する専門家である腫瘍内科医の育成，それらを研究する腫瘍内科学の進歩が必要である．

- がんの医療は，がん専門の医療人がその専門性を最大限に発揮して診療にあたる集学的治療である．
- がんを専門とする内科医，外科医，放射線治療医，緩和医療医，薬剤師，看護師などがチームを組んでがん治療は行われる（チーム医療）．
- 日本では腫瘍内科医数が少なく，養成が求められる．

2 がんの疫学

summary 疫学は，人間の集団を対象とし，疾病などの健康事象の頻度と分布およびそれらに影響する要因を明らかにし，有効な対策を樹立することを目的とする．日本人のがん死亡数は高齢化の影響もあり増加しているが，近年，全部位および多くの部位別がんで年齢調整死亡率は減少傾向にある．主な疫学研究には，記述疫学，横断研究，症例対照研究，コホート研究，介入研究(ランダム化比較試験を含む)，システマティックレビューがある．疫学研究によって，がんの危険因子と予防因子が明らかにされ，また，治療方法の効果が検証され，エビデンスに基づく予防や診療が進められる．

1) 疫学とは

疫学(epidemiology)は，「明確に規定された人間集団の中で出現する健康関連のいろいろな事象の頻度と分布およびそれらに影響する要因を明らかにして，健康事象の諸問題に対する有効な対策樹立に役立てるための科学」と定義される．すなわち，疫学は，人間の集団を対象とし，その役割は，①頻度と分布を明らかにする，②影響する要因を明らかにする，③有効な対策樹立に役立てること，である．これらの3つをそれぞれ，①記述疫学，②分析疫学，③政策疫学として，以下に概説する．なお，疫学の研究デザインの一般的な分類を**表1**に示す．

2) がんの記述疫学

記述疫学は，原因などの仮説(たとえば，疾病Aの原因はB)をもたずに，死亡率などの健康指標を観察する．一般に，人口動態統計やがん登録など，ルーチンに(定常的に)収集される統計が使用された後に，分析研究で検証されるべき仮説が生まれる．主に「時」「場所(地域)」「人」との関係において健康指標が記述されるため，本項でもこれらの3つに注目する．なお，統計上の病名として"悪性新生物"が用いられることから，本項では悪性新生物とがんを同意的に使用する．

がんの記述疫学において留意すべきことは，死亡なのか，罹患なのか，年齢調整をしているか否かである．たとえば，年齢調整していない粗死亡率は増加しているが，年齢調整した死亡率は減少しているなど，どの指標を用いているかによって年次推移などが異なるからである．

a 死亡率
① 死亡率とその年齢調整

がんの疫学で広く用いられる指標は死亡率である．死亡率には，単純に死亡数を人口で割った粗死

表1 疫学の研究デザインの主な種類

種類	別名	分析の単位・対象
観察研究 observational study		
記述疫学 descriptive study		
分析研究 analytical study		
生態学的研究 ecological study	地域相関研究	集団
横断研究 cross-sectional study		個人
症例対照研究 case-control study	後ろ向き研究	個人
コホート研究 cohort study	追跡研究，前向き研究	個人
介入研究 intervention study	実験的研究 (experimental study)	
ランダム化比較試験 randomized controlled trial(RCT)	無作為割付試験	患者(時に健康者)
野外研究 field trial		健康者

[Bonita R, Beaglehole R, Kjellston T: Basic Epidemiology, 2nd ed, p.40, Table 3.1., World Health Organization, 2006 を参考に作成]

亡率のほか，年齢調整した死亡率が使用される．がんのように年齢によって死亡率・罹患率が異なる疾病では，年齢構成の異なる集団を比較したり，人口の年齢構成が変わる経年変化を観察したりする場合，年齢調整した率が用いられる．年齢調整には，直接法と間接法がある．直接法は，観察集団の年齢階級別死亡率と標準人口を使う．なお，基準集団については，厚生労働省が公表する2020年人口動態統計より，昭和60年(1985年)モデル人口から平成27年(2015年)モデル人口へ変更になった．間接法は，観察集団の実際の死亡数と期待死亡数から標準化死亡比(standardized mortality ratio：SMR)を算出する．間接法は人口の小さな集団(たとえば市町村)でよく使われる．詳細については疫学の成書を参照されたい．

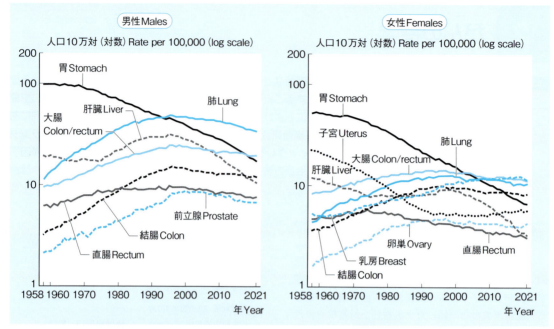

図1 わが国の悪性新生物・がん（部位別）の年齢調整死亡率の推移（1958～2021年）
[がん研究振興財団：がん統計2023，2023より引用]

② がん死亡率の経年変化

わが国の主要死因別死亡の推移をみると，がんによる死亡者および粗死亡率は男女ともに増加している．悪性新生物の死亡数が脳血管疾患の死亡数を抜いた1981年以降，悪性新生物は日本人の死因の第1位である．年間（2022年）の悪性新生物の死亡数は約38.6万人で，全死亡の約24.6％を占める．

図1に，わが国の部位別にみた悪性新生物の年齢調整死亡率の推移を示した．胃は，男女ともに1960年代から顕著に減少している．加えて，多くの部位（結腸，直腸，肝臓，肺，大腸）で近年減少している．乳房は長期の増加傾向がみられたが横ばいに転じている．子宮は2000年代中頃にそれまでの減少傾向が増加に転じた．肝臓は近年の減少が顕著である．前立腺と卵巣は減少傾向である．図1中には記載がないが，膵臓は近年増加傾向である．部位別がんの推移と背景の詳細については各論を参照されたい．

③ がん死亡率の地域（国間・国内）比較

「場所」に注目した記述疫学として国間および国内の比較がある．わが国の死亡率を他の先進諸国のそれと比較すると，胃，肝臓が多く，肺（男性），結腸・直腸，乳房（女性），前立腺が少ない．ただし，国間のこうした違いは少なくなっている傾向がある．なお，世界のがん疫学については，WHO（世界保健機関）やIARC（国際がん研究機関）が世界的ながん統計を集積している．

国内あるいは都道府県内の死亡率の比較はがん対策にとって重要である．がん死亡率が高い都道府県は，北海道，青森県，秋田県，高知県，沖縄県などで，これらは主要な部位（胃，大腸，肺，乳房など）の死亡率が総じて高い．また，白血病は九州に，肝がんは西日本に多い．これは，それぞれヒトT細胞白血病ウイルスⅠ型（HTLV-1）とC型肝炎ウイルスの感染に関連している．

④ がん死亡率：社会経済的要因

「人」の特徴に関連して，近年，社会経済的要因（たとえば，収入，学歴，職業など）と死亡率との関係が注目されている．社会的な要因による健康水準の違いは，"社会疫学"として，1990年以降，とくに注目されるようになった．海外では，1997年にIARCが社会経済的要因とがん死亡の関係をまとめており，乳がんなどの例外はあるが，多くのがんで社会経済的地位が低いほど死亡率・罹患率が高い傾向にある．国内でも，収入，学歴などとがん死亡・罹患との関係がコホート研究等にて検証されつつある．

b がん登録と罹患率

がんの罹患（発生）はがん登録によって把握できる．また，登録患者をフォローすることで，生存率などの治療成績を知ることもできる．

がん登録には，主に院内がん登録と地域・全国がん登録がある．院内がん登録は，1つの病院でのがん患者を対象とする．発見のきっかけ，がんの種類とステージ，治療法の比率，治療成績などが把握できる．ある地域（多くの場合，都道府県）全体のがん患者を対象にしたのが地域がん登録で，地域全体の罹患率や生存率が把握できる．わが国では1950年代に開始され，2016年からは，すべての病院と指定の診療所でがん登録が義務化され，そのデータは都道府県を通じて国立がん研究センターに一元管理されることとなった（全国がん登録）．

地域がん登録による主要部位の罹患率（年齢調整）の近年の動向をみると，男性では食道，膵，前立腺など，女性では大腸，乳房などで増加している（表2）．全部位は微増傾向である．なお，年齢調整をしない粗死亡率や粗罹患率をみると，人口の高齢化によっていずれも年々増加傾向にある．臨床的あるいは政策的には，がん罹患者の増加や罹患者の高齢化は大きな課題となっている．

生存率に関して，2009〜2011年の診断例の5年生存率をみると，全部位で64％である．部位別には，乳房（女性）92％，子宮頸77％，結腸71％，胃67％，食道42％，肺35％，肝36％，膵8.5％である．

3）がんの分析研究と介入研究

観察疫学の分析研究として，横断研究，症例対照研究，コホート研究，実験研究として介入研究について概説する．

a 横断研究

横断研究は，ある一時点における要因への曝露（疫学では要因をもっていることを一般に"曝露"と呼ぶ）と疾病の有無の関係を調べるものである．他の研究デザインに比較して時間と費用がかからないため，研究の初段階として多用される．一方で，時間的な関係性が明らかでなく，多くの交絡因子やバイアスの影響を受けやすいなどの欠点がある．

b 症例対照研究

症例対照研究は，症例（がん患者）と非症例（健常人や他の疾患の患者）の過去の要因への曝露の有無を比較する．一般に"後ろ向き研究"と呼ばれる．まれな疾患の調査には適していることから，比較的罹患率・死亡率の低いがんの研究に用いられる．近年は，大規模なコホート研究が可能になり，がん研究への適応は少なくなっているが，罹患率・死亡率の低いがんの研究での重要性はなお高い．

c コホート研究

コホート研究は，がんに罹患していない人の集団

表2 近年の部位別がんの年齢調整罹患率の動向のまとめ

	増加	減少
男性	食道，膵臓，前立腺，悪性リンパ腫	胃，肝臓，胆嚢・胆管，肺
女性	食道，結腸，直腸，大腸，膵臓，肺，乳房，子宮，卵巣，悪性リンパ腫	胃，肝臓，胆嚢・胆管

[がん研究振興財団：がんの統計2023，2023より引用]

を経過観察して，要因の曝露の有無（もしくは曝露の程度）によるがん罹患や死亡の違いを明らかにするものである．追跡研究（フォローアップ研究），前向き研究とも呼ばれる．わが国では，喫煙と種々のがんの関係を示した平山らのコホート研究，約10万人を対象にした多目的コホート研究（JPHCコホート），約12万人を対象にしたがん特定領域大規模コホート研究（JACC study）などがあり，がんの危険因子や予防因子が明らかにされている．また，医療機関や地域において蓄積された経年的な医療・患者情報を用いたコホート研究を行うこともできる．このような研究は，過去のある時点を起点とするコホート研究であることから，後ろ向きコホート研究と呼ばれる．

d 介入研究

症例対照研究とコホート研究などの観察研究では，研究者は観察するのみで，対象集団に何も介入を行わないが，介入研究（実験的研究）では，研究者は対象集団に介入を行う．介入研究は，通常，目的とする介入をする集団と介入しない（あるいは他の介入をする）集団の罹患率・死亡率などを比較する．一般的なのは，対象者を無作為に割り付けるランダム化比較試験（RCT）である．がんに関連した介入の例として，一次予防ではある種の物質（例：抗酸化物質）の摂取やワクチン接種（例：ヒトパピローマウイルス・ワクチン），二次予防ではスクリーニングがある．がん治療のRCTも介入研究に含まれる．介入研究によって，観察研究の結果の実証，予防法が確立される一方，観察研究の結果が否定されることもある．

4）エビデンスの強さとシステマティックレビュー

疫学研究の結果の解釈にあたっては，関連の強さ，関連の一致性，時間的関係性，関連の妥当性，量・反応関係などの視点から，慎重に因果関係を判定する．

結果の確からしさ（エビデンスの強さ）は，強い順に，介入研究（とくにRCT），分析疫学（コホート研究，症例対照研究，横断研究），記述疫学である．ただし，この順に費用や時間がかかり，実施が難しくなる．各方法の利点と欠点をよく理解し，疾患や与えられた条件の中で，より適切で効率的な研究デザインを選択することが重要である．

同じテーマかつ同じ研究デザインを用いた研究でも異なる結果を示すことがある．そこで，こうした複数の研究を総括するのがシステマティックレビュー（系統的レビュー，systematic review）である．システマティックレビューは，検討すべきテーマを設定し，関連する研究を収集し，一定の基準を設けて選択し，統計処理によって全体としての結果を示す．たとえば，複数の研究からのオッズ比をまとめて，1つのオッズ比（およびその信頼区間）を計算する．この計算過程をメタアナリシス（meta-analysis）と呼ぶ．

システマティックレビューによって，EBM（根拠に基づく医療）やがん予防施策のもとになるエビデンスが得られる．生活習慣との関連では，国際的には世界がん研究基金や米国がん研究所，国内では厚生労働科学研究班によるレビューなどがある．スクリーニングの効果についても，厚生労働省研究班によってレビューがなされている．各種診療ガイドラインもシステマティックレビューが基本となる．

5）がんの政策疫学

近年，政策疫学という言葉が使用されつつある．疫学の役割の3番目，すなわち，有用な政策に役立てることを重視したものである．政策疫学は，分析疫学よりも記述疫学を，因果関係の追及よりも政策立案の方針を，曝露群と非曝露群のリスクの比である"相対リスク"よりも，集団全体に曝露がどの程度影響しているかを示す"寄与リスク"を重視する．近年の疫学のみならず臨床研究では，集団における疾患に対する危険因子の影響力の大きさを測る指標である"PAF"（population attributable fraction，集団寄与危険割合）が頻繁に使用されるようになっている．

政策疫学の応用例は，「がん対策推進基本計画」や「健康日本21」などのがん対策での指標や目標設定である．たとえば，疫学の成果を踏まえたロジックモデル（取り組みから成果・アウトカムまでの流れを論理的に整理したもの）をもとに指標や目標値が設定される．なお，がん対策推進基本計画は2023年度から第4期，健康日本21は2024年度から第三次となっている．がん対策の詳細は「総論1-4．わが国のがん対策の動向」（p.14）を参照すること．

🔑 この項の キーポイント

- 主な疫学研究の種類として，記述疫学，横断研究，症例対照研究，コホート研究，介入研究がある．
- がんによる死亡数と粗死亡率は人口の高齢化もあり増加しているが，近年，全がんおよび多くの部位別がんにおいて年齢調整死亡率は減少傾向にある．
- 死亡数の多いがんは，男性では肺，大腸，胃，膵臓，肝臓，女性では大腸，肺，膵臓，乳房，胃である．罹患数の最も多いがんは，男性では前立腺，女性では乳房，男女計では大腸である．
- がん登録には地域・全国がん登録と院内がん登録などがあり，これらによって，がんの罹患率や治療成績（生存率など）が把握できる．
- 疫学研究によって，がんの危険因子と予防因子が明らかにされ，がん予防が進められている．
- 疫学研究の成果は，システマティックレビューによりまとめられ，予防策の確立や診療ガイドラインの作成が行われ，がん対策が推進される．

● 参考文献

1）がん研究振興財団：がんの統計2023，＜https://ganjoho.jp/public/qa_links/report/statistics/pdf/cancer_statistics_2023.pdf＞（毎年アップデート）［2024年11月閲覧］
2）中村好一：基礎から学ぶ楽しい疫学，第4版，医学書院，2020
3）国立がん研究センターがん対策情報センター：がん情報サービス＜https://ganjoho.jp/public/＞［2024年11月閲覧］

3 がんの予防と早期発見：検診，スクリーニング

summary 　がんは，がんになりやすい形質などにさまざまな環境要因が加わって発生すると考えられ，予防可能な病態である．がん予防の観点からは，がんに罹らないように発生を予防する一次予防と，検診＊・スクリーニングにより早期発見を目的とする二次予防がある．一次予防では，がんの発生（リスク）要因や予防要因を明らかにし，効率的な対策を実施する．現時点では，禁煙，生活習慣改善，感染予防が重要な対策である．二次予防であるがん検診の目的は，無症状のがん患者を早期発見・早期治療し，患者の生命予後の改善と当該がんの死亡率を減少させることである．したがって，患者の死亡率減少効果が証明された科学的根拠のある検査を正しく施行すべきである．

1）がんの予防

　がんは，基本的に遺伝子の異常であり，がんになりやすい形質などにさまざまな環境要因が加わって，前がん状態から発生，増殖し，死に至ると考えられる．したがって，各段階での対策・介入を行うことで，がんは予防可能な病態である．がんに罹らないように発生を予防する一次予防と，検診＊・スクリーニングにより早期発見を目的とする二次予防は，がん診療において，非常に重要な位置を占めている．

2）がんの一次予防

a　一次予防の重要性

　がんの発生（リスク）要因や予防要因を明らかにし，がん予防効果が期待できる要因については，効率的な予防対策を実施することが重要である．

　がん発生要因には，数多くの生活習慣，発がん物質があげられている．そのリスク要因は，疫学研究などで得られた科学的根拠，すなわちエビデンスレベルの高いものであることが要求される．国際がん研究機関（IARC）では，現状におけるエビデンスに基づいて，発がん性に関するさまざまな物質・要因を評価し，4段階に分類（グループ1，2A，2B，3）している．その中で，グループ1（人に対する発がん性があることが確認されている物質：アフラトキシン，アスベスト，ヘリコバクター・ピロリ菌，タバコの煙など）が，予防効果が期待できる要因と考えられる．

b　科学的根拠に基づく発生要因

　R. Doll らは，1970年代までの米国における数多くの疫学研究の結果をまとめ，がん死亡に対してリスク要因が集団に与える影響の大きさ（寄与危険割合）を推計した．この報告（1981年）によると，食物の寄与危険割合が35％，タバコが30％である．一方日本人を対象とした研究では，男性のがんの43.4％，女性のがんの25.3％が，生活習慣と感染が原因であり，そのうち二大原因は，喫煙（男性23.6％，女性4％）と感染（男性18.1％，女性14.7％）と報告されている．

① 喫煙

　タバコの煙の中には約4,000種類もの化学物質が含まれており，そのうち約60種類のものが発がん物質である．喫煙は，がんの単一の発生要因としては最大のものであり，欧米の研究では，肺がんの約90％程度は喫煙が原因と考えられている（わが国では男性約70％，女性約20％）．

　喫煙との因果関係が明らかながん（タバコ関連がん）として，肺，口腔，咽頭，喉頭，鼻腔・副鼻腔，食道，胃，肝臓，膵臓，膀胱および子宮頸部のがん種があげられる．これらは，喫煙期間や喫煙本数に影響を受けるものが多く，さらに肺がんをはじめとしていくつかのがんでは，禁煙によりリスクが低下すると評価されている．また，喫煙者のタバコ煙を周囲の非喫煙者が吸い込む受動喫煙も肺がんとの因果関係が明らかとなっており，大きな社会的問題である．

　欧米では，タバコ対策の効果で喫煙率が減少し，増加傾向にあった肺がん死亡率が一転減少傾向にある．禁煙は最も確実にがんを予防できる方法であり，わが国でも禁煙指導などタバコ対策が進めば，肺がんの死亡率，ひいてはがん全体の死亡率を低下させることができると考えられる．

② 食習慣（p.44参照）

　成人期の食事・肥満が，がんの主要な原因と考えられている．獣肉類は大腸がん，塩分は胃がんのリ

＊「検診と健診」：検診は，がんや糖尿病のように特定の疾患を早期に発見し，治療を行うことが目的である．健診は，健康診査の略であり，健康であるか否かを総合的に判断するもので，学校健診や就職時健診が該当する．

スク要因となっている一方，食物繊維を含む食品は大腸がんのリスクを下げるとされる．飲酒は，食道，口腔，咽頭，喉頭，肝臓，大腸，乳房のがんのリスクを上げると判定されている．喫煙と飲酒の組み合わせでは，食道がんの発症リスクがとくに高くなる．

③ 感染症

前述したように，わが国では感染が原因で発生するがんの割合は欧米よりも高い．胃がん（ヘリコバクター・ピロリ菌），肝がん（B型肝炎ウイルスおよびC型肝炎ウイルス），子宮頸がん［ヒトパピローマウイルス（HPV）16型，18型］の頻度が高く，さらに，成人T細胞白血病／リンパ腫［ヒトT細胞白血病ウイルスI型（HTLV-1）］，EBウイルスによる悪性リンパ腫や上咽頭がんが知られている．これら持続感染によるがん発生を防ぐために，感染予防に努める必要がある．B型肝炎ウイルスやHTLV-1での母子感染の予防や，服薬による治療的予防，ピロリ菌の除菌などが行われている．HPVワクチンは，2013年4月に定期接種を開始したが，接種後の疼痛などの訴えが相次ぎ，積極的な勧奨を国が差し控えた．2022年4月に再開され，接種の機会を逃した女性を対象に，2025年3月まで公費で接種できるキャッチアップ接種を実施している．

④ 職業，環境汚染

ある種の職業では，発がんのリスクが高くなることが知られており，職業がんと呼ばれる．発がん物質と直接接する皮膚，吸入経路の鼻腔，喉頭，肺，胸膜，排泄経路の尿路系の発生が多い．石綿の職業曝露による肺がんおよび悪性中皮腫は現在，社会的問題となっている．さらに，石綿鉱山や工場周辺の住民にも発生しており，近隣曝露，環境曝露も問題となっている．

⑤ 遺伝（p.43参照）

がん全体の5％以下が，遺伝するがん，すなわち遺伝性（家族性）がんと考えられている．家族性大腸腺腫症（*APC*遺伝子異常）と大腸がんに代表されるように，いくつかの単一遺伝子の異常が特定の疾患を引き起こし，それらに高率にがんが発生することがわかってきた．遺伝性がんでは，遺伝子検査の適応や検査結果の解釈，子どもや家族の検査の必要性，予防法など多くの医学的問題があり，遺伝カウンセリングの専門家に相談することが望まれる．

⑥ その他

周産期要因，生殖要因，放射線や紫外線などの地球物理環境，医薬品，医療行為，食品添加物などがあげられる．

表1 日本人のためのがんの予防法（5＋1）

禁煙	●たばこは吸わない．他人のたばこの煙を避ける．
節酒	●飲むなら，節度のある飲酒をする．
食生活	●偏らずバランスよくとる． 塩蔵食品・食塩の摂取は最小限にする． 野菜・果物不足にならない． 飲食物を熱い状態でとらない．
身体活動	●日常生活を活動的に．
適正体重	●適正な範囲内に．
感染	●肝炎ウイルス感染の有無を知り，感染している場合は治療を受ける． ●ピロリ菌感染の有無を知り，感染している場合は除菌を検討する． ●該当する年齢の人は，子宮頸がんワクチンの定期接種を受ける．

［国立がん研究センター予防研究グループ <https://epi.ncc.go.jp/>（2024年11月閲覧）を基に作成］

c 推奨されるがん予防指針

がん予防の指針として，科学的根拠に根ざしたがん予防ガイドライン「日本人のためのがん予防法（5＋1）」が提唱されている（表1）．禁煙，世界保健機関の食事指針に基づく日本人の実状を加味した生活習慣改善，感染予防を基本としている．

3）がんの二次予防（検診，スクリーニング）

a がん検診の目的と条件

がん検診の目的は，無症状のがんを早期発見・早期治療し，患者の生命予後の改善と当該がんの死亡率を減少させることである．

がん検診の条件としては，まず検診を行うことで患者の生命予後の改善と死亡率を減少させるという科学的根拠が必要である．さらに，罹患率が高く重大な死因となるがんが，検診のよい対象となる．その他，普遍性のある検査方法であること，検査が安全で偶発症の可能性が低いこと，検査の精度が高いこと，がんに対する治療法が確立されていることなどがあげられる．

b がん検診の不利益

受診者には，想定される不利益に関しても情報を提供する必要がある．がん検診の感度は100％ではなく，見落としの可能性が存在する．さらに，過剰診断による治療や，偽陽性症例に対して精密検査が行われることがある．検査に伴う偶発症も頻度は低いが起こる可能性がある．

c がん検診の分類

わが国のがん検診の実施体制は，対策型検診と任

3　がんの予防と早期発見：検診，スクリーニング

表2　対策型検診と任意型検診

検診方法	対策型検診（住民検診型）	任意型検診（人間ドック型）
目的	対象集団全体の死亡率を下げる	個人の死亡リスクを下げる
概要	予防対策として行われる公共的な医療サービス	医療・検診機関等の任意の医療サービス
対象者	対象として特定された集団構成員全員（一定の年齢　定義されない範囲の住民など）	
費用	公的資金	原則，全額自己負担
利益と不利益	限られた資源の中で集団にとっての利益を最大化	個人レベルでバランスを判断
方法	死亡率減少効果が示されている方法を選択	死亡率減少効果が証明されている方法が望ましい
感度・特異度	特異度・不利益の最小化を重視	最も感度の高い検査が選択されがち．特異度が重視されず不利益の最小化が困難

[国立がん研究センターがん対策情報センター <http://ganjoho.jp/>（2024年11月閲覧）を基に作成]

意型検診に大別される．主な違いを表2に示す．対策型検診の目的は，対象集団全体の死亡率を下げることであり，健康増進事業による市町村の住民検診があげられる．一方，任意型検診は，個人の死亡リスクの減少を目的とし，医療・検診機関などで行う人間ドックなどの任意の医療サービスである．

d　がん検診の現状

がん検診は，前述したように死亡率減少効果が証明されたものを正しく施行することが重要である．現在わが国では，5つの臓器に対して，厚生労働省の「がん予防重点健康教育及びがん検診実施のための指針」に定められた検診が行われている（表3）．これらの検診受診率は，欧米の乳がんや子宮がんの受診率と比較してきわめて低い状況にある．

e　がん検診の課題

がん検診の有効性評価において，最も信頼性の高い研究はランダム化比較試験であるが，わが国での施行は困難なことが多く，それにかわる質の高い研究の施行・開発が望まれる．わが国の受診率の低さも大きな問題である．精度管理指標は，死亡率の代替的指標として，がん発見率，要精検率，早期がん割合などが用いられており，正確な追跡調査などを行うシステムの構築が課題である．

🔑 この項の キーポイント

- がんは，がんになりやすい形質などにさまざまな環境要因が加わって発生すると考えられ，予防可能な病態である．
- がん予防には，がんに罹らないように発生を予防する一次予防と，検診・スクリーニングにより早期発見を目的とする二次予防がある．

表3　国の指針で定める対策型がん検診の方法

種類	検査項目	対象者	受診間隔
胃がん検診	問診に加え，胃部X線検査ないし胃内視鏡検査のいずれか	50歳以上	2年1回
大腸がん検診	問診および便潜血検査	40歳以上	年1回
肺がん検診	問診および胸部X線検査＋喀痰細胞診*	40歳以上	年1回
子宮頸がん検診	問診，視診，子宮頸部の細胞診，内診	20歳以上	2年1回
乳がん検診	問診＋乳房X線検査（マンモグラフィ）	40歳以上	2年1回

*ただし喀痰細胞診は，原則50歳以上で喫煙指数［（ブリンクマン指数）＝1日の喫煙本数×喫煙年数］が600以上の者のみ．過去の喫煙者も含む
[国立がん研究センターがん対策情報センター <http://ganjoho.jp/>（2024年11月閲覧）を基に作成]

- 一次予防では，がん予防効果が期待できる発生要因や予防要因について，効率的な予防対策を実施する必要がある．
- 禁煙，生活習慣改善，感染予防が重要な対策である．
- 二次予防であるがん検診の目的は，無症状のがんを早期発見・早期治療し，患者のがん死亡率を減少させることである．
- 検診の有効性が証明された科学的根拠のあるがん検診を正しく施行すべきである．

● 参考文献

1) 国際がん研究機関（IARC）<https://www.iarc.fr>［2024年11月閲覧］
2) 国立がん研究センターがん対策情報センター <http://ganjoho.jp/>［2024年11月閲覧］

I　総論　1　日本のがん医療の現状と疫学

4 わが国のがん対策の動向

summary　がんは，1981年に日本における死因の第1位となり，2022年には年間38万人以上ががんで死亡し，生涯のうちに国民の約2人に1人ががんに罹患すると推計されている．また，2019年に新たにがんと診断された人は約100万人であり，今後も高齢化が進行することで，さらなる増加が見込まれており，がん対策はわが国にとって重要な課題である．

わが国のがん対策は「がん対策基本法」に基づき策定される「がん対策推進基本計画」（以下，「基本計画」という）に沿って総合的に進められている．

1）わが国のがん対策の歴史

わが国では，1984年に策定された「対がん10カ年総合戦略」以降，1994年の「がん克服新10か年戦略」，2004年の「第3次がん10か年総合戦略」に基づき，がん対策に取り組まれてきた．

2006年には，がん対策の一層の充実を図るため「がん対策基本法」が成立し，2007年に施行された．同法に基づき，がん対策の総合的かつ計画的な推進を図るために，同年第1期の基本計画が策定された．第1期の基本計画（2007年度～2011年度）では，「がん診療連携拠点病院」の整備，緩和ケア提供体制の強化およびがん登録の推進が図られた．第2期の基本計画（2012年度～2016年度）では，重点的に取り組む課題として働く世代や小児へのがん対策の充実が盛り込まれ，がん教育・普及啓発，就労を含めた社会的な問題についても取り組むべき課題とされた．

がん対策基本法は2016年に一部改正され，法の理念に「がん患者が尊厳を保持しつつ安心して暮らすことのできる社会の構築を目指す」ことが追加された．2017年には「がん患者を含めた国民が，がんを知り，がんの克服を目指す」ことを目標とする第3期の基本計画が定められた．2022年度には第3期基本計画の成果の検証や見直しが行われ，2022年6月に中間評価報告書が公表された．これらを踏まえて，2023年3月に第4期の基本計画が定められた．

2）第4期がん対策推進基本計画

第4期の基本計画は「誰一人取り残さないがん対策を推進し，すべての国民とがんの克服を目指す」を全体目標として，「がん予防」「がん医療」「がんとの共生」を3つの柱とし，「患者・市民参画の推進」や「デジタル化の推進」等を「これらを支える基盤」として位置づけられている．3本の柱である「がん予防」「がん医療」「がんとの共生」に「これらを支える基盤」を加えた4分野が分野別施策として設定され，それ

ぞれについて細項目が定められ，取り組むべき施策と個別目標が設定されている．計画期間は，2023年度からの6年が実行期間の目安とされている．以下にそれぞれの分野別施策について紹介する．

a　がん予防

がん予防分野では，「がんを知り，がんを予防すること，がん検診による早期発見・早期治療を促すことで，がん罹患率・がん死亡率の減少を目指す」を分野別目標とし，(1)がんの一次予防，(2)がんの二次予防（がん検診）が設定されている．

① がんの一次予防

がんの一次予防は，がん対策の第1の砦であり，避けられるがんを防ぐことは，がんの罹患率の減少につながる．予防可能ながんの危険因子には，喫煙（受動喫煙を含む），飲酒，低身体活動，肥満・やせ，野菜・果物不足，塩蔵食品の過剰摂取など，さまざまなものがある．とくに喫煙は肺がんをはじめとする種々のがんの危険因子であることが知られており，発がんに最も大きく寄与する因子でもあることから，がん予防の観点から喫煙対策は重要である．わが国では，受動喫煙によって，非喫煙者においても肺がんのリスクが上昇することが報告されており，がん予防の観点からも，受動喫煙防止対策は重要である．また，飲酒，身体活動，食生活等の生活習慣については，「健康日本21（第二次）」等で適切な生活習慣の普及・啓発を行ってきており，引き続き，「健康日本21（第三次）」に沿った取り組みを推進することとされている．

② がんの二次予防（がん検診）

がん検診は健康増進法に基づく市町村事業として実施されている．がんの死亡率を下げるためには早期発見・早期治療は重要であり，第4期基本計画では受診率60％を目指し，科学的かつ効率的な受診勧奨策を，関係学会や企業の協力を得て，都道府県及び市町村と連携して推進するとされている．またがん検診の精度管理の向上，職域におけるがん検診

の実施状況の把握等についても今後取り組むべき施策としてあげられている.

b　がん医療

がん医療分野では,「適切な医療を受けられる体制を充実させることで, がん生存率の向上・がん死亡率の減少・すべてのがん患者及びその家族等の療養生活の質の向上を目指す」を分野別目標とし,(1)がん医療提供体制等,(2)希少がん及び難治性がん対策,(3)小児がん及びAYA世代のがん対策,(4)高齢者のがん対策,(5)新規医薬品, 医療機器及び医療技術の速やかな医療実装の5項目を設定し,(1)がん医療提供体制等の中に「がんゲノム医療について」,「手術療法・放射線療法・薬物療法について」,「がんと診断された時からの緩和ケアの推進について」等の細項目が設けられている. 本項ではがんの医療提供体制と緩和ケアの推進について解説する.

① がんの医療提供体制

がんの医療提供体制としては, 2024年4月1日時点で全国に461ヵ所指定されているがん診療連携拠点病院等を中心に, 集学的治療, がん相談支援センターの整備や多職種のカンファレンス実施等を推進し, 医療の質の向上や均てん化に向けた取り組みが進められてきた. 2022年にはがん診療連携拠点病院等の指定要件が見直され, 都道府県協議会の機能強化やがんリハビリテーション, すべての医療従事者の緩和ケアの対応能力の向上等が盛り込まれた. 第4期の基本計画では, がん医療が高度化する中で, 引き続き質の高いがん医療を提供するため, 地域の実情に応じ, 均てん化を推進するとともに, 持続可能ながん医療の提供に向け, 拠点病院等の役割分担を踏まえた集約化を推進するとされている.

また, 小児においても, 2024年4月1日時点で15ヵ所の小児がん拠点病院と2ヵ所の小児がん中央機関が指定され, 医療提供体制が整備されている. 小児がん拠点病院の指定要件も2022年に見直され, 小児がん拠点病院と中央機関の役割の明確化と長期フォローアップ体制等の強化が盛り込まれた.

がんゲノム医療においても, 2024年4月1日時点で全国にがんゲノム医療中核拠点病院を13ヵ所, がんゲノム医療拠点病院を32ヵ所, がんゲノム医療連携病院が219ヵ所指定されている. がんゲノム医療中核拠点病院等の指定要件も2022年に見直され, リキッドバイオプシー等の新たな技術や体制への対応などが盛り込まれた.

② 緩和ケアの推進

緩和ケアの推進はわが国のがん対策において重点的な課題であり, 拠点病院等を中心に緩和ケアチームの整備や緩和ケア外来の整備が進められてきた. 今後は拠点病院等以外における緩和ケアや, 地域や多職種で連携した切れ目のない緩和ケアの体制を整備し, 国民への普及啓発を進めることが重要である.

c　がんとの共生

がんとの共生分野では,「がんになっても安心して生活し, 尊厳を持って生きることのできる地域共生社会を実現することで, すべてのがん患者及びその家族等の療養生活の質の向上を目指す」を分野別目標とし,(1)相談支援及び情報提供,(2)社会連携に基づく緩和ケア等のがん対策・患者支援,(3)がん患者等の社会的な問題への対策(サバイバーシップ支援),(4)ライフステージに応じた療養環境への支援の4項目を設定して, 取り組みが行われている.

① 相談支援・情報提供

がん診療連携拠点病院等は, がん相談支援センターを設置し, 院内外のがん患者やその家族等からのさまざまな相談に対応している. 療養環境が多様化する中で, 患者やその家族等が適切な相談支援を受けることができ, また, すべての国民が必要なときに, 自分に合った正しい情報にたどりつくことができることを目指す. また, 小児・AYA世代の患者への教育, 就労, 長期フォローアップ等に対する支援や, 高齢のがん患者の療養環境への支援を行い, 個々の患者やその家族がライフステージごとに抱える問題に対し, 適切な支援を受けられることを目指す.

② 社会的な問題への対策

がん患者の生存率が上昇していること等を背景に, 治療を継続しながら仕事や社会生活を送るがん患者が増加するなかで, 就労支援及び治療と仕事の両立支援の推進, アピアランスの変化や自殺, 偏見等への対策により, 患者ががんと診断を受けた後も社会的課題による苦痛を受けることがない社会を目指し, 取り組みが進められている. また, がん患者がいつでもどこに居ても, 安心して生活し, 尊厳を持って生きることのできる地域共生社会を実現するために, 地域における医療従事者や介護従事者等との連携や, 患者やその家族等とのコミュニケーションにより, 患者の療養場所によらず, 質の高いがん医療や緩和ケア等の支援を受けることができることを目指す.

d　これらを支える基盤

3本の柱を支えるの基盤として(1)全ゲノム解析等の新たな技術を含む更なるがん研究の推進,(2)人材育成の強化,(3)がん教育及びがんに関する知識の普及啓発,(4)がん登録の利活用の推進,(5)患

者・市民参画の推進, (6)デジタル化の推進の6項目が設定されている. 本項ではがん研究10か年戦略, がん教育及びがんに関する知識の普及啓発, がん登録について解説する.

① がん研究10か年戦略

わが国のがん研究は2014年度に策定された「がん研究10か年戦略」に基づき, 進められている. 2019年には戦略開始から5年が経過し, 科学技術の進展や臨床ニーズの変化に合わせ, 戦略の後半期間に取り組むべき研究について『「がん研究10か年戦略」の推進に関する報告書』がまとめられた.

② がん教育及びがんに関する知識の普及啓発

がん教育, 普及啓発は, 国民ががんに関する正しい知識を得るために重要であり, 学校でのがん教育は, 医療従事者やがん患者等の外部講師の積極的な活用について周知を行うとともに, ICTの活用を推進するなどして取り組みの充実を図るとされている. また, 職場における普及啓発として「がん対策推進企業等連携事業」を実施しており, 今後もがん検診やがんの治療と仕事の両立等, がんに関する正しい知識の普及に取り組むこととされている.

③ がん登録

わが国のがん登録において, かつては都道府県の事業としての地域がん登録が実施されてきたが, 国全体のがんの罹患数の実数による把握ができないこと等が課題となっていた. こうしたなか, がんの罹患や転帰, その他の情報をもれなく収集し, がん対策の一層の推進を図るため, 2016年1月より, 「がん登録等の推進に関する法律」に基づく全国がん登録が開始された. 国は, がん登録によって得られた情報の利活用により, 正確な情報に基づくがん対策の立案, 各地域の実情に応じた施策の実施, がんのリスクや予防等についての研究の推進および国民に対する適切な情報提供を進めることとされている.

> 🔑 **この項の キーポイント**
> - わが国の死因の第1位はがんであり, がんは国民の生命と健康にとって重大な問題である.
> - わが国のがん対策は, 「がん対策基本法」に基づき策定される「がん対策推進基本計画」のもとで, 総合的かつ計画的に推進されている.
> - 第4期がん対策推進基本計画では, 「がん予防」「がん医療」「がんとの共生」の3本柱と, 「これらを支える基盤」について分野別施策を設定し, 2023年度からの6年間で取り組むべき施策と個別目標について設定している.

● 参考文献

1) がん対策推進基本計画 <https://www.mhlw.go.jp/stf/seisakunitsuite/bunya/0000183313.html> [2024年11月閲覧]
2) 国立がん研究センターがん情報サービス <https://ganjoho.jp/> [2024年11月閲覧]

5 遺伝性腫瘍と遺伝カウンセリング

summary 遺伝性腫瘍はがん全体の10％程度を占めるとされる．遺伝性腫瘍は発症年齢や特徴的な臨床像，家族集積性などから疑わしい患者を絞り込み，遺伝学的検査によって診断されてきた．最近は薬剤選択を目的としたコンパニオン診断や，がんゲノムプロファイリング（がん遺伝子パネル検査）などによって二次的に遺伝性腫瘍と診断されるがん患者が増えている．遺伝性腫瘍の的確な診断は患者に最良の個別化医療を提供するためにも重要である．ただし，診断に伴って，将来的なさらなる発がんの不安やリスクのある血縁者との情報共有など，非遺伝性のがん患者とは異なる対応が必要となる．患者が自身の疾患をよく理解し，将来に向けた自己決定を行うために，遺伝カウンセリングの役割は大きい．

1）家族性腫瘍と遺伝性腫瘍

特定のがんが家族内で集積することがあり，これを従来から家族性腫瘍と呼んでいる．がんの発症原因としては遺伝要因と環境要因（さらに加齢という時間要因）があるので，集積の理由としては，発がん性の強い環境要因の共有や頻度の高いがんにおける偶然の集積のほかに，特定のがんを発症しやすい遺伝要因の共有が考えられ，とくに単一の遺伝子に起因するものを遺伝性腫瘍と呼んでいる．遺伝性腫瘍は非遺伝性の腫瘍と比較して**表1**のような特徴を有している．ただし，最近はコンパニオン診断やがん遺伝子パネル検査によって診断される患者も多く，こうした特徴を示さない患者も少なくない．

遺伝性腫瘍の頻度は数万人に1人程度のものが多いが，遺伝性乳がん卵巣がん（hereditary breast and ovarian cancer：HBOC）と，消化器がんと婦人科がん（子宮内膜がんおよび卵巣がん）を好発するリンチ（Lynch）症候群は，一般集団の数百人に1人の割合で原因遺伝子の病的バリアントを有しており，決してまれなものではない（**表2**）．

2）遺伝性腫瘍を診断する意義

遺伝性腫瘍の診断を確定することには，以下のような意義がある．

- 将来をより正確に推測できる．たとえばHBOCの診断により，対側乳がんや卵巣がんのリスクの予測が可能になる．
- 適切な治療を行う根拠となる．HBOCであれば，温存手術よりも全摘出術が推奨される．また，遺伝性腫瘍患者にのみ適用となる薬剤（オラパリブ）も存在する．
- 先制医療を可能にする．将来の発症リスクをもとに，一般集団よりも密なサーベイランスを行うこ

表1 遺伝性腫瘍の特徴

- 単一の遺伝子に起因する
- 全腫瘍の約10％を占める
- 特定のがんが家系内に集積しやすい
- 非遺伝性がんに比べて若年で発症する傾向がある
- 多発・再発しやすい
- ほとんどが常染色体顕性（優性）遺伝性で，50％の確率で子に体質が継承される

とで早期発見・早期治療につながる．さらにHBOCに対するリスク低減手術のような予防手段を講じることができる．

- 血縁者のリスクを正確に評価できる．発症前診断により，まだ発症していない高リスクの血縁者を明らかにし，早期の介入を可能にする．

3）遺伝性腫瘍の診断

遺伝性腫瘍の診断の第一歩は，がん患者の中から遺伝性腫瘍が疑われる患者を絞り込むことにある．主な遺伝性腫瘍ではさまざまな臨床診断基準や遺伝学的検査の実施基準が提唱されている．発症年齢，家族歴，特徴的な病理像や検査所見，低頻度がんの発症などから遺伝性腫瘍が疑われる患者に対しては，遺伝学的検査の実施が考慮される．

最近は特定の遺伝性腫瘍を念頭に置きつつ，PARP阻害薬や抗PD-1抗体の適応を判断するための*BRCA1/2*遺伝学的検査やマイクロサテライト不安定性検査など，コンパニオン診断が行われることもある．さらには標準治療が終了したか，もしくは終了見込みのがん患者を対象としたがん遺伝子パネル検査も保険診療下で実施されている．コンパニオン診断やがん遺伝子パネル検査によって（場合によっては予想していなかった）遺伝性腫瘍が診断される患者も増えている．これまで用いられていた診断基準や拾い上げ基準では遺伝性腫瘍患者の約半数

I 総論 1 日本のがん医療の現状と疫学

表2 主な遺伝性腫瘍の臨床像とその頻度

疾患	主な病変	原因遺伝子	一般集団における頻度
HBOC	乳がん，卵巣がん，前立腺がん，膵がん	*BRCA1, BRCA2*	1/200
Lynch症候群	大腸がん，子宮内膜がん，胃がん，卵巣がん	*MLH1, MSH2, MSH6, PMS2*	1/(400〜500)
神経線維腫症1型	神経線維腫，悪性末梢神経鞘腫瘍，視神経膠腫，消化管間質腫瘍	*NF1*	1/3,000
結節性硬化症	心臓横紋筋腫，血管線維腫，腎血管筋脂肪腫，リンパ脈管筋腫	*TSC1, TSC2*	1/6,000
家族性大腸腺腫症	大腸ポリポーシス，大腸がん，十二指腸がん，腹壁デスモイド，甲状腺がん	*APC, MUTYH*	1/17,000
Li-Fraumeni症候群	軟部組織肉腫，骨肉腫，乳がん，副腎皮質がん，脳腫瘍	*TP53*	1/(5,000〜20,000)
多発性内分泌腫瘍症1型	副甲状腺機能亢進症，膵消化管神経内分泌腫瘍，下垂体腫瘍，副腎皮質腫瘍	*MEN1*	1/30,000
多発性内分泌腫瘍症2型	甲状腺髄様がん，褐色細胞腫，副甲状腺機能亢進症	*RET*	1/30,000
遺伝性網膜芽細胞腫	網膜芽細胞腫，松果体腫瘍，骨肉腫，軟部組織肉腫	*RB1*	1/(15,000〜20,000)
von Hippel-Lindau病	中枢神経・網膜血管芽腫，腎細胞がん，褐色細胞腫，膵神経内分泌腫瘍	*VHL*	1/40,000

しか拾い上げられないことが報告されている．

4）遺伝カウンセリング

　遺伝性腫瘍の診断の根拠となる遺伝学的検査で得られる遺伝情報は，生涯変わらず，かつ血縁者も一定の確率で共有しているという特性をもっており，さらに結果の病的意義が変わりうる，医学・医療の進歩とともに臨床的有用性が変わりうる，といったあいまい性も内包している．がん患者は将来の健康，家庭，仕事，あるいは生命予後など多くの不安や悩みを抱えるが，遺伝性腫瘍の当事者はそれらに加えて表3のような思いを抱くことが予想される（必ずしもネガティブな思いとは限らないことは重要である）．こうした思いに寄り添い，患者や家族の将来に向けての自己決定を支援するのが遺伝カウンセリングである．

　遺伝カウンセリングは，遺伝性疾患の当事者や関係者が，遺伝性疾患のもつ医学的・心理的・家族的影響を理解し，それに適応していくことを支援するプロセスである．このプロセスには，①疾患の発生および再発の可能性を評価するための家族歴（がん種および発症年齢を含む）および病歴の収集と解釈，②遺伝現象，検査，治療や定期検査，発症・進展予防，社会資源および臨床研究についての情報提供，③十分な情報を得たうえでの自律的選択およびリスクや状況への適応を促進するためのカウンセリング，などが含まれる．単なる遺伝学的検査の説明や心理カウンセリングではない．

　遺伝カウンセリングを担当する専門部門として，

表3 遺伝性腫瘍当事者が抱きうる思い

- 家族にがんが多い原因がわかってよかった
- 自分に合った治療が受けられる
- 自分の診断が家族にも役立つ
- 将来のがん発症リスクが高くて不安
- 今後の仕事への影響や経済的負担が心配
- 子どもへの遺伝が心配
- 遺伝のことを相談できる人がいない
- 社会的な不利益を受けないか心配
- 予想もしていなかった

国内の大学病院や主要な総合病院には遺伝医療部門が設置され，臨床遺伝専門医や認定遺伝カウンセラーが遺伝カウンセリングを提供している．また臨床遺伝を担う専門職としては，まだ少数ながら遺伝看護専門看護師も養成されている．しかし，今後ますますがん診療において遺伝情報を扱う機会が増えると予想されることから，すべてのがん診療に従事する医療者は基本的な臨床遺伝学の知識や遺伝カウンセリングの概念を習得しておく必要がある．

🔑 この項の キーポイント

- 遺伝性腫瘍はまれではない．
- 家族歴や発症年齢から遺伝性腫瘍を疑う．
- コンパニオン診断やがん遺伝子パネル検査で診断される患者が増えている．
- 適切な遺伝性腫瘍の診断は患者・家族にとって有益である．
- 遺伝の問題について適切な遺伝カウンセリングを提供する必要がある．

2 腫瘍とは

1 がんの病理学

A 発生母地

summary がん（＝悪性腫瘍）の発生母地，あるいは正常対応細胞を知ることは個々のがんの特性を理解するうえで重要である．がんには上皮性細胞を母地とする「癌（癌腫）」，非上皮性細胞を母地とする「肉腫」や「白血病・リンパ腫」などがある．癌（すなわち上皮性悪性腫瘍）の場合は発生母地がわかりやすいが，肉腫ではしばしば発生母地がわからないことも多く，病理組織学的にとらえられる分化像をもって腫瘍の母地や性質が推定される．炎症性病変であっても，経過中に一定の確率で悪性腫瘍が続発する場合があり，これらはその炎症の場をがんの発生母地と考えることができる．

1）発生母地とは

腫瘍の発生母地とは「最初にどの細胞に腫瘍化が起こったか」「生体内のどの細胞や組織に由来しているか」「母細胞は何か」であり，これを知ることは個々の腫瘍の本態をよく理解し，診療にも反映させるうえで重要である．ただ，後述するようにどのような腫瘍についてもその発生母地をはっきり特定できるとは限らないことから，「どの正常細胞に最も性質が似ているか」［これを正常対応細胞（normal counterpart）と呼ぶ］が分析されることも多い．一般に，腫瘍の多くはその発生母地あるいは正常対応細胞が何かによって，一定の共通性をもつ腫瘍群に大きく分類することができる．これは個々の腫瘍の大まかな生物学的特性や自然史を把握する場合に便利な考え方であり，治療研究などで対象となる腫瘍を限定する場合などにも用いられる．発生母地のわからない腫瘍もある．

a 上皮性腫瘍

具体的には，生体を構成する細胞のうち体表や粘膜表面，分泌腺などの上皮細胞の異常増殖が本態である腫瘍は「上皮性腫瘍」と総称される．この中には，通常の胃がんや乳がん，肺がんなどが含まれ，それぞれの臓器，たとえば胃粘膜の上皮や，乳腺の上皮，末梢気道の上皮などを発生母地とする（図

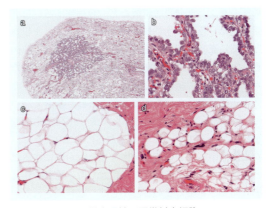

図1 腫瘍とその発生母地・正常対応細胞
a, b：末梢肺を母地として発生し，肺胞腔を残したまま進展する腺癌（a：ルーペ像，b：強拡大像）．
c：正常の脂肪組織，d：脂肪肉腫．脂肪細胞の形態を維持しているが，核の腫大や形態不整が目立つ．

1a, b）．これら上皮性腫瘍は組織形態学的な特徴などに基づいて，さらに腺癌，扁平上皮癌，小細胞癌などの組織型に分類される（表1）．これらの癌の正常対応細胞である種々の臓器の上皮細胞や，その集団である上皮組織はそれぞれ特徴のある形態や形質をもっているため，比較的容易に発生母地を特定できることが多い．

★編集部注：本書では，「癌」→「がん」として用語統一しているが，本項では「癌」と「がん」の用語としての差に言及しているので，本項にかぎり「癌」を用いている．

b 非上皮性腫瘍

一方，非上皮細胞の異常増殖からなる腫瘍は「非上皮性腫瘍」と総称される．非上皮細胞はたとえば血管内皮細胞，平滑筋細胞，脂肪細胞，骨細胞，血球細胞など，上皮組織を支えたり運動や物質補給などの役割を担ったりするものである．非上皮性腫瘍のうち，悪性かつ固形腫瘍を作るものを一般に「肉腫」と呼ぶことが多い．この場合，前述した正常対応細胞が何かを推定することによって「平滑筋肉腫」「脂肪肉腫」などの組織型に分類される（図1c, d）．ただ，発生母地という観点からみると，上皮組織とは異なって非上皮組織の正常対応細胞は解剖学的部位や臓器による違いや特性が少なく，その多くは体内のあらゆる臓器組織に広く分布している細胞や組織である．加えて非上皮性腫瘍の場合，本来は母地となる正常対応細胞が存在しないはずの組織内に腫瘍が発生することも珍しくない．たとえば本来骨組織が存在しないはずの軟部組織や臓器などにも，まれながら骨肉腫が発生することがある．このような場合，その腫瘍は類骨や骨形成をはじめとする組織形態やタンパク発現の特徴など，骨細胞あるいは骨芽細胞に分化を示す性質がとらえられたことを根拠として，正常対応細胞を骨細胞・骨芽細胞とする肉腫，すなわち骨肉腫であると診断される．こうした場合，本来は骨組織のない場所にできたのであるから本当の発生母地は不明であると言わざるをえない（おそらく骨への分化能力をもつ未分化間葉系細胞が母地になっていると推測される）．このように，非上皮性腫瘍においては発生母地を明らかにすることが難しく，とらえられた分化像でのみ腫瘍の性質を判断せざるをえないことがしばしば経験される．

癌腫と肉腫を比較すると，表2に示すごとくそれぞれに特徴ある共通性がみられる．

2）経過中に悪性腫瘍が続発する病変

腫瘍の発生母地として，現在の病変自体は炎症あるいは良性病変であっても，経過中に一定の確率でその組織から悪性腫瘍が続発することが知られているような病変がある（表3，図2）．遺伝的素因やウイルス感染との因果関係が示されているいくつかの腫瘍においては，多段階発がんの初期像としての先行病変が知られている．前者の例として多発する結腸癌を生じうる家族性大腸腺腫症があげられ，後者の例としてはB型やC型などのウイルス性肝炎・肝硬変，子宮頸部におけるヒトパピローマウイルス感染による異形成（現在は上皮内腫瘍と命名されている）などがこれにあたる．

表1 上皮性腫瘍と非上皮性腫瘍の例

	良性	悪性（＝がん）
上皮性	扁平上皮乳頭腫 管状腺腫 嚢胞腺腫 肝細胞腺腫，など	癌腫 ・扁平上皮癌 ・管状腺癌 ・嚢胞腺癌 ・肝細胞癌 ・小細胞癌，未分化癌，など
非上皮性	平滑筋腫 軟骨腫 血管腫 脂肪腫，など	肉腫 ・平滑筋肉腫 ・軟骨肉腫 ・血管肉腫 ・脂肪肉腫，など 白血病・リンパ腫

表2 癌腫と肉腫の主な特性

	癌腫	肉腫
由来	上皮性	非上皮性
発育速度	速い	さらに速い
発症年齢	高齢	若年
構造	胞巣状	混合
主な転移経路	リンパ行性，血行性，播種性	血行性

表3 腫瘍発生母地としての主な非腫瘍性病変

臓器	先行病変	発生する腫瘍
胸膜	慢性膿胸	悪性リンパ腫
皮膚	日光角化症	有棘細胞癌
皮膚	熱傷瘢痕	有棘細胞癌
胃	HP関連胃炎	胃癌，胃悪性リンパ腫
大腸	炎症性腸疾患	大腸癌
大腸	家族性大腸腺腫症	大腸癌
子宮頸部	HPV感染症	子宮頸癌
肝	ウイルス性肝炎	肝細胞癌

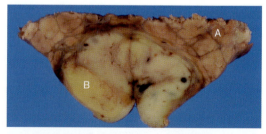

図2 腫瘍発生母地としての主な非腫瘍性病変
B型肝炎ウイルスによる肝硬変を母地として発生した肝細胞癌（部分切除検体）．
背景にみられる肝硬変（A）の中に，境界明瞭な肝細胞癌の結節（B）が形成されている．

1 がんの病理学／B 悪性度，分化度，異型性

🔑 この項の キーポイント

- 個々の腫瘍が「生体内のどの細胞・組織に由来しているか」を発生母地といい，生物学的特性の把握や治療研究対象を限定する場合などに重要な視点となる．発生母地をはっきり特定できない腫瘍では「どの正常細胞に最も性質が似ているか」[正常対応細胞（normal counterpart）と呼ぶ]が分析される．

- 腫瘍は上皮細胞を母地とする上皮性腫瘍と，非上皮性細胞を母地とする非上皮性腫瘍に分けられる．

- 現在の病変自体は炎症や良性病変であっても，経過中に一定の確率でその組織からがんが続発することが知られているような病変も発生母地といえる．

B 悪性度，分化度，異型性

summary 良性腫瘍と悪性腫瘍の鑑別診断などの悪性度評価は，正常対応組織や細胞からどの程度かけ離れているかを病理組織学的所見に基づいて評価することから始まる．主に腫瘍細胞の集団としての組織構造や機能のかけ離れ具合を「分化度」，個々の細胞や組織の形態に注目したかけ離れの程度を「異型性」と呼び，それぞれ悪性度評価の指標とされる．一般には，分化度が高く異型性の弱い（つまり正常に近い）腫瘍は悪性度が低く，逆に分化度が低くて異型性が強い腫瘍は悪性度が高いことが多い（表1）．

腫瘍は，一般に増殖が緩徐で遠隔転移もせず個体に重篤な影響を及ぼしにくい良性腫瘍と，その反対に増殖が速く，発生臓器を破壊してしばしば遠隔転移を示し，やがて個体を死に至らしめる悪性腫瘍に分けられる．良性腫瘍と悪性腫瘍の主な違いを表2に示す．腫瘍の良悪性は，形態学的変化を観察することによりおおむね区別される．もちろん形態学的所見のみから腫瘍のあらゆる生物学的態度や臨床経過を完全に予測することはできないが，腫瘍細胞自体の異型性や，細胞集団としての構造異型や分化度など形態学的所見に基づく鑑別診断基準に照らすことにより，大部分の腫瘍の良悪性は鑑別することができるようになっている（図1：管状腺腫と管状腺癌）．これらの基準の多くは，多数症例の病理所見をその後の臨床経過と付き合わせ，予後を規定している病理組織学的所見（病理組織学的予後因子）は何かという解析によって抽出されてきたものである．

1）悪性度

悪性腫瘍をさらに生物学的悪性度の強さによってグレード分類し，予後予測や治療選択に際しての判断材料として利用されている．その主なものを表3に示す．その評価法は，腫瘍の組織型や構造異型・細胞異型の程度，核分裂数など，後述する組織細胞形態所見が基本となっている．背景には，腫瘍の悪性度を低悪性度から高悪性度まで連続するスペクトラムをなすものととらえる考え方があり，それぞれに個別的かつ最適な治療を行うためにさまざまな臓器がんで採用され始めている．

このような病理組織学的所見から予後を推定でき

表1 腫瘍の悪性度と分化度，異型性の関係の概略

悪性度	低	⟷	高
分化度	高	⟷	低
退形成性	弱	⟷	強
異型性	弱	⟷	強

表2 良性腫瘍と悪性腫瘍の主な違い

	良性	悪性
増殖速度	遅い	速い
細胞分裂	少ない	多い
核クロマチン	正常	増量
分化	よい	よい～悪い
局所発育	膨張性～圧排性	浸潤性
被膜形成	あり	なし
組織破壊	ほとんどない	顕著
脈管侵襲	なし	しばしば
転移	なし	しばしば
個体への影響	しばしば軽度	重篤

21

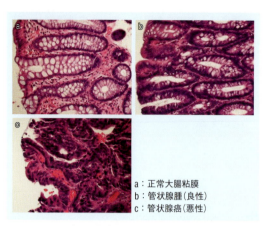

図1 管状腺腫と管状腺癌（大腸）の病理組織像
管状腺腫（良性）は正常粘膜とよく似た整然とした腺管配列を示すが，悪性腫瘍である管状腺癌では腺管の配列や形，個々の細胞の大きさや核の配列・形などが大きく乱れている．

表3　主な腫瘍のグレード分類

大腸腺腫	tubular adenoma, low-grade vs high-grade
前立腺癌	Gleason scoring system
膀胱癌	urothelial carcinoma, G1～G3/low-grade, high-grade
子宮頸部上皮腫瘍	cervical intraepithelial neoplasia (CIN) 1～3
子宮体癌	endometrioid carcinoma, G1～G3
腎細胞癌	renal cell carcinoma, G1～3
星膠細胞腫	astrocytoma, Grade 1～3
濾胞性リンパ腫	follicular lymphoma, Grade 1, 2, 3A, 3B

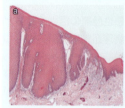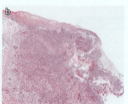

図2　舌癌における高分化癌と低分化癌
a：高分化扁平上皮癌で，周辺の非癌上皮と酷似した表層分化傾向を示し，上皮下組織との境界も明瞭．b：低分化扁平上皮癌では表層分化傾向を失い，また浸潤先進部がきわめて不明瞭である．

ない腫瘍の例として，胸腺腫がある（明確な悪性腫瘍である「胸腺癌」とは異なる）．胸腺腫は腫瘍細胞の異型性や核分裂像，壊死などすでに述べた一般的な基準では悪性腫瘍としての基準を満たすとはいえないが，一定の頻度で肺や肝臓へ血行性転移を生じることが知られている．このように，現時点では良性腫瘍とも悪性腫瘍とも分類されがたい「中間悪性腫瘍」と呼ばれるものがある．

また，ある種の卵巣腫瘍（表層上皮性・間質性腫瘍）では，軽度の細胞異型性を示す腫瘍細胞が，浸潤性を示さず嚢胞内腔などに乳頭状発育を示す症例が知られている．これらは通常型の癌腫と比較して，播種や転移がみられる場合でもかなり緩徐な臨床経過をたどることから「境界悪性腫瘍（borderline malignancy）」と定義づけられている．

白血病，リンパ腫や骨髄腫などの造血器腫瘍では，良性腫瘍に相当する概念がほとんど適用されない．造血器腫瘍では，腫瘍の病理形態学的所見に加えて染色体・遺伝子異常や表面形質などに基づいて診断される病型が悪性度指標として用いられることが多い．

2) 分化度

腫瘍は本来的に母地となる組織・細胞の形態や機能を模倣する．腫瘍の悪性度評価は，腫瘍の母地と想定される正常対応組織や細胞からのかけ離れ具合を評価することから始まる．評価方法としては病理組織形態の類似性やある種の機能（酵素タンパク質やホルモン産生など）の保存を指標とし，分化度（degree of differentiation）という概念を用いて表現することが一般的である．組織，あるいは細胞集団として正常対応組織とのかけ離れ具合が少ないもの（正常組織に近いもの）を「分化がよい」「分化度が高い」と表現し，大きくかけ離れているものを「分化が悪い」「分化度が低い」という．一般に，良性経過をたどる（悪性度が低い）腫瘍は高分化であり，悪性経過をたどる（悪性度が高い）腫瘍は低分化なことが多い（もちろん例外はある）[図2：高分化がんと低分化がんの例]．したがって個々の症例，とくに悪性腫瘍例において組織診断名をつける場合，この分化の程度（分化度）を添えることによって腫瘍の性格の一端を表現することができる．実際の症例においても，正常組織とほとんど区別がつかないほど高分化で「超高分化」と表現される場合もあれば，逆に分化傾向が認知できないほど正常形態とかけ離れており「未分化」と呼ばれる場合もある．このように腫瘍が症例ごとに示す分化度のスペクトラムは広く，また個々の腫瘍の中でさえも評価する場所や時期によってしばしば異なる．実際には面積的に最も優勢な分化度をもって代表させて診断名がつけられる場合が多い．

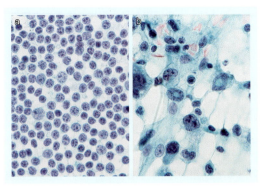

図3 悪性リンパ腫の細胞像にみられる細胞異型, 多形性(パパニコロウ染色)
a：小細胞型リンパ腫. 細胞異型・核異型が軽度で, ほぼ同様の大きさの腫瘍細胞からなっている.
b：未分化大細胞性リンパ腫. 核の大きさや形態の多形性が著しい.

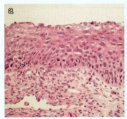 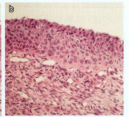

図4 異形成と上皮内癌(子宮頸部)の病理組織像
高度異形成ではわずかに表層に向かう胞体の広がりなどの分化傾向がみられるが, 上皮内癌ではほとんどみられず異型細胞が全層を置換している. ただし明確に区別することは必ずしも容易ではなく, 両者をCIN3として包括的にとらえられる.
CIN3：cervical intraepitelial neoplasia 3
a：高度異形成(severe dysplasia)
b：上皮内癌(carcinoma in situ：CIS)

3) 異型性と異形成

「分化度」が, 主に細胞集団あるいは組織としての正常形態や機能との類似性・模倣性を総合的に表現していたのに対し, とくに形態変化に注目して正常との差を表現する指標として「異型性(atypia)」がある. 異型性は, 細胞単位でみられる「細胞異型(cellular atypia)」と, 細胞集団が作る構造・構築に注目した「構造異型(structural atypia)」に分けて評価するととらえやすい. 細胞異型としては, 細胞の大きさや形, 核の大きさや形態異常(核異型), 核/細胞質(N/C)比, 細胞極性の喪失程度, 核内クロマチンの染色性, 核小体の大きさや数などが指標としてよく使われる(図3：細胞異型, 多形性). 加えて, ひとつの腫瘍を構成している腫瘍細胞の大きさや核形態などにどれだけばらつきや多彩性が大きいか(大小不同があるか, 奇怪な核形の細胞や多核巨細胞などがあるかなど)を表す「多形性(pleomorphism, polymorphism)」も異型性を表現する指標のひとつとして評価される. 構造異型としては, 正常ではみられない腺管構造の癒合や消失, 乳頭状発育, 篩状構造の出現, 癌真珠の出現などがあげられる.

異型性と似た用語に「異形成(dysplasia)」がある. 異形成は悪性前駆病変として用いられる概念で, 主に口腔粘膜, 食道, 子宮頸部などの扁平上皮組織で用いられることがある. 上皮細胞が, 発生母地である上皮細胞層の中において前述のような細胞異型を示している状態である. 種々の程度に核分裂像を伴う. 異形成の中には経時的に徐々に悪性度が進行し明らかな悪性腫瘍となるものがある一方で, 自然消退する可逆性病変も一定の割合で含まれると考えられ, 真の新生物との境界領域にあるととらえてよいであろう. 子宮頸部の場合は上皮細胞層の下層1/3程度にみられるものを軽度, 2/3程度までのものを中等度, ほぼ全層に及ぶものを高度異形成と呼び, さらに細胞異型が目立ったり, 上皮表層への分化傾向が失われたりしたものは上皮内癌(carcinoma in situ)と認定される(図4). ただし, 高度異形成と上皮内癌の形態的差異は「異形成と癌」という名称の厳然とした違いほど明確でなく, しばしば同一病変内に共存し, さらに観察者間の診断再現性も不十分であるとの見方から, 近年は両者を含めた包括的なカテゴリーとして「子宮頸部上皮内腫瘍(cervical intraepithelial neoplasia：CIN)」という病変群にまとめ, 実際の病理診断・細胞診断においてはこれをCIN1～3に段階的に分類して診断されるようになった(表3).

このように, 「異型性」は病変を構成する細胞や構造の「形態異常」を表す用語であるのに対し, 「異形成」はそれら形態異常を示す細胞からなる組織の「状態」を表す用語であり, 混同を避けなければならない.

この項のキーポイント

- 腫瘍の悪性度は, 腫瘍の肉眼所見, 腫瘍細胞自体の細胞異型や, 細胞集団としての構造異型, 分化度など形態学的変化を観察することによりおおむね区別される.
- いくつかの臓器がんでは, 組織型や構造異型・細胞異型の程度, 核分裂数などによって生物学的悪性度をグレード分類し, 予後予測や個別的な治療選択に際して利用されている.

Ⅰ　総論　2　腫瘍とは

- 胸腺腫などの「中間悪性腫瘍」や，卵巣腫瘍などでは「境界悪性腫瘍」と位置づけられる腫瘍群もある．

- 異形成は，上皮細胞が発生母地である上皮細胞層の中において細胞異型を示している状態で，悪性前駆病変として用いられる概念である．

C　浸潤と転移，微小環境

summary　原発巣に限局するがんは，一般的に孤在性であるため治療が可能であり，分子標的薬など新規治療薬の開発により，その治癒率は上昇している．一方で，原発巣の治療後に発生する転移巣は，治療抵抗性を示すことが多く，最終的に死に至らしめることが多い．したがって，がんの転移巣に有効な治療法の開発には，すでに転移先の臓器で再増殖を開始したがん細胞を攻撃することが課題となる．本項では，転移のメカニズムとがん微小環境，およびがん微小環境における腫瘍間質相互作用について述べる．さらに，微小環境における前駆細胞および前駆細胞による腫瘍間質相互作用について最新の知見を織り交ぜながら解説する．

1) 転移のカスケード

　血行性転移およびリンパ行性転移において，がん細胞は，原発巣から離脱した後，脈管内を循環した結果，転移巣として顕在化することが知られている（図1）．がん細胞が原発巣から離脱するメカニズムには，血管内皮細胞増殖因子（vascular endothelial growth factor：VEGF）などを分泌し新生血管を誘導すること（図1a），がん細胞がマトリックスメタロプロテアーゼ（matrix metalloproteinase：MMP）を分泌し周囲組織を破壊し浸潤性に増殖すること，さらにがん細胞は誘導された新生血管に浸潤し血流に流入することが関与している（図1b）．脈管内で循環したがん細胞は大循環に移動する（図1c）．大循環においてがん細胞は血圧により圧迫される（図1d）．上皮間葉転換（epithelial mesenchymal transition：EMT）の誘導や血小板などとの結合により，免疫細胞からの攻撃を逃している（図1e）．転移巣へ移動したがん細胞は（図1f），接着因子を発現し血管内皮に生着し（図1g），血管内皮同士の結合した隙間から血管外に脱出し（図1h），転移先の微小環境に適応して再増殖を開始する（図1i）．

　このように原発巣，脈管内および転移巣において，それぞれさまざまなステップを経る必要があり，これらの一連のステップで構成される転移のプロセスを転移のカスケードと呼ぶ．この転移のカスケードには，前述したようにそれぞれまったく独立したメカニズムが関与しているため，がん細胞の転移が生じるには，それぞれのメカニズムが順に惹起される必要がある．

2) 転移のカスケードを標的とした治療戦略

　転移のカスケードに関与するメカニズムを標的とすれば転移が阻止できると考え，古くから転移阻害薬が開発されてきた．1980年代に開発されたMMP阻害薬は，浸潤を抑制する作用が期待されたものの，その副作用のため開発が断念された．VEGF阻害薬は一定の効果が認められ，血管新生阻害に用いられることが多い．EMTは治療抵抗性に関与すると注目を浴び実験的に阻害作用を示す報告もみられたが，これまでの報告では生体内で特異的にEMTを阻害することは困難である．

　臨床的に原発巣の治療後に転移巣が見つかるまでの時間は予想が困難であることはよく知られており，たとえば乳がんの原発巣の治療から転移巣が検出されるまでには，長いときには20年もかかることもある．しかも転移の芽ともいえるがん細胞は，現段階ではどんなに精密なCTやMRIなどを用いても検出することは困難である．このように「転移の予防効果」を期待した治療薬の開発は，実験レベルでの成果に比して開発が積極的に行われているとは言い難い．臨床的に原発巣の治療後，数年から10年以上のフォローアップの期間に転移巣が発見されることがほとんどであることから，臨床的な転移巣阻害薬のニーズは，がん細胞が転移先で増殖するメカニズムを標的とする薬剤の開発にあると考えられる．転移先の臓器にたどり着いたがん細胞はごく少数であることが予想されるが，この「微小ながん細胞集団」が増殖するメカニズムに，転移臓器の間質

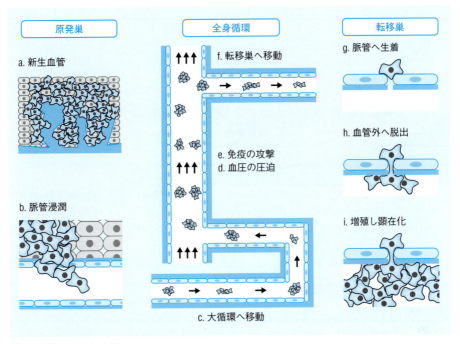

図1 転移のカスケード

細胞との相互作用がきわめて重要な役割を果たすことが明らかとなっており，近年がん微小環境（tumor micro-environment）が注目を集めている．

3) がん微小環境における腫瘍間質相互作用

がん細胞が転移巣を形成する臓器には特異性があり，Pagetは転移の進展を，植物の種を土壌に蒔くと種と土壌が適合した場合にのみ芽を出し成長することにたとえ，転移標的臓器の特異性は，がん細胞（seed）が自らの生育に適した環境（soil）を見出した結果であると主張した．がん微小環境においては，がん細胞はさまざまな物質を産生し，周囲の間質組織，すなわち炎症細胞，免疫細胞のほか，血管・リンパ管の構成細胞，線維芽細胞や細胞外マトリックスに影響を与える．その影響を受けた間質細胞は，がん細胞の分裂に関与する．したがって，Pagetのいうところのseedに相当する，転移先の臓器にたどり着いた微小ながん細胞が，再増殖を開始し臨床的な転移巣と検出されるほど大きくなるには，以下のプロセスが関与すると考えられる．①間質細胞の前駆細胞を誘導し，自身の増殖に都合のよい間質細胞（soil）へと分化させる．②その間質細胞からの恩恵を受けることで，自身の生存や増殖を制御する．このがん微小環境における腫瘍間質相互作用によっ

て，がん細胞は，原発巣とは異なる転移臓器の環境に適応し，再増殖を開始するのである．がん微小環境におけるがん細胞と間質細胞との相互作用の代表例として，腫瘍関連線維芽細胞（cancer-associated fibroblast：CAF），腫瘍関連マクロファージ（tumor-associated macrophage：TAM），および破骨細胞や骨芽細胞が，がん細胞の増殖に関与することがそれぞれ報告されている．

線維芽細胞は，腫瘍細胞由来のトランスフォーミング増殖因子β（transforming growth factor-beta：TGF-β）を介してCAFへと変化し，がん細胞の細胞増殖，生存，血管新生，浸潤を促進することが報告されている．また，膵臓がん，胃がんおよび肺がんの進展に，それぞれ異なったフェノタイプのCAFが関与することも報告されている．TAMは，大腸がんやメラノーマの進展に関与することが知られており，サイトカインやプロテアーゼを産生することで，CAFと同様に血管新生，細胞増殖，浸潤，脈管侵襲，薬剤耐性を促進する．肺や肝臓と並んでがんの遠隔転移の好発臓器である骨転移巣においては，男性の前立腺がん細胞や女性の乳がん細胞が，receptor activator of nuclear factor κB ligand（RANKL）を介して破骨細胞を活性化し，活性化された破骨細胞は骨基質を破壊する．破壊された骨基質からはTGF-βなどの増殖因子が放出され，がん

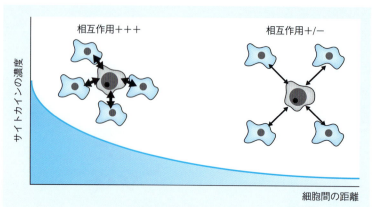

図2 細胞間距離が近いほど相互作用の影響が強い

細胞を活性化することが知られている．

4）腫瘍間質相互作用の空間解析と腫瘍内不均一性

このようにがん微小環境における腫瘍間質相互作用には，サイトカインなどの分子を介したシグナル伝達が関与することが明らかとなってきた．転移先の間質細胞が分泌したサイトカインが，そのレセプターを発現するがん細胞に到達し，シグナリングを活性化した結果，がん細胞は，増殖促進，浸潤亢進および治療抵抗性など，より悪性化の形質を示すことが報告されている．

ある間質細胞がサイトカインを分泌した場合，その細胞を中心とした空間にはサイトカインの濃度勾配が形成されることになる．このため間質細胞とがん細胞の距離が近いほど，曝露されるサイトカインの濃度は高いため，間質細胞はがん細胞の形質をより強力に変化させると考えられる（図2）．

腫瘍組織内を組織学的に検索すると，M2型マクロファージやCAFなどの特定の間質細胞は，びまん性に分布していることはまれで，辺縁などの特定の領域に局在していることが多い．このような特定の間質細胞に隣接したがん細胞は相互作用の結果，自身の形質が変化することになる．腫瘍組織内では，相互作用の結果形質が変化したがん細胞と，相互作用しなかったがん細胞が混在することになり，腫瘍内不均一性が誘導されることになる．近年シングルセルRNAシークエンシングを用いた空間解析により，腫瘍間質相互作用に関与するリガンド，レセプターおよびそのシグナリングの解析が進んできた．これにより，マクロファージが分泌するリガンドと腫瘍細胞側のレセプターの発現，およびそのシグナリングの同定が可能となった．これらのデータを元に顕在化した転移巣の分子標的薬が開発されることが期待される．

> **この項のキーポイント**
>
> - ある種のがんでは，高頻度に転移巣を形成する臓器があり，転移標的臓器の特異性は，がん細胞（seed）が自らの生育に適した環境（soil）を見出した結果であると考えられている．
> - がん細胞が転移巣を形成するには，さまざまなステップを順に惹起させ，そのすべてを突破しなければならない．この生存競争を生き抜いたがん細胞は，高い悪性度を示すと考えられる．
> - 転移標的臓器にたどり着いたがん細胞は，がん微小環境（tumor micro-environment）において，線維芽細胞，マクロファージ，破骨細胞などの間質細胞と相互作用することで，自身の増殖を制御し再増殖を開始すると考えられる．
> - 腫瘍間質相互作用は，増殖能や化学療法耐性などのがん細胞のフェノタイプを変化させることが知られている．組織および分子レベルの空間解析を用いた腫瘍間質相互作用のメカニズムの解析が進んでおり，腫瘍間質相互作用の分子メカニズムが明らかになりつつある．

●参考文献

1) Talmadge JE, Fidler IJ：AACR centennial series: the biology of cancer metastasis: historical perspective, Cancer Res 70：5649-5669, 2010
2) Paget S：The distribution of secondary growths in cancer of the breast. 1889. Cancer Metastasis Rev 8：98-101, 1989

2 がんの分子細胞生物学

A シグナル伝達

> **summary** 多くのがんでは，細胞内で正しく制御されているシグナル伝達経路に変化が加わり，シグナル伝達のブレーキが効かなくなることで自律的増殖などの表現型を獲得している．ここでいう変化とは，シグナル伝達経路を構成するタンパクの遺伝子変異や過剰発現が主である．本項では，がんで異常が多くみられ，そしてシグナル伝達研究の歴史で最も早期から理解が進んでいた上皮成長因子（epidermal growth factor：EGF）受容体（EGF receptor：EGFR）をモデルに，シグナル伝達を概観する（図1）．

1）シグナル伝達とは

シグナル伝達は細胞レベルでのコミュニケーションを可能とする化学反応であり，細胞は細胞外および細胞内の環境からの刺激に応答し，シグナル伝達経路を介して細胞の分化，分裂，運動，細胞周期，細胞死などが調節されている．真核細胞は細胞膜により細胞外と隔離されており，細胞外からの刺激はシグナル伝達分子が膜貫通型受容体を活性化し，また膜透過性のシグナル伝達分子は細胞内受容体と結合することで細胞内へ伝達される．シグナル伝達分子の例としては，膜貫通型受容体へ結合する増殖因子や，膜透過性を有し細胞質や核内受容体に結合するエストロゲンやアンドロゲンなどがある．細胞がさまざまな刺激に応答できるようシグナル伝達経路は生物の進化の過程で発達し，複数の経路が互いに関連し合い（クロストーク），複雑なネットワークを形成しながら細胞全体の機能を制御することで恒常

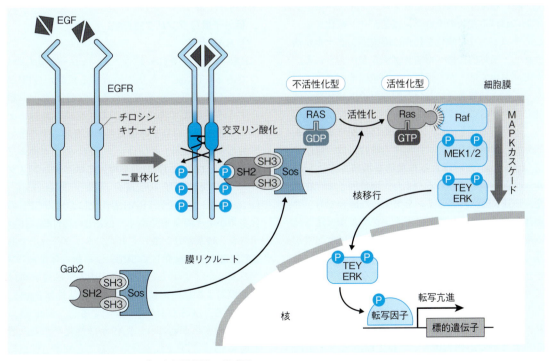

図1　EGFR-RAS-MAPKシグナル伝達経路の模式図

性(ホメオスタシス)が保たれている．シグナル伝達経路の変化は，病気の原因として重要であり，シグナル伝達経路を構成する因子の遺伝子変異や過剰発現は多くのがんにおいて見出されている．がん細胞では，シグナル伝達経路に変化が加わることにより，細胞のホメオスタシスが破綻した状態であり，持続的あるいは制御不能な増殖（自律性増殖）を伴う．また浸潤・転移などがんのホールマークの多くも，正常細胞が備えている恒常的調節の喪失によるものである．

2) シグナル伝達因子

a 増殖因子と増殖因子受容体

増殖因子は，特定の細胞に増殖や分化を誘導する内因性タンパク質である．標的細胞表面の特異的受容体タンパク質に結合してこれを活性化する．増殖因子受容体のほとんどが単量体の1回膜貫通型タンパク質であり，細胞外リガンド結合ドメイン，膜貫通ドメイン，細胞内チロシンキナーゼドメインから構成され，受容体型チロシンキナーゼと呼ばれる．受容体型チロシンキナーゼにはインスリン受容体，血小板由来増殖因子受容体，線維芽細胞増殖因子受容体そしてEGFRなどが含まれる．受容体のリガンドはタンパク質またはペプチドであり，EGFRの場合，リガンドであるEGFの結合により受容体の立体構造が変化しEGFR同士が二量体を形成することで，自己相互リン酸化によりチロシンキナーゼドメインにおける複数のチロシン残基がリン酸化する．このチロシンリン酸化を起点に細胞内シグナルが活性化し，最終的に核へ増殖シグナルが伝えられる．がんにおいては，がん細胞から増殖因子が産生されたり，がん細胞表面における増殖因子受容体数が増加したりすることで増殖シグナルの活性化が持続することがある．とくに，がん細胞自身が増殖因子を産生し，自身の受容体に作用する場合には，自己分泌(autocrine)と呼ばれる恒常的な増殖シグナルのループ回路が形成される．また，増殖因子非存在下や，EGFR細胞外ドメインを欠失した場合でも，受容体の変異により恒常的に下流シグナルが伝達される場合がある．一方，増殖因子や受容体には異常がなくても，下流因子の活性化や変異により，同様に恒常的な増殖シグナルが核へ向かうなどの異常が起こりうる．これらにより，がん細胞の自律性増殖が生じる．EGFとEGFRには多くのファミリーがあり，さまざまながんで過剰発現や活性化することが知られている．代表例としては，EGFとヒト上皮増殖因子受容体2(human epidermal growth factor

receptor 2：HER2)の過剰発現が乳がん，卵巣がん，胃がんなどで高頻度にみられる．また，EGFRの細胞外ドメインの欠失が悪性膠芽腫などで報告されている．ヒトがんにおけるEGFR活性化は，上皮細胞由来であるがん種において，非常に高頻度に起こっていると考えられる．EGFRの過剰発現や機能獲得型変異が，肺がん，乳がん，大腸がん，卵巣がん，膀胱がんなどで認められ，さまざまなEGFR阻害薬が開発・臨床応用されている．

b アダプター分子

EGFRのチロシンリン酸化は受容体のリン酸化チロシン残基に特異的に結合するSrc homology 2(SH2)ドメインを有するタンパクを介して細胞内へとシグナルを伝達する．SH2ドメインを有するタンパクは細胞質内に多数存在する．growth factor receptor-bound protein 2(GRB2)はSH2ドメインとSH3ドメインを有するタンパクで，そのSH2ドメインはEGFRのリン酸化チロシン残基に結合する．SH3はプロリンリッチ配列に結合するドメインであり，RASグアニンヌクレオチド交換因子であるson of sevenless(SOS)のプロリンリッチ配列と結合している．SOSは後述するRASの活性化因子であり，GRB2-SOS複合体はEGFRの活性化をRASの活性化へと変換する役割を担っている．GRB2自体に酵素活性はなく，EGFRとRAS活性化との間を仲介する役割を担っている．このような分子をアダプター分子と呼ぶ．

c 低分子量GタンパクRAS

① RASとは

RASは低分子量Gタンパクファミリーのうちの1つであるGTPaseであり，結合する核酸がGTPかGDPかにより活性が調節される．常時はGDPと結合する不活性型であるが，GTPに交換されることにより活性型となり立体構造の変化を起こすことで標的とする下流因子と結合し，下流へとシグナルを伝達する．GDPとGTPの交換反応はグアニンヌクレオチド交換因子(guanine nucleotide exchange factor：GEF)が担う．RAS活性化におけるGEFの代表例が上述のSOSである．EGFRの活性化に伴いチロシン残基がリン酸化され，アダプター分子であるGRB2のSH2を介してGRB2-SOS複合体がEGFRへリクルートされる．EGFR-GRB2-SOS複合体は細胞膜および細胞内膜に位置する不活性型RASに結合する．SOSがRASに結合すると，GDPからGTPへの変換が起こり，RASが活性化される．活性型RASはGTPを加水分解することで不活性型に復帰しシグナルがオフになるが，この制御はGTP

水解促進因子（GTPase activating protein：GAP）が担っている．

② がん細胞におけるRAS

*Ras*はマウス肉腫ウイルスから同定され，*v-Ras*は細胞型と比較してGAP依存性のGTPase活性が著しく低下する変異を有しており，RASが常に活性型に固定される．実際，がん細胞における*RAS*に関連する遺伝子変異のうち，最も多いのは*RAS*自身の変異であり，ヒトのがん全体の20％以上に点突然変異が存在する．これらの変異の多くはコドン12，13，61にみられ，細胞外刺激がなくても恒常的な下流シグナルが出る（上述の*v-Ras*はG12Vをコードする）．頻度として最も多いのは*KRAS*（約85％），つづいて*NRAS*（約15％）の変異で，*HRAS*の変異は1％未満である．GAP活性が低下してもRASは持続的活性化状態となる．とくに*KRAS*変異は大腸がんの50％程度に認め，RASの下流シグナルが恒常的に出るため上流のEGFRを阻害する治療の効果が望めないことが知られている．またRAS特異的なGAPである*NF1*遺伝子がコードするRASの不活性化因子（neurofibromin）の欠損であるI型神経線維腫症（レックリングハウゼン病）は常染色体顕性（優性）遺伝であり，神経堤由来の多発性神経線維腫，時に消化管間質腫瘍や悪性末梢神経鞘腫などの悪性腫瘍を生じる．この患者では*NF1*の片アレルが欠損しており，悪性腫瘍では両アレルが欠失し*RAS*がより過剰に活性化していると考えられているが，詳細な発がん機構については不明である．神経線維種を有するI型神経線維腫症に対しRASの下流因子であるMAPK/ERK kinase（MEK）の阻害薬であるセルメチニブが縮小効果を示し，実臨床で用いられている．

3）がんに関連するERK経路からの遺伝子発現

RASには複数の下流因子が報告されている．最も重要かつ研究が進んでいる分子がセリン-スレオニンキナーゼRAFである．RAFはmitogen-activated protein kinase（MAPK）経路（カスケード）におけるMAPK kinase kinase（MAPKKK）に相当し，RASによって活性化されるとMAPK kinase（MAPKK）であるMEKをリン酸化して活性化する．MEKはチロシン残基，セリン残基およびスレオニン残基をリン酸化するキナーゼで，extracellular signal-regulated kinase（ERK）のTEY配列のスレオニン残基およびチロシン残基をリン酸化する．非刺激時の

MEKとERKは，細胞質でそれぞれヘテロ二量体を形成している．活性化に伴い両者が解離して，ERKが核内に移行する．核移行した活性型ERKは，Elk-1などの転写因子のリン酸化を介して遺伝子発現を亢進する．細胞への刺激に応答して速やかに発現が亢進する遺伝子群を最初期遺伝子（immediately early gene）といい，その1つに転写調節因子であるactivator protein-1（AP-1）の構成要素FOSがある．FOSをコードする*c-FOS*は，マウスに骨肉腫を誘発するFBJ肉腫ウイルスの*v-Fos*に類似する遺伝子である．ERK経路のいずれの分子もがんとの関連が報告されている．MAPKKKであるRAF1の機能獲得型変異は，悪性黒色腫や大腸がん，卵巣がん，甲状腺がんなどで認められ，いずれにおいてもERKが恒常的に活性化している．近年ヒト腫瘍とRAFファミリーの1つである*BRAF*の変異が注目を集めている．日本人における悪性黒色腫の30％程度，大腸がんの5％程度，肺がんの1〜3％程度に*BRAF*変異を認め，キナーゼドメイン内の特定のアミノ酸残基に集中しており，いずれの変異でもキナーゼ活性が上昇する．とくにコドンV600E変異を有する悪性黒色腫，肺がんにはRAF阻害薬とMEK阻害薬の併用療法が，V600E変異を有する大腸がんにはRAF阻害薬，MEK阻害薬および抗EGFR抗体の併用療法の有効性が示され実臨床に用いられている．しかし*NRAS*に変異があり*BRAF*が野生型の場合にはRAF阻害薬の効果が低く，むしろ悪影響を及ぼす場合もあり，注意が必要である．一方，ERKやMEKの機能獲得型変異はがんでは認められておらず，多くの場合これらの恒常的活性化は，上流因子の機能亢進の結果生じるものと考えられている．

🔑 この項の キーポイント

- がん細胞では，正常細胞では正しく制御されているシグナル伝達の制御が破綻している．
- その破綻は，シグナル伝達経路の構成タンパク質をコードする遺伝子の変異や過剰発現による．
- シグナル伝達のブレーキが効かなくなり，がん細胞は自律的に増殖する．
- これまで明らかにされてきたシグナル伝達経路の機序をもとに，がん薬物療法の開発が進みつつある．

◉ 参考文献

1) Hanahan D, Weinberg RA：Hallmarks of cancer：the next generation. Cell **144**：646-674, 2011

B 細胞周期

summary　がん細胞のもつ基本的な特徴の1つとして、「無秩序な細胞増殖能」があげられる。がん細胞に限らず、細胞の増殖とは、1つの細胞が2つの娘細胞に分裂していくことであり、そのプロセスは複数の時期からなる「細胞周期」と呼ばれている。「細胞周期」はさまざまな分子が関与する機構により厳密に制御されている。すなわち、この細胞周期の制御機構の破綻が、無秩序な細胞増殖を引き起こし、その結果として、がんが発生すると考えられる。本項では、その細胞周期制御機構に関与する分子の紹介とそれら分子に作用するがん分子標的薬の関連について述べる。

1) 細胞周期とは

　細胞の増殖とは、1つの細胞が2つの娘細胞へと「細胞分裂」を繰り返すことにより起きる現象であり、この「細胞分裂」のプロセスは複数の時期に分かれており、そのプロセスが循環的に繰り返されることから「細胞周期」と呼ばれている。

　「細胞分裂」においては、2つの重要な時期が存在する。1つの細胞が2つの娘細胞に分裂するためには、まず遺伝情報を有するDNAを複製することが必須である。このDNA複製を行う時期は、DNAが合成される時期であることからS期（synthesis phase）と呼ばれている。次に、複製されたDNAが、2つの娘細胞に均等に分配されるM期（mitosis phase）と呼ばれる時期がある。さらに、細胞周期には、S期とM期の間にギャップ期と呼ばれる時期があり、S期の前のギャップ期をG1期、M期の前のギャップ期をG2期と呼び、「G1期→S期→G2期→M期→G1期→」のプロセスを繰り返すことで、細胞は増殖している（図1）。

2) サイクリン依存性キナーゼとチェックポイント

　この細胞周期プロセスの進行を制御している分子が、サイクリン依存性キナーゼ（cyclin-dependent kinase：CDK）と呼ばれる一連のリン酸化酵素であり、代表的なCDKとして、G1期に働くCDK4とCDK6、G1/S期に働くCDK2、G2/M期に働くCDK1が知られている。これらのCDKのリン酸化活性が連続的に変動することにより細胞周期は進行する。また、このCDKの活性は、各CDKと特異的に結合するサイクリン分子により正に制御されている。具体的には、G1期ではサイクリンDが増加し、サイクリンD/CDK4複合体、およびサイクリンD/CDK6複合体、G1/S期ではサイクリンEが増加しサイクリンE/CDK2複合体、つづいてサイクリン

Aが増加しサイクリンA/CDK2複合体、G2/M期ではサイクリンBが増加しサイクリンB/CDK1複合体が形成され、各CDKが活性化することで、細胞周期が進行する（図2）。

　細胞が増殖するにあたっては、無秩序な細胞増殖が起きないように、細胞周期の監視機構（チェックポイント機構）が存在している。G1期からS期への移行を制御する機構をG1チェックポイント（Rポイント）、G2期からM期への移行を制御する機構をG2チェックポイントと称している。

　このG1チェックポイントとは、上述のCDK2、CDK4およびCDK6の活性により制御されているが、これらのCDKによりリン酸化される代表的な基質として、RBタンパク質がある。活性化型RBタンパク質の機能は、転写因子E2Fに結合し、E2Fの機能を抑制することで、E2Fが標的とするG1-S期進行遺伝子の発現を抑制することにある。そして、このRBタンパク質の機能は、CDKによるリン酸化により失われることから、これらのCDK活性は、RBタンパク質の不活性化によるE2Fの解離・脱抑制を介してG1-S期移行を正に制御している（図3）。

　またCDK活性は、CDK阻害因子（CKI）と呼ばれる分子が結合することで阻害され、CKIにはCDK4やCDK6を阻害するp16に代表されるINK4ファミリー分子と、CDK2、CDK4、CDK6を阻害するp21やp27に代表されるKIPファミリー分子があり、それらCKIはG1-S期移行を負に制御している（図3）。

3) がんと細胞周期

　がんにおける無秩序な細胞増殖状態は、このG1チェックポイントの異常に起因していると考えられる。実際に、多くのがん組織、がん細胞において、この制御機構に働く分子の異常が報告されている。

　G1チェックポイントの中心的な役割を果たす分子はRBタンパク質である。このタンパク質をコー

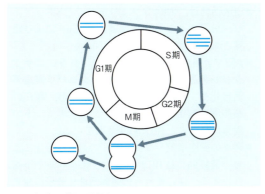

図1　細胞周期の過程とDNA

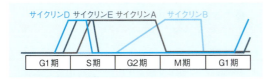

図2　細胞周期の過程とサイクリン

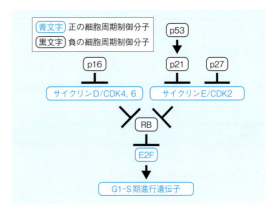

図3　G1チェックポイントに関与する分子

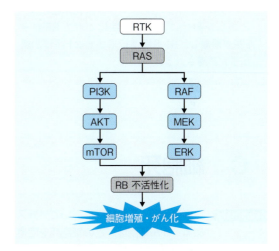

図4　がん遺伝子によるRB不活性化

ドする遺伝子である*RB*遺伝子は，網膜芽細胞腫の原因遺伝子として，最初にクローニングされたがん抑制遺伝子であるが，網膜芽細胞腫だけでなく小細胞肺がん，骨肉腫などで高頻度に異常が認められている．また，このRBタンパク質の不活性化に働く分子であるサイクリンDやサイクリンEがリンパ腫や乳がんで高発現していることも報告されている．

またCKIに関しても，INK4ファミリー分子に属する*p16*の膵臓がん，悪性中皮腫，悪性黒色腫における欠失やプロモーター領域の高メチル化による発現低下が報告されている．興味深いことに，もう1つの代表的ながん抑制遺伝子として*p53*遺伝子が知られているが，この遺伝子がコードするp53タンパク質は転写因子としてさまざまながん抑制に働く分子の遺伝子発現を正に制御しており，その*p53*標的遺伝子の中にCKIである*p21*が含まれている．このことは，約半数のがんで変異が報告されている*p53*が，その変異失活により転写因子としての機能を失った結果，*p21*の遺伝子発現誘導が起こらず，CDK活性の上昇，RBタンパク質の不活性化を引き起こし，その結果として細胞増殖の促進が生じていると考えられる（図3）．

したがって，*p16*や*p53*の変異，CKIの失活，サイクリンの高発現などによるRBタンパク質の不活性化や，*RB*遺伝子自身の異常など，がんの細胞周期制御におけるG1期の異常はほとんどRBに収束していると考えられる．

4）がん遺伝子によるRBタンパク質の不活性化と分子標的薬による活性化

図4に示すように，細胞膜には，EGFRを代表とする多くの細胞増殖因子に対する受容体型チロシンキナーゼ（RTK）が存在する．その直下にRASが存在し，その下流はPI3K-AKT-mTOR経路とRAF-MEK-ERK経路に分かれるが，いずれの経路も最終的にRBタンパク質をリン酸化型（不活性化型）にして，細胞増殖を促進する（p.27「総論2-2-A．シグナル伝達」参照）．がんにおいてはこれら細胞増殖シグナルに関与する分子の過剰活性化が報告されており，その結果，RBタンパク質の不活性化が起きている．EGFR阻害薬のゲフィチニブ，RAF阻害薬のダブラフェニブ，MEK阻害薬のトラメチニブ，mTOR阻害薬のエベロリムス，CDK4およびCDK6阻害薬のパルボシクリブやアベマシクリブなどのが

ん分子標的薬は，最終的にRBタンパク質の不活性化を解除することで，細胞周期をG1期で停止させ，抗腫瘍効果を示しているといえる．

これらのことから，細胞周期の分子機構を理解することは，がん分子標的薬の作用機序の理解を含め，腫瘍内科学的にも重要である．

🔑 この項の キーポイント

- 細胞周期は，G1期，S期（DNA合成期），G2期，M期（細胞分裂期）よりなる．
- 細胞周期は，サイクリン依存性キナーゼ（cyclin-dependent kinase：CDK）とサイクリンの結合によるCDKの活性化により進行する．
- 細胞周期のG1期からS期への移行には，RBタンパク質のCDK2,4,6によるリン酸化が起こり，このリン酸化により不活性化されたRBからE2Fが解離し，G1-S期進行に必要なE2F標的遺伝子が誘導される．

- CDK活性は，INK4ファミリー分子とKIPファミリー分子からなるCDK阻害因子（CKI）により阻害される．
- *p53*や*p16*の変異，CKIの失活，あるいはサイクリンの高発現などによるRBタンパク質の不活性化や，*RB*遺伝子自身の異常など，がんの細胞周期制御におけるG1チェックポイントの異常はほとんどRBに収束されている．
- 種々の細胞増殖シグナル分子の過剰活性化により，最終的にはRBがタンパク質レベルで不活性化する．逆にそれらの過剰活性化分子に対するがん分子標的薬は，最終的にRBタンパク質を活性化型にすることにより細胞周期をG1チェックポイントで停止させ，抗腫瘍効果を発揮すると考えられる．

● 参考文献

1) David O. Morgan（著），中山敬一，中山啓子（監訳）：カラー図説　細胞周期，メディカル・サイエンス・インターナショナル，2008

C 細胞死

summary 　細胞死は，正常細胞において外界ストレスに対し恒常性を維持するために必要不可欠な機構である．がん細胞は，この細胞死を回避することで増殖を続けることができる．細胞死にはプログラミングされた細胞死が多く，アポトーシス，オートファジー細胞死，ネクロプトーシスに大きく分類される．アポトーシスは，外界ストレス，ミトコンドリアを介したカスパーゼの活性化により生じ，アポトーシス小体を生じる．オートファジー細胞死は，細胞飢餓状態およびストレス刺激下で働く細胞死である．ネクロプトーシスは細胞膜の破綻による細胞死である．最近では鉄の過剰によるフェロトーシスが知られている．このような細胞死からの回避のメカニズムは新しいがん治療標的になりうると考えられる．

1) 細胞死とは

細胞死は正常細胞において細胞内または細胞外からのストレスに対し細胞，個体の恒常性を維持するために必要不可欠なプロセスである．細胞は分裂により生成されるが，生体のバランスをとるために，同数の細胞を除去しなければならない．すなわち細胞が自己破壊できるように調節された分子メカニズムの活性化によって行われる．プログラミングされた細胞死は多細胞生物に特有のものではなく，生物の恒常性にとって明らかに有利であると考えられている．形態学的，生化学的，そして機能的な観点から細胞死の定義が定められ，細胞死の種類も増えつ

つある．細胞死の機序として，細胞のプログラムに依存する細胞死（細胞の自殺）と，受動的な要因により死滅するネクローシスに大別され，プログラム細胞死はさらにアポトーシスとオートファジー細胞死等に分類される．正常細胞は細胞死機構を利用して個体の恒常性を保つが，がん細胞は逆に細胞死機構を回避することで無限増殖を続けることができる．すなわち，がん治療を考えるうえではがん細胞の細胞死回避の機構を明らかにし，それを標的とすること，または細胞死の誘導を行う治療法の開発が重要であると考えられる．

2）細胞死の種類

細胞死は主に形態学的変化から次の4つに分類される．

- 細胞質収縮を示すⅠ型細胞死，いわゆるアポトーシスはクロマチン凝縮，核断片化（核破裂），および原形質膜ブレブ形成を引き起こす．アポトーシス小体の形成をもたらす死細胞は食作用活性を有するマクロファージによって効率的に取り込まれ，リソソーム内で分解される．
- タイプⅡ型細胞死はオートファジー細胞死と呼ばれ，広範囲の細胞質空胞化を示す．アポトーシスと同様に食細胞へ取り込まれ，その後，リソソーム内で分解される．
- タイプⅢ型細胞死はネクロプトーシスとも呼ばれ，いわゆる壊死での細胞死である．タイプⅠ型またはⅡ型細胞死の明確な特徴を示さず，明らかな食作用およびリソソームの関与なしに細胞内小器官が膨張し，細胞膜が破裂する．
- さらに，鉄の蓄積による過酸化脂質の増加が細胞膜に影響し細胞死を引き起こすフェロトーシスが明らかになりつつある．

3）アポトーシス（図1）

アポトーシスではさまざまな外的，内的因子により最終的にはタンパク質分解酵素であるカスパーゼが活性化される．活性化カスパーゼは何百もの異なるタンパク質を切断して，独特の形態的特徴を有する急速な細胞死をもたらす．一般的にカスパーゼ活性化は，デスレセプターを介する外因性アポトーシス経路とミトコンドリアを起点とする内因性アポトーシス経路とにより開始される．

外因性アポトーシスは，細胞外微小環境のTNF，Fas，TRAILといったリガンドが，細胞上のレセプターに結合することでカスパーゼ8が活性化され，引き続きカスパーゼ3などの下流のカスパーゼが活性化される．一方，BAXおよび/またはBAKの活性化により，これらのアポトーシスエフェクターがミトコンドリア外膜透過性を高める．これによってシトクロムcが細胞質内に放出され，APAF-1に結合してアポトソームの形成を引き起こし，最初にカスパーゼ9が活性化され，その結果，タンパク質分解カスパーゼのカスケードが活性化される．結果，核の凝集，断片化，アポトーシス小体を形成し細胞死を導く．

ミトコンドリア外膜上にはアポトーシス実行因子のBaxファミリー，抗アポトーシス因子のBcl-2

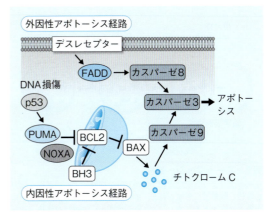

図1　アポトーシスの経路
主に，外因性の経路と内因性の経路に分けられる．外因性の経路ではデスレセプターを介してシグナルが伝わりカスパーゼ8がリクルートされる．さらに下流のカスパーゼ3/6/7が活性化される．内因性では主にミトコンドリアを介した経路で動く．細胞内障害や抗がん薬などによりBcl-2ファミリーを介してチトクロームCの放出が生じる．カスパーゼ9を活性化させ，最終的にはカスパーゼ3を活性化させる．活性化されたカスパーゼ3は種々のタンパクを切断しアポトーシスが進行する．

ファミリータンパク質が存在し，直接相互作用することでアポトーシスを調節している．このうち，がん細胞はしばしば抗アポトーシス因子であるBcl-2タンパク質を抑制することによってアポトーシスを遮断し増殖している．さらに，がん抑制タンパクp53は複数のエフェクター機能を有し，とくにアポトーシス実行因子のPumaの発現を介してアポトーシスを誘導することがある．がんでよくみられるp53の喪失により，細胞はDNA損傷誘導性アポトーシスが正しく起こらない結果，がん化する．

正常細胞ではこのような多くの発がんストレスがアポトーシスを引き起こすと考えられ，アポトーシスはがんの発症を予防する働きがあるといえる．言い換えれば，がんが発生し進行するためには，アポトーシスは多段階で抑制されなければならず，アポトーシス抑制を解除することががんの治療戦略になると考えられている．

4）オートファジー

オートファジーは，細胞が細胞内の巨大分子，あるいは細胞内小器官（損傷したミトコンドリアなど）を分解し再利用するプロセスである．オートファジーはとくに，エネルギーおよびアミノ酸を必要とする，いわゆる飢餓状態で働くことが知られている．このような飢餓状態では，細胞内タンパク質，細胞内小器官などをリソソームに輸送・分解し，これらを細胞材料とすることで生体の恒常性を保つ．

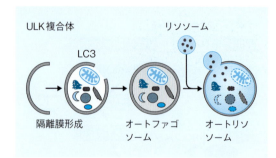

図2 オートファジー過程
オートファジーの初期過程ではmTORの抑制によりULK複合体が活性化し隔離膜が形成される．中に不要なタンパク質，あるいは小器官が含まれる．さらにAtg分子が集合し隔離膜が伸長，オートファゴソームが形成される．オートファゴソームはリソソームと融合し細胞質成分を中に取り込む．分解中のオートリソソーム一重膜となり加水分解酵素を含む内容物がアミノ酸などに分解される．

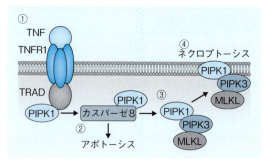

図3 ネクロプトーシス
①TNFがそのレセプターであるTNFR1に結合するとTRAD(tumor necrosis factor receptor type 1-associated DEATH domain protein)，PIPK1 (phosphatidylinositol 4-phosphate 5-kinase 1)がリクルートされる．②カスパーゼ8がリクルートされ一部アポトーシスで細胞死が誘導される．③カスパーゼが阻害されるとPIPK3，MLKL (mixed lineage kinase domain-like protein)がリクルートされ複合体を形成する．④複合体は形質膜に移行し原形質膜透過亢進を示しネクロプトーシスを引き起こす．

オートファジーは細胞ストレス（栄養欠乏）およびmTOR阻害を介して開始される．オートファジー関連遺伝子（ATG）によりオートファジーは開始され，オートファゴソーム（2重膜）の形成，オートファゴソーム膜の拡大および伸長，そしてオートファゴソームはリソソームと融合し，内容物は分解され，そしてアミノ酸は再利用される（図2）．

オートファジーは通常，細胞の生存を促進するが，悪性細胞を含む細胞が自己消化によって自らを殺すメカニズムであるとも提唱されている．オートファジー依存性細胞死は，細胞質の大規模な自食作用としての空胞化およびその結果としての空胞化された外観を伴う細胞死の一種であり，小胞体の消失と核周囲腔の局所的な腫脹を特徴とする．正常細胞におけるオートファジーの役割はがんの発症を予防すると考えられている．しかしながら，いったんがんが形成されると，オートファジーの増加はしばしば腫瘍細胞の生存と増殖を可能にすると考えられており，いわゆる諸刃の剣である．したがって，前がん病変では，オートファジーの増強剤ががんの発症を予防する可能性があり，逆に進行がんでは，オートファジーの増強と抑制の両方が治療戦略として提案されている．

5）ネクロプトーシス（図3）

ネクロプトーシスは，プログラムされた細胞溶解性の壊死であり，その調節異常はさまざまな炎症性障害に関連している．アポトーシスとは異なり，ネクロプトーシスはミトコンドリアの関与を必要とせず，一般に壊死の形態学的特徴を示す．ネクロプトーシスはストレスに対する反応が失敗した際の適応機能により引き起こされ，デスレセプター，Toll様レセプター（TLR），Z-DNA結合タンパク質1（ZBP1）が誘導するカスパーゼ8の活性化が阻害された場合，細胞死を引き起こす．分子レベルでは，受容体と相互作用するセリン-スレオニンキナーゼ3（RIPK3）に依存した経路で活性化されネクロソームの形成をもたらす．さらに，MLKL（mixed lineage kinase domain-like protein）がRIPK3によってリン酸化され，そのオリゴマー化および原形質膜への転座を刺激して細胞膜に溶解孔を生じさせる．いくつかのがんではRIPK3発現の欠失を介して壊死を免れがん化に関与していると考えられ，がんの転移を促進することが示されている．

6）フェロトーシス（図4）

フェロトーシスは，鉄に依存した過酸化脂質の蓄積を特徴とする，非アポトーシス性制御細胞死の新しい形態であり，既知の細胞死とは形態的にも生化学的にも異なる．フェロトーシスは2つの経路が考えられており，過酸化脂質の形成を促進する過程と，過酸化脂質の還元を抑制する過程である．とくに鉄の蓄積と過酸化脂質の蓄積が特徴である．脂質過酸化物は主にホスファチジルエタノールアミン-OOH（PE-OOH）の蓄積を引き起こし，最終的にフェロトーシスを引き起こす．したがってグルタチオンペルオキシダーゼ4（GPX4）の阻害，システインの飢餓，アラキドノイル（AA）の過酸化が，細胞における引き金となる．鉄キレート剤，親油性抗酸化剤，特異的阻害剤がフェロトーシスを防ぐと考え

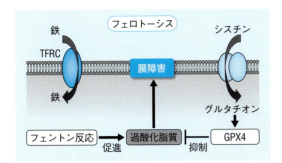

図4 フェロトーシス
鉄はTFRC(transferrin receptor)により細胞内に取り込まれる．過剰な2価鉄(Fe^{2+})が存在するとフェントン反応により過酸化脂質を生じる．過剰な過酸化脂質は細胞膜に障害を与え，細胞死が生じる．一方抑制因子として過酸化脂質を修復するGPX4(glutathione peroxidase 4)がある．GPX4の減少，あるいは補酵素であるグルタチオン(GSH)の減少が過酸化脂質を修復できず，フェロトーシスを誘導する．グルタチオンは細胞内に取り込まれたシスチンから合成される．

られ，新たながん治療の標的になりうる．

7) パイロトーシス

パイロトーシスは，サルモネラ菌などの細胞内細菌によって活性化されるプログラムされた細胞死の一形態である．特定の形態学的特徴を有し，病原体侵入に関連する細胞外または細胞内恒常性の異常によって引き起こされる．この死は，さまざまなアダプターによっていわゆるインフラマソーム内で活性化されるカスパーゼ1や，細胞内リポ多糖(LPS)によって直接活性化されることが報告されている．

🔑 この項の キーポイント

- 正常細胞がもつ細胞死を回避することでがん化する．
- 細胞死にはプログラムされた細胞死(アポトーシス，オートファジー)がある．
- ネクロプトーシスは細胞溶解性の壊死を起こす．
- フェロトーシスは鉄の蓄積による過酸化脂質の増加で細胞膜に障害を与える．
- 細胞死の機構を明らかにすることでがんの発症機序，治療薬の開発が期待される．

D エピジェネティック変化

summary エピジェネティック修飾とは，塩基配列自体は変化させずに遺伝子の発現をほぼ非可逆的に変化させる仕組み，遺伝子のスイッチである．DNAのメチル化やヒストンのアセチル化・メチル化などの化学修飾がその実体である．がんには多くのエピジェネティック異常が存在し，がん抑制遺伝子の不活化などの原因となっている．その異常を取り除くためのDNA脱メチル化薬，ヒストン脱アセチル化酵素(HDAC)阻害薬，ヒストンメチル化酵素の阻害薬などが臨床応用されている．

エピジェネティック修飾は生理的なものであり，主なものはDNAメチル化とヒストン修飾である．一個の受精卵から同じ遺伝子配列をもつのにさまざまな組織の細胞を作り出すための仕組みであり，遺伝子の発現のオン・オフをほぼ非可逆的に決定する．同時に，エピジェネティック修飾の異常は，間違った遺伝子発現を固定化させ，がんの発生や進展の原因となる．最近は，腫瘍細胞のみでなく，免疫細胞や線維芽細胞など微小環境でのエピジェネティック異常も同定されている．しかし，突然変異とは異なり，エピジェネティック異常は薬剤等により除去可能であり，治療の標的となっている．

1) DNAメチル化，その異常と治療応用

a 生理的なDNAメチル化とその調節

DNAメチル化は，細胞が分裂してもオン・オフが変わらない遺伝子転写のスイッチとして働く．その役割を果たすために，DNAメチル化はシトシン(C)の次にグアニン(G)がくる配列(CpG配列)のCに認められ，DNAメチル化されるときには両方のDNA鎖がメチル化される．この特徴により，DNAが複製される際，鋳型鎖に残ったDNAメチル基をメチル基転移酵素(DNA methyltransferase)の維持型DNMT1が認識して新生鎖(反対側のDNA鎖)をメチル化する(維持メチル化)．DNMT1は鋳型鎖に

メチル基がない場合には反応しない．したがって，細胞分裂前のDNAメチル化のあり・なしの状態が，細胞分裂後も保存されることになる（図1a）．一方，どちらのDNA鎖にもメチル基がないところにCpG配列をメチル化することを de novo メチル化という．

また，遺伝子プロモーター領域にCpGアイランド（CGI；CpG配列が密集した領域）が存在する場合，CGIがメチル化されるとRNA合成酵素が結合できなくなり，下流の遺伝子の転写が強力に抑制される（図1b）．一方で，遺伝子の転写領域内のDNAメチル化は遺伝子の転写が多いことと関連する．さらに，異常なDNAメチル化を取り除く酵素として，ten-eleven translocation methylcytosine dioxygenase（TET）1，TET2，TET3が知られている．

b がんにおけるDNAメチル化異常

がん細胞でのDNAメチル化異常の特徴は局所の高メチル化とゲノム全体の低メチル化である．局所の高メチル化とはCGIが異常にDNAメチル化されることを指す．がん抑制遺伝子のプロモーターCGIが異常にDNAメチル化された場合は，そのがん抑制遺伝子の不活化の原因となる．*CDKN2A（p16）*，*MLH1* など多くのがん抑制遺伝子がさまざまながんでDNAメチル化異常により不活化されていることが知られ，がんにおける主要なエピジェネティック異常とされる．一方，ゲノム全体でメチル化されたシトシンの含有量を測定すると，がん細胞では正常細胞に比べて低下している．この低メチル化は，染色体欠失を増加させることで発がんを促進し，がん精巣抗原遺伝子などがん特異的な遺伝子発現の原因ともなる．これらがんで認められるDNAメチル化異常の誘発要因として，加齢や慢性炎症が知られる．

がんゲノム解析により，各種のがんでDNAメチル化を調節する遺伝子に突然変異が存在することがわかった．急性骨髄性白血病や骨髄異形成症候群では，*de novo* 型DNMTである *DNMT3A* や *TET2* の変異，さらに，TETの活性を阻害する代謝物を産生する *IDH1/2* 変異が認められ，DNAメチル化の異常につながると考えられている．脳腫瘍で *TET* の変異は少ないものの *IDH1/2* 変異を認め，*IDH1/2* 変異により産生される異常な代謝産物はTET以外にもさまざまな酸化酵素を阻害することが理由とされる．

c DNAメチル化を標的とした薬剤

がん細胞でのDNAメチル化異常を除去することで，不活化されていたがん抑制遺伝子などを再び正常に発現させる（がん抑制遺伝子の再活性化）ことができる．また，最近は，DNA脱メチル化により内在性レトロウイルスが活性化，免疫反応を増強することで治療効果が増強するとされる．現在，5-aza-cytidine［アザシチジン］）と5-aza-2'-deoxycytidine［デシタビン］が米国食品医薬品局（Food and Drug Administration：FDA）により承認され，アザシチジンは国内でも承認されている．両薬剤ともDNA

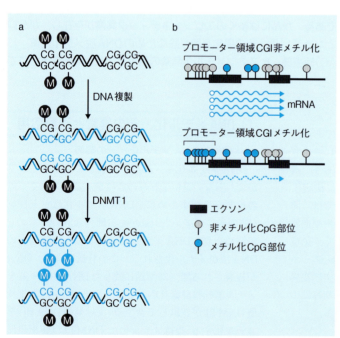

図1 DNAメチル化とその性質
a：DNAメチル化の維持．DNMT1が片方のDNA鎖がメチル化（Ⓜ）されているCpG部位をメチル化し，DNAメチル化の状態を維持する．
b：遺伝子プロモーター領域CpGアイランドのメチル化は下流の遺伝子の転写を強力に抑制する．一方，遺伝子転写領域のメチル化は遺伝子の発現上昇と関連する．

鎖に取り込まれ，細胞内のDNMT1を枯渇させる．その結果，DNA複製の際の維持メチル化が不可能となり，細胞分裂依存性にDNA脱メチル化が誘発される．最近では，経口投与可能な薬剤（Onureg®）やデシタビン分解阻害薬との配合剤（INQOVI®）がFDA承認されている．

DNA脱メチル化などを阻害する*IDH1/2*変異に着目して，*IDH1/2*の阻害薬も開発されており，enasidenib, olutasidenib, ivosidenibが血液腫瘍に対してFDA承認されている．

2) ヒストン修飾，その異常と治療応用

a 生理的なヒストン修飾とその調節

DNAは細胞の中ではヒストン8量体というタンパク質（ヒストンH2A，H2B，H3，H4タンパク質各2個，合計8個）に約2周巻き付いて，ヌクレオソームという構造をとっている（図2a）．それぞれのヒストンタンパク質からヌクレオソームの外に突出したN末端（ヒストン尾部）は，アセチル化，メチル化などの化学修飾を受け，ヒストン修飾と呼ばれる．ヒストン尾部のどのアミノ酸残基がどのような修飾を受けるかにより，遺伝子の転写が活性化されるか，抑制されるかが決定される（図2b）．

たとえば，ヒストンH3やヒストンH4のN末端のいくつかのリジン残基にはアセチル化が認められ，転写を活性化する．このアセチル化は，ヒストンアセチル基転移酵素（histone acetyltransferase：HAT）により付加され，ヒストン脱アセチル化酵素（histone deacetylase：HDAC）により除去される．一方，ヒストンH3の27番目のリジンに3個のメチル基が付加される（H3K27me3）と転写を不活化することが知られ，この反応はEZH2というヒストンメチル化酵素により担われる．H3K27以外にも，H3の9番目のリジンにメチル基を付加する酵素，除去する酵素など，特定のアミノ酸残基ごとにメチル化酵素，脱メチル化酵素が同定されている．

遺伝子のプロモーターとは別に，遺伝子の発現量を大幅に調節するエンハンサーという領域が知られている．なかでも，組織特異的・がん細胞特異的に活性化した遺伝子のエンハンサーのアセチル化はとくに広いゲノム領域に強く認められ，スーパーエンハンサーと呼ばれる．このエンハンサー・スーパーエンハンサーが働くためには，bromodomain and extra-terminal（BET）タンパク質がアセチル化に結合して，転写因子を呼び寄せる必要がある．

b がんにおけるヒストン修飾異常

がんでは，アセチル化H3，H4など活性化型のヒ

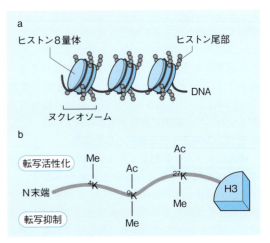

図2 ヒストン修飾とその性質
a：DNAは細胞内ではヒストン8量体に巻き付いている．ヒストン8量体からは，ヒストン尾部が突出している．
b：ヒストン尾部の主な修飾として，4番目のリジン（K）のメチル化，9番目や27番目のリジンのアセチル化など転写活性化の修飾がある．一方，9番目や27番目のリジンのメチル化は転写抑制に働く．

ストン修飾の量が全体的に減少していることが多く，HDACの過剰発現はその一因とされる．また，転写抑制されている遺伝子では，活性化修飾であるH3K4のメチル化が減少，非活性化修飾であるH3K9やH3K27のメチル化が増加していることが多い．一方，*MYC*などのがんで活性化した遺伝子では，異常なスーパーエンハンサーが形成されている．

H3K4me3を触媒する*MLL*の変異は膀胱がんや血液腫瘍，H3K27me3を触媒する*EZH2*の変異はさまざまながん，H3K27me3を除去する*UTX*の変異は膀胱がんなどで認められる．

また，ヒストンタンパク質に巻き付いたDNAをずらすことで転写が行われる．このヒストンタンパク質の配置の変化はクロマチン変換と呼ばれ，クロマチン変換因子SWI/SNF複合体により担われる．この複合体の構成因子（*SNF5*，*SMARCA4*，*SMARCA2*，*SMARCB1*，*ARID1A*など），とくに*ARID1A*には各種のがんで突然変異が存在する．

c ヒストンアセチル化を標的とした薬剤

がん細胞におけるHDAC高発現を標的として，HDACを阻害する薬剤が臨床応用されている．HDACには4つのクラス18種類が存在し，クラス1, 2, 4に属する各HDACへの特異性を高めた薬剤が開発されている．現在，ボリノスタット，ロミデプシン，パノビノスタット，ツシジノスタット，belinostatなどがリンパ腫等に対して米国FDAにより承認されており，国内でも最初の4剤が承認されてい

Ⅰ　総論　2　腫瘍とは

る．がんでの遺伝子発現抑制の解除に加えて，微小環境での免疫反応への影響なども注目されている．

一方，スーパーエンハンサー形成によるがん遺伝子の活性化を遮断するために，BET タンパク質のヒストンアセチル化の読み取りを阻害する薬剤（BET 阻害薬）が開発されている．単剤では効果が不十分とされ，併用で開発が続けられている．

d ヒストンメチル化を標的とした薬剤

H3K27 のメチル化酵素である EZH2 は，各種のがんで過剰発現や機能獲得型突然変異が存在する．H3K27me3 は一連の分化関連遺伝子を抑制，細胞の幹細胞性を維持しており，そのメチル化酵素 EZH2 はがん細胞の幹細胞性の維持に関与していると考えられる．そこで，野生型も含めた EZH2 阻害薬（タゼメトスタットなど），変異型 EZH2 特異的阻害薬，EZH1 も含めた阻害薬（バレメトスタットなど）が開発されている．タゼメトスタットは濾胞性リンパ腫に対して，バレメトスタットは T 細胞リンパ腫に対して，国内外で承認されている．タゼメトスタットは，*SMARCA4* と *SMARCB1* に突然変異が存在する類上皮肉腫に対する治療薬としても FDA に承認された．

H3K4me2 の脱メチル化酵素である LSD1 は，各種がんや肉腫で過剰発現している．がんの高悪性度に関与し，その阻害は増殖抑制に加え免疫チェックポイント阻害薬の効果を高めるとされる．現在，いくつかの阻害薬が開発され，臨床研究の段階に達している．

🔑 この項の キーポイント

- DNAメチル化やヒストン修飾などのエピジェネティック修飾は，塩基配列自体は変化させずに遺伝子機能をほぼ非可逆的に変化させるスイッチである．

- がんでは，遺伝子の転写を抑制してしまうDNAメチル化異常を多くの遺伝子に認め，その異常を除去するDNA脱メチル化薬が開発・使用されている．
- 遺伝子の転写を促進するヒストンアセチル化が低下してしまっている場合もあり，アセチル化を除去する酵素HDACを阻害する薬剤が開発・使用されている．
- 転写をさまざまに調節するヒストンメチル化の異常も複数種類が認められ，それぞれを元に戻す薬剤が開発されている．

◉ 参考文献

1) Takeshima H, Ushijima T：Accumulation of genetic and epigenetic alterations in normal cells and cancer risk. NPJ Precis Oncol **3**：7, 2019
2) Hu C, et al：DNA methyltransferase inhibitors combination therapy for the treatment of solid tumor：mechanism and clinical application. Clin Epigenetics **13**：166, 2021
3) Chen X, et al：Efficacy and safety of FDA-approved IDH inhibitors in the treatment of IDH mutated acute myeloid leukemia：a systematic review and meta-analysis. Clin Epigenetics **15**：113, 2023
4) Parveen R, et al：Recent histone deacetylase inhibitors in cancer therapy. Cancer **129**：3372-3380, 2023
5) Wang ZQ, et al：Bromodomain and extraterminal（BET）proteins：biological functions, diseases, and targeted therapy. Signal Transduct Target Ther **8**：420, 2023
6) Duan R, et al：EZH2：a novel target for cancer treatment. J Hematol Oncol **13**：104, 2020

3 がんと免疫

summary　がん細胞は，T細胞，樹状細胞，マクロファージなどによる抗腫瘍免疫応答に対し，腫瘍抗原やHLA発現の低下による免疫認識不良，TGF-βやVEGFなどの免疫抑制分子や制御性T細胞やマクロファージなどの免疫抑制細胞により免疫防御から逃避する．免疫抵抗性には，遺伝子異常をもつがん細胞を起点とするprimary immune-resistanceと，誘導された腫瘍抗原特異的T細胞が引き起こすadaptive immune-resistanceに分かれ，後者ではPD-1/PD-L1阻害抗体で治療効果が得られやすい．がんは免疫的なサブタイプに分類でき，それを見分けるバイオマーカーや適切な薬剤を併用する複合免疫療法の開発が進んでいる．がん免疫療法は，がんウイルス予防ワクチン，術前や治療後の再発予防補助療法，進行がんに対する免疫療法に，また非特異的免疫賦活薬，サイトカイン，がん抗原ワクチン，免疫チェックポイント阻害薬，抗腫瘍抗体，T細胞養子免疫療法，同種造血幹細胞移植などに分けられる．各種ヒトがんの免疫病態解明は，より効果的ながん免疫療法の開発につながる．

異物に対する防御として発達してきた免疫が，自己由来のがん細胞を排除できるかは長い間議論されてきた．動物実験やヒトがんの解析結果は，変異した細胞（がん細胞）が免疫監視により排除されうることを示している．近年実用化された免疫チェックポイント阻害薬（ICI）は多くのがんで治療効果を示し，免疫療法はがん標準治療となった．一方，臨床でみられるがんは，すでに免疫抵抗性を獲得して免疫から逃避しており，ICI単独での治療効果は限定的で，その改良が期待されている．ICI治療における奏効例と非奏効例の比較研究は，抗腫瘍免疫応答や免疫抵抗性機構の解明につながり，腫瘍免疫学を発展させ，効果的な免疫療法の開発に貢献している．

1) 腫瘍免疫に関わる免疫細胞や分子

各種免疫細胞がネットワークを形成して，がん細胞に対して正と負の免疫応答を起こす（**図1**）．NK細胞やT細胞は，がん細胞の初期免疫監視に関わり，T細胞は進行がんも排除しうる．樹状細胞（DC），マクロファージ，NK細胞などの自然免疫系は初期に応答して，サイトカイン分泌や腫瘍抗原の提示により，抗原特異的T細胞を増殖活性化させて，強力な獲得免疫系を作動させる．DCは抗原未感作T細胞を活性化できる専門的抗原提示細胞（pAPC）として，免疫反応の方向性も規定する．マクロファージは抗腫瘍エフェクターにもなるが，がんでは腫瘍関連マクロファージ（TAMやMDSC）として免疫を抑制する場合が多い．

T細胞は，T細胞受容体（T-cell receptor：TCR）ががん細胞表面上のがん抗原ペプチド（10アミノ酸程度）とMHC（HLA）の複合体を認識して，サイト

カイン分泌により抗腫瘍免疫応答を増強し，がん細胞を直接傷害できる．抗原ペプチドは細胞内タンパク質からも由来するので，T細胞はがん細胞内の変化も検出できる．抗体は，がん細胞膜上のタンパクや糖鎖などを直接認識する．

T細胞はMHC-クラスI・ペプチド複合体を認識するCD8$^+$T細胞と，MHC-クラスII・ペプチド複合体を認識するCD4$^+$T細胞に大別できる．がん細胞も含めて，ほとんどの体細胞はMHC-クラスIを発現し，異常細胞はCD8$^+$T細胞により検知され，CD8$^+$T細胞はがん細胞の傷害に重要である．MHC-クラスIIはDC・マクロファージ・B細胞などのpAPCに発現し，CD4$^+$T細胞は免疫の誘導に重要であり，CD4$^+$ヘルパーT細胞はCD8$^+$T細胞の誘導維持やマクロファージ活性化など抗腫瘍免疫応答に関わる．CD4$^+$制御性T細胞（Treg）は免疫抑制作用をもつ．MHC-クラスIIは造血器腫瘍や悪性黒色腫など一部の固形がんでも発現し，CD4$^+$T細胞はがん細胞を直接傷害する場合もある．

T細胞は，自己がん細胞だけに発現する固有抗原［遺伝子変異由来ペプチド（ネオ抗原）等］と共通抗原（NY-ESO1等のがん精巣抗原，HPV等のウイルス抗原，MART-1等の組織特異性抗原，HER2等のがん高発現抗原）を認識する．ICIなどのがん免疫療法では，増殖活性の高い腫瘍抗原特異的TCF-1$^+$T細胞（stem cell like memory/progenitor exhausted T細胞）の生体内増殖とエフェクターT細胞への分化が重要である．

患者が産生する抗体の意義は，いまだ議論されているが，B細胞は抗原提示細胞として，また免疫抑制性制御性B細胞として，がん免疫に正と負に関与

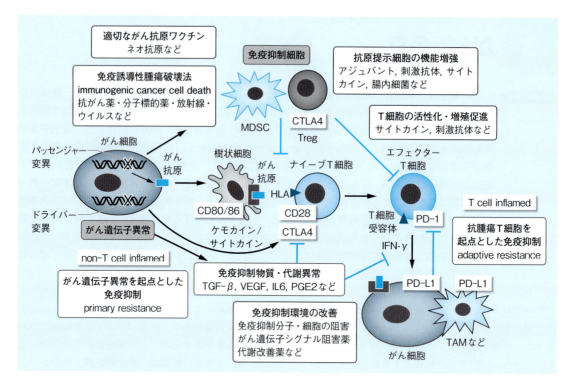

図1 がんに対する免疫応答とその免疫制御
がん細胞の遺伝子異常，患者の免疫体質，環境因子・生活習慣に規定され，症例ごとに免疫病態は異なる．DNA変異由来ネオ抗原に対する抗腫瘍T細胞応答と，がん細胞の遺伝子異常を起点とした免疫抑制や抗腫瘍T細胞を起点とした免疫抑制が起こる．これらを制御する免疫療法の開発が進んでいる．

する．がん組織三次リンパ様構造（tertiary lymphoid structure：TLS）は，良好な予後やICI反応性と相関し，TLS内のB細胞やT細胞が関与する可能性がある．一方，マウスにヒトがん抗原を免疫して人工的に作製したHER2やCD20抗体などの抗腫瘍モノクローナル抗体は標準がん治療となっている．

2）がんの免疫病態

がん免疫病態には個人差が大きく，がん種・サブタイプ・症例ごとに異なり，その機序解明によるサブタイプに対応した免疫療法の開発が期待されている．がん免疫病態には，がん細胞の遺伝子異常［患者ごとに異なる，主にパッセンジャーDNA変異由来ペプチド（ネオ抗原）に対するT細胞誘導，がん遺伝子活性化による免疫抑制，ケモカインや抗原処理提示分子の欠失による免疫抵抗性など］を主因として，HLAタイプも含めた免疫関連遺伝子の多型で規定される免疫体質，また腸内細菌叢，喫煙，紫外線，食事，ストレス，常用薬などの環境因子や生活習慣も関係し，予後や各種がん治療の反応性に関与する．ICIの効果も免疫状態に左右され，奏効例と非奏効例の遺伝子・免疫状態の比較解析により，が

ん免疫病態が解明されつつある．治療前から抗腫瘍CD8⁺T細胞が誘導されて腫瘍に集積している場合（T cell inflamed：TCI）と集積していない場合（non-T cell inflamed：NTCI）に分けられる．

a T cell inflamed, adaptive immune resistance

TCI状態では，ネオ抗原特異的T細胞ががん細胞を認識して産生するIFN-γなどのサイトカインが，がん細胞や周辺TAMにPD-L1を発現させ，また免疫抑制性のTAMやTregをリクルートするケモカインを産生させ，PD-1⁺エフェクターCD8⁺T細胞の機能を抑制するために，がん細胞は排除されない．この状態に重要なPD-1/PD-L1免疫抑制経路の阻害抗体の投与はCD8⁺T細胞によるがん排除を可能にする．PD-1/PD-L1の阻害は，腫瘍組織中のエフェクターT細胞の再活性化だけではなく，所属リンパ節の腫瘍抗原特異的メモリーCD8⁺T細胞の増殖・活性化も引き起こし，抗腫瘍効果を発揮する．

DNA変異の原因となる紫外線や喫煙により生じる悪性黒色腫や肺がん，hMLH1等のDNAミスマッチ修復酵素異常によるマイクロサテライト不安定性（MSI）がん，DNA修復系POLE/DやBRCA1/2酵素の変異をもつがんではDNA突然変異数やネオ抗

原も多く，PD-1抗体の治療効果も高い．MSIでは
アミノ酸変化が大きい高免疫原性がん抗原を生じる
frameshift 変異が起きやすいが，一方，DNA変異
によるHLA発現消失など免疫系の障害も起こると
治療効果は得られない．これらの病態を基礎とし
て，T細胞応答を反映するがん細胞やTAMの
PD-L1発現，高い腫瘍遺伝子変異量（TMB-H），高
頻度MSI（MSI-H）はICIのバイオマーカーとなる場
合がある．

b Non-T cell inflamed, primary immune resistance

　T細胞の腫瘍浸潤がみられない状態（NTCI）の原
因の1つは，高免疫原性ネオ抗原が存在しない場合
である．EGFR変異などの強力なドライバー変異で
生じる非喫煙肺腺がんや若年者に生じる白血病や肉
腫などではDNA変異は少なく，がん遺伝子活性化
による免疫抑制も起こりやすく，NTCIとなり，
ICIは効きにくい．またがん抗原が存在しても，多
様な免疫抑制機構のためにCD8$^+$T細胞の誘導や腫
瘍浸潤が妨げられたり，腫瘍内でエフェクター機能
が抑制される場合がある．がん遺伝子β-カテニン
やAKTのシグナル亢進は，樹状細胞をリクルート
するCCL4等ケモカインの産生低下や免疫抑制性
VEGFの産生などによる免疫抑制，免疫抑制性
TGF-βも関与する間葉系がん微小環境，染色体異
常（aneuploidy），さらに低酸素状態であるがん微小
環境における各種代謝異常（グルコース・エネル
ギー代謝，トリプトファン等アミノ酸代謝，プロス
タグランジン等脂質代謝，アデノシン等核酸代謝）
などは負の因子として，がん微小環境をNTCIとし
うる．これら負の因子の除去により，PD-1/PD-L1
抗体が効くようにできる可能性がある．また，いっ
たんICIの効果が得られた後で再発を起こす獲得免
疫抵抗性では，β_2ミクログロブリン変異等による
HLA消失やJAK1/2変異等によるがん細胞のIFN-
γ不応答が二大原因となる．IFN-γはがん細胞の
増殖抑制だけでなく，MHCやサイトカイン等の発
現増強を介して，抗腫瘍免疫応答を増強する．

3）がん免疫療法

　がん免疫療法は，HBVやHPVなどに対する感染
予防ワクチンによる肝がんや子宮頸がんの予防，再
発予防を目的とした治療後や術前のPD-1/PD-L1
抗体補助療法，進行がんの縮小・治癒を目指す免疫
療法に分けられる．進行がんでは，がん細胞数が多
いだけでなく，免疫抑制が増強するので，より早期
からの免疫療法開始が期待され，PD-1/PD-L1抗体

は，悪性黒色腫や肺がんなど複数のがんで一次治
療，悪性黒色腫や肺がんなどでは術後補助薬物療
法，肺がんでは術前補助薬物療法も承認されている．

　がん免疫療法として，ネオ抗原ワクチン，DCを
活性化する非特異的免疫賦活薬，IFN/IL2等サイト
カイン，培養腫瘍浸潤T細胞，免疫チェックポイン
ト阻害薬などの投与により，患者自身の抗腫瘍免疫
を増強する方法と，人工的に作製した抗腫瘍モノク
ローナル抗体や抗腫瘍T細胞（TCR-T，CAR-T）を
投与する方法に分けられる．近年，ICIは多くの進
行がんで10〜30％の奏効率を示したが，治療効果
を改善するために，PD-1/PD-L1抗体を基軸とした
複合免疫療法の開発が進められている．

　DNA突然変異やネオ抗原がほとんどなく，ICIが
効きにくいがんに対しても効果が期待できる，人工
的に作製した抗腫瘍モノクローナル抗体の開発が進
んでいる．その抗腫瘍機序として，EGF受容体等
の成長因子受容体に対する抗体では細胞増殖シグナ
ル阻害，補体やFcRを介したNK細胞やマクロ
ファージ等による細胞傷害活性などがある．さらに
抗体に抗がん薬・放射線同位元素・光感受性物質（光
免疫療法）などを結合して抗腫瘍作用を高めるADC
（antibody drug conjugate），またがん抗原とT細胞
上のCD3を認識する抗体を結合した二重特異性抗
体は，T細胞による抗腫瘍作用を利用でき，これら
改良型抗体も承認されている．また，B細胞性造血
器腫瘍の細胞表面抗原CD19やBCMAに対する抗
体の可変領域と，TCR定常領域とCD28や4-1BB
等のシグナル伝達領域を融合した*CAR*遺伝子を，
末梢血T細胞に導入して作製するCAR-T細胞療法
が，急性リンパ性白血病，悪性リンパ腫，多発性骨
髄腫で承認され，固形がんに対するCAR-Tや
TCR-Tの臨床試験も進められている．

4）今後の展望

　ICIの実用化により，治療効果の予測や適切な免
疫療法を選択するバイオマーカーの同定による個別
化，またPD-1/PD-L1抗体と他がん治療や免疫調
節薬（CTLA4抗体，VEGF抗体，薬物療法，分子標
的薬，放射線治療等）を併用する複合がん免疫療法，
さらにADC等の改良型抗腫瘍抗体の開発が進めら
れている．

🔑 この項の キーポイント

● 抗腫瘍免疫応答には，T細胞，樹状細胞，マク
ロファージなどが関与するが，がん細胞は多様
な免疫抵抗性機構のために免疫逃避する．

- がんウイルス予防ワクチン，再発予防治療後補助薬物療法・術前補助薬物療法，進行がん縮小を目指す免疫療法がある．
- 患者自身の抗腫瘍免疫を誘導する非特異的免疫賦活薬，サイトカイン，がんワクチン，免疫チェックポイント阻害薬，また人工的に作製した抗腫瘍モノクローナル抗体やCAR-Tが開発され，標準がん治療となっている．
- 抗腫瘍モノクローナル抗体に抗がん薬，放射線同位元素，光感受性物質などを結合して抗腫瘍作用を高めるADCや，T細胞活性も利用する二重特異性抗体が開発され，承認されている．
- 免疫チェックポイント阻害薬と他がん治療や免疫調節薬を併用する複合免疫療法が開発され，承認されている．
- CAR-Tを用いる養子免疫療法は，B細胞性造血器腫瘍で承認されている．

● 参考文献

1) 中尾篤人(監訳)：分子細胞免疫学，原著第9版，Abbas A, et al(eds)，エルゼビア，2018
2) 河上　裕(編)：がん免疫療法の個別化を支える新・腫瘍免疫免疫学，実験医学増刊，羊土社，2019
3) 北野滋久(編)：必修！腫瘍免疫学，金原出版，2022
4) 日本臨床腫瘍学会(編)：がん免疫療法ガイドライン，第3版，金原出版，2023

3 がんの発生（病因）とその特徴

1 遺伝的要因と環境要因

summary がんは多要因疾患であり，遺伝的要因と環境要因が各々単独，あるいは組み合わさって発生リスクが高まる．次世代シークエンサー等を用いた詳細な遺伝子解析の結果，発がんと関連する遺伝子変異が数多く見つかっている．また，環境要因としては，喫煙，感染，飲酒，食事・肥満・身体活動など，がん発生リスクを高める環境要因がわかっている．さらに，これら環境要因に強く影響を与える遺伝子型の探索が行われている．

1）遺伝的要因

1つの遺伝子の塩基変化により生涯累積発生率（浸透率とも呼ばれる）が5割を超えるような単一遺伝子によるがんが，*BRCA1/2*遺伝子変異による乳がん卵巣がん（HBOC）をはじめ，数多く知られるに至っている．両親から遺伝子異常が引き継がれるような場合には，家族集積が認められる．家族性大腸腺腫症や遺伝性非ポリポーシス大腸がんなどのように比較的頻度が高いものもあるが，一般には単一遺伝子病によるがんはまれである．単一遺伝子病においても生涯累積発生率は100%ではないので，環境要因により疾病発生を予防できる可能性があることに留意する必要がある．

近年，多数の一塩基遺伝子多型の発がんへの影響を検討する全ゲノム関連解析研究が行われ，数多くの散発性のがん（単一遺伝子病ではないがん）のなりやすさと関係する遺伝子多型が報告されている．これらの遺伝子多型は一般集団での頻度が非常に高い一方，がんリスクへの寄与は，前述の単一遺伝子病としてのがんおける遺伝子変異の寄与と比較するとかなり小さい．

2）遺伝子環境交互作用

疾病発生に関するモデルとして，これまでは「遺伝的要因か環境要因か」という一次元的に認識するモデルが多かったが，実際には遺伝的要因と環境要因が組み合わさって疾病発生リスクが高まるとの考え方が出てきた（図1）．

この考え方の背景には，従来の疫学調査から，がんリスクを上昇させる環境要因がいくつか見つかる一方，必ずしもその曝露者すべてが罹患することで

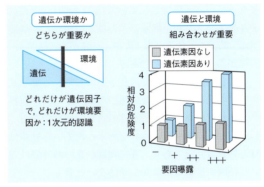

図1 遺伝的要因と環境要因に関する2つのモデル

はないことから，がんになりやすい遺伝的体質があるであろう，という想定がなされた．この20年ほどの間，遺伝子型の情報を用いた疫学研究が盛んに実施され，遺伝子型と環境要因の組み合わせに関する情報が蓄積されてきた．

特定の遺伝子型をもつ者での環境要因曝露の相対危険度（非曝露者に対して曝露者で何倍発生率が高いかを示す指標）が，その遺伝子型をもたない者での環境要因曝露の相対危険度と異なる場合には，遺伝子環境交互作用があると表現し，その比を交互作用の程度を示す数値として用いる．たとえば，遺伝子型Aの人で環境要因Bに曝露した人の相対危険度が6であり，遺伝子型Aをもたない人での環境要因Bの相対危険度が2であるとすれば，交互作用の程度は6÷2の3となる．実際にいくつか明確な遺伝子環境交互作用が明確な事例が報告されており，発がんメカニズム解明や，遺伝子情報を用いた個別化予防の可能性を示している．しかしながら，後述のとおり，飲酒関連遺伝子である*ALDH2*の*rs671*遺

43

伝子多型と飲酒が食道がん，頭頸部がん，胃がんなどで一貫した結果を出す一方で，前述の全ゲノム関連研究による遺伝子環境交互作用に関する検討では，必ずしも有望な遺伝子多型が見つかっているわけではない．遺伝子環境交互作用は理論上，単一遺伝子病の原因遺伝子でも起こりうる．ヘリコバクター・ピロリ菌と*BRCA1/2*を含む相同組換え修復遺伝子の変異との間の遺伝子環境交互作用が，胃がんリスクを上げていたという報告もなされ，今後この領域が発展する可能性がある．

3）喫煙

タバコの煙の中には約4,000種類もの化学物質が含まれ，そのうち約60種類は発がん物質であることがわかっている．喫煙はがん全体の約1/3の原因となっていると推計されている（p.11参照）．喫煙により発生リスクが上昇するがんは，口腔がん，喉頭がん，肺がん，食道がん，胃がん，肝がん，膵がん，膀胱がん，白血病などである．

現在日本国内において消費が急増している加熱式タバコの発がんへの影響に関しては，まだ長期観察がなされていないので結論は出せない状態である．しかしながら加熱式タバコで訴えられている効能は有害物質量低減であり，有害物質がないわけではない．結論が出るまでは安全ではないと考えるのが妥当であろう．

4）感染

感染が原因となるがんには，わが国では，肝がん（B型肝炎ウイルスおよびC型肝炎ウイルス），胃がん（ピロリ菌），子宮頸がん（ヒトパピローマウイルス16型，18型など），成人T細胞白血病（成人T細胞白血病ウイルス）が知られている．東南アジアでは，ある種の淡水魚に肝吸虫が寄生しており，これを生で食べる者に胆管がんが発生している．また，Epstein-Barr（EB）ウイルスはバーキット（Burkitt）リンパ腫，上咽頭がん，ホジキン（Hodgkin）リンパ腫の原因となっていることが知られている．

B型肝炎ウイルス，ヒトパピローマウイルスに関しては現在ワクチンが開発され実用されている．またピロリ菌除菌療法，C型肝炎ウイルスに関しては抗ウイルス療法が保険適用となるに至っている．

前述のとおり，胃がんリスクにおいては感染の影響を修飾する遺伝子変異の存在が示唆されている．今後さらに検討が進み，変異の存在そのものが予防的介入に関する層別化の指標となる可能性が考えられる．

5）飲酒

エタノールから生成されるアセトアルデヒドは嘔吐などの二日酔いに伴う症状を引き起こすほか，DNAと結合し発がん性を示す．飲酒は喫煙とともに，食道がん，頭頸部がんの発生要因である．

アセトアルデヒドはアルデヒド脱水素酵素2（ALDH2）により酢酸に解毒されるが，その酵素活性はGlu504Lys遺伝子多型により規定される．*Glu*アレルは酵素活性があり，*Lys*アレルは酵素活性がないため，*Glu/Glu*型の人は普通に飲酒ができるが，*Glu/Lys*型の人は酒に弱く，*Lys/Lys*型の人はほとんど飲酒することができない．同量の飲酒でも*Glu/Lys*型の人は*Glu/Glu*型の人に比べ，血液中で20倍，唾液中で2～3倍アルデヒドの濃度が高くなるとの報告がある．同量飲酒では*Glu/Glu*型に比べ*Glu/Lys*型の人でアルコール関連疾患発生が高いことは前述の遺伝子環境交互作用の典型的な例である．

最近の研究では，胃がんなどこれまで飲酒との関連が明らかでなかったがん種においても，*ALDH2*遺伝子多型と飲酒量との間の遺伝子環境交互作用が報告されている．また次世代シークエンサーを用いた検討においても，*ALDH2*遺伝子型によって腫瘍組織での遺伝子変異の量が異なることが示されている．

6）食事要因，肥満・身体活動

食塩摂取が胃がんリスクを上昇させることが判明している．また野菜・果物摂取が口腔，食道，胃，結腸，直腸がんリスクを下げるとの報告がなされている．熱い飲食物による口腔，咽頭，食道がんリスク上昇は熱による物理的組織障害によるものとして知られている．赤肉・加工肉により大腸がんリスクが上昇する．

肥満によるリスク上昇が，大腸がん，肝細胞がん，乳がん，子宮体がんで報告されている．最近，膵臓がんも肥満によりリスクが上昇することが示された．低い身体活動と大腸がん，乳がんリスクとの関連が明らかである．

7）発がん物質，物理的要因

芳香族アミン（ベンジジン，1-ナフチラミンなど）の職業性曝露により膀胱がんのリスクが上昇する．アスベスト曝露により中皮腫のリスクが上昇する．アフラトキシンによる肝細胞がんリスク上昇も明らかになっている．

原爆被爆者の追跡調査から，放射線曝露が白血病，甲状腺がん，乳がん，肺がん，胃がん，結腸がん，肝細胞がん，膀胱がん，卵巣がん，黒色腫以外の皮膚がんの発生リスクを上昇させることがわかっている．東日本大震災に伴う原発事故以後，放射線曝露と発がんとの関連が再度注目されている．

紫外線曝露は，とくに白人において皮膚がん発生のリスクを上昇させるため，日光浴は避けるほうがよい．常染色体潜性（劣性）遺伝する色素性乾皮症は，DNAの修復機能が低下しているため，紫外線による皮膚がんが若年で起きてくる．紫外線曝露により皮膚がん発生リスクが上昇するその他の遺伝的素因に関しては，まだ十分な情報は得られていない．

🔑 この項の キーポイント

- がんリスクと関連する遺伝的要因は，単一遺伝病としてのがんの原因となるものと，散発性のがんの原因となる遺伝子多型とに大別される．
- がんリスクと関連する環境要因で寄与の大きなものは，喫煙，感染，飲酒，食事・肥満・身体活動等があげられる．

- 遺伝子環境交互作用とは，特定の遺伝子型をもった者で特定の環境曝露の影響が異なるという現象であり，発がんメカニズム解明や，個別化予防を考えるうえで重要な概念である．この概念は遺伝子多型のみならず，単一遺伝子疾患の変異においても当てはまるものである．
- 喫煙はさまざまな臓器のがんに対する危険因子である．新型タバコの影響に関しては長期観察の結果を待つ．
- わが国の肝がん，胃がん，子宮頸がん，成人T細胞白血病は感染症が大きな原因となっている．
- 飲酒による発がんの背景には，酒由来のアセトアルデヒド曝露があることが明らかになっている．アルデヒド脱水素酵素2（ALDH2）の酵素活性がない504Lysアレルをもつ者が通常量の飲酒をすると，食道がん，頭頸部がん，胃がんリスクが非常に高くなる．
- 放射線曝露は白血病，甲状腺がん，乳がんなどのリスクを高め，紫外線曝露は皮膚がんのリスクを高める．芳香族アミンは膀胱がんを，アスベストは中皮腫を発生させる．

I　総論　3　がんの発生（病因）とその特徴

2　遺伝子の変化と多段階発がん

summary　がん細胞は（原）がん遺伝子やがん抑制遺伝子が変化をきたし，その結果，細胞が「増殖シグナルの自己充足」「増殖抑制シグナルへの不応性」「細胞死からの回避」などの性質を獲得することで生じる．そこで本項では（原）がん遺伝子，がん抑制遺伝子とがんにおけるこれらのゲノムの変化について概説できることを獲得目標として解説を行う．

1）ゲノム変化とその細胞機能に及ぼす影響

　がん（腫瘍）とは，細胞が生体による制御を逸脱し自律的に異常増殖することによって生じる腫瘤，もしくは病変と定義される．そしてこの疾患の本質はまさしく，腫瘍を構成するがん細胞が細胞分裂を繰り返す過程で新たに生み出される細胞が常にがん細胞である，ということにある．これはすなわち，「がん細胞形質」が体細胞分裂を経て「遺伝」していることを意味する．したがって，理論的に考えて，がん形質を規定する要因は幾多の細胞分裂を経て遺伝可能なものでなければならず，「ゲノムレベルでの変化」ということになる．事実これまでの長年にわたるがん研究はがんがゲノムの異常により生じる病態であることを裏づけてきた．このように考えたとき，がんという病態を理解するために必要なことは大きく以下の2つになると考えられる．

① 何がどのような機序で，どのようなゲノム変化を細胞に引き起こすか．

② どのようなゲノムのどのような変化が，どのような機序で細胞にがん細胞としての特徴を与えているか．

　①は主として前項p.43「総論3-1．遺伝的要因と環境要因」に関わる内容となるので，本項では②「がん細胞でどのようなゲノム変化（異常）が生じているか，そしてその結果，遺伝子の機能がどのように変化することで細胞のがん化が促進されているか」という点にフォーカスを当てて説明する．

a　がんでみられるゲノム異常

　がんの原因となる染色体異常としては増幅，欠失，転座の3つの構造異常が知られており，これに加えてがんの原因となるゲノム変化として突然変異が重要である．以上はいずれも塩基配列変化を伴う異常であり，本項では主にこれらの変化について扱う．なお，塩基配列変化は伴わないが細胞分裂を越えて母娘細胞間で伝えられる変化として，DNAのメチル化に代表されるエピジェネティック変化があ

る．がんにおけるエピジェネティック変化の詳細については別項p.35「総論2-2-D．エピジェネティック変化」にて扱う．

b　ゲノム変化ががん関連遺伝子に及ぼす影響

　通常，遺伝子の機能は状況に応じてON/OFFの調節がなされているが，このON/OFF調節のメカニズムに破綻が生じると遺伝子機能の過剰（恒常）活性化や機能喪失が起きる．そして，正常な調節メカニズムの破綻により常時ON（過剰/恒常活性化）の状態になってがんを引き起こす遺伝子が「がん遺伝子」であり（異常が生じる前の正常な遺伝子を「原がん遺伝子」と呼ぶ），常時OFF（機能喪失）の状態となることでがんを引き起こす遺伝子が「がん抑制遺伝子」である．がん細胞の特性を反映するように，（原）がん遺伝子，がん抑制遺伝子には細胞の分裂や生存といった細胞増殖の制御に関わる遺伝子が数多くみられる．

　正常の細胞は，細胞を必要とする周囲環境から増殖因子を介した増殖刺激が入ると活発に細胞分裂を行うが，増殖刺激が消失すれば速やかに細胞分裂を停止する．また，細胞が十分に供給されて周囲環境から増殖停止のシグナルが入った場合も細胞分裂を停止する．ところが，がん細胞では（原）がん遺伝子やがん抑制遺伝子などのがん関連遺伝子の異常によりこのような周囲環境–細胞間の対話による細胞分裂のON/OFFコントロールが失われ，結果的に生体内環境との整合性を失った自律的，持続的な細胞増殖が起きている．また多細胞生物は修復不能なDNA損傷など異常を抱えた細胞が将来がん化することを未然に防ぐため，異常をもつ細胞自身がアポトーシスのような自殺メカニズムにより排除されるシステムを有している．この細胞自殺のメカニズムも，細胞死が過剰あるいは過少にならないように，そこに関わる遺伝子のON/OFF制御によってその「感度」が「適切」に保たれている．がん関連遺伝子の異常はしばしばこの感度調節の破綻をきたし，本来自殺により排除されるべきがん細胞（ないしがん化予備軍細胞）の生存を促している．

ところで，がんでは上記「a」で述べたようなゲノム異常がみられるが，それらがいかにしてこういった遺伝子機能の変化を引き起こすかについて，以下に代表例をあげながら説明する．

① 増幅

遺伝子の「増幅」はたとえば原がん遺伝子*EGFR*にみられるが，*EGFR*遺伝子によりコードされる増殖因子受容体EGFRが活性化されるためには受容体同士の相互リン酸化が必要であり，受容体が少ない状態では受容体同士の相互作用を引き起こすために増殖因子が必要となる．これに対してがんでみられる増殖因子受容体遺伝子の「増幅」は受容体の過剰状態を引き起こし，その結果，受容体活性化の増殖因子依存性が失われ，恒常的な受容体−増殖シグナル活性化が起きる．

② 欠失

遺伝子の「欠失」は，たとえばがん抑制遺伝子*RB*にみられるが，その遺伝子産物RBは細胞周期開始を抑制する機能をもっているため，「欠失」により*RB*遺伝子が失われると本来細胞分裂・増殖を停止すべき状況下でも細胞は細胞周期を止めることができなくなる．

③ 転座

「転座」による遺伝子活性化の機序には大きく二通り存在する．1つ目は，慢性骨髄性白血病にみられるがん遺伝子*BCR::ABL*のように遺伝子融合が形成される場合で，この場合，チロシンキナーゼであるABLのアミノ末端に存在しキナーゼ活性を負に調節するための領域がBCRとの融合の際に失われる．その結果，ABLチロシンキナーゼの過剰活性化が生じて細胞の腫瘍性増殖が促されることになり，またそれゆえにチロシンキナーゼ活性を抑制する阻害薬が*BCR::ABL*を伴う慢性骨髄性白血病に対する合理的な治療薬となる．「転座」によるもう1つの原がん遺伝子活性化のパターンは，原がん遺伝子*MYC*のように転座の結果，新たに隣り合うことになった遺伝子領域に存在するエンハンサー（遺伝子発現を促進する遺伝子調節タンパクの結合領域）の影響を受けて原がん遺伝子の転写が過剰に亢進し，がんが引き起こされる場合である．

④ 遺伝子突然変異

「遺伝子突然変異」のうちミスセンス点変異は（原）がん遺伝子，がん抑制遺伝子の両者にみられるが，前者の例としては原がん遺伝子*RAS*の点変異がその細胞増殖シグナル伝達能を恒常的に活性化しているケースがあげられる．RASはGTPと結合した状態がシグナル伝達分子として活性な状態であるが，

自らのもつGTPアーゼ活性によりGTPを不活性なGDPに加水分解することで自身のシグナル伝達能を「負」に制御する．*RAS*の点変異はGTPアーゼ領域に存在し酵素活性喪失を引き起こすため，シグナル伝達能に対する負の制御が失われ，結果としてRASのシグナル伝達能の過剰活性化が起きる．後者の例としては，がん抑制遺伝子産物p53のDNA結合領域に生じた点変異がDNA結合を介するp53の転写因子としての機能を障害し，p53の増殖抑制機能を失わせているケースがあげられる．ナンセンス点変異や遺伝子内の小欠失によるフレームシフト変異の例としては，がん抑制遺伝子*APC*において（ナンセンス点変異ないしフレームシフト変異により，翻訳停止ないし変異以降のアミノ酸配列異常が生じるため）増殖抑制能を失った短縮型APCが生じることで*Wnt*標的遺伝子の転写が活性化し，細胞の過剰増殖が生じているケースがあげられる．

なお，がん抑制遺伝子の場合，通常欠失と点変異の組み合わせ（欠失／欠失，欠失／点変異，点変異／点変異）により2つある対立遺伝子の2つともが機能を失うことでがん抑制機能の喪失が起き，細胞のがん化が促進される．これら遺伝子構造の異常に加えて，エピジェネティック変化による転写抑制もがん抑制遺伝子の機能喪失メカニズムとして重要である．

2）多段階発がん

正常細胞ががん化するためには「増殖シグナルの維持」「増殖抑制シグナルへの不応性」「細胞死からの回避」などいくつかの性質を新たに獲得する必要があり，したがって「複数」のゲノム異常もしくはエピジェネティック異常の蓄積が必要と考えられる．細胞のがん化が段階的に起きるという考え方は以前から存在したが，複数の遺伝子異常が一定の時間的順序性をもって蓄積することで，正常細胞から悪性度の高いがん細胞に至る段階的な病理組織学的変化が生じるという考え方が，現在の「多段階発がん」の基本的な考え方である．

これまではゲノム異常が正常組織に存在する幹細胞に蓄積することで，段階的にがん化に至るとされてきた．しかし，悪性形質獲得に至るような複数のゲノム異常が，組織中に少数しか存在しない正常幹細胞で蓄積する可能性は確率的に低い．一方，幹細胞とは異なり，幹細胞から分化した増殖能力の高い前駆細胞が上皮組織には数多く存在する．最近の研究結果より，ゲノム異常が起こった前駆細胞が幹細胞プールに戻ることにより，ゲノム異常を有するクローンの拡大が認められることが明らかとなった．

これらのイベントが「多段階」に起こることによりがん化に至ると考えられている.

この項の キーポイント

● 細胞のがん化は，細胞分裂や細胞自殺の制御に関与する（原）がん遺伝子やがん抑制遺伝子に変化が蓄積し，細胞が過剰な分裂能や細胞死抵抗性などの性質を獲得することで起きる.

● （原）がん遺伝子にみられる主な遺伝子（染色体）変化としては増幅・点変異・転座があり，がん抑制遺伝子では欠失・点変異・エピジェネティック変化がある.

● 正常細胞では細胞環境の変化に応じて遺伝子機能のON/OFF調節が行われるため，細胞数が適切に維持される. これに対してがん細胞では，遺伝子変化によりON/OFF調節が失われ，状況のいかんにかかわらず常時（原）がん遺伝子機能がONに，がん抑制遺伝子機能がOFFになることで，細胞の過剰増殖が引き起こされる.

●参考文献

1) Kumar V, et al：Robbins and Cotran Pathologic Basis of Disease, 9th ed, Elsevier, 2015
2) 谷口直之ほか（監訳）：がんのベーシックサイエンス日本語版，第3版，メディカル・サイエンス・インターナショナル，2006
3) 武藤　誠，青木正博（訳）：ワインバーグ　がんの生物学，原書第2版，南江堂，2017
4) 日本臨床腫瘍学会（編）：新臨床腫瘍学，第7版，南江堂，2024
5) 菊池浩吉（監）：病態病理学，改訂17版，南山堂，2004
6) Chaffer CL, Weinberg RA：How does multistep tumorigenesis really proceed？ Cancer Discov 5：22-24, 2015

4 がんの診断

1 がん診断のアプローチ・考え方

summary 初診時，患者の体調や精神状態に配慮しつつ病歴・問診・身体診察を行い，臨床検査から鑑別診断を試みる．さらに画像検査で病変部の大きさ・特徴を把握し確定診断（病理検査）に至る．本項では，病歴から身体所見の把握，臨床検査・病理診断に至る一連の診断アプローチとそのスキル・注意点について概説する．

1) 患者を診察するまでに

　現在の日本の医療システムでは，がんの診断を入院で行うことはまれである．多くの場合，患者は一次医療圏の診療所や病院から紹介状をもって来院する．あるいは自身の症状や家族の勧めで受診する．前者の場合，前医からの紹介状や臨床検査を事前に把握し病態を推測する時間があれば，疾患を絞り込むことがある程度可能である．紹介患者ではこの時間を確保したい．一方，配慮が必要なのは後者で，疾患特異的な症状のみならず非特異的な訴えをもつ初診患者である．再診患者の診察と処置で多忙な外来で，こういった初診患者の訴えを筋道立てて把握し，限られた時間内に迅速な検査計画を立てなければならない．緊急の場合を除き，初診患者を再診患者の合間で診察することは極力避けたい．患者の緊急度を素早く察知し，十分な診療時間を確保する配慮が必要である．十分な診察時間が確保できない場合には，検査時間や患者自身の休憩や昼食等を要領よく配置し，再診患者の対応後に十分な時間を確保する．それほどがんを疑う患者の初期対応は慎重でありたい．また，診断医の能力を最大限に引き出す外来環境も必要である．このためには，がん診療の質を担保するうえで外来での初診・再診患者の診察システムを十分に病院側と討議しておく必要がある．

2) 初診患者の問診

　初期のがん患者に特徴的な主訴や症状は多くない．そのため，先入観を排し，診断へ向かうための対応や手技を順序立てて積み上げる．まず，現病歴の把握は重要な診断への初期アプローチであり，鑑別診断を用意して臨む．飛び飛びとなりがちな患者の訴えから，その経過を時間軸に載せて整理し把握する．患者の訴えのみならず，既往歴・家族歴・生活歴・嗜好品・職業歴・出身地・外観や体重変化等の情報は診断のヒントとなる．また，同居者など客観的に症状を指摘できる家族からの情報も参考にする．一方，同席者不在の場合に本音が聞かれることもある．時にはがんを極端に不安視する患者もいるが，こういったいわゆる「不安神経症」は除外診断であると心したい．さらに，患者をサポートするキーパーソンは誰か，患者の経済状態，病院までの距離や交通手段，居住地の医療機関や家庭医の存在などは，今後患者と接していくうえで重要な情報となる．問診には診察医の知識と技能に加えて人間性も反映される．診療情報提供書や電子カルテばかりに目を向けるのではなく，注意深く患者を観察しながら患者の訴えに傾聴する．患者と家族の精神状態や不安を鑑み言葉を選ぶことの大切さを自覚し，日々の診療技能を向上させる．診察室で最も重要な人物は，患者であることを忘れてはならない．

3) 身体診察

　現代医療の中で軽視されがちな分野である．がんは全身疾患であることから全身の診察はとくに重要である．

　まずは第一印象である．すぐに対応すべき病状かは，バイタルサインと全身状態（performance status：PS）（表1），さらに主治医がもつ印象で決まる．目や周囲の皮膚を見て話すだけで，黄疸や貧血の有無は把握できる．また，極端な電解質・代謝異常，上大静脈症候群や心タンポナーデなど心血管系の合併症，血栓・塞栓症に伴う循環不全，低酸素血症，対応を要する出血，がんの脊髄浸潤や頭蓋内圧亢進による神経症状，などは緊急処置を要するoncologic emergency（OE）である．診断以前にまず対応を

I 総論 4 がんの診断

表1 ECOG performance status（PS）の日本語訳

スコア	定義
0	全く問題なく活動できる．発病前と同じ日常生活が制限なく行える．
1	肉体的に激しい活動は制限されるが，歩行可能で，軽作業や座っての作業は行うことができる．例：軽い家事，事務作業
2	歩行可能で自分の身の回りのことはすべて可能だが作業はできない．日中の50％以上はベッド外で過ごす．
3	限られた自分の身の回りのことしかできない．日中の50％以上をベッドか椅子で過ごす．
4	全く動けない．自分の身の回りのことは全くできない．完全にベッドか椅子で過ごす．

出典：Common Toxicity Criteria, Version 2.0 Publish Date April 30, 1999
［JCOGホームページ＜http://www.jcog.jp/＞（2024年11月閲覧）より引用］

急がねばならない．

OEを除けば，バイタルサインのチェックを行った後，患者の頭から足先まで診察する．あたりまえのことだが，「見る（視診）」「触る（触診・打診）」「聞く（聴診）」を丁寧に行うには熟練した技術と経験が必要である．診察室での問診を終え，診察医が診断に集中できるのは身体診察の最中である．得られた身体所見から，疑うべき疾患は何かを注意深く考察する．何度か「見る」「触る」「聞く」を繰り返すことは，鑑別診断に思いを巡らす際にあってよい．患者の体調変化にも常に気を配りたい．体調不良の患者では系統的な診察にこだわる必要はない．

視診・触診・打診・聴診の中で，とくに「触診」はがん診察で多くの情報を与えてくれる．リンパ節腫大を例にとれば，がん転移のリンパ節は石のように硬く（stony hard），炎症を伴わなければ痛みはない．上頸部リンパ節には舌・咽頭・喉頭・甲状腺からのリンパ流があり，腫大時にはこれら疾患の可能性を考える．Virchowリンパ節（左鎖骨上内側）の腫大は消化管あるいは肺がんを疑い，乳がんの腋窩リンパ節腫大，膵がんの臍リンパ節腫大，外陰部がんの鼠径リンパ節腫大はよく知られている．一方，精巣腫瘍では鼠径リンパ節腫大は少なく，むしろ大動脈周囲のリンパ節腫大が特徴とされ，基底細胞がんでは局所のリンパ節転移はほとんどない．また最近ではCOVID-19の予防接種の有無も確認する．ワクチンの接種者の約16％に片側性の腋窩リンパ節腫大が生じうる．

4）血液・生化学検査

血液・生化学検査はすべての病院で施行できる初期検査であり，情報も多い．

一般的にがん患者の半数が貧血を示す．慢性疾患では貯蔵鉄利用が低下（血清鉄は低下しフェリチンは上昇）し赤血球寿命は短縮する．さらに担がん状態に伴う炎症性のサイトカインはエリスロポエチン産生を抑制し，患者は正球性・正色素性貧血を呈する．これに慢性の出血が伴うと血球は小球性に転じる．造血器腫瘍を除き，がん初期に白血球異常を伴うことはほとんどない．一方，白血球の増加とリンパ球の相対的低下は多くの進行がんで認められる．また，血小板数は慢性炎症を反映して増加傾向となる．しかし，骨髄がん腫症や播種性血管内凝固症候群を伴う進行がんの場合，産生能低下や消費の亢進から血小板は低下する．また，体内血小板をプールする脾臓の腫大（脾腫）を伴う造血器腫瘍，肝胆道系のがん，転移性の脾腫瘍および血管肉腫では，初期において血小板が低下することがある．また，こういった検査異常を認める際には末梢血のスメア（末梢血塗抹）を確認する．スメアの観察から思わぬ鑑別疾患が浮かぶことがある．

体内細胞からの複数の逸脱酵素（AST，ALT，LDH，ALP，γ-GTP等）の相対的な変化は，進行がんの病態を反映する場合がある．ALTの上昇を伴わないLDHの上昇は肝疾患以外を疑い，γ-GTPの上昇を伴わないALPの上昇は骨病変を疑う．この際アイソザイムの測定は有益で，たとえばLDH2,3の上昇は造血器腫瘍を疑う所見であり，LDH1,2（LDH1＞LDH2）の上昇は心筋疾患のみならず，胚細胞腫瘍や胎児性腫瘍を念頭に入れる．ALPは，正常成人でALP2＞ALP3，正常小児でALP2＜ALP3となるが，ALP1の出現は悪性腫瘍による肝外性の閉塞性黄疸や転移性肝がんを疑う所見である．また，血清タンパク質分画を通じて，疾患が急性（α1，α2の上昇）か慢性（γの上昇）かが鑑別される．一般的に，炎症マーカーであるCRPや赤沈が正常域にあり，血清タンパク質の異常を伴わない進行がんは考えにくい．

腫瘍マーカーを診断に用いることは適切ではない．すべての腫瘍マーカーは程度の差こそあれ非がん病変で上昇（偽陽性）する．腫瘍マーカーの上昇は，その程度や時間経過から判断すべきであり，臨床所見を加味して用いる．スクリーニング目的で腫瘍マーカーをランダムに検査することは控えたい．

その他，考慮すべき検査としては，主要臓器機能

の確認，とくに心機能，肺機能，肝機能，および腎機能の評価は薬物療法を行ううえで重要である．免疫抑制効果のある抗がん薬や副腎皮質ステロイドを使用する際には，B型肝炎ウイルス（HBV）の再活性化が問題となる．HBVのスクリーニング（HBc抗体）陽性者には抗体の力価（HBs抗体は陽性であっても力価が低いと再活性化のリスクが高まる）やHBV-DNA量のチェックが必要である．

5）画像診断

　病変の部位・大きさ・広がりを把握し，また生検に至る過程で画像検査はほぼ必須である．超音波検査，内視鏡検査，CT検査やMRI（DWI）検査からPET（FDG-PET）検査まで，さまざまな画像検査が日常診療に導入されている．内視鏡は肉眼での診断に加え，生検を通じて病理診断につながる．CTは空間的な分解能に優れ，MRIは組織学的（質的）な分解能に優れる．またPETは現在，がん診療において必須検査に近い．ただ，このPETの弱点も把握しておく必要がある．たとえば，血糖上昇者（血糖値は150 mg/dL以下を原則とし200 mg/dL以上では診断能が著しく低下する），あるいは胃がんの一部（とくにsignet ring cell carcinoma），置換型腺がん，肝細胞がん，腎細胞がん，脳腫瘍，膀胱がんなどは，糖代謝・腫瘍の性質・解剖学的な問題などから検出感度は低い．FDGはビグアナイド系経口糖尿病薬（メトホルミン，ブホルミン等）の使用時に腸管に集積し，良性腫瘍や炎症性疾患でも陽性所見を示す．加えて，PETはきわめて高価な検査であることも心したい．

6）生検・病理診断

　がんの診断に病理検査は必須であり，細胞診から針・開放生検までさまざまである．病理医は確定診断のために十分な組織採取を望み，主治医は低侵襲の生検を好むことが多い．低侵襲の生検は患者への負担は少ないが，十分なインフォームド・コンセントのもと，診断精度の高い開放生検をためらってはいけない．日頃から病理医との連携を心がけ，病理検体の提出時には簡潔で的を射た臨床情報を提供する．熱心な病理医は臨床医の意見を判断材料とする．そのため，病理医が連絡できるように，検体提出時には主治医の連絡先や電話番号を記載する．また，病理診断（sign-out）に参加する熱意も必要である．近年，通常の病理診断に加え，FISH法による

遺伝子転座，がん細胞由来の核酸を用いたドライバー遺伝子の発現や変異解析，がん遺伝子パネル検査（CGP検査），リキッドバイオプシー検査等ががん医療では頻用され，こういった知識も常に更新しておきたい．とくにCGP検査は進行がん治療に必須となりつつある．日頃からこういった知識の習得に努力を惜しまず，エキスパートパネルへの参加を心がける．

7）患者・家族への病態・病状説明

　がんを疑う患者の心理状態は常に揺れ動く．過度の期待感や不安は，診断の後にやってくる治療行為の妨げになる場合がある．検査ひとつひとつを丁寧に説明し，正確な情報提供を心がける．この際，患者・家族の気持ちに共感する努力を惜しまないことは，患者・家族との人間関係の構築に必ず役立つ．

🔑 この項の キーポイント

- 初期のがんには特有の症状が乏しい．このため鑑別診断をあげ多くの可能性を模索する．そのためには，適切な診療環境が必要である．
- OEを例外として，患者には十分な問診と診察を丁寧に行う．
- 画像検査の有用性とその弱点を理解する．
- 病理診断は治療の始まりであり，病理医との十分な情報共有が必要である．
- 日頃からCGP検査に関する知識の習得を心がける．
- 患者・家族の気持ちに共感する努力を惜しまない．

◉参考文献

1) Walsh D, et al：Symptoms and prognosis in advanced cancer. Supportive Care Cancer **10**：385-388, 2002
2) Voican CS, et al：Hepatitis B virus reactivation in patients with solid tumors receiving systemic anticancer treatment. Ann Oncol **27**：2172-2184, 2016
3) Park JY, et al：Axillary lymphadenopathy on ultrasound after COVID-19 vaccination and its influencing factors：a single-center study. J Clin Med **11**：238, 2022
4) 日本核医学会PET核医学分科会（編）：FDG-PETがん検診ガイドライン（2019版），<http://jsnm.org/archives/695/>［2024年11月閲覧］
5) Maaets MR, et al：Targeting mutations in cancer. J Clin Invest **132**：e154943, 2022

I　総論　4　がんの診断

2　がんに関わる主要症候（がんの症候学）

summary　がんの主要症候として，頻度の高い症候14項目を取り上げた．これらはいずれも非腫瘍性疾患でもみられ，がんに特異的な症状ではない．しかし，がんの初発症状として常に念頭に置いておかねばならず，また症状によっては非腫瘍性疾患よりがんを強く疑うものもある．これらの症候からがんの可能性を考え，血液検査，画像検査，さらに必要に応じて細胞診，組織診を行うが，がんの症候学は診断の第1ステップとして十分身につけておく必要がある．

　本項では，日常臨床で一般的にみられる症候を取り上げ，それぞれの症候の中でがんにおいて認められる特徴的な所見を述べた（表1）.

1）全身症状

a　発熱

　発熱を呈する疾患の頻度は，感染症が最も多く，次いで悪性腫瘍，膠原病である．発熱の原因として各種感染症が否定的と考えられた場合には，悪性腫瘍の存在を念頭に置いて鑑別を進める必要がある．悪性腫瘍による発熱の原因は腫瘍によるサイトカイン産生や壊死による吸収熱の可能性が考えられている．発熱を認める悪性腫瘍にはホジキン（Hodgkin）リンパ腫を中心とした悪性リンパ腫，白血病の頻度が高いが，各種固形がんにもみられることがある．悪性腫瘍による発熱は日内変動が1℃以上の高熱で，低いときでも37℃以上である弛張熱であることが多いが，ホジキンリンパ腫においては，数日の有熱期のあとに3～10日の無熱期のパターンが繰り返されるPel-Ebstein熱が診断に有用である．

b　体重減少，やせ

　体重減少の原因としては，悪性腫瘍，消化性潰瘍などの消化器疾患，糖尿病，甲状腺機能亢進症などの内分泌疾患，うつ病などの精神疾患などがあげられるが，とくに高齢者では悪性腫瘍による悪液質の頻度が高く，臨床的重要性も大きい．また，膵がんと糖尿病はしばしば合併するが，糖尿病による体重減少と診断して，膵がんを見逃す可能性に注意する必要がある．

c　リンパ節腫脹

　表在で触知できるリンパ節には頸部，鎖骨上窩，腋窩，鼠径部などがある．リンパ節腫脹の原因としては，ウイルス感染症などの良性のリンパ節腫脹の頻度が高いが，悪性リンパ腫，がんの転移などの悪性疾患の可能性を常に考える必要がある．良性疾患では軟らかく，圧痛を認めることが多い．悪性リンパ腫では弾性軟～弾性硬で可動性があり，通常無痛性であるが，急速に腫脹するときには圧痛・自発痛

表1　各症候により考えられる悪性腫瘍

	高頻度にみられる腫瘍	否定できない腫瘍
発熱	悪性リンパ腫，白血病	各種固形がん
体重減少，やせ	各種固形がん，悪性リンパ腫，白血病	
リンパ節腫脹	悪性リンパ腫，各種固形がん	白血病
嗄声	肺がん，食道がん，甲状腺がん	縦隔腫瘍
咳嗽，喀痰	肺がん	胸膜中皮腫
血痰・喀血	肺がん	胸膜中皮腫
嚥下障害	食道がん，胃噴門部がん，咽頭がん	肺がん，縦隔腫瘍
食欲不振	胃がん，食道がん，大腸がん，肝がん，胆道がん，膵がん	肺がん
悪心・嘔吐	胃がん，食道がん，大腸がん	胆道がん，膵がん，脳腫瘍
腹痛	胃がん，膵がん，大腸がん，肝がん，胆道がん，膀胱がん，子宮がん，卵巣がん	
腰背部痛	膵がん，胆道がん，胃がん	肺がん，腎がん，腎盂尿管がん，膀胱がん，子宮がん，卵巣がん
黄疸	膵がん，胆道がん，乳頭部がん，肝がん	
吐血	胃がん，食道がん	肝がん，胆道がん，膵がん
下血	胃がん，食道がん，大腸がん	肝がん，胆道がん，膵がん
腹水	胃がん，膵がん，大腸がん，肝がん，胆道がん，子宮がん，卵巣がん	
便秘・下痢	大腸がん	小腸腫瘍
血尿	膀胱がん，腎盂尿管がん，腎細胞がん，前立腺がん	
不正性器出血	子宮がん	卵巣がん

を伴うことがある．がんの転移では無痛性で非常に硬く，可動性が悪いなどの特徴がある．感染症状を随伴しないリンパ節腫脹やリンパ節が2cm以上あるいは増大する場合には，悪性腫瘍の可能性が考えられる．また，悪性リンパ腫では，全身性にリンパ節が腫脹し，がんの転移では，原発臓器の所属リンパ節を中心に転移がみられるが，胃がんなどの消化器がんでは，しばしば左鎖骨上窩のVirchowリンパ節に転移する．

2）呼吸器症状

a　嗄声

・嗄声は音声障害のうち，声帯およびその付近の異

52

常状態によって発生時の声の質が異常になることをいうが，その原因には，咽・喉頭炎，喉頭ポリープ，喉頭がん，反回神経麻痺などがあげられる．反回神経麻痺は声帯運動を司る反回神経が周囲の腫瘍から圧迫障害されることで生じ，肺がん，食道がん，甲状腺がん，縦隔腫瘍，胸部大動脈瘤などでみられる．腫瘍による反回神経麻痺の7～8割は肺がんが原因であり，次に食道がんがつづく．左側反回神経は走行上の特異性から右側よりも侵されやすい．

b 咳嗽，喀痰

咳嗽，喀痰をきたす疾患には，慢性閉塞性肺疾患（COPD），慢性気管支炎，気管支喘息，肺結核，副鼻腔炎気管支症候群，アトピー咳嗽，咳喘息などさまざまなものがあげられるが，悪性腫瘍の存在を忘れてはいけない．咳嗽，喀痰をきたす悪性腫瘍には，肺がん，胸膜中皮腫などがあげられ，次項に示す血痰，喀血を伴う場合には肺がんの可能性を考える必要がある．

c 血痰，喀血

血痰，喀血をきたす代表的な疾患は，気管支拡張症，肺がん，肺結核などがあげられるが，肺がんががん死の首座を占め，死亡数では肺結核の20倍も上回っている現在，とくに40歳以上の男性で血痰，喀血をみた場合には，まずは肺がんを第1に疑うべきであろう．腫瘍の部位によって症状が異なり，肺門型（中心型）肺がんの場合には，血痰，咳嗽，喀痰にて発症することが多いが，肺野型（末梢型）肺がんの多くは無症状であり，検診や他疾患の経過観察中に発見されることが多い．

3）消化器症状

a 嚥下障害

嚥下障害は，逆流性食道炎，食道アカラシア，強皮症などの良性疾患でも認めるが，咽頭がん，食道がん，胃噴門部がんなどの悪性腫瘍を見落とさないことが最も重要である．他には，肺がん，縦隔腫瘍などによる食道の圧排でも嚥下障害をきたすことがある．当初は固形物の嚥下障害をきたすが，進行すると液状物の通過も困難になる．

b 食欲不振

食欲不振をきたす原因は，悪性腫瘍，消化器疾患，感染症，呼吸器疾患，循環器疾患，腎疾患，代謝・内分泌疾患，精神科的疾患など多岐にわたる．悪性腫瘍における食欲不振の機序は，消化器がんによる消化管閉塞や腫瘍から産生される炎症性サイトカインなどが考えられており，胃がん，食道がん，大腸がん，肝がん，胆道がん，膵がん，肺がんなどでみ

られる．

c 悪心・嘔吐

悪心・嘔吐の原因は，大きく中枢性疾患（脳血管障害，脳腫瘍）と末梢性疾患（メニエール病，中耳炎などの耳鼻咽喉科疾患，消化性潰瘍，胃がんなどの消化管疾患）に分けられる．悪性疾患に伴う悪心・嘔吐は食道がんや噴門部，幽門狭窄をきたした胃がん，十二指腸狭窄をきたした膵がんなどにみられるが，食直後の嘔吐の場合には食道がんや胃噴門部がん，食後数時間経過した後の嘔吐の場合には幽門狭窄を伴う胃がん，十二指腸狭窄を伴う膵がんの可能性が考えられる．また，膵がん，胆道がんによる閉塞性黄疸のため胆道内圧が上昇した場合にも悪心・嘔吐がみられることがある．脳腫瘍では頭蓋内圧亢進のため，頭痛のほか，突然の嘔吐を認めることがある．

d 腹痛

腹痛の原因としては急性胃腸炎，胃十二指腸潰瘍，胆石症，膵炎などの良性疾患の頻度が高いが，腹部悪性腫瘍の存在を常に念頭に置いておく必要がある．悪性腫瘍においては，心窩部〜左右季肋部痛をきたす疾患には胃がん，膵がん，右季肋部痛をきたす疾患には胆道がん，肝がん，左右側腹部痛をきたす疾患には尿路系腫瘍，下腹部痛をきたす疾患には大腸がん，尿路系腫瘍，婦人科系腫瘍などが考えられる．

e 黄疸

成人における黄疸の原因は，肝・胆道・膵の悪性腫瘍が約30％を占め，胆石，胆管炎が約20％，急性肝炎が約15％とこれにつづく．胆石による黄疸の場合には，心窩部から右季肋部にかけての疝痛を伴うことが多いが，膵がん，下部胆管がん，乳頭部がんなどの乳頭部領域がんにおいては無痛性黄疸を初発症状とすることが多く，皮膚黄染とともに右上腹部に胆嚢を触知することがある（Courvoisier徴候）．黄疸の初期では皮膚に先立ち，眼球結膜の黄染が現れる．また，褐色尿，白色便，皮膚の痒みの有無などを聴取する必要がある．

f 吐血，下血

一般に，消化管出血はTreitz靭帯より口側からの出血による上部消化管出血と，それより肛門側からの下部消化管出血に分けられる．吐血は通常Treitz靭帯より口側の消化管に出血源が存在するが，Treitz靭帯より肛門側の消化管に出血源があった場合でも，出血源より肛門側に狭窄があった場合には吐血を起こしうる．下血は上部，下部すべての消化管出血で起こりうる．

吐血は，胃より肛門側での出血ではヘモグロビン

の胃酸による酸化作用のため，コーヒー残渣様と表現される暗赤色から黒褐色を呈することが多いが，胃より口側での出血では鮮血となる．吐血をきたす疾患としては，胃十二指腸潰瘍などの良性疾患の頻度が高いが，悪性腫瘍では，食道がん，胃がんが多く，肝がん，胆道がん，膵がんなどの消化管の隣接臓器からの出血でも消化管出血を認めることがある．また，肝がん患者の場合，高率に肝硬変を合併しており，食道胃静脈瘤からの出血の可能性を念頭に置いておく必要がある．

また，下血の場合，一般的に性状が黒色便，タール便のときには上部消化管出血，鮮血便のときには下部消化管出血の可能性が考えられるが，大量の上部消化管出血の場合には鮮血便，深部大腸からの出血の場合には黒色便，タール便がみられることがある．下血の原因としては，上部消化管出血の頻度が75～90％と高く，下部消化管出血は10～25％である．上部消化管疾患は，吐血をきたす疾患と同様であり，食道がんや胃がんの存在に注意を要する．下部消化管疾患では，大腸ポリープ，潰瘍性大腸炎などの良性疾患の頻度が高いが，大腸がんの存在を念頭に置いておく必要がある．なお，痔核でも下血を認めるが，本人が痔核と思い込み，大腸がんが見逃されることがあり，注意が必要である．

g 腹水

腹水は液体の性状の違いから，淡黄色透明で非炎症性の漏出性（transudate）と，外見上混濁し血性ないし乳び状の滲出性（exudate）に大別される．漏出性腹水は，肝硬変などでみられる門脈圧亢進症，低アルブミン血症による浸透圧差などが原因となり，滲出性腹水は腹膜に炎症や腫瘍が存在することにより，腹膜血管透過性が亢進し，血液成分が滲出して生成される．腹水をきたす疾患の頻度は，肝硬変などによる門脈圧亢進症が80～90％と最も高く，次いで腫瘍によるがん性腹膜炎が10％とこれにつづく．がん性腹膜炎をきたす疾患としては，胃がん，大腸がん，膵がん，卵巣がん，子宮がんなどがあげられ，腫瘍が腹膜播種をきたすことにより腹水貯留をきたす．腹水が確認された場合には，原因検索のために腹水穿刺を行う．腹水の外観から原因疾患の推定が可能であり，血性であればがん性腹膜炎であることが多く，乳び性であればリンパ管系のうっ滞や破壊をきたす悪性腫瘍や炎症などを考える．がん性腹膜炎の診断は腹水細胞診にて腫瘍細胞を証明することでなされるが，初回細胞診陽性率は60％程度である．

h 便秘，下痢

便秘の原因は，機能性便秘である弛緩性便秘，痙攣性便秘が多いが，気をつけなくてはいけないものに大腸がんがある．中高年の患者で，新たに便秘が出現したり，便柱が細くなったなどの排便習慣の変化に加えて，血便や体重減少，腹痛を伴う便秘の場合には，大腸がんを疑う．なお，左半結腸の腫瘍の場合は，便が有形であるため，便通異常をきたすことが多いが，右半結腸の腫瘍の場合は，便は泥状であるため，全周性狭窄をきたす場合であっても，便通異常を認めないことが多い．

下痢，その中でも慢性下痢をきたす疾患には，潰瘍性大腸炎，クローン（Crohn）病，感染性腸炎，過敏性腸症候群など種々の疾患があげられるが，ここでも大腸がんの存在を念頭に置いておくべきである．大腸内腔に狭窄をきたす腫瘍の場合，狭窄部を水様成分しか通過せず，患者は下痢あるいは便秘と下痢を繰り返すなどの症状を訴えることがある．

🔑 この項の キーポイント

- がんに特異的な症状はなく，非腫瘍性疾患でもみられる症状が多い．
- 肺がんでは，腫瘍の部位によって症状が異なり，肺門型（中心型）肺がんの場合には，血痰，咳嗽，喀痰にて発症することが多いが，肺野型（末梢型）肺がん場合には無症状のことが多い．
- 胃がんでは，食欲不振，体重減少，心窩部痛などを訴えることが多いが，腫瘍が噴門部の場合には嚥下障害，食直後の嘔吐，幽門前庭部の場合には食後数時間経過した後の嘔吐を認める．
- 大腸がんでは，左半結腸の腫瘍の場合，便が有形であるため，下血，便秘，下痢などを認めることが多い．右半結腸の腫瘍の場合は，便は泥状であるため，便通異常を認めないことが多い．
- 膵がんなどの乳頭部領域がんでは，食欲不振，体重減少，腹痛，腰背部痛のほかに無痛性黄疸を初発症状とすることも多く，皮膚黄染とともに右上腹部に胆嚢を触知することがある（Courvoisier徴候）．

● 参考文献

1) 福井次矢，奈良信雄（編）：内科診断学，第3版，医学書院，2016
2) 永井良三（総編）：今日の診断指針，第8版，医学書院，2020

3 腫瘍病理学（実践的な病院病理として）

summary　がんの確定診断は，がん細胞の存在を顕微鏡下で直接的に確認する方法によって行われており，病理診断といわれる．生検による診断法と，細胞診によるものがある．病理検査では，診断が確定したがんの予後を推定し，治療方針を立てるために，がん細胞のさまざまな性質を探ることも必要で，組織型判定，分化度やグレード判定などがそれにあたる．また，手術で摘出されたがんの病理診断では，その広がりを確認し，手術の成果を検証することも行われている．さらに，薬物療法の適応や予後判定に際し，コンパニオン診断やゲノム診療への対応が重要視されている．

1）がん診療における病理診断の意義

　がんを診断し治療するうえで，病理診断は必要不可欠な手法の1つである．病理診断の最も重要な目的は，がん細胞の存在を形態学的かつ直接的に確認することにある．すなわち，臨床所見，血液検査，画像診断などからがんを推定したとしても，必ずしも100％確実な証拠とはならない．現在の医療においてがんの確定診断を行うためには，顕微鏡レベルでがん細胞の存在を確認する必要がある．がんの病理診断を行うためには，該当する臓器や組織からがん細胞を採取しなければならない．採取方法には生検，手術（診断と治療を兼ねる場合など），細胞診などがあり，広い意味では亡くなった患者に対する病理解剖（剖検）を含む．採取された細胞や組織は，そのままでは観察できないため，適切な標本作製過程を経て，染色を施し，顕微鏡下で観察がなされる．細胞診断，病理診断は，報告書（レポート）として届けられる．それらは病理へのコンサルテーションに対する返答のかたちをとっており，依頼側と報告側（病理側）の間には共通の用語が必要である．

2）生検，組織診と細胞診

　病理検体の採取法および処理法にはさまざまなものがあるが，組織診と細胞診の大きく2つに分けられる．組織診とは，採取された組織検体を検索するもので，検体を処理して薄い膜状の組織片を作製し，これに染色を施して観察を行う．採取直後にはホルマリンなどによる固定操作を適切に行い，組織の構成成分やその形態を可能な限り生体内に近い状態に保つ．その際，大きな検体に対しては切り出しを行い，的確な診断を行うための標本作製方向や大きさを決定する．組織片はパラフィンブロックなどに埋め込まれ（包埋），これを薄く削り出し（薄切）染色を行う．染色はヘマトキシリン・エオジンを基本とするが，状況によって適切な特殊染色，あるいは免疫組織染色などを追加する．

　細胞診では，固定操作は必要であるが，包埋や薄切などの過程はなく，そのまま染色過程に入り検鏡がなされる．染色はパパニコロウ染色（アルコールなどによる湿固定後）やギムザ染色（乾燥固定の場合）が選択される．一般に標本採取や作製過程が簡便である．しかし，全体の組織構築が把握しにくいこと，がん細胞が臓器のどの部位に由来するか詳細な特定が難しい場合があること，異常細胞を検出するためのスクリーニング観察を要すること，染色の追加が難しいなど，組織診に比してやや劣る部分がある．したがって，細胞診をスクリーニング検査，組織診を確定診断ととらえる立場がある．

a　生検法の種類と特徴

　生検（biopsy）は，病巣の一部組織を採取し，病理組織学的に検査を行うことである．がんの生検は，その確定診断のために実施されることが多いが，がんの組織学的性格を明らかにする目的，がんの進展範囲を確認する目的，がんに対する治療効果を確認する目的でも用いられる．

　切除生検は腫瘍を露出して，直視下で組織を切除する方法，摘出生検は腫瘍を完全に摘出して診断する方法である．これらは外科的操作を必要とするため，外科的生検という．侵襲が大きい反面，多くの組織が採取されるため，確定的な診断を下しやすい．良性腫瘍の摘出生検では完全に切除されれば，診断と治療を兼ねて行われる．

　内科的生検にはパンチ生検（鉗子生検も含む），針生検，吸引生検などがある．鉗子生検は内視鏡を利用して行われ，消化管や呼吸器系の腫瘍に対して実施されている．皮膚や子宮頸部では，専用の器具を用いてパンチが行われる．

　卵巣のように生検の施行がしにくい深部臓器や，脾臓における被膜破綻や肺における気胸（胸膜癒着がない場合）など，危険性があり針生検が難しい臓器もある一方で，医療技術の進歩によって膵臓など

適応が拡大した臓器もある.

b 細胞診の種類と報告様式

細胞診は,採取法の面から穿刺吸引細胞診と,それ以外に分けることができる.

穿刺吸引細胞診では,病巣部に直接針を刺して細胞を吸引し,塗沫する.エコーあるいは透視によるガイド下で行われることも多い.とくに,乳腺や甲状腺など,体表に近い臓器の腫瘍に対しては効力を発揮する.ただし,的確な穿刺がなされないと確定診断が得られにくい.細針を用いて行うため,侵入経路にがん細胞が散布される危険はきわめて少ない.

剝離細胞診は,臓器・組織からはがれた細胞を塗沫して観察する方法である.喀痰や尿は自然に剝離した細胞を集めて検査を行うことが可能で,生体への侵襲は小さい.尿細胞診などは,繰り返し採取することが可能であるため,治療効果判定や再発のモニタリングにも向いている.子宮頸がん,肺がん,膀胱がん(尿路上皮がん)の検診(がんのスクリーニング)のためには,これら剝離細胞診や擦過細胞診が非常に適している.なお,消化器がんでは,経内視鏡的に膵管や胆管からの剝離細胞診や擦過細胞診を行う方法に加えて,最近では超音波内視鏡下吸引針生検(EUS-FNA)が導入されるようになった.

体腔液(胸水,腹水,心嚢液)の細胞診は,体腔液に貯留した液体を穿刺することによって,その中に浮遊している剝離細胞を集めて観察する方法である.この検体中にがん細胞を認める場合には,進行がんであることを意味する場合がほとんどであり,他に病理診断の手法がないことも多く,その後の治療方針決定や予後推定を行ううえできわめて重要な検査である.また,開腹術や開胸術の際に体腔内を生理食塩水などで洗浄し,液体を回収して検査する洗浄細胞診は,がんの進行度を把握するために行われる.

細胞診検査は,細胞検査士による標本作製とスクリーニング観察後,病理医または細胞診専門医によって診断がなされる.報告様式は,クラス分類(パパニコロウ分類),陰性〜疑陽性〜陽性とする判定法などが広く用いられてきたが,最近では子宮頸部のベセスダ(Bethesda)分類をはじめとして,臓器ごとに新たな報告様式が提唱される傾向にある(唾液腺,甲状腺,肺,乳腺,子宮内膜,尿など).

c 術中迅速診断の適応と意義

病理検査の多くは,検体採取後ただちに報告がなされるものではなく,細胞診では1〜2日,生検では2〜3日を要している施設が多い.しかし,手術中速やかに病理検査を実施し,術中や術直後の治療方針決定のために,術中迅速病理診断が行われることがある.そのほとんどは凍結切片作製による組織診断だが,胸腔や腹腔内の洗浄細胞診も含まれる.

がん診療における術中迅速病理診断の目的には,術前にがんの確定診断が完了していない場合の診断決定,切除標本断端におけるがん遺残の有無に関する検索,リンパ節その他における転移巣の有無に関する検索などがある.また,リンパ系腫瘍や肉腫などでは染色体分析や表面マーカー検査,遺伝子検査を必要とすることがあり,細胞浮遊液作製や凍結保存のために適切な腫瘍組織が採取できているかを確認するのに利用される場合もある.

術中迅速診断に要する時間は,検体到着から報告までに10〜15分程度である.凍結切片は作製可能だが病理医不在の場合には,専用機器を用いた遠隔病理診断(テレパソロジー)を実施している施設もあり,通常の迅速病理診断と同等の保険適用がある.

3)病理検査における適切な検体処理法

病理検査を依頼する場合に注意すべき項目として,検体と検査依頼書,患者IDを照合し,検体の取り違えが起こらないようにすることと,検体を適切に固定処理することの2つが最も重要である.

組織標本の固定は通常ホルマリン(10%中性緩衝ホルマリン)を用いる.検索する臓器や目的によっては他の固定液を選択することが推奨される場合や,凍結標本の取得が望まれることはあるが,それらを除けば最も汎用されている.

固定は,タンパク質をはじめとする組織の構成成分の形態を,生体内に近い状態で保つために重要であり,未固定や不十分な固定状態では組織が融解または腐敗してしまう.検体は,採取後可能な限り速やかに固定液に漬けるべきである.開始の目安は摘出後30分で,難しい場合は冷蔵庫(4℃)内で3時間以内保管した後に開始する.適切な固定を行うために,検体をあらかじめトリミングしたり,変形を防ぐためにコルク等に貼り付けることがある.また,実質臓器の場合,摘出標本をそのままホルマリンに漬けてもなかなか深部に到達しないため,ホルマリンを注入したり,固定の途中で割を入れるなど,段取りを工夫する必要がある.固定液の量は組織片の10倍以上,固定時間は6〜48時間が推奨されている.

固定が完了すると,適宜切り出しを行い,組織切片の個数や標本の向きを調整する.切り出しに際しては,臓器,組織の肉眼観察が大切である.腫瘍の存在部位,広がり,形と大きさ(できれば三方向を計測)や重さ,色調と硬さ,表面および割面の性状,さらに切り出した部位を図示する.写真撮影による

記録をとることが望ましい.

細胞診では95％エタノールによる固定が行われるが, 検体によっては当初より乾燥固定とし, ギムザ染色が施される.

4) 手術検体における病理報告書の内容

病理報告書の内容は, 臓器や手術術式によってほぼ一定しており, 各種の「癌取扱い規約」やTNM分類, WHO分類, ICCR (International Collaboration on Cancer Reporting)などの共通用語を用いて記載される. この中には, がんの質的診断と, 広がりに関する診断が含まれている. 組織型は, そのがんを端的に表し, 病理診断のタイトルといっても過言ではない. 分類によって用語が異なることがあり, 併記が必要な症例もある. 分化度やグレード(異型度)は, 多くが3段階程度に分けられている. 浸潤がんではリンパ管侵襲や静脈侵襲の有無も重要である. 広がり診断は腫瘍径(消化管などでは深達度), 切除断端の状況, リンパ節転移の有無と程度を検索する. その他, 早期や腫瘍の種類によって検索・報告すべき項目が定められている. 日本の「癌取扱い規約」については, 臓器を越えてすべてのがんにおいて一貫性のある取り決めを記載した『領域横断的がん取扱い規約』が出版されている.

5) 免疫組織化学

病理検査を行ううえで, 現在では免疫組織化学は診断に欠かせない手法である. これは, 組織や細胞内に存在する特定の物質(抗原)と特異的に結合する抗体を反応させ, それに酵素などを標識して, 顕微鏡下で可視化させる方法である. 通常の染色では証明できない物質の存在を明らかにでき, 腫瘍に対する病理診断においても多くの場面で用いられている.

腫瘍性病変における免疫組織染色の目的は, 組織型の決定(分化方向の確認), がんの原発巣推定, 微小ながん転移巣の確認, リンパ管侵襲像の把握, 増殖能や悪性度の確認, 腫瘍により産生される物質(ホルモンや腫瘍マーカー)のチェック, 薬物療法の適応確認などさまざまである. そのほとんどは基本となる染色による組織あるいは細胞所見を観察したうえで, 適切な抗体(抗血清)を選択して実施される.

6) その他の検索手法

ISH (*in situ* hybridization) は核酸プローブを用いてDNAやRNAを同定する方法で各腫瘍に特異的な遺伝子増幅や染色体転座の検索に利用される. 蛍光物質を用いるFISH法のほか, 明視野で観察可能なCISH法, DISH法, SISH法も開発されている.

がんに対する遺伝子検査は, がんの確定診断や治療効果を確認するために用いられたり, 分子標的薬による治療の適応を決定するためのコンパニオン診断(免疫組織染色を利用する場合を含む)として利用されており, 適切な個別化治療のためには必須の検査となっている. さらに, 多数の遺伝子を一度に調べて診断や治療に役立てるためのがん遺伝子パネル検査(遺伝子プロファイリング検査)も導入されるようになった. これらの検査は生検や手術で得られたがん組織を用いて行うため, 施行前に適切な病理組織診断が完了している必要がある.

🔑 この項の キーポイント

- がんを診断し, 治療を進めるうえで, 病理学的な確定診断が必要である.
- 生検法は臓器や臨床所見によって使い分ける.
- 細胞診は生検に比して侵襲が少なく簡便で, がんのスクリーニングに優れているが限界もある. 腫瘤に対しては穿刺吸引細胞診が実施される.
- 術中迅速病理診断は凍結切片を用いた診断法で, 術中や術直後の治療方針決定に有用である.
- 病理検体を適切に処理することは, 正確な病理診断への第一歩である. ホルマリン固定が広く用いられている.
- 手術検体の病理診断では, がんを質的に評価するとともに, 切除断端やリンパ節転移の状況などに関する広がり診断が必要である.
- 免疫組織染色は, 病変の種類や検索目的により, 適切な抗体を選択して行われる. また, ISH法や遺伝子検査を組み合わせて診断や治療に役立てている.
- コンパニオン診断やゲノム診療への適応が広がっており, 病理検体の適切な取り扱いがさらに重視されている.

● 参考文献

1) 笹野公伸ほか(編): 臨床医・初期研修医のための病理検査室利用ガイド, 文光堂, 2004
2) 三上芳喜(編): 外科病理診断学—原理とプラクティス, 金芳堂, 2018
3) 伊藤智雄(編): 免疫染色究極マニュアル, 金芳堂, 2019
4) 深山正久ほか(編): 外科病理診断学, 第5版, 文光堂, 2020
5) 日本癌治療学会/日本病理学会(編): 領域横断的癌取扱い規約, 金原出版, 2019
6) 日本病理学会(編): ゲノム研究用・診療用病理組織検体取扱い規程, 羊土社, 2019

4 病期決定

summary がん患者に対する最適な治療法の選択には，客観的に評価された進行度の情報が必要である．その進行度の指標として，がんの解剖学的進展範囲による病期分類が重要である．病期に関するデータの蓄積は治療結果の評価や予後因子の探索など，科学的な検証を行うためにも必要であり，臨床腫瘍学の進歩に大きな役割を果たしている．病期は，腫瘍の大きさ（T），リンパ節転移の有無（N），遠隔転移の有無（M）を組み合わせた TNM 分類により 0〜IV 期に分けられる．病期には，治療前検査で決定される臨床分類と術後の病理検査により決定される病理分類がある．国際的には UICC（国際対がん連合）の提唱する TNM 分類が用いられるが，わが国では各臓器がんの学会が記録方法の標準化を目指して定めた「癌取扱い規約」の TNM 分類も用いられる．TNM 分類のほかに組織型や年齢などの強力な予後因子がある場合には，それらの因子も病期分類に組み込まれていることがある．さらに遺伝子変異を含む分子マーカーは，分子標的薬や免疫チェックポイント阻害薬など治療薬の登場とも関連し，予後因子として意義が高まっている．今後，病期分類に腫瘍の分子生物学的な特徴が組み合わされていくことが想定される．

1）病期分類の考え方

a 病期とは

病期とは，病変の解剖学的広がりからみたがんの進行度の指標であり，各病期で生存率に明確な差が存在するように構成されている．がんの解剖学的広がりを客観的に評価する方法として TNM 分類がある．TNM 分類は，腫瘍の大きさ（T），リンパ節転移の有無（N），遠隔転移の有無（M）の 3 つの構成要素の評価に基づいている．一般的に上皮内がんは病期 0，原発臓器に限局するがんは病期 I，II とされ，局所進展するがん，とくに所属リンパ節転移陽性のがんは病期 III，遠隔転移陽性のがんは病期 IV として分類される．しかし，TNM 分類のほかに強力な予後因子が含まれる場合には，組織型などがその病期分類に組み込まれていることがある．また，より正確に予後を反映するものであるように，最新のデータに基づいた改訂が行われている．

病期は，臨床病期と病理病期の大きく 2 つに分けられる．臨床病期とは，診察，画像診断，内視鏡検査，生検，外科的検索およびその他の関連した検査によって得られる進行度で，治療法の選択の目安となる．病理病期は手術により摘出された臓器やリンパ節を病理学に評価したうえでの進行度を指す．病理病期は，手術後の放射線療法・薬物療法追加などの治療法の選択や予後の評価などに用いられる．

b 病期決定の意義

病期の決定は，治療法の選択のうえで重要な役割を果たす．がん治療においては，手術，放射線治療，薬物療法を単独あるいは組み合わせて，最適な治療法を選択する．一般的に，がんが原発臓器に限局している場合には手術や放射線などの局所療法が選択され，全身に広がった場合には薬物療法による全身治療が選択される．また，統計学的なデータをもとに検討された病期は予後と強く関連することから，臨床医の治療計画の策定や患者自身の人生計画にも重要な情報となる．新規治療法の開発においては，その治療効果や有害事象を評価するために，がんの進行度すなわち病期をそろえた対象患者群が必要である．病期分類はその科学的な検証や研究にも役立っている．

2）TNM 分類と癌取扱い規約

a TNM 分類

TNM 分類は，国際対がん連合（Union for International Cancer Control：UICC）が提案している種々のがんに対する病期分類であり，がんの広がりの情報を客観的かつ正確に記録する世界共通の方法として普及している．改訂が重ねられ，2017 年に『TNM 分類（第 8 版）』が発刊され，2025 年には『TNM 分類（第 9 版）』が発刊予定である．世界共通の分類であることは，がんの臨床研究資料の比較や治療の評価を国際的に行うことを可能としている．

TNM 分類の 3 つの因子，腫瘍の大きさ（T），リンパ節転移の有無（N），遠隔転移の有無（M）には，それぞれ数字が付記され広がりが示される．すなわち，T 因子は，原発腫瘍のない T0 あるいは原発腫瘍の大きさや浸潤程度に応じて T1〜4 に，N 因子は臓器とその部位に応じてリンパ節転移のない N0 あるいはリンパ節転移の程度によって N1〜3 に，

表1　TNM分類の概略

		cTNM（臨床分類）	pTNM（病理学的分類）
原発腫瘍（T）	TX	原発腫瘍の評価が不可能	原発腫瘍の組織学的評価が不可能
	T0	原発腫瘍を認めない	原発腫瘍を組織学的に認めない
	Tis	上皮内がん	上皮内がん
	T1〜T4	原発腫瘍の大きさ，および/または局所進展範囲を順次表す	原発腫瘍の組織学的大きさ，および/または局所進展範囲を順次表す
領域リンパ節（N）	NX	領域リンパ節の評価が不可能	領域リンパ節の組織学的評価が不可能
	N0	領域リンパ節転移なし	組織学的に領域リンパ節転移なし
	N1〜N3	領域リンパ節転移の程度を順次表す	組織学的な領域リンパ節転移の程度を順次表す
遠隔転移（M）	M0	遠隔転移なし	（このカテゴリーは用いない）
	M1	遠隔転移あり	遠隔転移が顕微鏡的に確認される

pTNM分類では，各因子の前にpT1のように，pを記載する
［UICC日本委員会TNM委員会（訳）：TNM悪性腫瘍の分類，第8版，日本語版，金原出版，2017を参考に作成］

M因子は遠隔転移が認められないM0と認められるM1に分類される．T因子，N因子の詳細は，臓器とその部位によって決定されている．

　TNM分類には，治療前の診察および各種検査所見に基づいた臨床分類と，手術後などに病理学的検索で得られた知見で補足修正された病理学的分類がある．臨床分類は，臨床的（clinical）な分類であることを示すため，T，N，Mの前にcを加えて，cT2，cN3のように表記するが，cはしばしば省略されて記載され，単にTNMで表記される．病理学的分類は，病理学的（pathological）な分類であることを示すためにpTNMで表記される．

　TNM分類（TNM，pTNM）の概略を**表1**に示す．TNM分類は，手術や病理学的所見によって補足可能な分類であり，得られている情報が部分的である場合は，臨床分類と病理学的分類を組み合わせてもよい．たとえば，pT2cN1cM0（臨床病期Ⅲ）のような記載が許容される．T因子・N因子の詳細は，臓器とその部位によって決定されている．およそ5段階のT，4段階のN，2段階のMによって40余りのTNM分類の各組み合わせグループが存在することになるが，可能な限り生存率の均一な群に分けて，各群間に明確な生存率の差が存在するように5つのStageに分けたものが病期分類となる．TNMカテゴリーが決定されると，それに基づき病期を定めることが可能となる．

b 「癌取扱い規約」

　国際的にはUICCの提唱するTNM分類と病期分類が用いられているが，日本では各臓器がんの学会の定めた「癌取扱い規約」にあるTNM分類も用いられている．「癌取扱い規約」のTNM分類は，UICCのTNM分類と多少食い違う部分があるが，国際化の流れを受けて取扱い規約をUICCに合わせる方向にある．

　「癌取扱い規約」は，原発巣・転移巣・進行度などの所見の記載，外科療法，薬物療法，放射線治療の効果評価法，切除標本や生検標本の取扱いや組織分類法，治療成績などの項目から構成され，各臓器がんの記録方法の標準化を目指したものである．

🔑 この項の キーポイント

- 病期とは，病変の解剖学的広がりからみたがんの進行度の指標である．
- 病期は，腫瘍の大きさ（T），リンパ節転移の有無（N），遠隔転移の有無（M）の組み合わせによるTNM分類をもとに決定される．
- 病期は，臨床病期と病理病期の大きく2つに分けられる．
- 臨床病期は，治療前の検査で決定され，治療法の選択の目安となる．
- 病理病期は，摘出した組織検体の病理学的評価により決定され，術後の治療選択や予後評価などに用いられる．
- 病期は，重要な予後因子である．
- 国際的にはUICCのTNM分類が用いられるが，わが国では各臓器がんの学会が定めた「癌取扱い規約」のTNM分類も用いられる．国際化の流れの中でUICCのTNM分類に沿って変更されてきている．
- 分子マーカーの予後因子としての重要性が高まり，今後，病期分類の因子として組み込まれることが予想される．

I 総論 4 がんの診断

5 画像診断

summary 近年のがん医療は画像診断なしでは成り立たない．画像診断の重要な役割は，がん検診に代表される早期診断（二次予防），病変の広がりの診断（病期診断），治療効果の評価ならびに経過中の再発の診断の3点である．また，画像検査の依頼時には，各種画像検査の利点とリスク，放射線防護における正当化，および造影剤の効果と副作用を意識した適応の判断が重要である．2019年3月の医療法改正に伴い，診療用放射線の安全利用のための研修を少なくとも年1回受講することが義務となった．画像診断報告書については，用いられる用語の解釈に慣れるとともに，報告書の確認を忘れてはならない．

1) がん診断における画像診断の役割

近年のがん医療は画像診断なしでは成り立たないといえる．画像診断の重要な役割として，①がん検診に代表される早期診断（二次予防），②病変の広がりの診断（病期診断），③治療効果の評価ならびに経過中の再発の診断があげられる．

a がん検診

わが国の対策型のがん検診は，健康増進法に基づく「がん予防重点健康教育及びがん検診実施のための指針」に従って行われており，胃がん検診，子宮頸がん検診，肺がん検診，乳がん検診，大腸がん検診，総合がん検診が定められているが，これらのうち，画像検査が含まれている検診は，胃がん検診における上部消化管造影検査，肺がん検診における胸部単純撮影，乳がん検診におけるマンモグラフィである．本項では，この3つのがん検診（画像診断）についてエビデンスを中心に概要を記すが，がん検診の詳細についてはp.11「総論1-3．がんの予防と早期発見：検診，スクリーニング」を参照されたい．

胃がん検診における上部消化管造影検査の有効性評価として，ランダム化比較試験は報告されていないが，国内4件の症例対照研究のメタアナリシスによればオッズ比0.52，国内4件のコホート研究のメタアナリシスのハザード比0.60で，いずれも有意に検診を支持する結果であった．

肺がん検診における胸部単純X線撮影と喀痰細胞診（高危険群＝原則として50歳以上で喫煙指数600以上であることが判明した者が対象）の有効性評価としては，国内5件の症例対照研究のうち4件でオッズ比0.40〜0.59の有意差を認めており（統合解析ではオッズ比0.56），残り1件でもオッズ比0.72で有意な傾向にあった．この結果に基づいて，わが国では胸部単純X線撮影と高危険群に対する喀痰細胞診が推奨されているが，世界的には肺がん検診

を胸部単純X線撮影で行っているのは日本だけである．海外からは同様な検診項目でのランダム化比較試験4件（検診なしとの比較2件，胸部単純X線撮影のみに対する喀痰細胞診の上乗せ効果の比較2件）が報告されており，いずれにおいても死亡率減少効果が認められていないことは意識しておきたい．また，最近では人工知能（artificial intelligence：AI）の医療への応用が進んでいるが，放射線診断医がAIも利用することによって，胸部単純X線写真における活動性肺結節や悪性肺結節の検出割合が有意に増加したとの報告があり，AIを今後どのように利用していくのか検討課題となっている．一方，近年，任意型検診では胸部CT検査が導入されている．検診におけるCT検査では，放射線被曝の観点から低線量で検査が行われるため，低線量CT検査と呼称されることも多い．高危険群に対するCT検診では，胸部単純X線撮影を用いた検診に対し肺がん死亡が有意に減少する（相対的に20%）ことが報告されている．また，最近，検診を受けない場合と比べ，10年肺がん死亡が男性で24%，女性で33%減少することが報告された．今後，わが国の対策型検診においても，高危険群に対する低線量CT検診が検討される可能性がある．

乳がん検診におけるマンモグラフィの有効性評価としては，ランダム化比較試験のメタアナリシスで乳がん死亡の有意な減少（相対的に約20%）が報告されている．年齢については，40歳代よりも50歳代，さらに60歳代において減少効果が高いとされているが，70歳代については対象が限られていることもあり一定の結果が得られていない．この研究結果は，高齢になるに従い罹患リスクが高くなる欧米人を対象としたものだが，わが国では45〜80歳の罹患率に大きな違いはないため，年齢別の有効性評価において注意が必要である．一方，マンモグラフィ検診の問題点の1つとして，高濃度乳房で感度

60

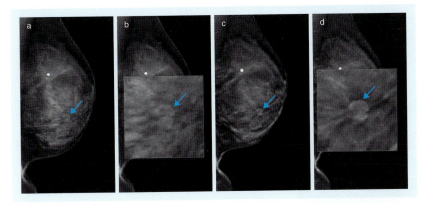

図1 通常のマンモグラフィ(a, b)とトモシンセシス(c, d)[同一症例]
通常のマンモグラフィでは腫瘤の存在がややわかりにくいが、トモシンセシスでは明瞭に描出されている(矢印).

が低くなることがあげられる．高濃度乳房では罹患リスクが高くなることも知られている．この問題点を補完するための画像検査として，超音波検査，トモシンセシス(断層画像)(図1)，乳房MRI(造影)，PETなどが候補となる．超音波検査の追加では感度の上昇と検診間隔期間における乳がん診断の減少が，乳房MRIの追加では検診間隔期間における乳がん診断の減少が証明されているが，現時点ではいずれも乳がん死亡の減少は証明されておらず，対策型検診への導入には慎重にならざるをえない．一方で，とくに超音波検査は任意型検診では多く行われている現状があり，将来的には対策型検診でも検討される可能性がある．

なお，血液中のマイクロRNA検出によるがん検診が研究中であり，将来，画像診断を用いたがん検診は減少していく可能性も十分に考えられる．

b 病期診断

原発臓器に限局しているがんと，遠隔転移を伴っているがんとでは，原発臓器に限局している場合のほうが予後良好であるという明確な事実がある．すなわち，原発臓器が同じであるという共通点があるにしても，この2つの病態を同一グループとして扱うのは適切ではなく，治療方針も異なるべきであり，原発臓器以外の因子も含めて，より類似性が近いグループに分類し，その特徴をつかむほうが合理的である．

このような考え方に基づくグループ分類の代表的なものが病期分類やリスク分類である．病期分類にはいくつかあるが，最も代表的なのは，p.58「総論4-4．病期決定」で詳しく述べられている国際対がん連合(UICC)[*1]のTNM分類である．国内では，わが国固有の分類である癌取扱い規約も代表的な分類の1つである．TNM分類と癌取扱い規約のいずれもT因子(原発腫瘍)，N因子(領域リンパ節)，M因子(遠隔転移)を用いているが，各因子の分類の基準が異なっている臓器もあり，診療現場で議論する際，とくにキャンサーボードのような診療科や職種をまたいだ議論では注意が必要となる．その他，各がんに固有の分類(例：婦人科がんのFIGO分類，悪性リンパ腫のAnn Arbor分類やLugano分類)，また「がん登録等の推進に関する法律」に定める全国がん登録で使用している進展度分類もある．

実際の病期診断において画像診断の果たす役割は大きい．個々のがんにおいてどのような画像検査を行うべきかまたは不要か，どのように診断すべきかについてはここでは省略するが，重要な注意点として，TNM因子の判断に疑いの余地がある場合は，進展度のより低いほうに分類しなくてはならないということをあげておきたい(原典に明確に記載されている)．すなわち，「T2またはT3」「T3疑い」のような評価はなく，このような場合には「T2」と評価しなくてはならない．また，N因子のリンパ節は，転移がない状態でも画像的に描出される構造物で，正常なリンパ節は，細長く扁平な形態で，リンパ門の構造が保たれ，リンパ門の窪みを同定可能である．一方，リンパ節転移は原発臓器の支配動脈の走行に沿って逆行性に生じるのが原則で，形態としては球形に近くなり，原発巣に類似した造影剤増強効果を示すことが多い．病理学的なリンパ節転移の有無を画像で正確に診断することは困難で，リンパ節転移の診断根拠は大きさが主体となり，短径10mm以上を1つの規準とするが，このように大きさを主体に診断せざるをえないのは画像診断の限界である．短径10mm未満でも病理学的にリンパ節転移陽性の場合や，短径10mm以上でも病理学的にリンパ節転移陰性の場合があるのはもちろんである

[*1] UICCの原語はラテン語のUnio Internationalis Contra Cancrumである．以前の英名はラテン語直訳のInternational Union Against Cancerだったが，2010年から英名はUnion for International Cancer Controlに変更された．

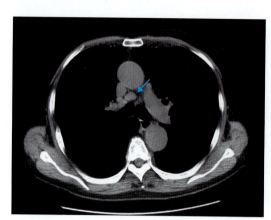

図2 腫大しているが転移陰性の縦隔リンパ節(矢印)

表1 RECISTガイドライン(固形がんの効果判定規準)

完全奏効 (complete response：CR)	すべての標的病変が消失すること．標的病変として選択したすべてのリンパ節病変が短径10 mm未満に縮小すること．
部分奏効 (partial response：PR)	標的病変の径の和が治療開始前と比べ30％以上減少(すなわち70％以下に縮小)すること．
安定 (stable disease：SD)	上記PRと下記PDのいずれにも相当しないこと．簡単にいえば，治療開始前と著変がないこと．
進行 (progressive disease：PD)	標的病変の径の和が経過中の最小値と比べ20％以上かつ5 mm以上増加すること．

(図2)．近年では，リンパ節転移の診断にFDG-PETが補完的に用いられている．

c 治療効果ならびに経過中の評価

がん治療後には治療効果を評価する必要がある．その後も，ある時点やある間隔で，局所領域再発，遠隔転移，新病変の有無，増悪の有無等を評価することが一般的である．その評価結果をもとに，治療の開始(再開)，継続，中止，変更などが決定される．日常診療における治療効果の評価にはさまざまな要素があり，自覚症状，身体所見，腫瘍の大きさ，検査値(腫瘍マーカーほか)などがその代表で，担当医がそれらを総合して主観的に判断するものである．これらのうち腫瘍の大きさの評価には画像診断が用いられることが多い．大きさの評価の規準としてはRECIST[*2]ガイドラインが一般的で，表1の規準が定義されている．大きさは1方向で測定し，リンパ節転移を除き長径，リンパ節転移では短径を用いる．なお，このRECISTガイドラインは客観的評価を必要とする臨床試験で使用するための規準であり，そのためさまざまな因子が厳密に定義されているが，一方で日常診療における治療の継続等の意思決定に用いられることを意図していない点には留意が必要である(原書に明確に記載されている)．日常診療におけるRECISTガイドラインの利用は，あくまで主観的な総合判断の一要素にすぎないことを忘れないようにしたい．

2) 画像診断の実際

画像診断は，画像検査の適応の判断，画像検査依頼，画像検査の実施，画像診断(画像診断報告書作成)という過程をとる．

a 画像検査の適応判断と依頼

実際の診療や検診の現場においては，医師または歯科医師が画像検査の依頼(申込み)をすることから画像診断は始まる．この医師/歯科医師の依頼行為は重要な意味をもっている．現在の画像検査の多くは放射線を使用するものであるが，放射線を使用する検査では放射線被曝に伴う健康影響，具体的には放射線誘発がんの可能性という不利益を患者に与えることになる．この不利益を上回る医療上の便益を患者が享受できることが画像検査を行う大前提であり(正当化)，このことを判断できるのは医師/歯科医師のみである．画像検査を依頼する医師/歯科医師は，この点についての責任を自覚しておかなくてはならない．

2019(平成31)年3月11日に医療法施行規則の一部を改正する省令(平成31年厚生労働省令第21号)が公布され，放射線診療に用いる医療機器等(X線撮影装置，CT装置等)を有する病院や診療所は，法令の定めにより，医療安全，院内感染対策，医薬品，医療機器，高難度新規医療技術・未承認新規医薬品等とともに，新たに診療用放射線に関しての安全管理体制を確保しなければならなくなった．画像検査を依頼する立場からは，診療用放射線の安全利用のための研修を少なくとも年1回受講することが義務となった．この法令改正を契機として，これからは放射線影響・障害・防護に関して積極的に学ぶ姿勢が必要である．

画像検査を依頼する医師/歯科医師は，CT/MR検査において，造影をするべきかどうかについての判断も要求される．以前は，検査現場の放射線診断医がその場で造影の必要性を判断して実施する習慣もあったが(検査時に造影剤使用の口頭同意を得て

[*2] RECIST：Response Evaluation Criteria in Solid Tumors.

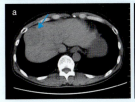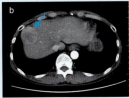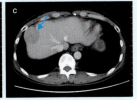

図3 肝細胞がんのCT画像（矢印）

肝S8に腫瘍を認め，単純CT(a)では低吸収だが，動脈相(b)では濃染され，門脈相(c)では再び周囲肝より低吸収を示す．典型的な肝細胞がんのCT所見である．

いた），近年では，造影剤使用に関して文書同意を取得することが一般的になったこともあり，検査を依頼する診療科のほうでの判断となっている．造影剤を用いる利点は，造影される臓器や病変と周囲組織とのコントラストが明瞭になることにより，正常構造や病変部の形態の認識，すなわち病変の存在診断が容易になること，および血行動態を把握することによって，病変の質的診断が可能になることがあげられる（図3）．とくに，本書で扱っている腫瘍性疾患では，原則として造影するべきである．一方，造影剤も薬剤である以上，4～6％に副作用を生じる．その多くは軽症で，具体的には，熱感，血管痛，頭痛，動悸，くしゃみ，鼻閉感，悪心，嘔吐，皮膚症状（発赤，瘙痒感，蕁麻疹ほか）などである．中等症〜重症の副作用として，腎不全，喉頭浮腫，呼吸困難，ショック等があげられ，国内調査では，頻度は非イオン性ヨード造影剤で約0.004％（＝2.5万例に1例），ガドリニウム造影剤で約0.005％（＝2万例に1例）である．死亡例は，非イオン性ヨード造影剤で約40万例に1例，ガドリニウム造影剤で約80万例に1例となる．造影検査依頼時のリスク評価に用いる問診項目とその推奨度について，日本医学放射線学会／日本放射線科専門医会・医会の合同造影剤安全性委員会が公表しているのでホームページ<http://www.radiology.jp/member_info/safty/20101001.html>［2024年11月閲覧］を参照されたい．

以上，画像検査依頼においては，各検査のリスク（後述），放射線の不利益，造影剤の副作用も考慮し，これまでの臨床経過や他診療科からの画像検査依頼も確認したうえで，必要性を十分に検討して申し込む姿勢が必要である．

b 画像検査の実施

画像検査の依頼内容に応じて，適切な撮像法を選択して検査が行われる．医療機関ごとに，疾患に応じた撮像プロトコールを用いていることが多い．通常，検査施行時の検査室内は患者のみとなるため，患者の急変，転倒転落，造影剤副作用の出現等を想定した患者観察は必須である．放射線を用いる検査では，画像診断の質が保たれる範囲内で患者の被曝線量を可及的に少なくする必要がある（最適化）[*3]．具体的には，撮像時のX線出力条件，撮像範囲，同一部位の撮像回数などを必要最低限とする．被曝線量に関しては，医療被ばく研究情報ネットワークおよび関連する学協会により2015年に国内で初めて策定され，2020年に改訂された診断参考レベル2020（DRLs 2020）が参考になる．なお，改訂は2025年にも行われる予定である．造影剤を用いる場合は，投与経路に応じた適切な薬剤を用いるよう十分な注意が必要である．わが国でも，脊髄造影検査において適応外の造影剤を誤って用い患者が死亡した医療事故が報告されている．

撮像で得たデータから，さまざまな画像がコンピュータ処理で再構成された後（例：横断像，冠状断像，矢状断像ほか），画像サーバーに転送保存またはフィルムに記録される．

c 画像診断

画像の観察にあたり，まずは患者名，性別，年齢等を確認し，次いで疾患，症状，画像検査依頼目的，その他の検査結果等を把握する．得られた画像が技術的に適正であるかどうか，また観察面，撮像面，検査体位なども確認する．

1枚1枚の画像の観察を始めたら，まずは異常所見を認識することが最初の過程となる．異常所見があれば，その解剖学的部位，形状，辺縁の性状，大きさ，数，分布，内部構造，造影効果の有無などを把握する．次に，認識した異常所見に対して鑑別診断を検討することになる．画像はいってみれば影絵なので，類似の所見を呈する疾患は複数存在することが一般的で，症状やその他の検査結果，疾患の頻

[*3] 国際放射線防護委員会（International Commission on Radiological Protection：ICRP）は，放射線防護の体系として，正当化と最適化と線量限度の3点を掲げている．ただし，医療被曝には線量限度は適用されない．線量限度を設定すると，必要な放射線診療を受けられなくなるおそれがあるためである．医療被曝には，患者自身の被曝のほか，患者介助等において家族などの個人が承知のうえで受ける被曝，医学関連の研究で志願者（ボランティア）が受ける被曝も含まれる．

度なども総合的に考慮して，最も可能性が高い疾患，その他の考えうる疾患を鑑別診断にあげる．教科書の中ではよく知られた疾患だとしても，実際の頻度が低い場合には，特異的な所見を認めない限り，鑑別診断の優先順位としては低くなるのはもちろんである．このような画像診断の過程は，カルテまたは画像診断報告書というかたちで記録に残される．放射線診断医が画像診断を担当している場合は画像診断報告書が作成され，検査依頼医に対して報告される．検査依頼医は，画像診断報告書で用いられる用語の解釈に慣れる必要がある．検査依頼医が自ら診断する場合は，カルテに直接記載されることもある．

最近では，このように作成報告された画像診断報告書を検査依頼医が確認することなく，想定していなかった重大な所見に対して適切な対応がとられなかった事例が次々と報告されている．医師/歯科医師は，画像検査の適応を判断する責任（上述）とともに，その結果を患者に伝え，問題があれば適切な対応をとるところまで責任があることを忘れてはならない．医療機関においては，未確認の画像診断報告書を抽出し通知する仕組みを構築することが必要であり，一方，各依頼医においては，自身の専門にかかわらず提供された画像全体を一通り観察する意識，画像診断報告書を確認する意識をもつ必要がある．

3) 各種画像検査・画像診断

主な画像検査・画像診断について概要をごく簡単に記す．

a 単純X線撮影・各種造影検査

X線が人体を通過する際のX線減衰の結果を画像として見ている．人体におけるX線吸収の差が，画像における白黒濃淡となって表現される．たとえば，単純写真で骨は白く描出されるが，これはX線吸収が大きいことを表しており，「高吸収」「X線透過性が低い」などと表現する．単純写真で黒く描出される肺等では，「低吸収」「X線透過性が高い」などと表現する．簡便な画像検査であり，スクリーニング検査としてよく用いられる．胸部の立位正面像は一般的に背腹方向で撮影される．腹部のスクリーニングでの体位は仰臥位である．

造影検査には，消化管造影検査，尿路造影検査，血管造影検査，脊髄造影検査などがある．上述のよ

うに，造影検査により造影剤の種類が異なるので注意を要する．内視鏡検査やCT/MR検査の普及により，造影検査は徐々に少なくなっている．

b CT(computed tomography)検査

単純X線撮影同様にX線を用いる．多方向（原則1回転）からX線を照射し，X線管球と対向に配置したX線検出器で人体を透過したX線を測定，人体各位置のX線吸収係数をコンピュータで計算（およそ0.3～1.0 mm間隔），その吸収係数を断層像として描出する．最近は装置の発展が著しく，現在では広範囲（例：胸腹骨盤部）を短時間（約10秒）で撮像できるようになった．全身のいずれの部位でも適応となる．X線吸収の差を白黒濃淡で表すことは単純写真と同様だが，CT検査では，CT値と呼称される独自の単位を用いる．CT値は，水を0，空気を−1,000とする相対値で，単位には開発者の名前にちなみHU(Hounsfield Unit)を用いる．このCT値を画像表示に置き換える際には，ウィンドウ機能を用いて画像表示するCT値の範囲を設定する[*4]．すなわち，まったく同じCT値を有する画像であっても，ウィンドウ機能の設定によって見え方が異なる（図4）．造影検査では，非イオン性ヨード造影剤を静脈内投与するのが一般的である．

c MR(magnetic resonance)検査

MR検査は核磁気共鳴現象を利用し，磁石と電磁波（ラジオ波）を用いて，最終的に断層像（MR imaging：MRI）等を得る検査である．利用している信号は，生体内の水素原子からの信号である．得られた信号から，位置情報と各位置の信号強度をコンピュータが計算し断層像が得られる．電磁波の用い方によりさまざまな撮像法があるが，ここでは詳細は省略する．特徴的な画像を得ることも可能で，血管造影のような画像(MR angiography：MRA)や内視鏡的逆行性胆道膵管造影のような画像(MR cholangiopancreatography：MRCP)なども得られる．CT検査と比べた利点として，コントラスト分解能が高い，骨によるアーチファクトが少ない，放射線被曝がない等があげられる．欠点としては，撮像時間が長く体動や呼吸性移動により画像が劣化しやすい，空間分解能がやや劣る等があげられる．腫瘍性疾患における適応としては，脳・脊髄腫瘍（図5），頭頸部がん，乳がん，婦人科がん，前立腺がん，骨軟部腫瘍などではMR画像のほうが有利である．造影検査では，ガドリニウム造影剤を静脈内投与する

[*4] 画像表示するCT値の範囲は，具体的にはWL(window level，ウィンドウレベル)とWW(window width，ウィンドウ幅)により設定する．たとえば，WL=50，WW=300は，CT値50 HUを中心として幅300 HUの範囲，すなわちCT値−100～200 HUの範囲を画像表示することを意味している．観察したい部位，臓器，組織に応じて，およその設定条件がある．表示は256階調である．

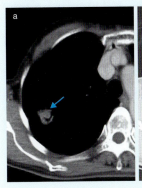 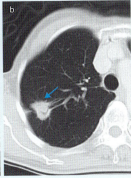 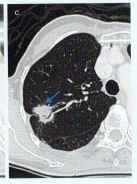

図4 原発性肺腺がんのCT画像（矢印）
右肺上葉に腫瘤を認める．aの縦隔条件（WL=50，WW=350）とbの肺野条件（WL=-650，WW=1,800）を比べると，縦隔等の軟部組織は縦隔条件のほうが見やすいが，肺野の腫瘤は肺野条件のほうが形態の特徴がわかりやすい．薄いスライス厚と小さなピクセルサイズを用いたcの高分解能CT画像では，腫瘍の形態の特徴がより鮮明になる．

のが一般的である．肝腫瘍ではSPIO（superparamagnetic iron oxide：超常磁性酸化鉄）造影剤が，MRCPでは経口の消化管陰性造影剤が用いられることがある．画像表示におけるウィンドウ機能についてはCT検査と同様であり，MRIでは，白く描出されることを「高信号」，黒く描出されることを「低信号」と表現する．

MR検査では磁場が発生しているため，心臓ペースメーカー，植込み型除細動器，神経刺激装置，人工内耳等の体内植込み電子機器を有する患者では原則禁忌となる．脳動脈瘤クリップ等の体内金属や圧可変式脳室シャントバルブを有する患者では安全性に十分に配慮する．また，検査室内に磁性体である金属製品（酸素ボンベ，ストレッチャー，点滴台等）を持ち込んではならないが，この点は見過ごされやすいので注意が必要である．実際，米国では，誤って検査室内に持ち込まれた酸素ボンベがMR装置に引きつけられ，6歳男児の頭部を直撃した死亡事故が報告されている．

d 核医学検査

薬剤のなかにはその薬物動態に従って特定の臓器や病変部に集中して分布する薬剤がある．その際，その薬剤を放射性同位元素で標識し，そこから放出されるガンマ線をカメラで検出することにより，臓器や病変部を画像として描出する検査である．血流や代謝も描出できることより，CT検査，MR検査，超音波検査の形態画像に対して，核医学検査は機能画像と呼ばれる．画像としては，単純写真のようなプラナー画像とCT/MR検査のような断層画像を得ることが可能である．放射性同位元素としては，ガンマ線放出核種と陽電子放出核種が用いられる．ガンマ線放出核種を用いた検査としては，^{99m}Tc（テクネチウム）標識リン酸化合物を用いた骨シンチグラフィ（骨転移検索），ヨウ化ナトリウム（^{123}I標識）を

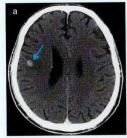 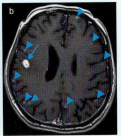

図5 原発性肺腺がんの多発性脳転移のCT画像とMR画像
CT画像（a）で明らかに描出されているのは1個のみだが（矢印），MR画像（b）では小さな脳転移が多数描出されている（矢頭）．このように，CTよりもMRのほうが有利な臓器がある．

用いた甲状腺シンチグラフィ（甲状腺分化がんの再発転移検索），褐色細胞腫，神経芽腫，傍神経節腫等で用いられる^{123}I-MIBG（metaiodobenzylguanidine：メタヨードベンジルグアニジン）シンチグラフィなどが代表的である．一方，陽電子放出核種を用いた検査はPET（positron emission tomography）と称される．陽電子はすぐ近傍の電子と結合して消滅するという物理現象があり，その際に2本の消滅放射線（ガンマ線）を放出するが，その消滅放射線を検出して画像として描出する．腫瘍性疾患においては，^{18}F（フッ素）標識FDG（fluorodeoxyglucose：フルオロデオキシグルコース）を用いたPET検査が代表的で，ブドウ糖代謝を反映した画像だが，悪性腫瘍ではブドウ糖代謝が亢進していることを利用したものである．PET画像には異常部位の解剖学的な同定が難しい場合があるが，PET装置とCT装置を連結したPET-CT装置を用いることにより，PET画像，CT画像，それらを重ね合わせたPET-CT画像が得られ，解剖学的な同定が容易になる（図6）．近年ではPET検査よりもPET-CT検査が一般的に

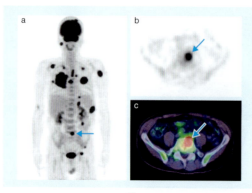

図6 原発性肺がんⅣ期の ^{18}F標識FDGを用いたPET画像とPET/CT画像

矢印を付した異常集積は，PET画像(a, b)のみでは腰椎への集積かリンパ節への集積か同定困難だが，PET-CT画像(c)では腰椎への集積であることが明らかである．

なってきている．

核医学検査で使用する放射性医薬品はごく微量であり，放射線被曝の観点を除き，副作用は非常に少ない．画像所見としては「異常集積」「集積欠損」などと表現する．

e 超音波検査

人間の可聴域（20〜20,000 Hz）を超える音波（超音波）を，体表に置いた探触子（プローブ）から生体内に発信し，戻ってくる反射波を画像として描出する検査である．胎児の検査でも用いられているように，安全性は非常に高い．腫瘍性疾患としては，頸部（甲状腺，頸部リンパ節），乳房，腹部（肝臓，胆嚢，膵臓，腎臓等），骨盤部（子宮，卵巣，膀胱，前立腺等）などで用いる．生検時の位置確認でも頻用される．画像所見としては，白く描出されることを「高エコー」，黒く描出されることを「低エコー」と表現する．

🔑 この項の キーポイント

- わが国における画像診断を用いた対策型がん検診は，胃がん検診（上部消化管造影検査），肺がん検診（胸部単純X線撮影），乳がん検診（マンモグラフィ）である．
- 将来的には，肺がん検診で低線量CT検査が，乳がん検診で超音波検査が，対策型がん検診への導入を検討される可能性がある．人工知能の利用も検討課題である．
- 病期診断では，TNM因子の判断に疑いの余地がある場合は，進展度のより低いほうに分類するのが原則である．リンパ節転移の判断根拠は大きさが主体であり，短径10 mm以上を1つの規準とする．
- 治療効果判定や局所再発の診断には，RECISTガイドラインが用いられることが一般的である．
- 画像検査に伴うリスクとして，放射線誘発がん，磁場による体内植込み電子機器に対するさまざまな悪影響，MR検査室内への磁性体の持ち込み，造影剤副作用とその危険因子，造影剤の適応外使用などがあげられる．
- 検査依頼医が画像診断報告書を確認することなく，想定していなかった重大な所見に対して適切な対応がとられなかった事例が次々と報告されている．画像診断報告書の確認を忘れない個人の意識と組織としての対策が必要である．

● 参考文献

1) 国立がん研究センターがん予防・検診研究センター：胃X線検査．胃がん検診のエビデンス．有効性評価に基づく胃がん検診ガイドライン2014年度版．国立がん研究センター，p.13-14, 2015
2) 佐川元保ほか：有効性評価に基づく肺がん検診ガイドライン（普及版）．癌と化療 **34**：481-501, 2007
3) Sagawa M, et al：The efficacy of lung cancer screening conducted in 1990s：four case-control studies in Japan. Lung Cancer **41**：29-36, 2003
4) Nam JG, et al：AI improves nodule detection on chest radiographs in a health screening population：A randomized controlled trial. Radiology **307**：e221894, 2023
5) The National Lung Screening Trial Research Team：Reduced lung-cancer mortality with low-dose computed tomographic screening. N Engl J Med **365**：395-409, 2011
6) de Koning HJ：Reduced lung-cancer mortality with volume CT screening in a randomized trial. N Engl J Med **382**：503-513, 2020
7) Myers ER, et al：Benefits and harms of breast cancer screening：A systematic review. JAMA **314**：1615-1634, 2015
8) デンスブレスト対応ワーキンググループ：対策型乳がん検診における「高濃度乳房」問題の対応に関する報告書, 2017
9) McCormack VA, et al：Breast density and parenchymal patterns as markers of breast cancer risk：a meta-analysis. Cancer Epidemiol Biomarkers Prev **15**：1159-1169, 2006
10) Ohuchi N, et al：Sensitivity and specificity of mammography and adjunctive ultrasonography to screen for breast cancer in the Japan Strategic Anti-cancer Randomized Trial（J-START）：a randomised controlled trial. Lancet **387**：341-348, 2016

11) Bakker MF, et al：Supplemental MRI screening for women with extremely dense breast tissue. N Engl J Med **381**：2091-2102, 2019

12) Eisenhauer EA, et al：New response evaluation criteria in solid tumours：revised RECIST guideline(version 1.1). Eur J Cancer **45**：228-247, 2009

13) 鳴海善文ほか：非イオン性ヨード造影剤およびガドリニウム造影剤の重症副作用および死亡例の頻度調査. 日本医放会誌 **65**：300-301, 2005

14) 医療被ばく研究情報ネットワーク(J-RIME)：日本の診断参考レベル(2020年版), 2020

15) 日本医療機能評価機構：画像診断報告書の確認不足(第2報), 医療安全情報No.138, 医療事故情報収集等事業, 2018

16) 日本医療機能評価機構：患者の体内に植込まれた医療機器の不十分な確認, 医療安全情報No.62, 医療事故情報収集等事業, 2012

17) 日本医療機能評価機構：MRI検査室への磁性体(金属製品など)の持ち込み(第3報), 医療安全情報No.198, 医療事故情報収集等事業, 2023

6 内視鏡診断

A 消化管内視鏡検査

> **summary** 消化管内視鏡検査では，主に食道がんや胃がん，大腸がんなどの内視鏡診断を行い，生検により組織学的に確定診断を行う．食道がんの診断には，通常観察に加えてヨード染色法による色素内視鏡や狭帯域光観察(narrow band imaging：NBI, blue laser imaging：BLIなど)が存在診断および範囲診断に有用である．胃がんの内視鏡診断は，通常観察に加えてインジゴカルミンや狭帯域光観察を用いて範囲診断を行う．胃がんは，潰瘍性病変が多いため，良性潰瘍(あるいは潰瘍瘢痕)との鑑別が重要である．大腸がんの診断にはピットパターン診断が重要である．これらのがんの深達度診断およびリンパ節転移の診断には超音波内視鏡が有用であり，内視鏡治療の可否を決定するには，通常内視鏡や色素内視鏡などの所見に加えて，超音波内視鏡を用いた深達度診断が重要である．

1) 消化管内視鏡検査とは

上部消化管内視鏡検査は，食道，胃，十二指腸を観察する内視鏡検査であり，これらの消化管に発生するがんの診断に不可欠である．大腸内視鏡検査は，内視鏡を回腸末端まで挿入し，回腸末端と全大腸を観察する検査であり，大腸がんやポリープの診断に不可欠である．内視鏡検査では，肉眼形態からがんを診断するのみならず，生検により組織学的にがんの確定診断を行うことができる．

2) 食道がんの診断

『食道癌取扱い規約』では，食道がんを肉眼形態から図1のように分類している．進行がんは1〜4型に分類され，表在がん(0型)は0-Ⅰ，0-Ⅱ，0-Ⅲなどに亜分類される．また，表在がんは粘膜下層にとどまるもの，早期がんは壁深達度が粘膜内にとどまるもの(いずれもリンパ節転移の有無は問わない)，と定義されている．

頭頸部がん，食道アカラシア，腐食性食道炎，喫煙・飲酒歴を有する高齢男性などは，食道がんのハイリスクグループであり，下記のヨード染色を併用して入念に観察する必要がある．

a 通常観察における内視鏡診断

食道がんの特徴は，平坦な病変が多いことであり，表在がんではⅡc，Ⅱbなどが多く，見逃されやすい．そのため，粘膜の発赤，びらん，顆粒状変化などの異常を見つけたら積極的に下記のヨード染色を行う必要がある．進行した例では内視鏡が通過しない例もある．

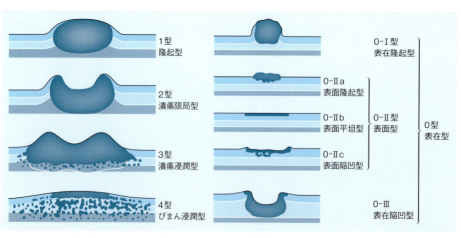

図1 食道がんの肉眼型分類
[日本食道学会(編)：臨床・病理 食道癌取扱い規約，第12版，金原出版，p.9, 2022より許諾を得て転載]

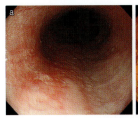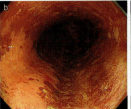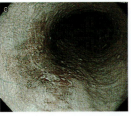

図2 食道がんの通常観察(a),NBI観察(b)とヨード染色(c)

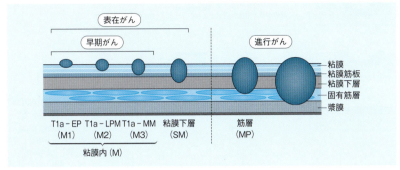

図3 食道がんの深達度

b ヨード（ルゴール）染色法

通常観察で何らかの異常を認めた場合，あるいは前述のハイリスクグループではヨード（ルゴール）染色を行う．がんは，正常食道上皮と異なりグリコーゲンを含まないため不染帯を呈する．ヨード染色法は，小さな平坦な食道がんの診断のみならず，がんの範囲診断にも有用である（図2）．食道がんの診断には，ヨード染色のほかにトルイジンブルーが用いられるが，これは深達度診断に有用である．

c NBI観察

近年，NBIに代表される光デジタル法を駆使した内視鏡が開発され，刺激性の強いヨードを使わずに小さな食道がんを発見することが可能になっている．NBI観察ではbrownish areaに着目することが重要である（図2）．

d 超音波内視鏡

食道がんの深達度診断やリンパ節転移の診断には超音波内視鏡が有用である．食道がんの深達度は，大きく粘膜[T1(M)]，粘膜下層(SM)，筋層(MP)，外膜(A)に分けられるが，T1(M)はさらに粘膜上皮[T1a-EP(M1)]，粘膜固有層[T1a-LPM(M2)]，粘膜筋板[T1a-MM(M3)]に，SMは浅い順にSM1，SM2，SM3に分けられている（図3）．このうち，内視鏡治療が適応となるのは，T1a-EP(M1)，T1a-LPM(M2)である．

3) 胃がんの診断

胃がんの内視鏡診断では，通常内視鏡検査により存在診断を行い，インジゴカルミンを用いた色素内視鏡や狭帯域光観察で質的診断を行う．とくに早期胃がんでは，内視鏡治療の適応になるかどうかはがんの分化度（組織型）により基準が異なるので，①がんの分化度，②がんの深達度（粘膜下層深くまでがんが浸潤していないこと），③潰瘍の有無，④がんの最大径，などを内視鏡で診断することが重要である．

a 通常観察における内視鏡診断

胃がんの肉眼型分類は，『胃癌取扱い規約』により図4のように分類されている．胃がんは潰瘍を伴う病変が多く，進行がんでは3型が最も多い．早期がんでは，Ⅱcが最も多いが，悪性サイクルにより潰瘍を形成したり，瘢痕化したりする．そのため，胃がんの診断では良性潰瘍（あるいは潰瘍瘢痕）との鑑別が重要である．がんは，集中粘膜ひだの中断，こん棒状肥厚，急な先細り，潰瘍辺縁の不整（蚕食像など），出血を伴う汚い白苔，などの特徴がある（図5）．

b 色素内視鏡とNBI併用拡大観察

通常観察で異常が認められた場合，インジゴカルミンを散布して詳細な観察を行う．インジゴカルミンは非吸収性の色素であり，粘膜の凹凸をはっきりさせる．また，NBI併用拡大観察は表在がんの範囲診断や分化度の推定に有用である．

c 超音波内視鏡

胃がんの壁深達度の診断，リンパ節転移の診断に，超音波内視鏡が有用である．胃がんの深達度は，

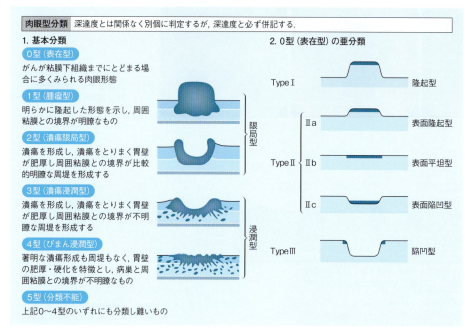

図4 胃がんの肉眼型分類

[日本胃癌学会（編）：胃癌取扱い規約，第15版，金原出版，p11，2017より許諾を得て改変し転載]

図6に示すとおりであり，内視鏡治療の適応となりうるのは粘膜内がん（M）［あるいはわずかな粘膜下層浸潤（SM1）］である．

4）大腸がんの診断

a 前処置

大腸内視鏡検査では，大腸や直腸の便を除く必要があり，この前処置が悪ければがんやポリープを見落とす原因となる．前処置には，通常腸管洗浄液を服用し，5〜8回排便する必要があるが，腸閉塞の疑いのある患者などでは腸管穿孔のおそれがあるため禁忌である．

b 大腸がんの内視鏡診断

『大腸癌取扱い規約』では，大腸がんを肉眼形態から図7のように分類している．進行がんは1〜4型に分類され，表在がん（0型）は0-Ⅰ，0-Ⅱなどに亜分類される．早期がんは，粘膜下層までのがん（リンパ節転移は問わない）と定義されている．大腸がんは，その多くが腺腫性ポリープから発生すると考えられており，食道がんや胃がんと異なりほとんどが隆起性病変である．早期がんではⅠ型が多く，進行がんでは2型が多い．早期がんは，腺腫性ポリープが一部がん化したものが多いため，その診断にはポリープ全体を切除して組織学的に評価する必要がある（図8）．また，大腸がんでは色素内視鏡を併用して拡大内視鏡観察を行うことで得られるピットパターンが深達度診断に有効である．

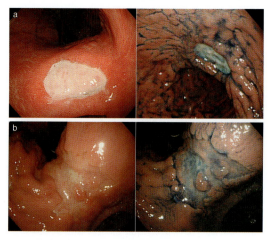

図5 潰瘍を伴う胃がんと良性潰瘍
a：胃潰瘍（良性），b：胃がん

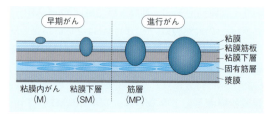

図6 胃がんの深達度

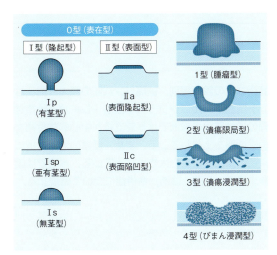

図7 大腸がんの肉眼型分類
［大腸癌研究会（編）：患者さんのための大腸癌治療ガイドライン2022年版，金原出版，p.9, 2022 より許諾を得て改変し転載］

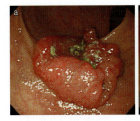 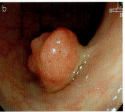

図8 典型的な大腸がん
a：進行がん，b：早期がん（ポリープに合併したがん）

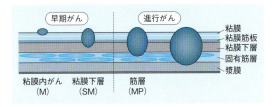

図9 大腸がんの深達度

c 大腸ポリープの内視鏡診断

ポリープの約85％は腺腫であり，残りは過形成性ポリープである．腺腫は，大きくなりやがて内部にがんを発生する．そのため，腺腫の大きさに比例して担がん率が高くなる．大きさ2 cm以上のポリープでは，がんを合併する頻度は50％以上である．ポリープを生検しても，たまたまがんの部分から組織を採取できなければがんの診断が得られない．そのため，前述のようにポリペクトミーや内視鏡的粘膜切除術（endoscopic mucosal resection：EMR），内視鏡的粘膜下層剥離術（endoscopic submucosal dissection：ESD）などを行い，ポリープ全体を組織学的に検索し，がんの有無を調べる必要がある．

d 超音波内視鏡

大腸がんの深達度診断やリンパ節転移の診断には，超音波内視鏡が有用である．大腸がんは，ほとんどが隆起性病変であり，かつ分化型腺がんであるため，深達度が粘膜内（あるいは粘膜下層の浅層）であれば内視鏡治療の適応となる（図9）．

e その他の大腸腫瘍の診断

大腸がん以外の腫瘍には，神経内分泌腫瘍（neuroendocrine tumor/neoplasm：NET/NEN），悪性リンパ腫，GISTなどがある．これらはいずれも粘膜下腫瘍であり，なだらかな立ち上がりを有する正常粘膜に覆われた腫瘤を形成することが多い．

> **🔑 この項のキーポイント**
> - 食道表在がんの診断にはヨード染色が有用である．食道がんは，ヨード染色に不染帯を呈する．
> - 食道表在がんはがんの壁深達度が粘膜下層にとどまるもの，早期がんは粘膜内にとどまるもの（いずれもリンパ節転移の有無は問わない），と定義されている．
> - 胃がんは潰瘍性病変が多く，良性潰瘍との鑑別が重要である．
> - 超音波内視鏡は，がんの壁深達度の診断に有用で，内視鏡治療の適応の有無を評価するために行う．
> - 大腸がんの大部分は，腺腫性ポリープから発生し，大きなものほどがんを合併する率が高い．
> - 大腸がんの早期がんでは0-I型が多く，進行がんでは2型が多い．
> - ピットパターン診断は，大腸がんの深達度診断に有用である．

I 総論 4 がんの診断

B 気管支鏡検査

summary 気管支鏡検査は悪性腫瘍・感染症・間質性肺炎などの診断鑑別，縦隔リンパ節の腫大，血痰などの精査のほか，気管狭窄に対する気道ステント留置やアルゴンプラズマ療法・レーザー治療などに用いられる．とくに肺がんを含む肺・縦隔の悪性腫瘍の診断では気管支鏡が中心的な役割を担っており，気管支鏡や周辺機器の進化に伴い診断率も上昇している．また，腫瘍の治療選択に際し組織診断のみならず，遺伝子検査や免疫染色の果たす役割も大きくなっている．本項では臨床腫瘍学の診断に関わる気管支鏡の歴史，種類，適応，手順，診断，合併症について概説する．

1）気管支鏡と気管支鏡技術の進化

気管支鏡は1907年に日本で初めて使用された．当初の気管支鏡は硬性鏡が主体で，中枢病変の観察・治療が中心であった．1966年国立がんセンターの池田茂人氏が軟性気管支鏡を開発後はより末梢病変の観察が可能となり，1990年代になると気管支鏡に超音波を内蔵することにより中枢の気管・気管支に接する腫瘍やリンパ節の診断に超音波ガイド下の生検も実用化されるようになった．現在気管支鏡の形態・機能はさらに進化しており，末梢の気管支まで観察が可能な細い気管支鏡（細径気管支鏡）や，超音波気管支鏡ガイド下針生検（endobronchial ultrasound-guided transbronchial needle aspiration：EBUS-TBNA），末梢病変でも超音波気管支鏡ガイド下シース法（endobronchial ultrasonography with a guide sheath：EBUS-GS）を用いることによって，腫瘍の位置を精密に把握することが可能となり診断率は向上している．早期病変に対しては自家蛍光気管支鏡（autofluorescence bronchoscopy：AFB）・狭帯域光気管支鏡（narrow band imaging：NBI）により診断が容易になった．また，気管支鏡の機能としても，レンズ・カメラ・光源なども格段に進化している．肺がん治療においてドライバー変異を検出するための遺伝子検査とPD-L1（programmed death ligand 1）の発現により治療選択されるようになり，その意味でも組織採取の重要性が増し，とくにより大きく腫瘍含有率の高い検体を採取することが肝要である．挫滅・変性が少なく，大きな組織を採取できるクライオバイオプシーが間質性肺炎の診断のみならず，悪性疾患の診断にも使用されることがある．

2）気管支鏡の種類

a 硬性気管支鏡

硬性気管支鏡は金属性であり軟性気管支鏡のように屈曲する部分がなく，軟性気管支鏡と比較すると観察範囲は気管・主気管支が主で狭い．処置用の口径が広いため気管支内腫瘍に対する処置やレーザー治療やステント留置術などを目的に全身麻酔下で使用される．

b 軟性気管支鏡

直径約3〜6 mmのファイバー製で柔軟性がある．手元の操作で先端を細かく曲げることが可能であり，先端には対物レンズ・照明レンズ・鉗子チャネルが装備されている．硬性気管支鏡と比べ扱いやすく，末梢まで観察可能である．一部の処置を除いて診断・治療に軟性気管支鏡が用いられ，気管支鏡といえば軟性気管支鏡を指すことが多い．軟性気管支鏡には末梢病変，中枢病変でも広く使用可能な汎用タイプの気管支鏡と，縦隔病変や縦隔リンパ節転移など気管・太い気管支に接する病変の診断に用いる超音波探触子を内蔵したEBUS-TBNAスコープがある．喀血症例や，出血が予想される症例では鉗子チャネルの大きい比較的太い気管支鏡を，末梢の細い気管支を選択する必要がある症例では細径気管支鏡を用いる．目的病変の位置や，鉗子チャネルの大きさや処置の種類など目的に応じ使い分けて使用する．

3）気管支鏡の適応

気管支鏡検査の適応は悪性腫瘍・感染症・間質性肺炎などの診断目的がある．肺がんを含む肺・縦隔の悪性腫瘍の診断において気管支鏡は中心的な役割を担っている．また，治療目的には血痰などの精査のほか，気管狭窄に対する気管支ステント留置やアルゴンプラズマ療法・レーザー治療，気管支異物の除去や気管支喘息に対するサーモプラスティーなどがある．一部の施設で肺がんの治療として光線力学的治療（photodynamic therapy：PDT）や腔内照射など多岐にわたる．気管支鏡でアプローチできる場所は肺・縦隔である．肺・縦隔の腫瘍性疾患に対する生検としては気管支鏡以外にもCTまたエコーガ

72

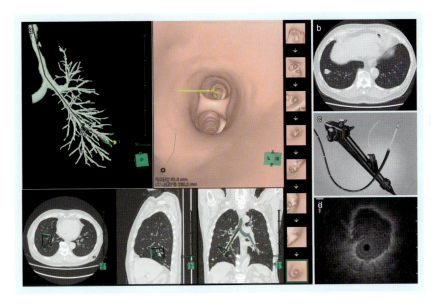

図1 VBNを使用し末梢病変の気管支のルートを同定しEBUS-GS法で診断した非小細胞肺がんの症例（80歳代，男性）
a：VBNにより気管支の病変までのルートを検索，b：胸部CT画像．右下葉S9に27 mmの結節影，c：EBUS-GS用ラジアル型超音波プローブとガイドシース（オリンパス社資料より許諾を得て転載），d：右S9結節影のEBUS-GS画像

イド下生検や手術による生検，経食道的超音波気管支鏡下穿刺吸引生検法（endoscopic ultrasound with brochoscope-guided fine needle aspiration：EUS-B-FNA）などが選択肢となる．気管支鏡検査は比較的安全性が高く，手術と比べ侵襲も少ないが，苦痛を伴う可能性がある検査である．しっかりと局所麻酔・静脈麻酔を行うことと，リスク・ベネフィットの説明をし，同意を得たうえで行うことが必要である．

4）事前準備・検査方法の選択

2016年の日本呼吸器内視鏡学会によって行われた全国調査において，気管支鏡検査前の評価として血算・生化学・SpO₂は90％以上の施設で，凝固系検査・心電図は70％以上の施設で，B型肝炎・C型肝炎などの感染症検査は80％以上の施設で全例に施行されていた．その他の施設においても上記検査は症例に応じ施行されている．気管支鏡検査では低酸素・出血・不整脈などのリスクがあり，病歴や抗血小板薬・抗凝固薬の内服なども含め，しっかりとした事前検査・病歴の確認と検査リスクの説明が必要である．

感染症に関しては適切な予防と消毒がされていれば気管支鏡を介した患者間での感染のリスクはないが，術者・介助者に出血・気道分泌物などへの曝露があり，事前に患者の感染症を検査することが望ましい．末梢病変の診断において事前に薄層CT検査を行い，気管支の枝読みをしっかり行いシミュレーションすることが検査の成功率に大きく影響を与える．

a　仮想気管支鏡ナビゲーション（VBN）（図1）

仮想気管支鏡は，薄層CT画像をもとに気管支内腔のバーチャル画像を作成する．CTのスライス圧は1.0 mm以下が推奨される．仮想気管支鏡ナビゲーション（virtual bronchoscopic navigation：VBN）は，これらとコンピュータ支援を組み合わせて，主に末梢病変への気管支ルートに沿ってスコープを誘導する方法である．この方法を用いることによって，肺末梢病変の診断率が上昇することが示されている．気管支鏡前に自らの枝読みと対比することで診断率の向上とよりスムーズな検査が可能となり，気管支鏡の技術向上にもつながる．

b　気管支鏡の内腔所見

気管支鏡での内腔所見の観察において，気管支の構造と正常所見・異常所見を理解することががんの診断，局在を理解するために重要である．気管支は上皮層・上皮下層・壁内層・壁外層に分類される．正常気管支鏡所見では上皮層は透明，光沢があり観察は困難であるが，上皮下層は上皮下血管・縦走襞，壁内層では主に輪状襞，壁外層では軟骨・軟骨輪が観察される．実際の気管支鏡では形態分類として，①病変の広がり，②表面の性状，③気管支内腔の変化，④気管・気管支分岐角がある．また内視鏡的層別分類として，①上皮，②上皮下血管，③縦走襞，④輪状襞，⑤軟骨輪・軟骨所見が観察される．とくに早期肺がんで平坦型の症例では微細な変化のみの場合もあり，注意深く観察する必要がある．早期肺がんを疑う場合にはAFB・NBIなども併用すると診断の助けとなる．

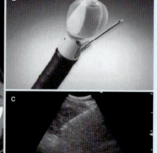
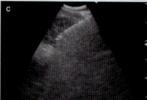

図2 EBUS-TBNA法で診断した小細胞肺がんの症例（60歳代，男性）

a：胸部CT画像．気管分岐下リンパ節・左肺門リンパ節の腫脹を認める，b：EBUS-TBNA用コンベックス型超音波プローブと吸引針生検用穿刺針（オリンパス社資料より許諾を得て転載），c：気管分岐下リンパ節のEBUS-TBNAの穿刺画像

5）診断

気管支鏡における病理診断は病変の局在により診断方法が異なる．可視可能な中枢の病変であれば気管支内腔所見確認後，直視下生検が選択される．縦隔病変や肺門リンパ節など中枢気道に接した病変ではEBUS-TBNAが選択される．末梢病変においてはしっかりと事前に枝読みなどを行ったうえ，透視下でEBUS-GSなどを用いた生検が選択される．

a 中枢性病変

① 直視下生検

気管支鏡で直視可能な腫瘍に対しては直視下生検が行われる．直視下生検は病変を観察したうえで病変を採取でき，より確実に採取できる．早期病変ではしっかりとした観察が必要であり，白色光で認識困難な場合にはAFBやNBIなどの併用により確実に組織採取を行う．中枢型進行肺がんでは出血を伴うことが多く，事前評価や出血時の対応についての準備は必須であり，チャネル径の大きな処置用気管支鏡を使用すると出血時に対応しやすい．また，中枢気道露出病変においては，鉗子生検で大量出血の可能性がある．擦過や穿刺を行うことで大量出血のリスクを回避することも必要となる．

② 超音波気管支鏡ガイド下針生検（EBUS-TBNA）（図2）

EBUS-TBNAは，気管支鏡に超音波プローブが内蔵され，穿刺針が超音波プローブの前方を通るように設計されている．スコープの先にあるプローブを気管・気管支壁に押し当てて超音波で外部組織を観察する．腫瘍が描出されたところで穿刺針を挿入し，超音波で確認しながら穿刺針を腫瘍に挿入し，組織を採取する．超音波ガイド下に行われるため，血管などを避け穿刺することが可能である．主に気管・中枢気管支近傍の腫瘤やリンパ節の評価・生検に使用される．

b 末梢性病変

① 超音波気管支鏡ガイド下シース法（EBUS-GS）

EBUS-GSは，ガイドシースを装着した超音波プローブを鉗子チャネルより病変部位に誘導する．病変部位が描出されたら超音波で腫瘍の位置・性状の確認を行った後に，ガイドシースを挿入する．ガイドシースの位置を固定して超音波プローブを鉗子に抜き替え生検を行う．同じ位置からの組織・細胞採取が可能となり診断精度が向上するとともに，病変部位からの生検採取を複数回行うことで検体量を確保することも可能となる．また，安全性の観点からも，従来の鉗子生検と比較して出血性合併症の発生率低下の報告もされている．

② クライオバイオプシー（cryobiopsy）

凍結剤で冷却したプローブを病変部位に挿入し組織を凍結させて採取する．通常の生検と比べ，より挫滅が少なく大きな組織を採取することが可能であり，正確な診断とともに遺伝子検査・PD-L1検査などに必要な組織を十分に採取可能である．中枢病変では接線方向での組織採取が可能であり，診断率が向上したとの報告もある．末梢病変の診断率向上については，優位性を示せなかったとの論文もあるが，通常の生検に加えクライオバイオプシーを行うことで診断率が81.3％から89.9％に向上したとの報告もある．従来の気管支鏡と比べ中等量の出血の増加と気胸の増加が報告されており，安全性を考慮したうえで適応を検討する必要がある．

c 検体採取・処理法

がん遺伝子検査の進歩と遺伝子変異に応じた治療法が開発され，現在さまざまな腫瘍において遺伝子

変異検査が行われるようになっている．とくに非小細胞肺がんの治療選択においては組織型のみならず，腫瘍組織のドライバー遺伝子変異は治療法を選択するうえできわめて重要である．また，非小細胞肺がんにおいてPD-L1免疫組織化学染色が免疫療法の効果予測に使用される．正確な組織診断とともに遺伝子・免疫染色検査に必要な十分量の腫瘍割合の高い組織を採取するために適切な生検方法や生検回数を選択する必要がある．また，DNA・RNAの質を損なわないように検体を適切に処理する必要がある．

検体採取後は可及的速やかに採取した組織片を10％中性緩衝ホルマリン液に保存し固定すること，組織検体ではホルマリンによる固定時間を6～48時間とすることなどがホルマリン固定パラフィン包埋標本より遺伝子検査を行ううえでは重要である．

6）合併症

2016年の日本呼吸器内視鏡学会によって行われた全国調査における約10万件のデータによれば，出血，気胸，感染など代表的な合併症，その他麻酔薬によるアレルギーや中毒のリスクや喘息発作，心血管系の障害などがあるが，頻度はいずれも1％未満であり比較的安全な検査といえる．しかし，診断的気管支鏡検査による死亡率は0.011％とゼロではなく，死因は出血，心血管系合併症，間質性肺炎の急性増悪，難治性気胸，感染症などの報告がある．気管支鏡検査をより安全に行うためには，気管支鏡前のしっかりとした事前検査と，適切な処置，合併症発症時の適切で迅速な対応が重要となる．診断前検査については上記に述べたとおりであるが，症例に応じてそれぞれ合併症のリスクを評価する必要がある．とくに抗凝固薬，抗血小板薬に関しては出血リスクと休薬に伴う血栓症などのリスクとのバランスを考慮し，十分な説明を行ったうえで，休薬・検査の適応を決定する．休薬のリスクを処方医に相談することも必要となる．休薬のリスクが高い場合は時間をかけてヘパリン置換して検査に臨むことも選択肢となる．合併症発症時の対応についても事前に対処方法などを検討し，訓練しておくことが重要である．

🔑 この項の キーポイント

- 気管支鏡検査は，肺・縦隔の腫瘍の診断においてきわめて大きな役割を果たしている．
- 気管支鏡検査では出血・気胸・肺炎・喘息発作・呼吸不全・心血管系の障害などのさまざまな合

併症のリスクがあり，0.01％の死亡例の報告がある

- 既往歴や内服薬および合併症の聴取と必要な事前検査をしっかり行い，気管支鏡検査のリスクの評価をしたうえで十分な説明と同意のもと気管支鏡検査を行う必要がある．
- 縦隔・肺門リンパ節に対するEBUS-TBNA，末梢病変に対するEBUS-GSや，クライオバイオプシーなど多種の検査法が確立されており，病変部位やリスクに応じた検査法を選択する．
- CTの精度向上に伴い末梢病変とそれに到達する気管支の詳細が解析可能となり，到達気管支の枝読みやVNBなどを利用した事前のシミュレーションが診断率向上に重要である．
- 肺がんを含めた腫瘍の診断では，気管支鏡下の生検検体において組織診断に加え遺伝子検査や免疫組織化学染色も治療選択に必須の検査となり，より腫瘍含有率が高い検体をより多く採取することが必要となっている．

◉ 参考文献

1) 栗本典昭，森田克彦：末梢病変を捉える気管支鏡"枝読み"術，第2版，医学書院，2021

2) 清嶋護之ほか：気管支鏡所見分類の改訂．気管支学 **40**：401-413, 2018

3) Horinouchi H, et al：The Incidence of Hemorrhagic Complications Was Lower with the Guide Sheath Than with the Conventional Forceps Biopsy Method：Results of Bronchoscopy in the 2016 Nationwide Survey by the Japan Society for Respiratory Endoscopy. J Bronchology Interv Pulmonol **27**(4)：253-258, 2020

4) Hetzel J, et al：Cryobiopsy in reases the diagnostic yield of endobronchial biopsy：a multicentre trial. Eur Respir J **39**：685-690, 2012

5) Matsumoto Y, et al：Diagnostic Outcomes and Safety of Cryobiopsy Added to Conventional Sampling Methods：An Observational Study. Chest **160**：1890-1901, 2021

6) 品川尚文ほか：クライオ生検指針―安全にクライオ生検を行うために―第1.1版．気管支学 **44**：121-131, 2022

7) 日本呼吸器内視鏡学会安全対策委員会：手引書―安全対策委員会呼吸器内視鏡診療を安全に行うために―（第4版）．気管支学 **39**(6)：Tebiki4, 2017

8) Horinouchi H, et al：Current status of diagnostic and therapeutic bronchoscopy in Japan：2016 national survey of bronchoscopy. Respir Investig **57**：238-244, 2019

I 総論　4　がんの診断

7　がんの分子診断

A　腫瘍マーカー

summary　腫瘍マーカーは，腫瘍細胞もしくは腫瘍細胞に反応する非がん細胞から産生されるタンパク質や糖鎖などの物質である．時にがんのスクリーニング診断に用いられるが，早期がんでは偽陰性となったり，良性疾患でも偽陽性がみられることがあるため注意すべきである．一方，進行がんにおいては，外科療法，放射線療法や薬物療法などの治療効果の判定に用いられている．腫瘍マーカーは補助診断として有用であるが，確定診断には他の画像診断や細胞診，病理診断を併用する必要がある．

1）腫瘍マーカーとは

　がん細胞が産生する腫瘍関連物質の中で，組織，細胞，血液などを用いて，がんの存在や種類などを診断する目印となるものを腫瘍マーカーという．腫瘍マーカーは，主に血清診断薬を用いたり，組織標本の免疫組織染色によって検出され，がんの診断に利用されることが多い．がんの最終診断として用いられる喀痰，尿，胸腹水などの細胞診，リンパ節や実質臓器の吸引または穿刺細胞診，切除生検組織の病理学的検査などに比較し，腫瘍マーカーの診断精度は低いものの，患者に苦痛を与えずに繰り返し検査を施行することが可能である点や，後に述べる治療評価をするうえで簡便であるという点で優れている．

2）腫瘍マーカーの種類

a　がん特異マーカー（表1）

　がん特異マーカーはがん細胞から産生されるマーカーであるが，種々のがん組織から同一の物質が産生されることがあり，がん種間にオーバーラップが認められることがある．したがって，腫瘍マーカーが高値であるからといってがん種を特定できるものではない．しかし，がんの診断が確定していれば，腫瘍マーカーの値はがんの進行度や治療効果の判定に有用である．

　代表的な腫瘍マーカーとして，消化器がんから産生されることが最初に判明したがん胎児性抗原（carcinoembryonic antigen：CEA）がある．しかしその後，肺がんや乳がんなどでも高値をとることが報告され，必ずしも消化器がんに特異的なものではないことがわかった．いずれにしても，腺がんで高

値をとることが多く，がんの原発巣を推測するために有用である．

b　組織特異的マーカー（表2）

　組織特異的マーカーとは，がん細胞の発生母地に関連したものである．一般にこれらのマーカーはがん細胞が特異的に産生するものではないため，がんが存在しない状況でも検出される．これらのマーカーには前立腺特異抗原（prostate-specific antigen：PSA），絨毛性ゴナドトロピン（human chorionic gonadotropin：HCG），α-fetoprotein（AFP），各種ホルモンなどがあげられる．

3）腫瘍マーカーの臨床的意義

a　がんのスクリーニング検査としての意義

　腫瘍マーカーはがん患者のみならず，健常人においても陽性を示すことがあるため，がんのスクリーニング検査としては有用ではない．

　また，病初期すなわち早期がんでは腫瘍マーカーの検出感度の問題もあり，陽性率は低く診断的意義は少ない．つまり，腫瘍マーカーが陰性であるからといってがんはない，とはいえないことを銘記すべきである．また，がん以外の病変，つまり良性疾患においても腫瘍マーカーが高値となる疾患がある．たとえば，慢性肺疾患，胆道・膵臓の炎症，慢性肝炎，子宮内膜症では，それぞれの臓器に起因するがん疾患で上昇する腫瘍マーカーが高値となる場合がある．さらに，肝不全や腎不全では，腫瘍マーカーの分解・排泄が遅延するため上昇する傾向がある．

　いずれにせよ，腫瘍マーカーが高値となった場合，上記の疾病に伴う偽陽性であることを念頭に置き，これらの疾病を除外した後，がんの有無を画像診断で精査し，細胞診や病理診断を行い確定診断す

76

表1 各種腫瘍マーカーの特徴

腫瘍マーカー	注意点	特徴
CEA	喫煙者でより高値	消化管の悪性腫瘍を中心に，最も汎用的に用いられる血中腫瘍マーカー．
IAP		悪性腫瘍による免疫能低下の原因物質．進行期に応じて高値を呈するためがんのフォローマーカーとして用いられる．
PIVKA-II		凝固第II因子の不全生成物．肝細胞がんに特異性の高い血中腫瘍マーカーで，AFPと相関が低く、独立した指標になる．
CA19-9 CA50	Lewis血液型の影響あり （Le^{a-b-}型で有意に低値）	膵がん，胆道がんをはじめとする各種消化器がんで上昇する血中腫瘍マーカー．
DUPAN-2	Lewis血液型の影響あり （Le^{a-b-}型で有意に低値）	膵がん，肝・胆道がんで上昇する血中腫瘍マーカー．ルイス抗原陰性者でも使用可能．
SPan-1		膵がんをはじめとする消化器がんの血清腫瘍マーカー．良性疾患での偽陽性率が低い．
NCC-ST-439		消化器系がんや肺腺がん，乳がんに有効な血中腫瘍マーカー．CA19-9などよりがん特異性が高いとされている．
エラスターゼ1 SLX		膵がんで比較的早期から上昇する血中腫瘍マーカーだが，膵炎でも上昇．
CA125	ABO血液型の影響あり （O型で有意に低値）	主に卵巣がんに有効な血中腫瘍マーカー．子宮内膜症と子宮筋腫の鑑別にも用いられる．
SCC	喫煙者でより高値	子宮頸部，肺，食道，頭頸部，尿路・性器，皮膚などの各扁平上皮がんで高値となる血清腫瘍マーカー．
NSE		肺小細胞がん，神経芽細胞腫，神経内分泌系腫瘍の診断と経過観察に有用な血中腫瘍マーカー．
CA15-3		乳がんの再発・転移のモニタリングに有用な血中腫瘍マーカー．
抗p53抗体		腫瘍組織の*TP53*遺伝子変異と相関．早期から陽性．

表2 各種腫瘍マーカーの特徴（組織特異的マーカー）

腫瘍マーカー	注意点	特徴
AFP		肝細胞がんで上昇する，本来は胎児肝細胞由来の血清腫瘍マーカー．程度の差はあるが，肝炎や肝硬変でも上昇する．
PSA	前立腺刺激により上昇	前立腺がんで著明に上昇．前立腺肥大でも上昇するが10.0 ng/mLを超える場合には前立腺がんを強く疑う．
HCG		卵巣がん，絨毛がん，精巣がんや肺がんなどで上昇する．

ることが重要である．

b がんの進展度診断

一般に腫瘍が増大すれば，産生される腫瘍マーカー量も増加する．つまり，腫瘍マーカーは臨床病期の進行とともに増加する傾向にある．したがって，腫瘍マーカーが異常高値であれば，がんが進行している場合が多い．また，腹水や胸水が貯留し，がん性腹膜炎あるいは胸膜炎が疑われる場合，これらの体液中で腫瘍マーカーを測定し鑑別に用いられることもある．

c がん治療の効果予測

治療前の腫瘍マーカー値は腫瘍量を反映していることが多いため，外科療法や薬物療法による治療の効果を判定することも可能である．一般的に外科療法の場合，腫瘍の摘出後，そのマーカーの半減期に応じて低下してくる．また，薬物療法の場合でも治

療後に奏効していれば低下傾向をとるのが一般的である．しかし，腫瘍マーカーのみならず，CT（computed tomography）やエコーなどの画像診断を取り入れて総合的に判断するべきである．

4）代表的な腫瘍マーカー

a AFP

AFPは，胎児の肝と肝がん細胞がつくる胎児性タンパク質で，肝細胞がん診断と治療効果判定に広く用いられている．また，特異度が高いため胚細胞腫瘍にも用いられる．

基準値は10 ng/mL以下であり，2 cm以上の肝細胞がんでは約50％が基準値を上回るとされる．一方，肝硬変症や慢性肝炎患者でも約1割が陽性となるため注意を要する．ウイルス性肝炎患者では，定期的に血清AFPを経過観察するとともに，CTやエ

コー検査を行い早期発見に努めることが必要である．また，肝細胞がんと診断された場合には，外科療法，血管塞栓術あるいはラジオ波熱凝固療法などの治療を行った後の再発の指標として用いることができる．

b PIVKA-Ⅱ(protein induced by Vit.K absence or antagonistⅡ)

PIVKA-Ⅱは，ビタミンK欠乏の際に肝細胞で作られる異常プロトロンビンである．この異常プロトロンビンが肝細胞がんでも出現することから，腫瘍マーカーとして用いられている．PIVKA-Ⅱの測定値はAFPとは相関せず，独立した腫瘍マーカーとして利用されている．なお，経口抗凝固薬であるワルファリン内服患者では，ビタミンK代謝や必要な酵素が阻害されるためPIVKA-Ⅱは高値となるので注意が必要である．

c CA19-9(carbohydrate antigen 19-9)

CA19-9は，がん細胞がつくる2,3-シアリルルイスA糖鎖抗原で，膵がんや消化器がん(腺がん)の診断や治療効果判定に用いられる．基準値は測定法により誤差はあるものの，おおむね37 IU/mL以下である．偽陽性として，胆管炎，膵炎や閉塞性黄疸時に高値をとることがあり注意が必要である．また外科療法や薬物療法時の効果予測にも用いられる．

d CEA

CEAは主に腺がん細胞が産生する胎児性糖タンパク質で，消化器系悪性腫瘍(胃がん，大腸がんなど)で増加する．基準値は測定法で異なるが，主に5 ng/mL以下であることが多い．良性疾患では慢性肝炎，喫煙者，慢性肺気腫患者で陽性となることが知られている．

e SCC(squamous cell carcinoma antigen)

SCCは扁平上皮がんに対して陽性を示す率が高く，子宮頸がん，肺扁平上皮がん，食道がんなどで高値となる．腫瘍の進行度をよく反映するため，他の腫瘍マーカー同様にがんの治療効果や経過観察にも有用である．良性疾患ではアトピー性皮膚炎や気管支炎，結核，腎不全などでも高値を示すことがある．SCCの基準値は1.5 ng/mL以下とされている．

f CA15-3(carbohydrate antigen 15-3)

CA15-3は乳がんなどに特異性があり，乳がんのスクリーニング検査に用いられることもある．転移性乳がんに陽性率が高く，術後の経過観察に有用な腫瘍マーカーである．進行がんになれば陽性率は10％以上となり，再発例では40％以上となるといわれている．乳がん以外では，卵巣がん，肺がんなどでも陽性を示す．

g CA125(carbohydrate antigen 125)

卵巣がんや子宮がんに特異な反応を示す腫瘍マーカーで，がんの進行とともに陽性率や測定値は増加し，治療効果の判定や再発予測のモニタリングに用いられている．乳がん，膵臓がん，肺がんや大腸がんでも増加する．また，妊娠や月経周期によって変動するため注意すべきである．

さらに，良性疾患である子宮内膜症，子宮筋腫，肝硬変や腹膜炎(腹水がある場合)，急性膵炎などでも増加する．

h NSE(neuron-specific enolase)

NSEは神経細胞に特異性が高く，神経細胞末端や神経内分泌細胞で産生される．一般に，神経内分泌細胞に由来する腫瘍で高値となる．小細胞肺がんや各種臓器由来の神経内分泌腫瘍，甲状腺髄様がん，褐色細胞腫小児神経芽細胞腫などの補助的診断に用いられる．

i PSA

PSAは，前立腺から分泌される物質でセリンプロテアーゼ(セリンタンパク質分解酵素)に分類される．PSAは本来，前立腺から精漿中に分泌され，精子が体外に放出されるときに精漿中のゼリー化成分であるタンパクを分解して精子の運動性を高める役割を果たすため，健常男性であれば，血液中にPSAが滲出することは非常にまれである．しかし，前立腺に疾患があると，血液中にもPSAが滲出し血液検査で測定が可能となる．健常者のPSA濃度は0.1 ng/mL以下と非常に低濃度で，前立腺疾患患者の場合は高値となる．検診などでPSA測定値が高値の場合，前立腺肥大症である可能性もあるため，精査(生検など)を行う必要がある．

j β-HCG

HCGは妊娠中に胎盤の合胞体性栄養膜細胞から分泌される性腺刺激ホルモンで，αとβのサブユニットの非共有結合で構成される．αサブユニットは黄体形成ホルモン(LH)，卵胞刺激ホルモン(FSH)，甲状腺刺激ホルモン(TSH)と同じアミノ酸配列を有するが，βサブユニットはHCGに特異的であり，絨毛がんや胚細胞腫瘍，精巣腫瘍で高値を示し特異度が高い．また胃がん，肺がんなどでも異所性分泌を示して高値となることがある．

k 可溶性IL-2R(soluble interleukin-2 receptor：sIL-2R)

sIL-2Rは，活性化リンパ球などの表面に発現するIL-2受容体α鎖から作られて血中に遊離する．免疫が活性化するような自己免疫疾患やウイルス感染症などでも高値となることが知られているが，こ

れら疾患と比べて非ホジキンリンパ腫や成人Ｔ細胞白血病などではさらに高値となることが多い.

I 抗p53抗体

抗p53抗体はがん抑制遺伝子 TP53 の遺伝子産物であるp53タンパク質に対する抗体である. TP53 遺伝子の構造変異は固形がんの約半数に生じることが知られている. 変異したp53タンパク質は, p53 タンパク質を分解するMDM2の発現誘導を引き起こすことができないため, 細胞内に変異p53タンパク質が蓄積し, 抗p53抗体が産生されると考えられている. そのため, 血中p53抗体の陽性と腫瘍組織における TP53 遺伝子変異は相関することが知られている. また早期から上昇することも, 他の腫瘍マーカーとはやや異なる点である. 日本では食道が

ん, 大腸がん, 乳がんで保険適用がある.

🔑 この項の キーポイント

- がん細胞が産生する腫瘍関連物質の中で, 組織, 細胞, 血液などの体液を用いて検出することにより, がんの存在や種類などを診断するうえで目印となるものを腫瘍マーカーという.
- 腫瘍マーカーには, がん特異マーカーと組織特異的マーカーがある.
- 腫瘍マーカーの測定により, 腫瘍の組織型, 進展度, 治療効果の予測が可能である.
- 良性疾患でも腫瘍マーカーが高値となることがある.

B 遺伝子・染色体診断

summary がんの遺伝子・染色体診断は, 疾患・病型特異的な分子異常の検出の目的で行われる. 染色体Ｇ分染法, FISH法, PCR法, シークエンス法などの検査手法により, 個々の症例の分子異常の検索を行い, 診断や分子標的薬の選択に活用する. 保険医療として実施されている包括的ゲノムプロファイリング(遺伝子パネル検査)により, 一度に多数の遺伝子変異を検出して, 分子標的薬の効果を予測することができる.

1) がんゲノム異常の解析の意義

多くのがん種における発がんには, がん遺伝子の活性化やがん抑制遺伝子の不活性化が関与する. 遺伝子の異常には, 表1に示すようなさまざまなものが含まれるが, がんの臓器や組織型に加えてがんゲノム異常も考慮して診断・治療方針の決定がなされる. たとえば, BCR::ABL 融合遺伝子が検出されれば慢性骨髄性白血病と診断され, NTRK 融合遺伝子を有するがんにはNTRK阻害薬が使用され, MGMT のメチル化が検出されればテモゾロミドが有効であると判断される.

近年では適応判定のためにコンパニオン診断薬*による診断が必須とされる分子標的薬も増えている. さらに, 同時に多数の遺伝子を調べて有効な分子標的薬を探索するための, 包括的ゲノムプロファイリング(がんゲノム医療)が保険承認されている.

2) 染色体・ゲノム異常の検査法

染色体やゲノム異常を検出するさまざまな方法が

臨床現場に導入されている. 染色体分析は主に造血器悪性腫瘍の診断や予後予測に重要である. 蛍光in situ ハイブリダイゼーション(fluorescence in situ hybridization:FISH)法は特異的遺伝子増幅や融合遺伝子の存在診断, 治療方針の決定に重要である. ポリメラーゼ連鎖反応(polymerase chain reaction:PCR)法を用いた種々の検査は, 疾患特異的遺伝子変異の検出などに広く用いられる.

さまざまな検査法があり目的に応じて使用されるが, 解像度の違いに着目すると理解しやすい. たとえば, 急性骨髄性白血病でみられる RUNX1::RUNX1T1 融合遺伝子は染色体全体を観察できるＧ分染法では t(8;21) 転座として検出され, FISH法では RUNX1 遺伝子領域と RUNX1T1 遺伝子領域をそれぞれ異なる色を用いて蛍光色素で標識することで, 本来は離れて存在する2つの領域の融合を測定できる. さらに, 逆転写ポリメラーゼ連鎖反応(reverse transcription PCR:RT-PCR)を用いることで高感度な測定も可能となり, 微小残存病変(minimal residual disease:MRD)の測定に有用である.

＊コンパニオン診断薬:特定の医薬品の有効性や安全性を一層高めるために, その使用対象患者に該当するかどうかなどをあらかじめ検査する目的で使用される診断薬.

I　総論　4　がんの診断

表1　がんのさまざまな遺伝子異常

	異常の大きさ	ゲノムの変化 （タンパク質の変化）	具体例
ゲノム	50 bp未満の異常	一塩基置換（アミノ酸置換など）	KRASタンパク質の12番目のグリシンの変異
		欠失・挿入（フレームシフトなど）	TP53タンパク質のフレームシフト変異によるC末端欠損
	50 bp以上の異常 （染色体構造異常）	融合遺伝子（融合タンパク質）	*RUNX1::RUNX1T1*融合
			*EML4::ALK*融合
		転写制御異常（発現亢進）	*IGH::BCL2*
		欠失（発現低下）	CDKN2A/B欠失
		コピー数増幅（発現亢進）	HER2増幅
エピゲノム		DNAメチル化（発現低下）	MLH1プロモーターメチル化
			MGMTプロモーターメチル化

a　染色体解析・FISH

　染色体異常には，染色体の数的異常（増幅，欠失）と構造異常（転座，逆位）がある．主にG分染法による解析が用いられる．染色体転座は造血器腫瘍でよく認められ，診断や治療方針の決定にきわめて重要である．急性前骨髄球性白血病では，t(15;17)転座が認められ，オールトランスレチノイン酸による治療が行われる．慢性骨髄性白血病や一部の急性リンパ性白血病ではt(9;22)転座が認められ，この転座により*BCR::ABL*融合遺伝子が発現することで腫瘍化するが，イマチニブなどのチロシンキナーゼ阻害薬が治療薬として用いられる．悪性リンパ腫では，t(8;14)転座はバーキット（Burkitt）リンパ腫に，t(14;18)転座は濾胞性リンパ腫に，t(2;5)転座はALK陽性未分化大細胞リンパ腫にそれぞれ認められる．固形腫瘍においても染色体異常が報告されている．ヒト上皮増殖因子受容体2（human epidermal growth factor receptor 2：HER2）遺伝子の増幅を有する乳がんにはトラスツズマブ投与が有効であるが，適応決定には患者組織を用いたFISH法や免疫組織染色が用いられる．

b　リアルタイムPCR（定量PCR）

　リアルタイムPCR法では，二本鎖DNAに結合する蛍光色素，または蛍光プローブを添加してPCRを行う．PCR増幅産物をリアルタイムでモニタリングするため，指数関数的増幅域で正確な定量を行うことができる．リアルタイムRT-PCRは，RNA抽出後にcDNAを作製して転写されたRNA量を定量化する検査法である．病型特異的な融合遺伝子を有する白血病（急性前骨髄球性白血病の*PML::RARA*融合遺伝子，慢性骨髄性白血病の*BCR::ABL*融合遺伝子など）では，それぞれのmRNAを用いて治療効果判定およびMRDの評価が可能となる．また，定量PCRによる定性検査は，hotspotに

ある点変異の検査に適している．骨髄増殖性腫瘍での*JAK2*^V617F変異，*MPL*変異，*CALR*変異や，悪性黒色腫などでの*BRAF*^V600E変異の検出などに用いられる．

c　ダイレクトシークエンス法

　ゲノムDNAをPCR法により増幅し，サンガーシークエンス法（ジデオキシ法）により塩基配列決定を行う方法である．ジデオキシヌクレオチドは3′の水素基を欠損しているため，DNAに取り込まれるとDNA合成が停止する．プライマーを用いて伸長反応を行う反応液にジデオキシヌクレオチドを薄い濃度で加え，そのランダムな取り込みを利用する．たとえば，ジデオキシシチジン存在下の伸長反応ではさまざまな長さのDNA断片が得られるが，その長さはジデオキシシチジンの取り込み位置，すなわちシトシンの位置を示す．一塩基ずつ塩基配列を決定できるので，参照配列と比較することで，点変異，欠失，挿入，重複などさまざまな変異を検出できる．

d　相同組換え修復障害解析

　乳がん（とくにホルモン受容体陰性で*HER2*増幅のないトリプルネガティブ乳がん）および卵巣がん（とくに高異型度漿液性がん）で相同組換え修復欠損（homologous recombination deficiency：HRD）がみられる．HRDは*BRCA1/2*などの相同組換え修復機構に関わるタンパク質の機能喪失が原因となっており，PARP阻害薬が有効であるとされる．HRD症例は染色体不安定性を示し，顕著な染色体コピー数異常や染色体構造異常が特徴であり，全ゲノム解析により判別可能である．卵巣がんでは，PARP阻害薬のコンパニオン診断薬であるmyChoice診断システムを用いて*BRCA1/2*変異とゲノム不安定性スコア（GIスコア）をもとに判定される．乳がん・膵がん・前立腺がんではHRD判定の代わりに，

BRCAnlysis診断システムによる*BRCA1/2*遺伝子変異の判定に基づいて，PARP阻害薬の適応が判定される．包括的ゲノムプロファイリング検査でもHRDスコアが算出される．

e マイクロサテライト不安定性（MSI）解析

マイクロサテライトは，短い，直列につながった反復DNA配列で，反復単位は1〜6塩基対である．マイクロサテライト不安定性（microsatellite instability：MSI）は，DNA複製時に反復単位が誤って挿入／欠失し，DNAミスマッチ修復（mismatch repair：MMR）機構による修復ができないことで生じる．5ヵ所のマーカーとなるマイクロサテライトについて，PCR増幅産物のキャピラリー電気泳動により，正常組織と腫瘍細胞のマイクロサテライトの長さを比較する．2つ以上のマーカーの長さが異なる場合を高頻度MSI，1つのマーカーの長さが異なる場合を低頻度MSI，それ以外をmicrosatellite stable（MSS）と判定する．MSIを引き起こすMMR機能欠損のある固形がんに対して，免疫チェックポイント阻害薬である抗PD-1（programmed death 1）抗体薬が有効であり，高頻度MSIの場合には，この阻害薬を保険診療で使用できる．

f DNAメチル化解析

ゲノム上のシトシンとグアニンの並んだCpG二塩基配列のシトシンは，ピリミジン環の5位炭素原子がメチル化される．遺伝子プロモーター領域のCpGのメチル化により遺伝子はサイレンシングされる．細胞分裂を経ても受け継がれるので，遺伝情報の1つといえる．がんにおいて，一般的には広範な低メチル化がみられるが，がん抑制遺伝子のプロモーター領域はしばしば高メチル化され，発現が抑制される．たとえば，*MLH1*プロモーターのメチル化はMSI腫瘍の原因となる．バイサルファイト処理によりメチル化されていないシトシンはウラシルへと変換されるのに対して，メチル化されているシトシンは変換されないことを利用してDNAメチル化を判定できる．ほかにはメチル化感受性制限酵素を利用した解析，メチル化DNAに対する抗体による免疫沈降を利用した解析などがある．近年技術開発の進んでいるロングリードシークエンサーでは，シトシンとメチル化シトシンを区別して配列決定することが可能である．

g 次世代シークエンス法

次世代シークエンス法（next generation sequencing：NGS）は，大規模塩基配列決定法ともいわれるが，塩基配列決定速度と処理量を大幅に増加させた方法である．機種ごとに，合成シークエンシング法，パイロシークエンシング法などの原理が用いられる．さまざまながん組織からDNAを抽出し，がん細胞の全ゲノム配列が網羅的に解析され，がんの病態解明や治療法開発に大きく貢献している．NGSは数百bpまでの長さのDNA断片の配列決定が可能であるが，数十kbp以上のDNA断片の配列決定を可能にするロングリードシークエンサーも開発され，テロメアやセントロメアを含む繰り返し配列の多い領域の配列決定などに活用されている．

3）がんゲノム医療の展開

分子標的薬は，特定のドライバー遺伝子変異をもつがん種に対し，高い治療効果と予後の改善をもたらした．一部の遺伝子検査はコンパニオン診断薬として保険収載されている．このように，個別化医療の実現に向けた取り組みが急速に進んできたが，個々の遺伝子を1つずつ調べる時代から，NGSを使用することにより数百個の遺伝子を同時に，かつ，迅速に検査できる時代になった．わが国では，国民皆保険制度下で遺伝子パネル検査に基づいたがんゲノム医療が行われている．

🔑 この項の キーポイント

- 染色体転座，がん遺伝子の増幅，融合遺伝子の検出には，G分染法，FISH法，RT-PCR法が用いられる．
- 遺伝子変異を検出するコンパニオン診断薬が，分子標的薬の有効性を予測して薬剤の適応を判断するために用いられる．
- リアルタイムPCR法は，MRDの評価や突然変異検索のスクリーニングに用いられる．
- 遺伝子パネル検査による包括的ゲノムプロファイリングにより，一度に多数の遺伝子を検査して薬剤の有効性を予測する「がんゲノム医療」が保険診療として実施されている．

● 参考文献

1) DeVita, Jr VT, et al (eds)：Cancer：Principles & Practice of Oncology：Primer of the molecular biology of the Molecular Biology of Cancer, Wolters Kluwer, 2015

I 総論 4 がんの診断

C 予後因子，治療効果予測因子としての バイオマーカー

summary 近年の分子生物学の進歩は，新しいバイオマーカーの開発を推進している．各種バイオマーカーによる個別化医療が始まっている．バイオマーカーを用いる目的には主に7つのカテゴリーがあるとされ，①疾患感受性/リスク，②診断，③モニタリング，④特定疾患のイベント予測，⑤環境や医薬物に対する好ましい/好ましくない反応が得られるか，⑥薬理学的な効果や有害性を表示するもの，⑦有害事象を反映するもの，に分けられる．本項で扱う予後因子は①や④を併せて，また治療効果予測因子は⑤に区分される．バイオマーカー測定・解析，臨床的解釈などに信頼性が求められる．がん遺伝子パネル検査を含む新しい遺伝子解析技術が臨床導入された．実装にあたっては個人情報の取り扱いや二次的所見に対する対応など高い倫理性が求められる．

1) バイオマーカーとは

FDAはバイオマーカーを，「正常なプロセスや病的プロセス，あるいは治療に対する薬理学的な反応の指標として客観的に測定・評価される項目」と定義している．バイオマーカーにより，予後予測，治療効果予測，副作用予測が可能となるとともに，治療経過中のモニタリングにより，治療薬の薬力学的作用の証明や治療抵抗性の発見およびその耐性機序の確認が可能となる．バイオマーカーとして用いられるのは，タンパク質，核酸，糖鎖等多彩であるが，血圧や生化学的検査，PETなどのイメージング技術などもバイオマーカーとなりうる．

バイオマーカーの分類としては，known valid，probable valid，valid biomarkerの3段階に分けられる．主に実臨床で用いることが可能なバイオマーカーはknown valid biomarkerであり，その条件としては「十分に確立した性能特性を有する測定システムがあること」などがあげられている．known valid biomarkerとしての基準を満たす場合，臨床で用いることの保証として体外診断用医薬品(*in vitro* diagnostics：IVD)としての承認を得ることが基本的に必要となる．現在では，保険収載された各種マーカーが日常診療で用いられるようになっている(表1)．技術の質の保証が適正運用にとっていかに重要であるかを示している．その中で，疾患等に関連するバイオマーカーを利用して医薬品の投与患者を特定する場合，当該医薬品使用の前提として，体外診断用医薬品を使用することとなるが，このような治療の選択などに用いられることにより個別化医療に資する体外診断用医薬品を「コンパニオン診断薬」と呼ぶ．コンパニオン診断薬は治療薬の安全性や効果を担保する(適応)ために必須の検査である．一方，治療薬による効果やリスク軽減に有用な検査

であるが，その治療薬の使用に必須ではないものをFDAではcomplementary diagnosisと呼んでいる．

2) バイオマーカーを用いた臨床試験デザイン

バイオマーカーによる個別化医療が進んでいる．何らかのマーカーに基づいてサブグループを定義し，そのグループに対して効果のある治療を行うことを個別化医療という．これが有効であるかどうかは，臨床試験による検証が必要となる．それを証明する臨床試験には，代表的なものとして図1に示すように5つ程度あり，そのうちall comers designでは，はじめにマーカーを調べるが，マーカー結果によらず，ランダム化して，一方には新治療，もう一方には標準治療を実施するものである．マーカー結果によらず，両群を比較することによって，対象集団全体に対し，新治療と標準治療の治療効果の比較ができるだけでなく，マーカー(＋)群，(－)群のそれぞれで新治療の治療効果を調べることができる．マーカー結果と治療の間に交互作用があるかどうか，つまりマーカーが治療効果の予測因子かどうかを調べることができる．上記は多くの臨床研究で用いられており，サブグループ解析の場合，4つのサブグループの比較となる．マーカー(＋)とマーカー(－)の2群間の比較では効果予測因子か予後予測因子か区別できないことに注意を要する．さらに，バイオマーカーを用いた精密医療(precision medicine)に資する新しいデザインの試験が始まっている．非小細胞肺がんを対象にBATTLE試験というバイオマーカーを活用した分子標的薬の臨床試験が実施され，アンブレラ(umbrella)試験と呼ばれる．アンブレラ試験は，特定のがん種における複数のサブタイプに対していくつかの治療を同時に評価する試験とされる(図1④)．NCI-MATCH等のバスケット(basket)試験では，複数のがん種にまたがる

表1 医薬品の適応判定を目的として承認された体外診断薬の標的

がん種	検査項目
結腸・直腸がん	*KRAS/NRAS*遺伝子変異 マイクロサテライト不安定性 *HER2*遺伝子増幅度，HER2タンパク *BRAF*遺伝子変異
非小細胞肺がん	ALK融合遺伝子，ALK融合タンパク *EGFR*遺伝子変異 *HER2*遺伝子変異 *ROS1*融合遺伝子 *BRAF*遺伝子変異 *MET*遺伝子エクソン14スキッピング変異 *KRAS* G12C遺伝子変異 *RET*融合遺伝子 PD-L1タンパク
固形がん	*NTRK1/2/3*融合遺伝子 マイクロサテライト不安定性 ミスマッチ修復機能欠損 腫瘍遺伝子変異量
急性骨髄性白血病	*FLT3*遺伝子変異
乳がん	HER2タンパク *ERBB2*コピー数異常 *BRCA1/2*遺伝子変異 PD-L1タンパク
前立腺がん 膵がん	*BRCA1/2*遺伝子変異
卵巣がん	相同組換え修復欠損 *BRCA1/2*遺伝子変異
悪性黒色腫	*BRAF*遺伝子変異
脊髄性筋萎縮症	抗アデノ随伴ウイルス9型(AAV9)抗体
濾胞性リンパ腫	*EZH2*遺伝子変異
唾液腺がん	*HER2*遺伝子増幅度，HER2タンパク
胆道がん	*FGFR2*融合遺伝子
成人T細胞白血病リンパ腫 末梢性T細胞リンパ腫	CCR4タンパク
甲状腺がん/甲状腺髄様がん	*RET*融合遺伝子，*RET*遺伝子変異
食道がん	PD-L1タンパク

特定の遺伝子変化に対する特定の治療効果を評価する．複数のまれな遺伝子変化を対象とした臨床試験の効率化が期待される（図1⑤）．

3) 予後予測因子のバイオマーカーによる個別化医療

定量的RT-PCRは，検体由来のmRNAをcDNAに逆転写（reverse transcription）し，cDNAを鋳型に定量的PCRを行い，遺伝子発現を定量化する方法である．定量的RT-PCRでは，最終的なDNA産物を単純に測定する普通のPCRよりも，検査対象DNA量の正確な定量を行うことができる．定量的RT-PCRは，mRNAを基質とした場合には，遺伝子発現変化に対する疾患の臨床的特徴あるいは特定のがん種との相関を検討するために用いられる．検体はRNA保存液中の凍結検体が最良とされるが，パラフィン包埋切片でも実施可能である．乳がん領域では同法を用いた検査が臨床応用されている．そのうちの1つOncotypeDX assayは，16個の遺伝子発現と5個のコントロール遺伝子の発現を用いてがん再発のリスクを定量化する「再発スコア」を得るための判別方法（アルゴリズム）である．ホルモン受容体陽性，HER2陰性で，リンパ節転移がないか，あっても3個以内の早期浸潤性乳がん患者を対象とし，再発スコアは0～100までの値を算出し，低リスク，中間リスク，高リスクと判定される．単に予後を予測することではなく，治療無効と考えられる集団を除外することにより治療の層別化が可能と考えられる．

循環血液中の腫瘍由来DNA（cell-free tumor DNA：ctDNA）を術後補助薬物療法（adjuvant chemotherapy：ACT）に活用する試みも進められている．Stage IIの大腸がん患者のACTの意義は今も議論されているが，術後にctDNAが検出されることは予後不良因子であると知られており，逆に検出されないと再発のリスクは低い．ctDNA陽性患者に対するACTのベネフィットはまだよくわかっていない．そこで，DYNAMIC試験ではctDNAガイドでの治療法決定により，再発リスクを上げることなくACTを省略することができるかが検証された．Stage II大腸がん患者をctDNAガイドと，標準的な臨床病理学的な特徴での治療法決定と2：1に割り付けて治療を行った．前者は術後4もしくは7週間後にctDNA陽性であれば薬物療法を施行し，陰性なら行わないというものである．主要評価項目は2年間の無再発生存，副次評価項目はACTの使用である．結果として455名が割り付けられ，前者が302名で後者が153名となった．ctDNAガイドでの治療決定群のほうがACTを受ける比率が低かった（15％ vs 28％）．2年の無再発生存は，ctDNAガイドでの治療法決定群でも標準治療群と非劣勢であった（93.5％ vs 92.4％）．3年の無再発割合はctDNA陽性患者において86.4％，陰性患者において92.5％であった．ctDNAガイドでの治療法決定

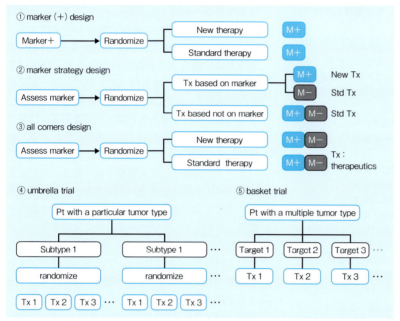

図1 バイオマーカーを用いた臨床試験デザイン

をすることで，再発リスクを上げることなく，ACTの使用を減らすことができた．なお，本試験に使われたctDNAの陽性陰性の判別は，まず患者個々に手術検体においてhotspot mutation（*KRAS, BRAF, TP53, SMAD4, PIK3CA APC*）があるかをdigital PCR法で検索し，それに基づいて最大60 mLの静脈血から得られた血漿由来のDNAを同様の手法で検索している．

4）効果予測因子としての体細胞変異解析

表1のように数多くの分子標的薬が開発され，その有益な患者を絞り込むためのコンパニオン診断薬による検査が紐づけられている．これら検査が陽性であることはoncogene addiction状態と考えられ，増殖因子やパスウェイを阻害する分子標的薬が有効であることが理論上，期待されるが，実際のがん患者への有効性が次々に証明され，急速に体細胞変異解析による個別化医療が進んだ．技術的には個別の遺伝子変異を高感度に検出する方法から，多数の体細胞変異解析を一度に解析する方法（がん遺伝子パネル検査）により個別化医療を推進するというアプローチが進んでいる．遺伝子変化は主に後天的に生じる体細胞系列の遺伝子の変化を指し，体細胞遺伝子変異のみならず遺伝子増幅（コピー数異常），メチル化などを解析対象とする場合もある．患者からがん組織やctDNAを採取し，次世代シークエンサー（NGS）等のゲノム解析機器を使って複数のがん関連遺伝子の変化を調べ，より効率的・効果的に診断，治療，予防を行うことをがんゲノム医療・がんクリニカルシークエンスと呼び，精密医療の中心的な存在になりつつある．このように複数の遺伝子異常を調べるマルチプレックス検査は，主に初回治療開始時点でコンパニオン診断として使用されるものに加えて，標準治療が終了する見込みとなった患者に対して，がんとの関連が知られている遺伝子変異を網羅的に調べるがんゲノムプロファイリング検査（CGP検査）も複数種類が使用可能となっている．これらクリニカルシークエンスで用いるNGS技術は，数十〜数百の遺伝子を対象に特定の領域（ホットスポット）に限定して遺伝子解析を行うターゲットシークエンスである．一方，全ゲノムや全エクソン解析は，さらに多数の遺伝子変化が見出され，そのアノテーションやキュレーションの解析過程が複雑であるが，さらなる個別化医療の実現のために開発が進められている．

5）免疫チェックポイント阻害薬に対する効果予測バイオマーカー

がん免疫療法のうち，免疫チェックポイント阻害薬（immune checkpoint inhibitor：ICI）は各種の固形がんに対して有効性が示され，わが国でも標準的治療の一部として用いられている．ICIの効果予測バイオマーカーに期待が寄せられている．PD-L1タンパク発現は一定の効果予測のマーカーであるが，よりよいバイオマーカー探索が進められている．腫瘍変異量（tumor mutation burden：TMB），

マイクロサテライト不安定性（MSI）などが検討されてきた．前者はFDAでは認可されており，後者の検査は日本でもICIの体外診断薬として認可されているが，これらがHighであるとネオアンチゲン発現が高くなり，T細胞の認識を受けやすくなると考えられている．そのほかに検討されているのは，組織由来のものとして腫瘍浸潤Tリンパ球，DNA polymerase epsilon/delta 1，腫瘍遺伝子発現プロファイル，HLAなどがあり，血中を循環するものとして腫瘍抗原特異的な末梢T細胞，可溶性のPD-1/CTLA4，炎症性サイトカイン，好中球リンパ球比率，腸内細菌叢などがあり，結果が待たれる．

🔑 この項の キーポイント

- バイオマーカーには予後を予測するマーカーや治療効果を予測するマーカーなどがある．いずれも臨床応用される．
- 効果予測マーカーか予後予測マーカーはしばしば区別できない．明確にするには適切な臨床試験の実施が必要である．

- バイオマーカーはタンパク質，核酸，糖鎖など多彩であるが，血圧や生化学的検査，PETなどのイメージング技術などもマーカーとなりうる．
- 体細胞変異解析は，肺がんなどに対してコンパニオン診断薬等として臨床応用されているバイオマーカーである．
- 次世代シークエンサーを用いたがん遺伝子パネル検査も，個別化医療へ臨床実装される．
- がん薬物療法の中心を担うに至っている免疫療法の効果予測バイオマーカーの開発が進められている．

◉ 参考文献

1) 独立行政法人医薬品医療機器総合機構コンパニオン診断薬WG<https://www.pmda.go.jp/rs-std-jp/cross-sectional-project/0013.html>［2024年11月閲覧］
2) Tie J, et al：Circulating Tumor DNA Analysis Guiding Adjuvant Therapy in Stage II Colon Cancer. N Engl J Med **386**：2261-2272, 2022
3) Catalano M, et al：Immunotherapy-related biomarkers：Confirmations and uncertainties. Crit Rev Oncol Hematol **192**：104135, 2023

D がんゲノム医療

summary　がん細胞の無限増殖はゲノムDNAの変化による．したがって，ゲノムDNAの変化を読み解き，診療に役立てるがんゲノム医療はがん診療の中心をなすべきものである．2000年代初頭に開発された次世代シークエンサー（next generation sequencer：NGS）の登場により，今まで研究室レベルのゲノム解析が日常診療のものとなった．腫瘍内科医を目指すものにとってゲノム医療を修得し，がん本来の姿を知ったうえで診療にあたることは必須と考えられる．

1）がん細胞の増殖機序

増殖因子受容体から細胞内シグナル分子および細胞周期に関わる多くの分子が細胞増殖には重要な役割を果たしている．がん細胞ではこうした遺伝子を構成するゲノムDNAに変化が生じ，個々の分子機能が変化して，無限増殖が引き起こされる．増殖を正に制御するいわゆるがん遺伝子は活性化変異をきたし，負に制御するがん抑制遺伝子は機能低下をきたす変異を起こしている．

2）遺伝子パネル検査と適応

腫瘍形成に関与する遺伝子は数多くあるため，特定の遺伝子に絞った検査で変化を検出することは難しい．そこで，がんに関連する数百の遺伝子を一気に調べる遺伝子パネル検査が構築された．現在日本の保険診療として使用可能なパネルは，2019年に保険収載されたNCCオンコパネルとファウンデーションワンCDxの2検査に加えて，2023年7月に保険承認されたガーダント360（血液検体専用）とジェンマイントップの4つのパネル検査がある．検査適応に関してはわが国の健康保険制度において「標準治療がない固形がん患者または局所進行もしくは遠隔転移が認められ，標準治療が終了となった患者（終了見込みを含む）であって，検査後に化学療法の適応となる可能性が高いと主治医が判断したもの」となっている．

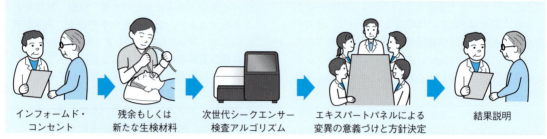

図1 がんゲノム医療における受診患者の流れ

3) わが国のがんゲノム医療体制(図1)

ゲノム検査の一般臨床への導入にあたっては多くの課題があり，アカデミアと政府が中心となってさまざまな議論が行われた．それらは以下6つの論点としてあげられる．

a 個人情報の観点

ゲノム情報は究極の個人情報とされ，その扱いには細心の注意が払われている．このため，多くの施設では外部検査会社に検査委託を行っているが，検体には個人名は記載せず，識別番号を付与している．匿名化により解析データを扱う外部施設では個人名を把握していないため，個人情報としての意味を消失させている．

b ゲノムデータの処理

遺伝子パネル検査では数百の遺伝子配列を同時にシークエンスすることにより，遺伝子異常を同定するが，ここで同定される変化は既知のものとは限らず，これまで文献等で報告のない変化が多数含まれる．基本的には検査会社のアルゴリズムにより病的遺伝子変化が同定，報告されるが，検査会社でのアルゴリズムにおいて異議不明の変異(variant unknown significance：VUS)として返却される変化も多く，その解釈は簡単ではない．

c 遺伝性素因

いわゆる遺伝性(家族性)腫瘍の原因遺伝子変化が同定あるいは疑われる場合がある．このため本検査を実施する施設は遺伝子診療を十分に行える必要がある．また，遺伝性腫瘍が確定診断された場合にはそのフォローアップ，血縁者への対応も考慮する必要がある．

d 結果解釈

以上のようにこれまでの通常診療では考慮されてこなかったさまざまな対応が必要となり，遺伝子変化の結果の解釈や次項にあげる治療薬の推奨に関しての議論も必要となる．このため，中核拠点，拠点病院ではエキスパートパネルと呼ばれる専門家会議が開かれる．

e 推奨薬への到達性

遺伝子パネル検査の主な目的は腫瘍細胞増殖の原因となる遺伝子変化をとらえ，その分子変化に有効な薬剤を投与することにある．しかし，数百の遺伝子検査で検出された変化の多くには，まだ対応する薬剤開発がなく，治療を受けられる患者は一部に過ぎない．このため，新薬開発のための臨床試験である治験や，他臓器がんの治療薬を転用する適応外使用も想定されている．それでも，2022年6月までの集計では投薬に至った症例は10%に満たない．さらに，適応が標準治療終了後(終了見込みを含む)に限られていることから，検査結果が出たときに薬物療法を受けるだけの体力が残っていないという事態が起こりうることも大きな課題である．

f ゲノム情報のデータ集積

がん細胞のゲノム情報は，多数の患者のデータを統合することにより初めてその本質の理解に役立つ．したがって，国家レベルで，質の高いデータ集積の仕組みを作り上げることが望まれる．

上記すべての問題をクリアするために，わが国では世界的にも注目を集めるような国を挙げての「がんゲノム医療」体制を構築した．まず，検査を行うにあたり個人情報や遺伝性腫瘍が判明する点などを患者に説明し，これまでにない遺伝子異常の解釈を行い，個々の状況に応じた推奨治療を検討し，治験や適応外治療にも対応し，全国データベースへの登録を担うがんゲノム医療病院を指定した．2024年10月1日現在では上記に対応できる「がんゲノム医療中核拠点病院」(全国13施設)，「がんゲノム医療拠点病院」(同32施設)，「がんゲノム医療連携病院」(同226ヵ所，うち19施設はエキスパート実施可能)が指定されており，わが国のがんゲノム医療を担っている(図2)．

4) がんゲノム情報管理センター（C-CAT）のデータ集積

遺伝子パネル検査のデータは受診患者に対する治療方針決定に資することはもちろんであるが，そのデータを集積することにより，日本における巨大なデータベースを構築することができる．このため，わが国でのがんゲノム医療構築にあたり，今までの保険診療では前例のない，がんゲノム情報管理センター（Center of Cancer Advanced Therapeutics：C-CAT）が創設され，患者の同意を得たうえでゲノムデータの集積を行っている（図3）．さらに，このデータベースは患者の同意のもとに製薬企業，研究機関などが適切な手続きを行ったうえで利用することが可能で，将来のがん治療開発に大きな貢献をすることが期待される．また，C-CATはゲノム情報に基づいた治験情報を記載した「C-CAT調査書」をゲノム医療機関に返送し，患者の治療向上に寄与している．

5) 今後の展望

がん遺伝子パネル検査は間違いなくがん細胞の本質に迫り，これまでにないがん医療の向上に期待感を抱かせるものであるが，現状では推奨薬への達成率に問題がある．検査を受けるタイミングに関して，診断時から受けられるようになれば，治療方針を計画的に立てることができる．さらに，遺伝子パネル検査のデータ蓄積により，多くの薬剤の開発が期待される．

現在行われている遺伝子パネル検査は数百の遺伝子を対象とするが，それでも，がんの原因となる遺伝子が同定されない場合をしばしば経験する．こうした症例では現在のパネルではカバーしきれていない遺伝子の異常をきたしている可能性がある．このため，次のゲノム医療として全ゲノム解析の開発がなされている．全ゲノム解析により，今までわからなかった変化を見出し，がん細胞の新たな特徴を明らかにすることが期待される．

> 🔑 **この項の キーポイント**
> - 次世代シークエンサーの登場により，日常診療で精密医療（precision medicine）への道が開けた．
> - 日本では世界に類を見ない国を挙げてのがんゲノム医療体制が構築されており，今後のがん診療発展に期待が持たれている．
> - がんゲノム医療では新薬開発や適応拡大など薬剤到達性を上げる努力が重要である．

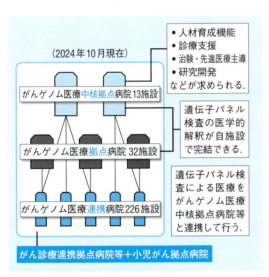

図2 がんゲノム医療の提供体制

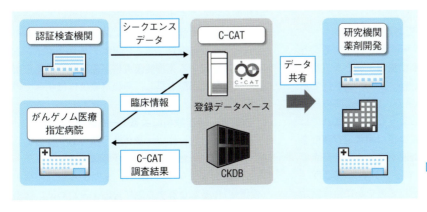

図3 がんゲノム情報管理センター（C-CAT）のデータ集積

I　総論

5　がんの治療

1　がん治療の考え方

summary　がんの診断過程を完了し，患者の身体・心理・精神状態と家族・社会環境を把握したら，キャンサーボードで科学的根拠に基づいて治療方針を決定し，共同意思決定を前提にインフォームド・コンセントを行う．がん薬物療法は高い危険性と多方面にわたる有害事象を伴い，安全かつ効果的に行うためには通院治療センター，治療レジメンのオーダーシステム，薬剤調製キャビネット，レジメン審査委員会などの施設基盤整備が必須である．腫瘍内科医にはがん薬物療法の実施者，がん診療のコーディネーター，地域におけるがん診療の舵取り役，施設の基盤整備とがん研究の推進が求められる．

1) がん薬物療法の特徴

a　科学的根拠に立脚していること

細胞のがん化に直接関係しているがん遺伝子・がん抑制遺伝子の変異・発現変化や増殖能などの細胞学的特徴と，腫瘍微小環境やがん組織の成り立ちに関係している宿主の血管新生や免疫反応に基づいて，がん薬物療法は開発されてきた．したがって，がん細胞の生物学的特徴と宿主の局所および全身における反応を理解することはきわめて重要である．さらに患者に最良の治療を提供するために，科学的根拠に基づく医療（evidence-based medicine：EBM）の実践が求められる（図1）．

b　ゲノム医療の実践の場であること

個々の患者のがん組織で多数の遺伝子変異を同時に調べて，その変異に合わせた治療法を選択するがんゲノム医療が保険診療で行われるようになった．がん薬物療法は，このような精密医療（precision medicine）が実地診療に取り入れられた初めての例である．

c　速やかな治療導入が必要であること

全がん患者の5年相対生存率は64％に達するようになったが，がん薬物療法が治療の主軸となる遠隔転移をもった進行がんは依然として予後不良である．さらに，がんの進行が速く，1～2週間の経過で病状が目に見えて悪くなるような症例もまれではない．したがって，初診時に今後の病状進行速度を予見し，それに応じた診療計画を立てることが重要である．『原発不明がん診療ガイドライン（第2版）』では1ヵ月以内に診断を確定して速やかに治療開始

することを推奨している．

d　がん治療自体が抱える高い危険性

がん以外の疾病に対する治療と比べて，がん治療による治療関連死の頻度ははるかに高い．一般に，がんに対する手術の周術期死亡率0.5～8％，根治的放射線療法の非がん早期死亡率0.1～8％，緩和的放射線療法の30日死亡率6～17％，全身がん薬物療法の30日死亡率1～10％と報告されている．これらの治療に共通する死亡の危険因子として，パフォーマンス・ステータス（performance status：PS）不良が指摘されている．

e　有害事象が多方面にわたること

がん細胞に直接作用する薬剤は，がん細胞の分子の働きを阻害して治療効果を発揮する．そのような標的分子（target）は正常細胞でも機能している場合があり，その阻害が有害事象を引き起こす（on-target toxicity）．分子標的薬はさまざまな分子を標的とするため，有害事象もさまざまな臓器で発生することとなった．また，マルチキナーゼ阻害薬は，治療効果を狙ったキナーゼ（標的分子）以外のキナーゼも阻害して，それが有害事象に結びつくことがある（off-target toxicity）．さらに免疫チェックポイント阻害薬に起因する免疫関連有害事象は，自己免疫疾患に類似した病態を呈し，その対象はほぼすべての臓器に及ぶ．

f　多職種，多診療科によるチーム医療

人口の高齢化に伴い，身体的・精神的・社会的支援が必要ながん患者が増え，多職種連携によるチーム医療が必要になった（図2）．またがん以外の疾患（合併症）や多彩な有害事象に対応するために，腫瘍

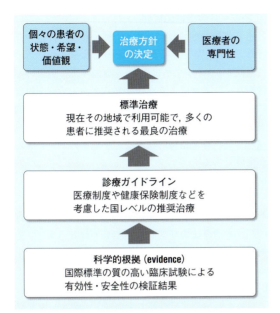

図1 がん治療における科学的根拠に基づく医療（evidence-based medicine：EBM）の実践

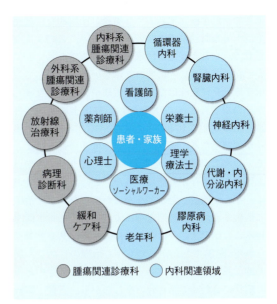

図2 多職種，多診療科によるチーム医療

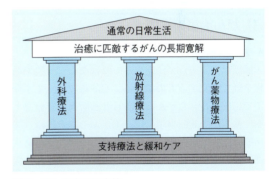

図3 がん治療の三本柱

関連診療科に加えて，循環器内科，腎臓内科，神経内科，代謝・内分泌内科，膠原病内科，老年科など，従来腫瘍とは関連の薄かった内科関連領域との連携が重要である（図2）．そのなかで，腫瘍循環器学，腫瘍腎臓病学，老年腫瘍学など，新しい学際領域も立ち上げられてきた．

g 日進月歩であること

分子生物学の急速な進歩に支えられて新規抗がん薬が次々と開発されるようになり，診療ガイドラインが1〜2年でどんどん改訂されるようになった．とくに，①免疫チェックポイント阻害薬，②遺伝子異常に基づいた分子標的薬，③がんゲノム医療の開発と臨床導入は，がん治療の概念を根本的に変える可能性のある大きな進歩である．

h 高額であること

新規抗がん薬や支持療法薬は高価であり高額療養費制度の対象となるが，依然として国民皆保険制度や患者の負担は大きい．がん薬物療法薬の後発品やバイオ後続品（バイオシミラー）の使用を考慮する．

2）がん治療の構成と目的

a がん治療の構成

がん治療は大きく，①外科療法，②放射線療法，③薬物療法に分けられ，がん治療の三本柱といわれる（図3）．がんは，局所にとどまっている場合（限局型），局所にとどまっているが周囲の重要臓器に浸潤している，あるいは潜在的に遠隔転移がある場合（局所進行型），遠隔転移がある場合（全身型）に分けられ，それぞれの病態に応じて①〜③の治療法が単独または併用で用いられる．薬物療法と他の治療法との併用（その効果）には，①術前補助薬物療法（臓器温存と予後改善），②術後補助薬物療法（術後再発の抑制と予後改善），③局所進行がんに対する化学放射線療法（放射線療法の効果増強と遠隔転移制御による再発抑制および予後改善）がある．

b がん治療の目的

従来，がん治療の目的は，①根治（がんの治癒），②延命（生存期間の延長），③緩和（身体的・精神的・スピリチュアルな苦痛の除去）の3つに分けられ，がんの進行度，再発の有無，治療歴などに応じて，患者ごとに明確化するように論じられてきた．しかし，日本人人口の平均寿命（80歳代）に達したがん

患者の治療を検討するような場合，伝統的な三分法では十分な討論ができないことも多い．このような患者は，たとえがんが治癒しても，依然として死にゆく存在であることに変わりはない．したがって，単なる延命に意味はなく，価値観や人生観を反映したその患者にとっての健康寿命（健康上の問題で日常生活が制限されることなく生活できる期間）の追及が課題となる．また，がん薬物療法の進歩によって，遠隔転移をもった患者の10〜20％は，5年以上再燃なく生存が可能になった．このような患者では，がんが治癒したかどうかはわからないが，治癒に匹敵するがんの長期寛解により普通に日常生活を送ることができ，そのこと自体に意味があると考えられる（図3）．したがって，がん治療の目的は，画一的に設定するのではなく，患者ごとに，そのときの病状に合わせて話し合いをしながら，患者・家族と担当の医療専門職のみんなで了解していくものである．

3）がん治療の準備

a　がん診断過程の完了

診断はある一点で決定するのではなく，一連の過程を経て確立するものである．初診時には，まず今までに実施されたがん診断項目と診断根拠を確認する．基本的な診断事項には，①がんの確定診断，②病期診断，③局所療法か全身療法かの判断，④術式選択または放射線照射範囲選定に関わる腫瘍部位診断，⑤薬剤選択に関わる遺伝子変異などの分子生物学的特性診断，⑥腫瘍に起因する予後因子の評価などがある．

b　身体状態の把握

がん患者は一般に高齢者が多く，さまざまな合併症をもっている．患者の身体状況は定性的ならびに定量的に評価する．①年齢，②既往歴，③合併症と内服薬，④喫煙歴，⑤アレルギー素因と薬剤アレルギー，⑥PS，⑦主要臓器機能，⑧B型肝炎再活性化リスクなどを，想定されているがん治療を念頭に調べる．PSは予後や治療関連死の予測因子であることが多くの臨床研究で示されていて，一部の例外を除きPS不良例（一般的に3以上）は緩和療法の適応である．

c　心理・精神状態の把握

がんと診断されることは患者にとって「悪い知らせ（bad news）」であり，適応障害やうつ状態を起こすことがある．重度であればインフォームド・コンセントや治療の施行に支障をきたすため，必要に応じて精神科専門スタッフと連携して対応を検討する．

d　家族・社会環境の把握

患者の社会的役割（就学，仕事，家事，育児や介護など）を把握し，患者が自分のことをどれくらいこなせるか（セルフケア能力）を確認する．患者の家族や身近な人々による支援があるとがん診療を円滑に進めやすい．期待できる人的支援の程度，経済的支援の可能性，将来残された家族の社会環境，キーパーソンの身体精神的状況などを見極めておくことが重要である．

e　医療チームとしての治療方針の決定

一人の担当医が治療方針を決めるのではなく，キャンサーボード（cancer board）で上記の情報を確認し，各治療法のリスク・ベネフィットバランスを検討しながら医療チームとしての治療方針を決定する．

f　インフォームド・コンセント

診断から治療までの流れを確認し，患者や家族がこれからどのように過ごしたいか，大切にしていることは何かを共有して，一緒に治療方針を決めていく（共同意思決定，shared decision making）．このような重要な意思決定の場面においては，担当医だけでなく，看護師も一緒に身体・心理・社会的側面やスピリチュアルな側面から患者の状況を評価し，支援することが望まれる．その過程で医療者側と患者側の信頼関係が作られ，以降の医療行為の基礎となる．

このような共同意思決定を前提として，医療行為を受ける前に，患者がわかりやすく十分な説明を受け，それに対して疑問があれば解消し，内容について十分納得したうえで，その医療行為に同意することをインフォームド・コンセント（informed consent）という．この"informed"の主語（行為主体）は患者であり，"consent"するのも患者である．ところが，日本語の「説明と同意」では，医師が「説明」し，患者が「同意」するので，主語（行為主体）の転位が起こっている．また，"consent"は，共に（con）感じる（sent）という原意から，提案に対して「同意」するという意味をもつ単語で，「決める」とか「選択する」というような意味は含まれていないことにも留意する．

4）がん薬物療法の実際

a　治療レジメンの登録とオーダー

抗がん薬は一般薬と比べて毒性が強く，投与量の治療域が狭い．安全にがん薬物療法を施行できるようにさまざまな工夫がされている．①治療レジメン（regimen）を審査委員会で審議した後に電子カルテに登録しておく，②専用のオーダリングシステムを

用いて治療レジメンを処方する，③抗がん薬の投与量はオーダリングシステムに自動計算させる，④最大投与量と最小投与間隔を設定し，その範囲を超えた値は入力できないようにする．このように，コンピューター（電子カルテ）によるロジカルチェックを最大限活用する．

b 薬剤の調製

通院治療センター（外来化学療法室）のスタッフ（施設によって異なるが多くは薬剤師と看護師）は，前サイクルでの有害事象の程度，PSの変化，大幅な体重減少の有無，腎機能の変化などをチェックし，処方された治療レジメンの抗がん薬投与量，点滴速度，支持療法薬が患者の病態に即したものかを再度確認する．抗がん薬を調製する薬剤師は，職業性曝露を避け処方通り確実に調製するために，個人防護具（キャップ，ゴーグル，マスク，ガウン，手袋）を着用して安全キャビネット内で調製することが望ましい．

c 抗がん薬の投与

治療レジメンを正確に理解し，確実に血管確保を行うとともに適切な器材（点滴チューブの材質，インラインフィルターの有無，遮光の必要性など）を選択する．血管外漏出や輸注反応などの初期有害事象がないかを確認する．一方，抗がん薬の職業性曝露を避けるために個人防護具を着用し，安全な医療廃棄物（投与後の器材や針）の処理を心がける．

d 有害事象の評価と対応

患者は悪心や倦怠感のような主観的有害事象を医師には訴えないことも多く，看護師や薬剤師などの医療専門職のほうがうまくとらえられることも多々ある．有害事象は定量的に把握するべきで，そのためのスケールとして有害事象共通用語規準（Common Terminology Criteria for Adverse Events：CTCAE）v5.0（2017年）がある．これは医療者が有害事象を評価するものであるが，患者の主観的な評価（patient-reported outcomes：PRO）の重要性も認識されてきている．

e 抗腫瘍効果の把握

固形がんの場合，がん薬物療法の効果は画像検査による腫瘍径の変化によって判定する．臨床試験のための治療効果判定規準としてResponse Evaluation Criteria in Solid Tumors（RECIST）v1.1（2009年）があるが，実地診療での使用を目的としたものではない．また免疫チェックポイント阻害薬などではRECISTによる判定と実際の効果が一致しないpseudo-progressionなどの現象が報告されている．

白血病の場合には基本的に骨髄検査所見（①血液学的寛解，②細胞遺伝学的寛解，③分子遺伝学的寛解）によって治療効果を判定する．

f 治療方針の変更

がん薬物療法の効果が不十分でこれ以上継続しても利益が得られない，あるいは許容できない有害事象が認められた場合にはその治療を中止し，他の薬物療法または緩和療法へ移っていく．臨床試験では治療の中止規準が定められているが，実地診療では明確な規準はなく，画像で腫瘍の増大が示された，腫瘍マーカーが悪化した，腫瘍による症状が増悪した，PSが著しく低下した場合などに総合的に判断する．有害事象についても，抗がん薬の減量，投与法の改善，支持療法の強化などによって許容範囲内に抑えられることが期待できるのか，それとも依然として生命を脅かす危険性が高いのかを慎重に検討する．これらはあくまで相対的な判断であり，必ず患者・家族とともに相談し合意を形成する．

5）医療機関の基盤整備

近年，患者の増加，治療成績の向上による治療期間の長期化，医療費削減の必要性などから入院治療が困難になる一方，経口抗がん薬の開発，支持療法の進歩，患者の生活の質（quality of life：QOL）・社会生活の重視，外来化学療法加算などの政策によって，進行がん患者でも外来を中心に治療を行うようになった．そのための体制を整えることが必要である．

a キャンサーボード

キャンサーボードとは，手術，放射線療法および薬物療法の専門家を中心に，その他の専門医師および看護師，薬剤師など多職種がん医療スタッフも加わり，がん患者にとって最善の治療を話し合う検討会議のことをいう．キャンサーボードは治療方針を多角的に検討し，質の高いがん医療を提供するために有用と考えられ，定期的に開催することががん診療連携拠点病院の指定要件になっている．

b レジメン審査委員会

レジメンとは，がん薬物療法における抗がん薬，支持療法薬，輸液の投与量，投与方法，投与時間，治療期間などが時系列で示されている治療計画書のことである．レジメン審査委員会の役割は，以下のとおりである．

①申請されたレジメンが最新のエビデンスやガイドラインに則しているか，保険適用があるかを審議し，がん薬物療法の標準化を促進する．

②抗がん薬の投与量，投与方法，投与期間，休薬期間，累積量をチェックし適正使用を促進する．

③支持療法，補液，器材，手順などを院内で統一する．このことにより，同種同効薬の整理や後発医薬品採用など在庫管理の簡素化とコスト削減が可能になり，また薬剤混合調整など作業の効率化や調製・投与ミスをなくすことにもつながる．

c 通院治療センター

外来がん薬物療法を一括集中して行うことによって，①がん薬物療法に経験豊富な看護師や薬剤師の配置が効率的になり，新規スタッフの教育もやりやすくなる，②全科の薬物療法を扱うため，統一されたレジメンの有用性を最大限に引き出すことができる，③抗がん薬の血管外漏出や輸注反応に対して迅速かつ適切に対応できる，④PSの確認，有害事象の包括的チェックなど患者の状態を把握できるとともに，相談センターや緩和ケア外来など他部門への患者紹介，患者への情報の提供や教育の機会を提供するなど，がん薬物療法を受ける患者の集まるセンターとして機能できる．

d がん関連救急医療体制

近年の分子標的薬や免疫チェックポイント阻害薬では，①有害事象はさまざまな時期に起こり，症状の時間経過だけでは他の原因との鑑別が困難になった，②有害事象の種類が多く複雑になり，患者が自宅で対処することが困難になった，③生命を脅かす有害事象があり，定期外来まで待つことができなくなったなどの要因から，各施設はoncologic emergencyに対する包括的な体制を整備しなければならない．

6）腫瘍内科医の役割

a がん薬物療法の実施者

実際に患者を診察し，治療方針を決めて実践していく主体者としての役割である．各施設で求められるがん腫の診療を高レベルで遂行することは，診療科および施設が高い専門性を維持するための要である．

b がん診療のコーディネーター

診療科間の調整や集学的治療計画を推進したり，多職種医療スタッフの連携を調整してチーム医療をリードし，コンサルテーションやセカンドオピニオンの対応も求められている．キャンサーボードやがんゲノム医療エキスパートパネルの司会進行を務め，的確な批評と提案をすることも重要な役割である．そのために，前者では臨床試験結果に基づく最新のエビデンスについて，後者ではがん生物学の深い理解と新規抗がん薬の開発状況にアクセスできることが必要である．他方，有害事象やがんに伴う症状に対する支持療法や緩和療法に精通し，患者に寄り添う姿勢を崩さないことが大切である．

c がん薬物療法実施体制の運営

通院治療センターの運営では，すべての臓器関連診療科の診療体制を調整し，施設として統制のとれた体制を作ることが必要である．レジメン審査委員会，適応外医薬品審査委員会などがん薬物療法に関係する委員会では中心的な存在である．

d 地域におけるがん診療の舵取り役

がん薬物療法に関する専門的知識および技能を有する医師の配置は，がん診療連携拠点病院の指定要件やがんゲノム医療エキスパートパネルの実施要件となっている．自施設でレベルの高いがん診療を提供するのみならず，地域の医療従事者の教育・研修を積極的に担当し，地域全体のがん医療レベルを向上させる役割を担っている．

e がん研究の推進

腫瘍内科医は，最先端の分子生物学と新規抗がん薬開発，および実地診療としてのがん診療との交点に立っている．臨床試験をはじめとして，がんに関係する臨床，基礎およびトランスレーショナル研究を積極的に推進することが求められている．

●参考文献
1）がん研究振興財団：がんの統計2024，2024

2 外科療法

summary 外科は手術によって患者を治療する医療である．がん治療における外科療法は，物理的に病変を含む臓器や体の構造物を切除し，がんを取り除くことを最大の目的とする．その際，安全で確実な手術によって患者の予後を改善することが求められる．がんの進行に応じて切除範囲や再建法は異なるが，いずれの病期においても可能な限り術後の生活の質（quality of life：QOL）に配慮した手術を行う必要がある．また，体腔内の手術では内視鏡外科手術やロボット支援下手術の導入を含め，手術の低侵襲化が進んでいる．術後合併症には循環器系，呼吸器系，消化器系，神経系に関わるものや感染があるが，高齢者に対する手術も増えている中で，これらの発症には常に注意を払う必要がある．薬物療法や放射線療法とともに，外科療法はがん診療において重要な役割を果たしている．

がんに対するわが国での外科療法は，記録上は1804年の華岡青洲による通仙散を用いた全身麻酔下での乳がん手術に始まる．その後，世界では1881年のBillrothによる胃がんに対する幽門側胃切除術，1908年のMilesによる腹会陰式直腸切断術，1933年のGrahamによる片肺全摘術など，現在でも行われているがんに対する術式が開発され，局所療法としての外科療法が確立されてきた．20世紀には細胞障害性（殺細胞性）抗がん薬の開発，21世紀に入ると分子標的薬や免疫チェックポイント阻害薬の開発が，がんの薬物療法に大きな進歩をもたらした．また，より効果的な放射線治療の開発も進んでいる．これらの治療法に外科手術を組み合わせた集学的治療の進歩も目覚ましいものがある．本項では，がんの外科療法の原則，機能温存を目指した手術，集学的治療，近年増加傾向にある高齢者手術などについて紹介し，腫瘍外科学の基本的な知識を概説する．

1）がんの外科療法における原則と実際

がんの外科療法の基本原則は根治性，安全性，機能性の追求に尽きる．がんの手術では往々にして根治性のみを追求しがちであるが，手術侵襲を考慮した安全性と，切除に伴う機能やQOL低下の可能性を，個々の症例に応じて十分に検討すべきである．がんの切除は肉眼的にがんを取り切ることだけでなく，顕微鏡的にもがんが広がっている組織を切除することが重要である．そのため，根治術の原則として十分にがん病巣から離れて切除する必要がある（切除マージンの確保）．リンパ節郭清では，明らかに転移しているリンパ節のみならず，転移の可能性のある領域リンパ節を，系統的に一括して切除する．また，手術操作によってがん細胞を血管やリン

パ管を含む周囲に散布させないように努めなければならない．そのため，直接がんに触れないよう心がけることや，がん病巣の剥離授動に先立ち支配血管や管腔を遮断する（no-touch isolation）などの配慮も必要と考えられている．

がんの手術は，がんの治癒を目指した根治手術，症状や病態の改善を目的とした緩和手術（姑息手術），さらにがん腫によっては，病変は残るが腫瘍の量を減少させることで予後の改善や他の治療効果の向上を目的とした腫瘍減量手術がある．また，一部の遺伝性腫瘍においてはリスク低減手術が行われることもある．

a 根治手術

根治手術の達成には肉眼的にも顕微鏡的にも遺残腫瘍を認めない（R0）手術が行われなければならない．そのために，原発巣切除やリンパ節郭清だけでなく，他臓器等へ浸潤した臓器の合併切除が必要になることもある．根治手術を行っても再発することがあり，かつては治療成績の向上を目的として拡大手術が行われたが，近年はエビデンスに基づいた縮小手術や機能温存手術が根治手術として選択されることもある．

b 緩和手術（姑息手術）

緩和手術（姑息手術）は腫瘍の進展状況からがんを完全に取り除くことができない場合，あるいは患者の全身状態が不良で，根治手術の侵襲に耐えがたい場合などに，根治目的ではなく，苦痛の解除や症状の緩和，QOLの改善を目的として行われる．緩和手術（姑息手術）には，周囲臓器・組織の切除やリンパ節郭清を行わず原発巣のみを摘除する手術と，原発巣はそのままにして主症状の原因となる病変を除去する手術がある．

c 腫瘍減量手術

とくに卵巣がんが知られているが，完全切除が達成できない場合であっても，原発巣のほかに播種あるいは転移病巣を可及的に切除して腫瘍量を減少させ，薬物療法など他の治療と組み合わせることで，根治とはいかないまでも予後の改善に寄与する場合があること知られている．胸腺腫などでも腫瘍減量（debulking）手術による予後延長が知られているが，多くのがん腫においては腫瘍減量手術のエビデンスは報告されていない．

2) 低侵襲・機能温存を目指した外科療法

がんの外科手術では，がんの根治を目指すため徹底的にリンパ節を郭清し，正常組織を含めて広く原発巣の切除が行われてきた．しかし，これらの手術は時として患者のQOLを低下させるだけでなく，予後にも寄与しないことがある．また，早期がんにも進行がんと同様な手術を行うことは，過大侵襲を与えるだけで予後を改善しないことも臨床試験等で明らかとなった．このように，過大侵襲を伴った大きな手術から，エビデンスに基づいた過不足のない低侵襲手術へと外科療法は変化してきた．

a センチネルリンパ節生検

センチネルリンパ節生検では，術前検査でリンパ節転移を認めない症例について，原発巣周囲に放射性同位元素や色素を注射し，それらが到達したリンパ節を摘出して，術中迅速診にて転移の有無を調べる．転移を認めた場合には通常のリンパ節郭清を行い，転移を認めない場合にはリンパ節郭清を省略する．これらセンチネルリンパ節生検の結果に基づく治療方針の決定は，不要なリンパ節郭清を省略し，患者のQOLの低下防止につながる．乳がんや悪性黒色腫では，センチネルリンパ節生検に基づく治療方針決定の有用性が立証されており，保険適用となっている．

b 機能温存手術

がんの外科療法では，がん腫の部位に基づいて機能温存を考慮しなければならない．具体的には，喉頭がんや下咽頭がんでは喉頭機能温存手術，肺がんでは呼吸機能温存のため気管支や肺動脈の形成術（スリーブ切除）や区域切除術，子宮頸がん，前立腺がん，直腸がんでは性機能や膀胱機能を温存するため神経温存手術，胃がんではダンピング症状を予防するため幽門輪を温存した幽門保存胃切除術や胃の貯留能，分泌能の温存を図った噴門側胃切除術，乳がんでは乳房温存手術，卵巣がん，子宮がんでは妊娠機能温存手術などがあげられる．

c 内視鏡外科手術（胸腔鏡下，腹腔鏡下）

胸腔鏡下および腹腔鏡下の内視鏡外科手術も広く行われるようになり，肺がん，胃がん，大腸がん，婦人科がん，泌尿器がんなどでは一般的な術式となっている．さらに最近では，食道がんや肝細胞がん，膵がん，甲状腺がんや縦隔腫瘍などに対しても行われるようになった．内視鏡外科手術はほとんどのがん腫で従来の開胸術や開腹術に比べ低侵襲であり，予後についても遜色のないことが報告されている．術後の回復が早く，美容上のメリットもあるほか，拡大視効果により微細な解剖を供覧でき，骨盤腔など直接観察しにくい狭く深い部位でもアプローチが容易になる．

さらに近年，医療用ロボットが開発され，拡大された三次元画像を見ながら直感的な手術が可能となり，これまでの内視鏡手術を大きく進化させた．2012年4月に前立腺がんの摘出手術，2016年4月には腎がんの腎部分切除手術で保険適用となり，2018年4月からは肺がん，食道がん，胃がん，直腸がん，膀胱がん，子宮体がんなどについても特定の術式に保険適用となった．

3) 外科療法における術後合併症（図1）

a 循環器系合併症

手術に伴う出血は術中・術後の循環動態に大きな影響を与える．手術中の水分バランスに基づいた術後の輸液管理を行い，うっ血性心不全などに注意する．長時間の手術や低酸素状態などは，虚血性心疾患や不整脈発症のリスクとなるため注意が必要である．

b 呼吸器系合併症

術後肺炎は重篤化しやすく致死率も高い．術前に禁煙の徹底や呼吸訓練，口腔ケアなどの予防策を講じ，術後は早期離床，十分な疼痛管理を行って，喀痰排出と無気肺予防に努める．また，術中の過剰輸液や心機能低下症例では術後肺水腫をきたす．術後にいわゆるthird spaceから血管内へ水分が戻る時期を念頭に，輸液量を調節する必要がある．肺血栓塞栓症/深部静脈血栓症は重篤な術後合併症の1つで，術後の起立，歩行時に多く発生する．症状は急速な低酸素血症に伴う呼吸困難や，肺高血圧に伴うショック，意識障害などである．胸部造影CTで肺動脈内腔の血栓による陰影欠損部が認められる．予防が重要であり，ガイドラインではリスクレベルに応じて，早期離床，弾性ストッキングの着用や間欠的空気圧迫法，低用量未分画ヘパリンなどが推奨されている．発症後の治療は十分な酸素投与，薬物療

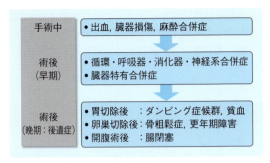

図1 発生時期による手術合併症

法(抗凝固療法と血栓溶解療法)が主体であり，カテーテルによる血栓溶解，破砕，吸引治療も試みられる．

c 消化器系合併症

麻酔や手術侵襲により腸管運動が低下し，麻痺性腸閉塞をきたすことがある．腹部手術では，剝離操作によって癒着性腸閉塞をきたすことがある．腸管内圧の亢進により悪心・嘔吐，腹痛が増強する．また，脱水症状を呈しやすい．治療の原則は消化管内の減圧で，チューブを挿入・留置して減圧を試み，禁飲食とし輸液管理を厳重に行う．絞扼性腸閉塞が疑われた場合は，緊急手術を行う．

d 神経系合併症

術後せん妄は手術後に突然発症する不穏興奮などの錯乱状態や，幻覚等の意識混濁を伴った状態をいう．転倒，点滴チューブや留置カテーテルの自己抜去など危険行為を起こすため，その予防と管理を理解する必要がある．発症要因として，長時間の麻酔，集中治療室(ICU)のような慣れない環境，疼痛などがある．高齢者に出現しやすく，動脈硬化，脳血管障害などの基礎疾患をもつ患者に発症しやすい．予防が重要であり，ICUや回復室などからの可及的速やかな解放，疼痛管理，鎮静薬による十分な睡眠の確保，昼夜のリズムをもたせた照明，家族や医療スタッフの積極的な関わりを行う．治療には，家族や医療者からの話しかけ，昼夜の区別をつけるなどの刺激，抗精神病薬の投与などを行い，通常は一過性，可逆性で軽快する．

e 感染

手術に伴う感染は手術部位感染(surgical site infection: SSI)と創外感染(手術部位以外の感染)に分けられる．SSIに対しては，ガイドラインに基づく予防法が推奨されている．周術期の予防的抗菌薬投与はSSI予防のための有効な手段である．執刀開始前1時間以内(バンコマイシンは2時間以内)に投与を開始し，手術が長時間に及ぶときは3～4時間ごとを目安に再投与する．使用する抗菌薬はセファゾリンなど第一世代セフェム系が一般的で，第三世代，第四世代セフェム系やカルバペネム系などの広域スペクトラムな抗菌薬は予防的投与として使用すべきではない．下部消化管手術では*Bacteroides fragilis*に感受性があるセフメタゾールなど第二世代セフェム系が使用される．感染を伴った手術では，予防的投与ではなく起炎菌などに応じた治療的投与を行う．

SSI予防では患者因子，消毒，医療者の感染管理などさまざまな注意を払う必要がある．患者因子として術前血糖値のコントロール，禁煙，栄養管理がある．手術前の剃毛は行わず，除毛が必要な場合はヘアクリッパーを使用する．また，処置を行う場合には，医療者は手指衛生を徹底するなどの配慮が必要である．

4) 高齢者のがんにおける外科療法

日本では，2010年に超高齢社会を迎え，今後も高齢化率の進行が予想されている．生体の生理機能は加齢とともに低下するが，循環器系では動脈硬化による末梢血管抵抗の増加に伴う左心負荷の増加と，左心機能の低下による心拍出量減少などから，心不全に陥りやすい．また，冠動脈硬化のため，虚血性心疾患や不整脈のリスクが高まる．呼吸器系では呼吸筋の低下，肺実質の障害に加え，咳嗽反射や嚥下機能が低下しており，全身麻酔による気道分泌物の増加も相まって，術後の無気肺，誤嚥を含む肺炎のリスクが高く致命的となりうるため，十分な注意を要する．腎機能低下は周術期の肺水腫，高カリウム血症をきたし，肝機能低下は腎機能低下と併せて薬物代謝に影響する．また，高齢者は併存疾患を有することが多く，服薬状況を確認する必要がある．

高齢者は骨格筋量と筋力の低下であるサルコペニアを呈していることが多く，サルコペニアは手術を受けたがん患者の生命予後を悪化させるとの報告がある．サルコペニアの簡便な評価法として，CTでの第3腰椎レベルの骨格筋面積を身長で補正した値などが用いられる．これらの生理的な機能が全般的に低下した高齢者に対し，術後の回復を支援する多職種が連携した集学的な周術期管理法として，術後早期回復プログラム(enhanced recovery after surgery: ERAS)が今後ますます重要となる．

a 手術のリスク評価

高齢者は年齢が同じでも，生理的機能の程度，日常生活活動度，併存疾患の存在により手術のリスク

I　総論　5　がんの治療

は大きく異なる．このため，高齢者個々の身体機能に合った手術，周術期管理が求められる．高齢者の手術リスク評価法としてさまざまなツールが提唱されており，これらを用いて術前リスク評価を行うことが望ましい．術前リスク評価の結果によっては，臓器温存やリンパ節郭清範囲の縮小など，術式の変更や手術の回避を行い，術後合併症を減らすよう努める．

b　術後管理

高齢者では長期臥床により，褥瘡の発生や，無気肺，肺炎などの呼吸器合併症，肺血栓塞栓症/深部静脈血栓症，さらに術後せん妄などの合併症を起こす頻度が高く，早期離床がきわめて重要である．高齢者の術後合併症のうち，死亡原因として最も多いのが誤嚥などに起因する呼吸器合併症である．また，特徴的なものの1つに精神神経系の合併症がある．とくに問題となるのは術後せん妄で，一過性のものであるが，高齢になるほどその頻度は高い．

この項の キーポイント

- がんの手術の基本原則は，根治性，安全性，機能性の追求である．
- 過大侵襲を伴った大きな手術から，エビデンスに基づいた過不足のない低侵襲手術へと，外科療法は変化してきた．
- 外科療法における術後合併症としては，循環器系，呼吸器系，消化器系，神経系に関わるものや感染があり，慎重な術後管理を要する．

- 高齢者は生理機能が低下しており，術後合併症がいったん発生すると短期予後は不良であるため，適切なリスク評価や周術期管理が重要である．

参考文献

1) 日本婦人科腫瘍学会(編)：卵巣がん・卵管癌・腹膜癌治療ガイドライン2020年版，金原出版，2020
2) 日本肺癌学会(編)：肺癌診療ガイドライン―悪性胸膜中皮腫・胸腺腫瘍含む―2024年版，金原出版，2024
3) Sasako M, et al：Japan Clinical Oncology Group：D2 lymphadenectomy alone or with para-aortic nodal dissection for gastric cancer. N Engl J Med **359**：453-462, 2008
4) 日本循環器学会：肺血栓塞栓症および深部静脈血栓症の診断，治療，予防に関するガイドライン(2017年改訂版)，<https://www.j-circ.or.jp/cms/wp-content/uploads/2017/09/JCS2017_ito_h.pdf>[2024年11月閲覧]
5) 日本化学療法学会/日本外科感染症学会(編)：術後感染予防抗菌薬適正使用のための実践ガイドライン(2016年版)，日本化学療法学会，2016
6) Fearon KCF, et al：Enhanced recovery after surgery：a consensus review of clinical care for patients undergoing colonic resection. Clin Nutr **24**：466-477, 2005

3 内視鏡治療

summary がんの治療における内視鏡治療は，①根治を目指すもの，②症状緩和やがん治療の継続を目的とするものの大きく2つに分類される．根治を目指す治療は，消化管，耳鼻科領域，膀胱などの腫瘍が対象となる．これまでの方法では困難であった症例においても，新しいデバイスの開発により解決できようになった例もある．全身状態を評価し，内視鏡専門医と相談し，最も患者に有益な治療方法を選択することが重要である．

がんの治療において，内視鏡治療は大きく2つに分類される．1つは，食道，胃，小腸，大腸，耳鼻咽喉科領域，膀胱などにおける腫瘍に対する内視鏡治療であり，根治を目指すものである．そのためには，術前に，内視鏡治療によって根治が得られるかを判断することが重要である．もう1つは，薬物療法や手術などのがん治療を受ける，もしくは治療を継続するために，あるいは緩和治療として症状の改善などを目指した内視鏡治療である．抗血栓薬を投与中の症例においても，ガイドラインに基づいた安全な治療が可能となってきた．本項では根治を目指した治療の新しい知見，またさまざまな病態における内視鏡治療の役割について述べる．

1) 根治を目指した内視鏡治療

局所に限局することが予想される全消化管や耳鼻科領域の腫瘍は，内視鏡治療によって根治を目指すことが可能である．また，膀胱腫瘍の一部も内視鏡治療の適応となる．内視鏡治療に用いるデバイスの進歩によって，治療時間の短縮や，より安全性を高めた治療が可能になってきている．手技としては，ポリペクトミー，コールドスネアポリペクトミー(cold snare polypectomy：CSP)，内視鏡的粘膜切除術(endoscopic mucosal resection：EMR)，内視鏡的粘膜下層剥離術(endoscopic submucosal dissection：ESD)がある．胃がんの内視鏡治療で根治的切除にならなかった場合は，胃の追加切除が必要とされる．しかし，超高齢者や合併症の多い症例においては，その実施が困難である．そのような場合，早期胃がんESD非治癒切除症例の治療方針のためのスコアリングシステム(eCura system)によって，リンパ節転移率，5年がん特異的生存率が予想され，治療選択に役立っている(文献1参照)．

胃GISTと診断された場合，そのサイズが2cm以上の場合は完全切除も検討される．腹腔鏡内視鏡合同手術(laparoscopic and endoscopic cooperative surgery：LECS)は，腹腔鏡と内視鏡を用いて，全層切除できる低侵襲な局所切除法として，2014年に保険適用となり，胃粘膜下腫瘍を主な対象としている．消化管内腔から観察，処置をすることにより，過不足のない最小限の切除範囲で任意に局所全層切除を行える点がメリットである．また確実な切除創の閉鎖が行えることも利点である．一方，大腸では，腸液による腹腔内の汚染の問題があるため，あまり行われていない．

腹腔鏡を用いずに経口内視鏡のみで胃粘膜下腫瘍を含む胃壁を全層性に切除し，そのまま経口内視鏡で閉創する内視鏡的全層切除術(endoscopic full-thickness resection：EFTR)が，近年報告されている．本法では内腔発育型GISTの切除において胃壁の欠損と壁外組織の損傷を最小化できる．これは，胃粘膜下腫瘍の切除のみならず，従来のESDの手技では困難である潰瘍瘢痕による剥離困難な例でも応用が可能である．わが国では2020年9月，胃粘膜下腫瘍に対する内視鏡的胃局所切除術が先進医療Aとして承認を受けている．消化管の全層切除はESDの経験豊富な内視鏡医であれば可能と思われるが，最大の問題は，筋層欠損の閉鎖方法である．現在，クリップを工夫したさまざまなデバイスの開発が進んでおり，従来よりは安全に縫合ができるようにはなったが，大きな欠損などには，依然として対応は困難であり，症例の選択には専門医の判断が重要である．

頭頸部領域の微小がんが，内視鏡によって発見されることが増加し，表在病変のみならず一部の浸潤がんに対しても，内視鏡を用いた経口的切除術が行われている．経口的切除術としては，内視鏡補助下による内視鏡的咽喉頭手術(endoscopic laryngo-pharyngeal surgery：ELPS)，内視鏡的切除術(ESD，EMRなど)，ビデオ喉頭鏡手術(transoral videolaryngoscopic surgery：TOVS)，ロボットを用いたTORS(transoral robotic surgery)がある．2019年4月から鏡視下咽頭悪性腫瘍手術が保険収載されている．ただし，放射線化学療法もしくは放射

線治療との比較においては，経口的切除術の長期成績の解析が不十分であることから，症例の適切な選択が重要である．

経尿道的膀胱腫瘍切除術(transurethral resection of bladder tumor：TURBT)は，内視鏡を用いて膀胱腫瘍を電気メスで切除する方法であり，診断を兼ねて行われる．筋層非浸潤性がんの場合，病態によってはTURBTでがんを完全に切除できることもあるが，表在性がんは膀胱内に再発しやすいという特徴がある．再発のリスクが高いと判断された場合には，予防的にBCG膀胱内注入療法が実施される．術後の出血，感染症，尿閉，排尿時痛，また膀胱を深く削ったために穿孔を起こすことがある．

2) 消化管閉塞に対する内視鏡治療

腫瘍による消化管の閉塞に対する治療は，緊急性を要することがある．大腸ステントは広く用いられる手技である．大腸ステント安全手技研究会では，大腸ステントの適応となる病態として，①手術前減圧を目的とした大腸がんの狭窄解除(bridge-to-surgery：BTS)，②緩和治療目的の悪性大腸狭窄に伴う腸閉塞の解除(palliative)をあげている．肛門縁に近い部分に対しては苦痛を伴うことが多く避けるべきである．一方，手術による腫瘍の切除が困難であったり，他臓器への多発転移がみられた場合などでは，手術で原発巣を切除することなく，全身薬物療法を行うことも多くなってきた．ステント留置後の細胞障害性(殺細胞性)抗がん薬の使用については許容されている．一方で，抗VEGF抗体のような血管新生阻害薬の使用は穿孔のリスクがあるということで，国内のガイドラインでは，「使用は避ける必要がある」とされている．欧州消化器内視鏡学会(ESGE)Clinical Guideline(2020)では，大腸ステント留置後に，血管新生阻害薬の使用も考慮することも可能，と弱く推奨されている(文献2参照)．

膵臓がんの浸潤による十二指腸の狭窄に対する消化管ステント挿入術は，消化管閉塞をきたした切除不能膵がん症例に対する治療法として，国内で認可された．従来，膵臓がんなどで消化管閉塞をきたした際には外科的胃空腸吻合術が行われてきた．しかし，多くの場合は進行がんであることから，全身状態が必ずしも良好とはいえず，外科療法に耐えうることが難しい場合がしばしばみられた．したがって，全身状態が不良の症例では，消化管ステントが有効な手技となる．しかし，手技的に困難な場合があること，消化管穿孔を起こすリスクがあること，従来の外科療法と内視鏡治療との直接比較はこれま

でにないことには注意を要する．

食道胃接合部のステントは，留置により胃内容物の逆流による食道炎の発症が大きな問題となったが，逆流防止弁付のステントの留置によって，食道炎による症状の発生が軽減されている．

3) 胆道閉塞に対する内視鏡治療

胆道腫瘍，膵腫瘍，肝門部リンパ節転移は，胆管閉塞をきたし，閉塞性黄疸を起こすことがある．閉塞性黄疸に対する胆道ドレナージは，薬物療法前の減黄目的のみならず，予後やQOLの改善が期待できるため，積極的に行うべきである．閉塞性黄疸に対するドレナージについては，経口と経皮の2つのルートがある．悪性胆道閉塞に対するランダム化比較試験による検討では，内視鏡的ドレナージは経皮的ドレナージと比較して，手技成功率は同等(89％ vs 76％)だが，減黄率(81％ vs 61％，$p = 0.017$)は有意に優れていた．悪性腫瘍による胆道閉塞に対しては，自己拡張型金属ステント(self expandable metallic stent：SEMS)が第一選択となる．部位や目的によって，プラスチック製のチューブステントを留置する場合もあるが，3ヵ月程度での交換を要する．十二指腸が閉塞し，十二指腸乳頭に内視鏡がアプローチできない場合，超音波内視鏡検査(endoscopic ultrasound：EUS)下で，胆道ドレナージを行う超音波内視鏡下胆道ドレナージ(EUS-guided biliary drainage)が行われるようになってきた．

4) 内視鏡止血術

消化管腫瘍からの出血あるいは担がん症例における消化性潰瘍などに対して，内視鏡的止血を行うことがある．クリップを用いた止血や高周波電気凝固法が広く用いられている．アルゴンプラズマ凝固(APC)療法も用いられることがある．出血点が同定できない出血の場合には，高張Naエピネフリン(hypertonic saline-epinephrine：HSE)局注によって，一時的な止血を得て，先述した止血術にて止血を図ることがある．

放射線性腸炎，とくに直腸炎は，婦人科，泌尿器の悪性腫瘍に対して放射線治療が行われた例で，晩期合併症として5～20％に発生する．近年，高精度放射線治療によりリスク臓器線量の低減が可能になり粘膜障害の軽減が期待されるが，依然として骨盤腔内への放射線治療での頻度が高い．抵抗性の血便を繰り返す症例に対しAPC療法の有効性が報告されている．

5）光線力学的治療（photodynamic therapy：PDT）

　光感受性物質とレーザー照射による，侵襲の少ないがん治療法である．現在までに，早期肺がん（病期0期または病期I期肺がん），表在型食道がん，表在型早期胃がん，子宮頸部初期がんおよび異形成，脳腫瘍に対して保険適用されている．長径20mm未満の中心型早期肺がんに対する局所の完全奏効率は90％以上，食道がんでは80％以上と報告されている．近年では，化学放射線療法後の局所遺残再発食道がんに対しても，内視鏡的サルベージ治療として行われるようになってきた．

　5-アミノレブリン酸塩酸塩（5-ALA）は，青色励起光を照射することで，膀胱内のがん細胞が光って見えるようになる．5-ALA を利用した光力学診断（photodynamic diagnosis：PDD）下で，経尿道的膀胱腫瘍切除術（PDD-TURBT）を行うことで，肉眼では判断困難な微小病変や平坦病変を的確に視認し，取り残しのない切除が可能になる．

🔑 この項の キーポイント

- 消化管，耳鼻咽喉科領域，膀胱腫瘍の一部は，内視鏡治療によって根治が可能である．抗血栓薬を使用している症例に対しても，ガイドラインに基づく対応で，安全に治療が行えるようになってきた．
- 消化管腫瘍の内視鏡治療は，病変や目的に応じて，治療方法（ESD，EMR，CSPなど）を適切に選択することが重要である．
- 腫瘍の進展による消化管閉塞は，内視鏡下のステント留置によって，症状の改善が期待できる．
- 腫瘍の進展による閉塞性黄疸は，内視鏡下の胆道ドレナージによる黄疸の軽減が期待できる．
- デバイスの進歩や治療方法の工夫により，これ

まで対応が困難であった症例においても，治療効果が得られるようになってきた．

◉ 参考文献

1) Hatta W, et al：A scoring system to stratify curability after endoscopic submucosal dissection for early gastric cancer："eCura system"．Am J Gastroenterol 112(6)：874-881, 2017

2) van Hooft JE, et al：Self-expandable metal stents for obstructing colonic and extracolonic cancer：European Society of Gastrointestinal Endoscopy (ESGE) Guideline - Update 2020. Endoscopy 52(5)：389-407, 2020

3) Jang JK, et al：Tumor overgrowth after expandable metallic stent placement：experience in 583 patients with malignant gastroduodenal obstruction. Am J Roentgenol 196(6)：W831-836, 2011

4) Speer AG, et al：Randomised trial of endoscopic versus percutaneous stent insertion in malignant obstructive jaundice. Lancet 2(8550)：57-62, 1987

5) Leiper K, Morrisa AI：Treatment of Radiation Proctitis. Clin Oncol 19：724-729, 2007

6) Sebastian S, et al：Argon plasma coagulation as first-line treatment for chronic radiation proctopathy. J Gastroenterol Hepatol 19(10)：1169-1173, 2004

7) Usuda J, et al：Outcome of photodynamic therapy using NPe6 for bronchogenic carcinomas in central airways >1.0 cm in diameter. Clin Cancer Res 16(7)：2198-204, 2010

8) Yano T, et al：A multicenter phase II study of salvage photodynamic therapy using talaporfin sodium (ME2906) and a diode laser (PNL6405EPG) for local failure after chemoradiotherapy or radiotherapy for esophageal cancer. Oncotarget 8(13)：22135-22144, 2017

Ⅰ　総論　5　がんの治療

4　放射線療法

summary　がん診療における放射線治療の役割は大きい．本項では，放射線にはどのような種類があり，それらがどのように発生し，どのように細胞を障害するのかを確認する．放射線治療の原則は，正常組織への線量をできるだけ少なく，腫瘍組織への線量をできるだけ多くすることである．このために，照射装置，数理アルゴリズム，あるいは化合物の構造の改良がなされてきた．外部照射，内部照射に大別したうえで，臨床応用されている技術を概説する．

1) 放射線治療の役割

　放射線治療には，がんの完全治癒を目的として行う根治照射，がんによるさまざまな症状を緩和して生活の質(quality of life：QOL)を改善することを目的として行う緩和照射，また術後の再発や脳転移などを予防する予防照射(アジュバント)がある．頭頸部がん，食道がん，肺がん，前立腺がん，子宮がんなどでは，がんが一定の範囲内にとどまっていれば，放射線単独治療で根治が得られる．一方，緩和照射は骨転移などによる疼痛の除去，血管，気管，尿管，脊髄などのがんによる圧迫の除去，ならびにがん病巣からの出血の抑制などである．

2) 放射線の物理学と生物学

　医療で用いられる放射線にはいくつかの種類があるが，それらは粒子線と電磁波の2つに大別される(図1)．粒子線としては，粒子サイズの小さいものから順に，β粒子(電子)，陽子，中性子，α粒子(ヘリウムの原子核)，炭素原子などががんの放射線治療に用いられる．電磁波としてはX線とγ線が用いられる．X線はCTなど，γ線はPET/SPECTなどにおいて画像診断にも用いられる．放射線の発生方法は放射線の種類ごとに異なるが，装置から発生させる場合と放射性核種から発生させる場合がある．X線は，高電圧をかけた真空管の中で陰極から出た電子が陽極に衝突することによって発生する．粒子線は，シンクロトロンなどの加速器によって荷電粒子を加速することで発生させる(炭素線は光速の2/3程度まで加速させる)．核医学治療では，放射性壊変によってα線やβ線を放出する原子核(すなわち放射性核種)を含む化合物を体内に投与することによって治療効果を得る．放射線の種類によって透過性(物質を通り抜ける割合)が異なるため，目的によって最適な放射線が決まる．

　放射線が原子に衝突すると，原子がもつ軌道電子をはじき出して(自由電子)，陽電荷を帯びた状態の原子(陽イオン)を生成する(電離作用)．放射線が照射された臓器，組織は，細胞レベルで障害される．その機序は，一部は細胞膜の障害によるが，主として細胞核のDNAが損傷されることによる．放射線の照射エネルギーが同じでも，短時間に照射する場合[線量率(単位時間あたりの放射線)が大きい]のほうが細胞殺傷効果は大きい．これは，低線量率の照射あるいは分割照射では，細胞にPARP等を介したDNA修復のための時間が与えられるからである．放射線治療に限らず，DNA修復とがん治療効果は密接に関わっている．放射線がDNA分子に直接衝突しDNA分子を変化させることを直接作用という(図2)．一方，放射線が水分子と衝突して化学反応性の強いフリーラジカル(ヒドロキシラジカル等)を発生させ，フリーラジカルがDNAを損傷することを間接作用という．放射線治療においては間接作用が主体とされる．水分子から生じたラジカルが酸素と反応するとさらに有害なラジカルを生成する．そのため，間接作用を最大化には酸素濃度が高いことが重要である．分割照射によって組織内の酸素濃度が高まることを再酸素化という．

3) 組織の放射線感受性

　大線量を照射すればがんは確実に死滅するが，放射線は腫瘍組織だけでなく正常組織も障害し，有害反応を残す結果となる．したがって放射線治療の原則は，腫瘍に対する放射線量を集中させ，正常組織に対する放射線量を最小限にすることである．しかし外照射・内照射を問わず，正常組織への放射線量をゼロにはできないため，各組織の放射線感受性を知っておくことが重要である．皮膚，消化管上皮，骨髄，精巣など，常に細胞分裂が起こっている組織は放射線感受性が最も高い．次いで，通常は分裂増殖していないが損傷を受けると分裂が再開して再生を果たす組織(緊急的細胞再生系)である，肝臓，腎上皮，唾液腺，甲状腺上皮などが続く．分裂を停止し，損傷を受けても分裂増殖しない組織(非細胞再

100

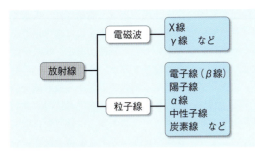

図1 放射線の種類

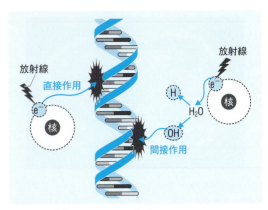

図2 放射線によるDNAの障害

生系)である筋肉,脳・脊髄などは放射線感受性が低い.血管・結合織の放射線感受性は緊急的細胞再生系よりも高い.これらを考慮したうえで放射線治療計画(組織ごとの照射線量)を作成する.

4) 放射線治療の原則と各種放射線治療法

a 外部照射

主に直線加速器(リニアック)から発生した高エネルギーX線が用いられる.CTやMRI画像を利用した三次元放射線治療計画が一般的である.画像情報から腫瘍部位を特定して多分割コリメータを用いて腫瘍形状に合わせたビームを成形し,線量を病巣に線集中させ,正常組織を極力避けるよう治療計画を立案して患者の外部から照射する.

放射線治療装置や技術の発展により高精度放射線治療と呼ばれる定位放射線照射や強度放射線治療などが広く行われるようになった.

① 定位放射線照射(stereotactic irradiation:STI)

小腫瘍に対して多方向から細い高エネルギー放射線を照射し,線量を集中させる技術であり,照射中心の固定精度は頭部では2 mm以内,体幹部では5 mm以内の高い位置精度が求められる.手術と同じように1回で照射する定位手術的照射法(stereotactic radiosurgery:SRS)と,何回かに分割して照射する定位放射線治療(stereotactic radiotherapy:SRT)に分けられる.

転移性脳腫瘍など頭蓋内病変への治療として発展し,肺がんなど体幹部腫瘍の治療にも応用された.体幹部では呼吸などの体内の動きに対して正確に放射線を照射する技術が必須であるため,さまざまな呼吸性移動対策法が開発されてきた.早期肺がんのほか,肝細胞がんなど種々の臓器の腫瘍に対して手術に匹敵する成績が得られている.

② 強度変調放射線治療(intensity-modulated radiation therapy:IMRT)

従来の放射線治療は照射する範囲(照射野)の線量分布を均一にすることが原則であったために,正常組織を取り囲むように浸潤しているがんに対しては,正常組織を避けて十分量の線量を照射することは不可能であった.IMRTでは照射野内に投与する線量を均一とはせず,照射野内に投与する線量の強さ(線量強度)を変調し,それを多方向からの照射と組み合わせ,がんの形状にあった自由な線量分布を作ることができるようになった.逆方向治療計画(インバースプラン)と呼ばれる,線量分布をコンピュータに最適化させる方法で計画を立案する.脳腫瘍では視神経や脳幹部を,頭頸部がんでは唾液腺や脊髄を,前立腺がんでは直腸や膀胱を避けて照射ができるため,有害反応の頻度が減り治療成績が向上した.

③ 画像誘導放射線治療(image-guided radiation therapy:IGRT)

STIやIMRTでは,わずかな体動や嚥下・呼吸・心拍・腸蠕動など臓器の生理的な動きによって,がん病巣が照射中に照射野から外れてしまう危険性がある.毎回の照射の際に,リニアックに搭載された画像装置や放射線治療室内の画像装置によって得られた画像情報(X線画像やコーンビームCT画像など)に基づき,治療計画時と照射直前の照射中心位置の誤差を最小限にして,計画時の照射中心位置を可能な限り再現する照合技術である.

④ 粒子線治療(陽子線治療,炭素イオン線治療)

水素原子核を加速して得られる陽子線や炭素原子核を加速して得られる炭素線による放射線治療であり,炭素線は重粒子線治療とも呼ばれる.陽子線や炭素線は体の深部で線量のピーク(ブラッグピーク)を形成し,標的より深部の線量がほぼゼロになるという物理特性をもつ.粒子線治療では,この優れた線量集中性を生かして腫瘍に対して高線量を投与しつつ周囲臓器の線量を低減できることから,局所制

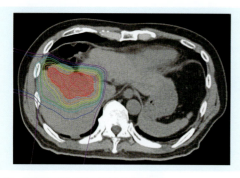

図3 肝細胞がんに対する陽子線治療
2方向から陽子線を照射し，肝門部病変でも肝実質など周囲臓器への線量を抑えた治療が可能となる．

御率の向上と有害事象の軽減が可能である（図3）．

とくに腫瘍径が大きい場合は，周囲に低線量域が広がるX線に比して粒子線の優位性がある．陽子線の生物学的効果比（relative biological effectiveness：RBE）はX線とほぼ同等（RBE：1.1），炭素線のRBEはX線の2～3倍とされている．

粒子線治療が可能な施設はまだ限られているものの施設数は増加しており，小児腫瘍（陽子線治療のみ），肝細胞がん，膵がんなども条件を満たせば保険適用となった．

b 内部照射

① 密封小線源治療

小さな容器に密封された放射性同位元素（小線源）を用いる治療で，がん病巣に線源を直接埋め込んだり（組織内照射療法），がんが発生している臓器の腔（子宮腔，食道腔，咽頭腔など）に線源を留置したり（腔内照射法），あるいはがん病巣に線源を密着させたり（モールド法）することで，周囲の正常組織への線量を抑えて，がんに線量を集中させることが可能である．^{60}Coや^{192}Ir線源を用いて，とくに子宮がんなどの腔内照射に用いられている．本法では，医師はアプリケータのみを患部に留置し，線源は遠隔操作で後から挿入する遠隔後充填法（remote after loading system：RALS）が取り入れられており，医療者が被曝することはない．また，^{198}Auや^{125}Iは永久刺入線源で，^{198}Auは主に舌がんや口腔がん，^{125}Iは前立腺がん治療に用いられている．

② 核医学治療（非密封放射性物質を用いた治療）

核医学治療は放射性物質を用いて疾患を治療する方法である．対象となる疾患の多くは悪性腫瘍であるが，例外として良性疾患であるバセドウ（Basedow）病やプランマー（Plummer）病も対象となる．核医学治療に使用できる薬剤は，長い間，^{131}Iヨウ化ナトリウムのみであったが，近年になって新たな薬剤の臨床使用が次々と開始され，大きく注目されている領域である．臨床的には副作用が小さく治療効果が大きいという特徴がある．核医学治療は，薬物を全身に投与するという「薬物療法」の特性と，ターゲットとなる細胞の近傍から放射線を照射する「放射線治療」としての側面を併せ持つ．放射線生物学に関するエビデンスの多くは外照射に関するものであり，β線やα線に対する生物の反応についてはわかっていないことが多い．生物学的な知見は，投与量，投与間隔などを最適化するために必須であり，今後の基礎研究に期待される部分である．ここでは，わが国でよく行われている甲状腺がんに対する^{131}I治療と，近年薬事承認され広く行われるようになってきた神経内分泌腫瘍に対するPRRTについて説明する．

i）甲状腺がんに対する^{131}I治療

甲状腺ホルモンの合成にヨウ素が必須であり，甲状腺濾胞細胞や分化型甲状腺がんの細胞はヨウ素を取り込む．この性質を利用したものが^{131}I治療である．甲状腺がんの治療は手術が原則であるが，局所残存や頸部リンパ節転移，遠隔転移のある症例では，術後の^{131}I治療が適応となる．^{131}I治療は，^{131}I標識されたヨウ化ナトリウムカプセルを経口投与することで行う．なお，正常甲状腺組織は甲状腺がん細胞に比べてヨウ素の摂取率が非常に高いため，甲状腺全摘が行われていない症例では，投与した^{131}Iの大部分が甲状腺組織に取り込まれてしまう．したがって，^{131}I治療前に甲状腺全摘が行われていることが必須である．また，甲状腺がんのヨウ素摂取率を高めるため，^{131}I治療前のヨウ素制限（食事制限）と甲状腺刺激ホルモンを高めておくこと（甲状腺ホルモン休薬もしくはrecombinant TSHの投与）も重要である．治療効果は甲状腺がん細胞の^{131}Iの取り込みの程度に依存するが，分化度の低下とともに^{131}Iの取り込みが低下する傾向にある．^{131}I治療に対して不応性となった症例では，チロシンキナーゼ阻害薬が用いられることがある．有害事象としては，唾液腺障害が重要であるが，これは唾液腺が甲状腺と同じくナトリウム・ヨウ素共輸送体（NIS）を発現していることによる．^{131}I投与後は体外に放射線（γ線）を放出するため，放射線治療病室への数日間の隔離が必要となるため，^{131}I治療を行うことのできる施設は限られている．

ii）神経内分泌腫瘍に対する^{177}Lu Dotatate治療（PRRT）

神経内分泌腫瘍はソマトスタチン受容体を発現していることが多く，本剤はこの受容体のリガンドに

β線放出核種^{177}Luを結合させたものである．神経内分泌腫瘍の術後再発例または転移を有する症例が適応となる．腫瘍がSSTR（ソマトスタチン受容体）を発現していることが治療の前提となるが，これは^{111}Inペントレオチドによるシンチグラフィによって確認できる．通常，1回につき7.4 GBqの本剤が静脈内投与され，8週間隔で計4回投与される．有害事象は骨髄抑制，腎機能障害，肝機能障害，悪心，腹痛などである．体外に放出されるγ線の割合は少なく，放射線治療病室のほか特別に措置を行った病室においてもPRRTを行うことができるが，全国的には実施可能な施設はまだ多くない．神経内分泌腫瘍の全身療法には，ソマトスタチンアナログ，分子標的薬，細胞障害性（殺細胞性）抗がん薬などがあり，使用するタイミングを十分に検討することが必要である．

　このほか，海外では前立腺がんに対する^{177}Lu標識PSMA治療も承認されており，日本国内では治験が行われている（2024年9月現在）．また最近では，β線よりも治療効果が大きいα線を放出する放射性同位元素（^{223}Ra，^{225}Ac，^{211}Atなど）を用いる治療も注目されている．

5）放射線治療の有害反応

　放射線治療による有害反応は急性期反応と晩期反応に分けられる．

a　急性有害反応

　放射線治療の急性有害反応は常に分裂を繰り返している組織である粘膜，皮膚，骨髄，腸上皮，生殖腺などの反応であり，発現時期，重症度，ならびに持続期間は組織を構成する細胞の寿命の長短によって左右されるが，照射が終了すれば一定期間を経て回復する．頭頸部照射では口腔，咽頭の粘膜炎，胸部照射では食道炎，肺炎，腹部照射では悪心・嘔吐，食欲不振，下痢，脳照射では頭痛，悪心などが出現する．

b　晩期有害反応

　晩期反応は急性反応が軽快し2～4ヵ月の潜伏期を経て出現する．微小血管系や間質結合織の反応と，それに続く不可逆的な変化で，組織の放射線感受性の差異や組織特異性はあまり関与しない．亜急性期には，放射線肺炎，一過性放射線脊髄症，一過性皮下浮腫などがみられる．線維化は照射後6ヵ月で出現し漸次増強する．血管の閉塞は照射後1年以降3年未満に出現し，脳壊死，放射線脊髄症，萎縮膀胱などはこうした血管・結合組織の変化に起因する．

c　直列臓器と並列臓器

　放射線による有害反応は臓器の特性から，脊髄や腸管のように，その一部が不可逆的な障害を受けると臓器としての機能がなくなってしまう直列臓器と，肺や肝臓などその一部が不可逆的な障害を受けても，残りの部分でその臓器の機能維持可能な並列臓器に区別される．直列臓器では耐容線量，並列臓器では照射される体積がそれぞれ重要であり，このような臓器の特性を考慮して放射線治療計画を立案する．

🔑 この項の キーポイント

- 放射線治療は現在のがん治療においてきわめて重要な役割を担っている．
- 放射線治療は外部照射と内部照射に大別され，それぞれいくつかの種類の放射線を扱う．
- 放射線治療の効果は，主として細胞核のDNAを障害することによる．
- 腫瘍組織への線量を高め，正常組織への線量を減らすために，さまざまな工夫がなされている．正常組織の放射線感受性についての知識も重要である．
- 外部照射では，定位放射線照射，強度変調放射線治療，画像誘導放射線治療といった新たな照射方法が広く行われるようになるとともに，陽子線などの粒子線治療も保険適用拡大とともに普及しつつある．
- 核医学治療の対象はこれまでは甲状腺がんが中心であったが，近年，神経内分泌腫瘍の治療薬も使用され，さらに新しい薬剤も開発中である．
- 放射線治療の有害反応には急性有害反応と晩期有害反応がある．
- 直列臓器と並列臓器の違いに注目して放射線治療計画を立てることが重要である．

◉ 参考文献

1) 日本放射線腫瘍学会（監）：やさしくわかる放射線治療学，秀潤社，2018
2) 日本放射線腫瘍学会（編）：放射線治療計画ガイドライン2020年版，金原出版，2020
3) 榮　武二，櫻井英幸（監）：放射線治療基礎知識図解ノート，第2版，金原出版，2021
4) 玉木長良ほか（編）：わかりやすい核医学，第2版，南江堂，2022

5 インターベンショナル・ラジオロジー(IVR)

summary インターベンショナル・ラジオロジー(interventional radiology：IVR)とは，放射線診断装置[CT，X線透視，血管撮影装置，超音波(US)など]を用いて体内を観察しながら，カテーテルや針などの細い医療器具を使用して治療を行うことである．IVRは，さまざまな臓器のがんを含む種々の病態に対する多岐にわたる手技を含む複雑な概念であるが，大まかには，血管系IVRと非血管系IVRに大別される．血管系IVRは，血管を介して病変にアプローチする手法である．具体的には，血管に針を刺入した後，針内を通して血管内にガイドワイヤーを進め，ガイドワイヤーに被せてシースやカテーテルを挿入し(Seldinger法)，血管撮影装置を使用してカテーテルを病変まで進めて治療を行う．一方，非血管系IVRは，血管を介さずにCTやUSなどを用いて病変に針を直接刺入して治療を行う(図1)．がん以外の病態に対する多くのIVRがあるが，本項ではがん治療に対する代表的なIVRについて説明する．がん治療においては，がんの根治を目指した根治的IVRのほかに，がんによる症状の緩和を目指した緩和的IVRがある．表1に外科療法と比べた場合のIVRの一般的な利点をまとめる．

1) 血管系IVR

a 動注療法

がんを栄養する動脈にカテーテルを挿入し，抗がん薬を注入する治療である．経静脈的な全身薬物療法と比べて，高用量の抗がん薬を局所に注入できるため，より強力な抗腫瘍効果が期待され，全身的な副作用の軽減も期待できる．とくに，頭頸部がんはシスプラチンが有効な扁平上皮がんが多く，放射線治療と組み合わせることで高い治療効果が得られ，手術が回避できることも多い．動注療法は，その他の進行がん(乳がん，肺がん，肝がん，膀胱がん，子宮頸がん，前立腺がんなど)にも適用されることがあるが，全身薬物療法と比較して局所的な効果は高いものの，生命予後の延長にはつながらないことが多く，標準治療には至っていない．

b 動脈塞栓術

がんを栄養する動脈を塞栓することで，虚血によりがんを死滅させる治療である．血流の豊富な腫瘍に対して有効であり，とくに肝細胞がんで広く行われている．肝細胞がんを栄養する動脈にカテーテルを挿入し，まずはじめに抗がん薬とリピオドール(油性の造影剤)の混和液を注入し，その後ゼラチンスポンジと呼ばれる塞栓物質で動脈を塞栓する(図2)．近年では，ビーズと呼ばれる球状塞栓物質を使用することもある．このように抗がん薬の注入と動脈塞栓を組み合わせたものを化学塞栓療法(transarterial chemoembolization：TACE)ともいう．TACEは，肝切除やアブレーションと異なり，多発性のがんに対しても適用可能であり，また再発し

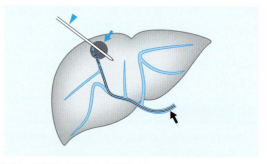

図1 血管系IVRと非血管系IVRのシェーマ
血管系IVRは，血管撮影装置を使用して血管内にカテーテル(黒矢印)を挿入して病変(青矢印)にアプローチする．一方，非血管系IVRは血管を介さずに，CTやUSなどを使用して病変に針(矢頭)を直接刺入して治療を行う．

表1 IVRの利点(外科療法と比べた場合)

1. 局所麻酔下で施行可能
2. 短時間で施行可能
3. 侵襲が少なく合併症が少ない
4. 臓器の機能を温存しやすい
5. 繰り返しの治療が可能

た場合の繰り返し治療も可能である．なお，肝細胞がんに対するTACEは1970年代に日本のIVR医が開発し，世界に広まったIVRである．

動脈塞栓術は，肝細胞がんや腎細胞がんのアブレーション前の補助療法として施行されることがある．また，肺がんによる喀血など，がんによる出血に対する止血治療として行われたり，転移性骨腫瘍などによる疼痛に対する緩和目的で行われることもある．

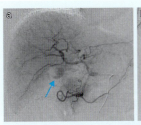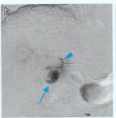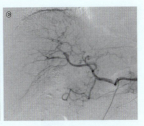

図2 肝細胞がんに対する動脈塞栓術
a：総肝動脈からの造影．腫瘍（矢印）は濃染している．
b：腫瘍の栄養動脈（矢頭）にカテーテルを挿入し造影．腫瘍（矢印）は濃染している．
c：栄養動脈を塞栓後に造影すると，腫瘍の濃染像は消失している．

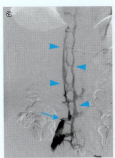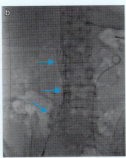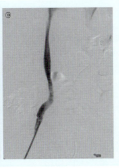

図3 大静脈ステント
a：膵がんの浸潤により右総腸骨静脈から下大静脈が閉塞（矢印）している．奇静脈系（矢頭）が側副血行路として発達している．
b：閉塞部にステント（矢印）を留置している．
c：ステントにより右総腸骨静脈から下大静脈は開通し，それに伴い側副血行路の描出は消失している．

c 中心静脈ポート留置

中心静脈ポート留置術とは，USなどの画像ガイドに内頸静脈，鎖骨下静脈，上腕静脈などの末梢静脈に針を刺入した後に，カテーテルを上大静脈に進め，ポート（円盤状のタンク）と接続し，ポートを皮下に埋め込むものである．ポートを穿刺することで，容易かつ安定的に静脈へ薬剤を投与することが可能となるため，長期にわたる全身薬物療法や経静脈栄養が必要な患者に対して行われる．なお末梢静脈への針刺入については，以前は体表の解剖学的指標に基づき，画像を使用せずに行っていたこともあるが，現在では確実性と安全性の観点から，画像ガイド下で行うのが標準的である．

d 大静脈ステント留置

肺がんによる上大静脈症候群など，大静脈の狭窄・閉塞による体液貯留に伴う症状（顔面や頸部などの浮腫，咳や呼吸困難など）の緩和を目的としたIVRである（図3）．ステントを留置し，狭窄・閉塞を改善する．がんによる大静脈の狭窄・閉塞に対しては放射線治療や薬物療法も行われるが，効果が出るのに時間を要するのに対して，ステントによる治療はがんへの直接効果はないものの，症状緩和においては即効性が高いことが利点で，ほとんどの場合で数日以内に症状の軽快が得られる．

2）非血管系IVR

a アブレーション

CTやUSを用いてがんに特殊な針を刺入し，がんを死滅させる治療をアブレーションという．代表的なアブレーションには，針にラジオ波やマイクロ波を通電することでがんを高温で焼くラジオ波治療（図4）や，針内にアルゴンなどの高圧のガスを灌流させることでがんを低温で凍らせる凍結治療（図5）がある．アブレーションは，ラジオ波治療が肝細胞がんの治療として広まり，近年では腎がん，肺がん，骨腫瘍，骨盤内悪性腫瘍などにも用いられるようになった．大きながんの治療には向いていないが，3cm以下の小さながんでは根治が望める治療である．また転移性骨腫瘍などのがんによる疼痛に対する緩和目的でも行われることがある．

b 経皮的生検

CTやUSを用いて病変に専用の針を刺入し，病変の組織を採取する．病変の病理診断（良悪性やがんの組織型）のほか，最近では遺伝子変異の解析にも使われる．安全な穿刺経路が設定できれば施行可能であり，肺，肝，腎，副腎，骨，縦隔や骨盤内などさまざまな部位に広く用いられる．また検査の正診率も高く，がんなどの疾患を高い確率で正確に診断することができる．

c 経皮経肝胆道ドレナージおよびステント留置

胆管がんや膵がんなどによる胆道狭窄・閉塞によ

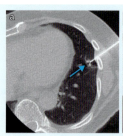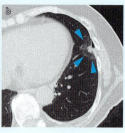

図4 肺がんに対するラジオ波治療
a：右肺がん（矢印）に対してCTガイド下に針を刺入し，焼灼を行っている．
b：焼灼後のCTでは，がんはすりガラス状の焼灼域（矢頭）に囲まれている．

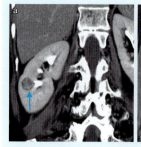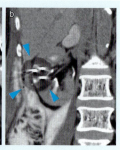

図5 腎細胞がんに対する凍結治療
a：右腎に腎がん（矢印）がみられる．
b：腎がんに対してCTガイド下に3本の針を刺入し，凍結治療を行っている．凍結域（矢頭）が低吸収域として描出されている．

る黄疸に対して，通常USガイド下に拡張した肝内の胆管に針を刺入し，その後ドレナージチューブを胆管内に留置する．胆道ドレナージは近年内視鏡下に行うことが多いが，胆管空腸吻合術後など内視鏡でのアプローチが困難なときに施行される．また，胆道ドレナージ後に狭窄・閉塞部にステントを留置すれば患者はドレナージチューブから解放される．

d 消化管狭窄や気道狭窄に対するステント留置術

がんによる消化管や気道の狭窄に対してステントを留置して狭窄部を拡張する．とくに気道狭窄は一刻を争う重篤な病態であるが，ステント留置により速やかに呼吸状態の改善が得られる．また，消化管狭窄に対するステント留置は，通過障害により生じる嘔吐や腹部膨満などの症状の緩和に有効である．一方，まれではあるが，ステント留置に伴う消化管穿孔や，ステントの移動（位置ずれ）といった合併症のリスクもある．

e 経皮的椎体形成

椎体にがんが転移すると，骨の脆弱化から圧迫骨折を生じ，強い痛みの原因となることがある．そのような場合にX線透視やCTガイド下に椎体に針を刺入し，骨セメントを注入する治療である．骨セメントにより椎体は固定・安定化し，痛みの緩和が得られる．骨セメントを注入する前に骨転移に対してアブレーションを施行することもある．骨転移に対する緩和治療としては放射線治療が標準的である

が，椎体形成術は放射線治療に比して即効性があることが利点である．

f 神経ブロック

膵がんの腹腔神経叢浸潤などによるがん性疼痛の患者において，オピオイドなどによる薬物療法の効果が不十分な場合に行うことがある．X線透視やCTなどの画像ガイド下に神経叢がある部位に細径の針を刺入し，高濃度のアルコールなどを曝露させることで，神経叢を破壊し，神経の疼痛伝達をブロックする．

> **この項の キーポイント**
> - IVRは，放射線診断装置を用いて体内を観察しながら，カテーテルや針などを使用して行う治療である．
> - がん治療におけるIVRとしては，がんの根治を目指した根治的IVRと，がんによる症状の緩和を目指した緩和的IVRがある．
> - IVR手技は血管系IVRと非血管系IVRに大別され，前者には動注療法，動脈塞栓術，中心静脈ポート留置，大静脈ステント留置など，後者にはアブレーション，経皮的生検，経皮経肝胆道ドレナージ，消化管狭窄や気道狭窄に対するステント留置術，経皮的椎体形成，神経ブロックなどがある．

6 がん薬物療法

A 細胞障害性（殺細胞性）抗がん薬

summary 細胞障害性（殺細胞性）抗がん薬は作用機序と由来により分類される．作用機序には，DNA架橋形成・DNA合成の阻害，トポイソメラーゼの阻害，微小管阻害などがある．アルキル化薬はDNAを構成する塩基やタンパク質にアルキル基を共有結合させ，DNA複製とRNAへの転写を阻害する．白金製剤は細胞内で化学的に活性化され，DNA鎖間あるいは鎖内に架橋を形成してDNA合成を阻害する．代謝拮抗薬は，核酸合成や代謝反応に使用される生理的代謝物質との類似性を利用して細胞内の正常反応を阻害する．細胞周期S期に作用するため，薬物効果は投与スケジュールに依存的である．トポイソメラーゼはDNA鎖の切断と再結合によりその高次構造を変化させる酵素であり，トポイソメラーゼ阻害薬はI型，II型に分類される．主に細胞周期S期に作用する．微小管阻害薬は，微小管の重合と脱重合の動的平衡状態に作用して細胞周期をG2/M期に停止させることでアポトーシスを誘導する．

1）細胞障害性（殺細胞性）抗がん薬の作用機序と副作用（表1）

a アルキル化薬

DNAを構成する塩基やタンパク質にアルキル基（$C_nH_{2n+1}-$）を共有結合させ，DNA複製とRNAへの転写を阻害することで，殺細胞効果を発揮する．細胞周期非特異的にG0期を含めて作用するが，増殖活性の高い細胞に対して作用が強い．抗腫瘍効果が用量に比例するため大量薬物療法に使用されることがある．主な副作用は血液毒性である．

シクロホスファミドおよびイホスファミドはプロドラッグであり，生体内で主に肝チトクロームP450（CYP）による薬物代謝を受けて活性化される．

表1 細胞障害性（殺細胞性）抗がん薬の分類と種類

	分類	代表的な薬剤
アルキル化薬	ナイトロジェンマスタード	シクロホスファミド，イホスファミド，メルファラン，ベンダムスチン
	ニトロソウレア	ニムスチン，ラニムスチン，ストレプトゾシン
	その他	チオテパ，ブスルファン，ダカルバジン，プロカルバジン，テモゾロミド，トラベクテジン
抗腫瘍性抗生物質		ブレオマイシン，アクチノマイシンD，マイトマイシンC
白金製剤		シスプラチン，カルボプラチン，オキサリプラチン，ネダプラチン
代謝拮抗薬	ピリミジン拮抗薬	5-フルオロウラシル，テガフール，カペシタビン，シタラビン，ゲムシタビン，トリフルリジン
	プリン拮抗薬	メルカプトプリン，フルダラビン，ペントスタチン，クラドリビン
	葉酸拮抗薬	メトトレキサート，ペメトレキセド
トポイソメラーゼ阻害薬	I型	イリノテカン，ノギテカン
	II型	エトポシド
	アントラサイクリン系抗生物質	ドキソルビシン，エピルビシン，ダウノルビシン，ピラルビシン，イダルビシン，アムルビシン
微小管阻害薬	ビンカアルカロイド	ビンクリスチン，ビンブラスチン，ビンデシン，ビノレルビン
	タキサン	パクリタキセル，ドセタキセル，カバジタキセル
	その他	エリブリン

この過程で副産物として生成されるアクロレインは出血性膀胱炎の原因になる．出血性膀胱炎を予防する目的でメスナが併用投与される．両薬剤ともに造血器腫瘍，固形腫瘍に幅広く使用され，とくにシクロホスファミドは乳がんや婦人科系がん，イホスファミドは骨軟部肉腫や胚細胞腫瘍に使用される．ベンダムスチンは，ナイトロジェンマスタード構造とプリンアナログ様構造をもち，アルキル化作用によりDNAを損傷する．悪性リンパ腫に使用される．ニムスチンやラニムスチンは脂溶性で分子量が小さいために血液脳関門の通過が良好であり，脳腫瘍など中枢神経系の腫瘍によく用いられる．副作用の血液毒性は遷延する．テモゾロミドも脂溶性で血液脳関門を通過しやすく，悪性神経膠腫に用いられる．非酵素的に加水分解されて薬効を発揮するため，薬物代謝における相互作用を受けにくい．

b 抗腫瘍性抗生物質

ブレオマイシンは細胞周期のG2期に対する効果が強く，胚細胞腫瘍やホジキン(Hodgkin)リンパ腫の標準薬物療法に組み入れられている．全身投与のほか，がん性胸水や心嚢水のコントロールのために胸腔内や心嚢内に局所投与されることがある．特徴的な副作用である間質性肺炎や肺線維症は総投与量依存性である．

c 白金製剤

白金(Pt)を含む化合物であり，細胞内で化学的に活性化され，DNA鎖間あるいは鎖内に架橋を形成(クロスリンク)してDNA合成を阻害する．殺細胞作用は細胞周期非特異的である．全身投与以外に，とくに卵巣がんでは腹腔内投与も行われる．また放射線増感作用を期待して，放射線療法との併用も行われる．

シスプラチンは固形腫瘍に対して幅広く抗腫瘍活性を示し，胚細胞腫瘍，卵巣がん，頭頸部がん，膀胱がん，食道がん，婦人科系がん，小細胞および非小細胞肺がん，悪性リンパ腫などに汎用される．副作用として強い催吐作用，腎障害，末梢神経障害が問題となる．制吐目的にセロトニン(5-HT₃)受容体拮抗薬とニューロキニン1受容体拮抗薬，デキサメタゾンを予防投与する．総投与量依存性(蓄積性)の末梢神経障害，高音域優位の聴力低下にも注意する．

腎障害予防のために，シスプラチンの添付文書には，計2.5〜5Lの輸液を10時間以上かけてシスプラチン投与前・投与中・投与後に行うよう記載されている．最近では，計2L程度の輸液を行って，マグネシウムの補給と経口水分摂取を励行するショートハイドレーション法が普及している．

カルボプラチンはシスプラチンと比較して催吐作用や腎障害は軽度であるが，血小板数減少をはじめ血液毒性は強い．シスプラチンと異なり，投与時の大量補液は不要である．カルボプラチンとシスプラチンの抗腫瘍効果は共通するが，卵巣がん，小細胞肺がんおよび非小細胞肺がんではほぼ同等であるのに対して，胚細胞腫瘍など他のがんではシスプラチンが一般に優れている．腎排泄されるため，薬物曝露量の指標である薬物血中濃度時間曲線下面積(AUC)は糸球体濾過率(GFR)とよく相関するとともに，主な副作用である血小板数減少もAUCとよく相関する．したがって，他の抗がん薬のように体表面積あたりではなく，一般に目標AUCと患者の腎機能(GFR)から投与量を決定する．副作用として，反復投与時の薬剤過敏症に注意する．

オキサリプラチンは大腸がんや胃がん，膵がんに用いられ，シスプラチンやカルボプラチンとは異なる抗がんスペクトルを示す．5-フルオロウラシル(5-FU)との相乗効果によって高い有効性を示す．腎障害のリスクは低いため大量輸液を要しないが，薬剤過敏症のほか，低温によって惹起される急性期の感覚異常，総投与量依存性に出現する末梢神経障害が副作用として重要である．

d 代謝拮抗薬

核酸合成や代謝反応に使用される生理的代謝物質と化学的に類似しているため，正常物質とともに細胞内に取り込まれ，細胞内の正常反応を阻害することによって殺細胞効果を発揮する．細胞周期S期に作用するため，薬物効果は投与量と投与スケジュールに依存的である．

① ピリミジン拮抗薬

5-FUは，ウラシルのピリミジン環5位の水素がフッ素に置換された誘導体である．腫瘍細胞内に取り込まれた5-FUはウラシルと同じ経路に取り込まれ，その活性代謝物であるフルオロデオキシウリジン一リン酸(FdUMP)がチミジル酸合成を抑制することによりDNA合成を阻害する．このとき，FdUMPはチミジル酸合成酵素(TS)，活性型葉酸と三元複合体を形成する．ホリナートカルシウムは，この三元複合体のTSの解離を遅延させることで安定化させ，抗腫瘍効果を増強させる．RNAに取り込まれRNA機能も障害する．一方，投与された5-FUの80〜90％は主に肝臓のジヒドロピリミジン脱水素酵素(DPD)によって異化代謝を受ける．まれではあるが，遺伝的にDPD活性が欠損もしくは機能低下している患者に投与すると，5-FUの解毒代謝の遅延により重篤な副作用が引き起こさ

る．消化器がんや乳がんに広く使用されている．主な副作用は血液毒性，粘膜障害や口内炎，肝機能障害，手足症候群（手掌，足蹠の紅斑，疼痛性の発赤腫脹）である．

テガフールは5-FUのプロドラッグであり，生体内で薬物代謝を受け活性化されて5-FUとなる．テガフールとウラシルを1：4のモル比で合剤とした経口剤がユーエフティー（UFT）である．S-1は，強力なDPD阻害薬であるギメラシルと消化器毒性を軽減する作用をもつオテラシルをテガフールに配合した経口剤である．胃がんや大腸がん，非小細胞肺がん，膵がん，胆道がんなどに使用される．カペシタビンは主に腫瘍細胞内で薬物代謝を受け5-FUに変換されるため，腫瘍細胞に選択性を有するとされる．胃がん，大腸がん，乳がんに使用される経口剤である．トリフルリジンはチミジン誘導体であり，チピラシル塩酸塩を配合した経口剤が大腸がんに使用される．

シタラビン（Ara-C）はシチジン誘導体であり，細胞内でリン酸化を受けた活性代謝物がDNAポリメラーゼを阻害する．主に白血病に用いられる．シタラビンと構造が類似するゲムシタビンも細胞内に取り込まれた後に活性化される．膵臓がんおよび胆道がん，非小細胞肺がん，膀胱がん，乳がん，卵巣がんなどに用いられる．主な副作用は血液毒性である．

② プリン拮抗薬

メルカプトプリン（6-MP）は小児の白血病治療に使用される．6-MPはチオプリンS-メチル転移酵素（TPMT）により不活性化されるため，TPMT活性が低い患者では血液毒性が増強する．このTPMTには酵素活性に影響を及ぼす複数の遺伝子多型が存在し副作用と関連する．アロプリノール，フェブキソスタット，トピロキソスタットとの薬物相互作用により6-MPの血中濃度が増加する．nudix hydrolase 15（NUDT15）遺伝子多型検査が重篤な副作用の予測のために使用される．

③ 葉酸拮抗薬

メトトレキサート（MTX）は，葉酸の還元反応を触媒するジヒドロ葉酸還元酵素（DHFR）と不可逆的に結合することで活性型葉酸の産生を抑制する．この活性型葉酸はチミジル酸合成系に必要であるため，活性型葉酸の産生を抑制することでDNA合成が阻害される．大量投与時には血中MTX濃度をモニタリングしながら，ホリナートカルシウムによる救援療法が行われる．このとき，ホリナートカルシウムは腫瘍細胞には取り込まれず，正常細胞に選択的に取り込まれてDHFRに関与せずに活性型葉酸

となるため，正常細胞のチミジル酸合成が回復するとされる．白血病や絨毛性疾患，乳がんなどに用いられる．全身投与のほか，髄腔内投与されることがある．副作用は血液毒性，粘膜障害や口内炎，肝腎機能障害，まれに間質性肺炎である．ペメトレキセドは複数の葉酸代謝酵素を阻害することで殺細胞効果を示し，悪性胸膜中皮腫および非小細胞肺がんに適応がある．副作用軽減の目的で葉酸とビタミンB$_{12}$を併用する．

e トポイソメラーゼ阻害薬

DNAトポイソメラーゼは，DNA合成の際に生じるDNA鎖の"もつれ"を認識し，DNA鎖の切断と再結合により"もつれ"を修復する酵素である．切断されるDNA鎖が片側鎖（1本）のみか両鎖（2本）かによって，それぞれⅠ型，Ⅱ型に分類される．細胞周期の主にS期に作用する．

① トポイソメラーゼⅠ阻害薬

イリノテカンはカンプトテシン誘導体であり，小細胞肺がんおよび非小細胞肺がん，消化器がん，卵巣がん，乳がんなど幅広く使用される．好中球減少をはじめ血液毒性と下痢が用量規制因子である．プロドラッグであり生体内のカルボキシルエステラーゼによって，活性代謝物SN-38に変換される．SN-38は肝臓でグルクロン酸転移酵素（UGT1A1）による抱合反応を受けて解毒される．UGT1A1には遺伝子多型が存在し，UGT活性の低下をきたす遺伝子多型をもつ患者では重篤な副作用が引き起こされる確率が高い．*UGT1A1*遺伝子多型はジルベール症候群など体質性黄疸の原因にもなる．

② トポイソメラーゼⅡ阻害薬

エトポシドは非ホジキンリンパ腫，急性白血病，小細胞肺がん，小児固形腫瘍など多くの多剤併用療法に組み込まれている．細胞周期S期に作用するため，その効果は投与量と投与スケジュールに依存する．副作用は血液毒性，口内炎，脱毛である．とくに総投与量3,000 mg/m^{2}以上で二次性白血病の発症リスクが高くなり，特徴的な染色体転座（11q23）を観察することが多い．

f アントラサイクリン系抗生物質

アントラサイクリン系抗生物質は難脂溶性であり，P糖タンパク質の基質であるため血液脳関門を透過しにくい．悪性リンパ腫などの造血器腫瘍，乳がんや悪性骨軟部腫瘍，小児がんなどの固形腫瘍に幅広く使用される．主な副作用は血液毒性のほか，悪心・嘔吐，下痢，口内炎である．総投与量依存性に心筋障害の確率が高くなるため，治療期間中および治療後は定期的に心機能を評価する．総投与量上

限の目安は一般にドキソルビシンで500 mg/m²，エピルビシンで900 mg/m²である．ドキソルビシンをリポソームに封入した製剤は卵巣がんに使用される．

g 微小管阻害薬

微小管は細胞骨格の一部を構成するタンパク質であり，細胞分裂M期の染色体移動や神経細胞内での軸索輸送を担っている．αチュブリンとβチュブリンが結合したヘテロ二量体を基本単位とする管状構造物であるが，チュブリン二量体が重合（形成）と脱重合（分解）を繰り返しながら動的な平衡状態を保っている．微小管阻害薬はこれら重合または脱重合に作用して動的平衡状態を破壊させ，細胞周期をG2/M期に停止させることでアポトーシスを誘導する．

① ビンカアルカロイド

植物アルカロイドであるツルニチニチソウ（*Vinca rosea*）の抽出物に由来する．チュブリンの重合を阻害することによって微小管形成を阻害する．いずれの薬剤も肝チトクロームP450（CYP）の分子種CYP3A4による薬物代謝を受ける．ビンブラスチン，ビンデシン，ビノレルビンでは血液毒性が主な副作用であるが，ビンクリスチンでは末梢神経障害，便秘や麻痺性イレウス，まれに抗利尿ホルモン不適合分泌症候群（SIADH）が問題となる．いずれの薬剤も血管外に漏出すると重篤な組織壊死を起こす．白血病や悪性リンパ腫など造血器腫瘍に使用されるが，とくにビンクリスチンは非ホジキンリンパ腫やユーイング（Ewing）肉腫，ビンブラスチンはホジキンリンパ腫や尿路上皮がん，ビノレルビンは乳がんや非小細胞肺がんの標準治療として使用される．

② タキサン

チュブリン重合の促進によって異常な微小管束を形成し安定化させ，微小管の脱重合を阻害する．いずれもイチイ科の植物抽出物に由来する．疎水性で難溶性であるため，可溶化させるための添加剤や無水エタノールがしばしば過敏症の原因となる．とくにパクリタキセルの投与時は抗ヒスタミン薬とステロイドを用いた十分な前投薬が必要である．パクリタキセルにはアルブミンを結合させたナノ粒子製剤（ナブパクリタキセル）も使用されている．パクリタキセルおよびドセタキセルは卵巣がん，乳がん，非小細胞肺がん，胃がんなど固形腫瘍に広く使用される．カバジタキセルは前立腺がんに使用される．タキサンの副作用は血液毒性のほか，末梢神経障害，薬剤過敏症，血管外漏出時の組織壊死である．とくにドセタキセルでは総用量依存性に末梢性浮腫や胸水など体腔液が貯留することがある．

③ その他

エリブリンはクロイソカイメンから単離されたハリコンドリンBの誘導体である．チュブリンの重合を阻害して微小管の伸長を抑制することで正常な紡錘体形成を妨げる．乳がんおよび悪性軟部肉腫に使用される．主な副作用は血液毒性である．

🔑 この項の キーポイント

● アルキル化薬はDNAを構成する塩基やタンパク質にアルキル基を共有結合させ，DNA複製とRNAへの転写を阻害する．

● 白金製剤は細胞内で化学的に活性化され，DNA鎖間あるいは鎖内に架橋を形成してDNA合成を阻害する．

● 代謝拮抗薬は，核酸合成や代謝反応に使用される生理的代謝物質との類似性を利用して細胞内の正常反応を阻害する．細胞周期S期に作用するため，薬物効果は投与量と投与スケジュールに依存する．

● トポイソメラーゼはDNA鎖の切断と再結合によりその高次構造を変化させる酵素であり，トポイソメラーゼ阻害薬はⅠ型，Ⅱ型に分類される．主に細胞周期S期に作用する．

● 微小管阻害薬は，微小管の重合と脱重合の動的平衡状態に作用して細胞周期をG2/M期に停止させることでアポトーシスを誘導する．

◉ 参考文献

1) DeVita, Hellman, and Rosenberg's Cancer : Principles & Practice of Oncology, 12th ed, Wolters Kluwer, 2023

2) Goodman and Gilman's The Pharmacological Basis of Therapeutics, 14th ed, McGraw-Hill Education, 2023

6 がん薬物療法／B 分子標的薬

B 分子標的薬

> **summary** 分子標的薬は，がん細胞の増殖や生存に必須の分子を阻害する．わが国において15種類以上の抗体薬と50種類以上の小分子化合物ががんに対し認可されている．それぞれの薬剤の作用機序や適応疾患，副作用について熟知して使用することが重要である．

1) 分子標的薬の概念

がん細胞の増殖や生存に必須の分子を阻害し抗腫瘍効果を発揮する薬剤を分子標的薬という．分子標的薬は抗体薬（分子量約15万）と小分子化合物（分子量500程度）に大別される．抗体薬は静脈内投与され，小分子化合物の多くは経口投与されるが，静脈内投与されるものもある．がん細胞に存在する標的に作用する薬剤と，腫瘍微小環境に存在する標的に作用する薬剤があり，血管新生阻害薬や骨修飾薬は後者に属する．がんに対する主な分子標的薬の標的と作用部位，適応症を**表1**，**図1**に示す．

2) 代表的な分子標的薬の作用機序

a 抗体薬

古典的には抗原をマウスに免疫して作製したが，異種タンパク質であるためそのままではヒトには投与できない．そこで，遺伝子組換えによりFc部分をヒト型タンパク質に組換えたキメラ抗体（語尾が〜ximab）や，抗原を認識するFab部分の一部のみをマウスタンパク質として残したヒト化抗体（語尾が〜zumab），完全にヒトタンパク質に置き換えたヒト型抗体（語尾が〜umab）が作製されている．マウスタンパク質の割合が少ないほど，ヒトに投与したときの副作用も少ないとされるが，実際にはヒト抗体でも注射反応（infusion reaction）や抗体に対する抗体の産生が起こりうる．

抗体薬の作用機序には，①リガンドの中和，②受容体からのシグナル伝達阻害，③抗体依存性細胞障害活性（antibody-dependent cell-mediated cytotoxicity：ADCC），④補体依存性細胞障害活性（complement-dependent cytotoxicity：CDC）などがあり，抗体により異なる．1つの抗体が複数の作用機序を有する場合もある．

抗CD20抗体リツキシマブや抗CCR4抗体モガムリズマブは主にADCCやCDCを介して抗腫瘍効果を発揮する．抗EGFR抗体の中で，IgG1サブクラスのセツキシマブはEGFRのシグナル伝達阻害とADCCにより抗腫瘍効果を発揮するが，IgG2サブ

クラスのパニツムマブにはADCC活性はなくEGFRのシグナル伝達阻害が主な抗腫瘍効果の機序である．抗EGFR抗体は，*KRAS*変異のある大腸がんにはEGFRを阻害しても下流に位置する変異RASからシグナルが伝達されるため効果が期待できない．

血管新生阻害薬のベバシズマブは抗VEGF抗体，ラムシルマブは抗VEGFR2抗体である．いずれもVEGFとVEGFR2の結合を阻害し，①血管新生の阻害，②腫瘍間質圧の正常化による腫瘍への抗がん薬移行性改善により効果を発揮する．アフリベルセプトベータはVEGFR1とVEGFR2の細胞外ドメインと抗体のFc部分を遺伝子組換え技術で抗体化した薬剤で，VEGF，VEGF-Bに加えPlGF（placenta growth factor）も中和する活性がある．

デノスマブは，破骨細胞の分化・成熟を促進する因子（receptor activator of nuclear factor κB ligand：RANKL）の中和抗体で，破骨細胞機能を抑制する．

近年，抗体にアイソトープや細胞障害性（殺細胞性）抗がん薬を結合させた抗体薬物複合体が数多く臨床導入され，がん薬物療法の主軸の1つになったが，詳細は抗体薬物複合体の項（p.121）を参照されたい．

b 小分子化合物

標的分子の結晶構造解析等により，標的分子に結合する化合物を設計し作製される．分子量500 Da以下の化合物が多い．標的としては，増殖因子受容体（EGFR，HER2，PDGFR，VEGFR，KITなど）のチロシンキナーゼ（TK）や融合遺伝子産物としてのTK（BCR-ABL，EML4-ALKなど），細胞増殖や生存に関与するセリンスレオニンキナーゼ（mTORなど）が多い．1つの標的にしか作用しない特異的阻害薬は少なく，多くの化合物は構造が類似した複数の標的を阻害する活性を併せ持つ．複数の標的に対する阻害活性が広い抗腫瘍効果に結びつく反面，さまざまな副作用を発現する原因になる．

① 選択的キナーゼ阻害薬

EGFR-TK阻害薬であるゲフィチニブやエルロチニブはEGFRに対する選択性が高い．EGFRは，リ

111

I　総論　5　がんの治療

表1　わが国で認可されている分子標的薬の主な標的と適応症

一般名	標的	適応症	承認年
抗体薬			
モガムリズマブ	CCR4	成人T細胞白血病・リンパ腫	2012
リツキシマブ	CD20	B細胞性非ホジキンリンパ腫	2001
オファツムマブ	CD20	CD20陽性CML	2013
アレムツズマブ	CD52	慢性リンパ性白血病	2014
セツキシマブ	EGFR	大腸がん，頭頸部がん	2008
パニツムマブ	EGFR	KRAS野生型大腸がん	2010
トラスツズマブ	HER2	HER2陽性乳がん，HER2陽性胃がん	2001
ペルツズマブ	HER2/HER3	HER2陽性乳がん	2013
デノスマブ	RANKL	多発性骨髄腫や固形がん骨転移による病変	2012
エロツズマブ	SLAMF7	多発性骨髄腫	2016
ベバシズマブ	VEGF	大腸がん，非扁平上皮NSCLC，悪性神経膠腫，乳がん	2007
アフリベルセプトベータ	VEGF, VEGF-B, PIGF	結腸・直腸がん	2017
ラムシルマブ	VEGFR2	胃がん，大腸がん，NSCLC	2015
小分子化合物			
キナーゼ阻害薬			
アレクチニブ	ALK	*ALK*融合遺伝子陽性NSCLC	2014
クリゾチニブ	ALK, ROS1	*ALK*融合遺伝子陽性NSCLC	2012
セリチニブ	ALK, IGF-1R	*ALK*融合遺伝子陽性NSCLC	2016
ロルラチニブ	ALK, ROS1, TRK	*ALK*融合遺伝子陽性NSCLC	2018
イマチニブ	BCR-ABL, PDGFR, KIT	CML，KIT陽性消化管間質腫瘍，Ph陽性AML	2001
ポナチニブ	BCR-ABL	慢性骨髄性白血病，Ph陽性急性リンパ性白血病	2016
ダサチニブ	BCR-ABL, PDGFR, KIT	CML，Ph陽性ALL	2009
ボスチニブ	SRC, ABL	CML	2014
ニロチニブ	BCR-ABL, PDGFR, KIT	CML	2009
ベムラフェニブ	BRAF	*BRAF*変異陽性悪性黒色腫，NSCLC	2014
ダブラフェニブ	BRAF	*BRAF*変異陽性悪性黒色腫，NSCLC	2016
オラパリブ	BRCA1/2	卵巣がん，*BRCA*変異陽性HER2陰性乳がん	2018
イブルチニブ	BTK	慢性骨髄性白血病	2016
アベマシクリブ	CDK4/6	ER陽性HER2陰性乳がん	2018
パルボシクリブ	CDK4/6	ER陽性HER2陰性乳がん	2020
ゲフィチニブ	EGFR	*EGFR*変異陽性NSCLC	2002
エルロチニブ	EGFR	NSCLC，膵がん	2006
アファチニブ	EGFR	*EGFR*変異陽性NSCLC	2014
ダコミチニブ	EGFR	*EGFR*変異陽性NSCLC	2019
ラパチニブ	EGFR, HER2	*HER2*過剰発現乳がん	2009
オシメルチニブ	変異EGFR	*EGFR*変異陽性NSCLC	2016
ルキソリチニブ	JAK1/2	骨髄線維症，真性多血症	2017
ソトラシブ	G12C変異KRAS	KRAS G12C変異陽性NSCLC	2023
トラメチニブ	MEK	*BRAF*変異陽性悪性黒色腫，NSCLC	2016
カプマチニブ	MET	METエクソン14スキッピング変異陽性NSCLC	2020
テポチニブ	MET	METエクソン14スキッピング変異陽性NSCLC	2020
エベロリムス	mTOR	腎がん，膵神経内分泌腫瘍	2010
テムシロリムス（注）	mTOR	腎がん	2010
セルペルカチニブ	RET	*RET*融合遺伝子陽性NSCLC	2022
エヌトレクチニブ	TRK, ROS1	*NTRK*融合遺伝子陽性がん，*ROS1*融合遺伝子陽性NSCLC	2019
ラロトレクチニブ	TRK	*NTRK*融合遺伝子陽性がん	2021
アキシチニブ	VEGFR	腎がん	2012
レンバチニブ	VEGFR, FGFR	甲状腺がん	2015
レゴラフェニブ	VEGFR, FGFR, PDGFR, TIE2	結腸・直腸がん	2013

（注）：注射薬，CML：慢性骨髄性白血病，NSCLC：非小細胞肺がん，AML：急性骨髄性白血病，ALL：急性リンパ性白血病

（次頁へつづく）

112

表1つづき

ソラフェニブ	VEGFR, PDGFR, FLT3, KIT, RAF	腎がん, 肝がん, 甲状腺がん	2008
パゾパニブ	VEGFR, PDGFR, KIT	腎がん, 悪性軟部腫瘍	2012
スニチニブ	VEGFR, PDGFR, KIT, FLT3, RET	腎がん, 消化管間質腫瘍, 膵神経内分泌腫瘍	2008
バンデタニブ	VEGFR, EGFR, RET	甲状腺髄様がん	2015
その他の阻害薬			
ボリノスタット	HDAC	皮膚T細胞性リンパ腫	2011
パノビノスタット	HDAC	多発性骨髄腫	2015
ピミテスピブ	HSP90	消化管間質腫瘍	2022
タミバロテン	PML-PARα	急性前骨髄球性白血病	2005
トレチノイン	PML-PARα	急性前骨髄球性白血病	2007
フォロデシン	プリンヌクレオシドホスホリラーゼ(PNP)	末梢性T細胞リンパ腫	2017
ボルテゾミブ(注)	プロテアソーム	多発性骨髄腫	2006
カルフィルゾミブ(注)	20Sプロテアソーム	多発性骨髄腫	2016
イキサゾミブ	20Sプロテアソーム	多発性骨髄腫	2017
ベキサロテン	26Sプロテアソーム	皮膚T細胞性リンパ腫	2016
アザシチジン(注)	DNAメチル化	骨髄異形成症候群	2011

(注):注射薬

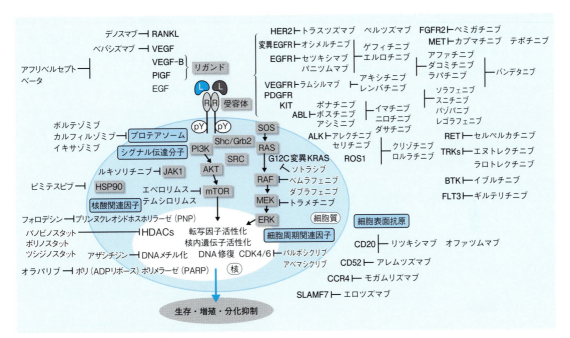

図1 主な分子標的薬の標的と作用部位

ガンドの結合やEGFR-TKドメインの変異により活性化され，下流のPI3K/AKT/mTOR経路やMAPK(MEK/ERK)経路を介して細胞増殖・生存シグナルを伝達する．ゲフィチニブやエルロチニブはEGFRのTKドメインのATP結合部位に結合し，ATPによるTKの活性化（リン酸化）を阻害する結果，アポトーシスを誘導し抗腫瘍効果を発揮する．ドライバーとなる融合遺伝子が陽性のがんにはALK, ROS1, RET, NTRK, FGFR2などの阻害薬が承認されている．BRAF変異を有する悪性黒色腫と非小細胞肺がんに対して認可されたダブラフェニブとトラメチニブは，それぞれBRAFとMEKに選択的な阻害薬で両者を併用することができる．これまで標的にできなかったKRASに対してはG12C変異選択的阻害薬ソトラシブが承認された．

② マルチキナーゼ阻害薬

構造が類似した複数の標的を阻害する薬剤であるイマチニブは，BCR::ABL転座が病因である慢性

骨髄性白血病(CML)に対しABL阻害活性薬として開発されたが，KITやPDGFRにも阻害活性を併せ持っており，KITやPDGFR変異が病因である消化管間質腫瘍(GIST)に対しても抗腫瘍効果を示す．

ソラフェニブ，スニチニブ，パゾパニブなどは，VEGFR2阻害活性を有する薬剤であるが，他のさまざまな分子に対する阻害活性を併せ持っている．

③ mTOR阻害薬

mTORはPI3K/AKTの下流分子で，多くの腫瘍細胞で活性化されている．mTOR阻害薬ラパマイシンは免疫抑制薬として開発が進められたが，免疫抑制薬として用いる場合の約10倍高用量で用いると，固形がんの細胞増殖が抑制されることからテムシロリムスとエベロリムスなどが抗がん薬としても開発された．

④ プロテアソーム阻害薬

プロテアソームは細胞内の不要なタンパク質を分解する酵素であるが，ボルテゾミブはプロテアソームの活性を阻害することでがん細胞内に不要なタンパク質を蓄積させ，がん細胞の増殖を抑制する．正常細胞内にもプロテアソームが存在し細胞の恒常性を保っているため，末梢神経障害をはじめとするさまざまな副作用も出現する．

⑤ HDAC阻害薬

ヒストンは真核細胞の染色体に含まれるタンパク質の1つで，高分子であるDNAを核内に格納する働きをしている．ヒストンがアセチル化されるとヒストンに対するDNAの巻きつきが弱くなり転写が促進される．遺伝子の転写はヒストンのアセチル化と脱アセチル化のバランスによって制御されているが，ボリノスタットはヒストン脱アセチル化酵素(HDAC)を阻害することにより，がん細胞の増殖を抑制する．

⑥ PARP阻害薬

poly(ADP-ribose)polymerase(PARP)はADPリボースを標的タンパク質に付加重合(ADPリボシル化)させる酵素で，DNA修復に関与するPARP1/2/3は1本鎖DNA切断部位を認識しADPリボシル化することで塩基除去修復を行う．PARP1/2/3阻害活性をもつオラパリブは，DNA損傷下では1本鎖DNA修復の塩基除去修復を阻害し細胞死を誘導する．2本鎖DNA切断における相同組換え機構を阻害するBRCA1/2等の変異を有するがん細胞では，オラパリブ単剤の投与で1本鎖DNA修復と2本鎖DNA修復をともに遮断され細胞死が誘導される．単独遺伝子欠損では細胞死を示さないのに，複数の遺伝子の欠損が共存することで致死性を発揮する現象を合成致死というが，BRCA1/2変異を有するがん細胞にPARP阻害薬を作用させて誘導される細胞死は合成致死の一例である．

⑦ CDK4/6阻害薬

細胞周期(M期－G1期－S期－G2期)のうちG1後期－S期への移行を促進するキナーゼであるCDK4/6は，サイクリンDと複合体を形成し，がん抑制遺伝子産物であるRbをリン酸化して不活性化することによりがん細胞の増殖を抑制する．サイクリンDはエストロゲン受容体(ER)陽性乳がんに高発現しており，CDK4/6阻害薬であるパルボシクリブやアベマシクリブは手術不能，再発乳がんに認可されている．また，アベマシクリブは術後補助療法としても承認されている．

⑧ 第二世代・第三世代TK阻害薬

イマチニブやゲフィチニブを2000年代前半に認可された第一世代の分子標的薬とすると，より活性を高める目的あるいは第一世代の分子標的薬に対する耐性や抵抗性を克服する目的で，新世代の分子標的薬が開発されている．イマチニブ抵抗性のCMLに対して強力なABL阻害活性を有するダサチニブとニロチニブ，ボスチニブや，EGFRに加えて同じEGFRファミリーに属する分子の阻害活性も併せ持つラパチニブやアファチニブなどが認可されている．ALK融合遺伝子を有する非小細胞肺がんに対しても，第一世代のALK阻害薬クリゾチニブに加えて第二世代のアレクチニブ，セリチニブがある．さらに，第一～二世代薬の代表的耐性因子にも有効で，脳移行性の高い第三世代薬が開発されており，変異EGFR選択的(野生型EGFRには活性が弱い)な第三世代EGFR-TK阻害薬のオシメルチニブと，第三世代ALK阻害薬であるロルラチニブが承認されている．

3) 分子標的薬の使用方法と副作用対策

分子標的薬の使用法には，単剤として使用，細胞障害性抗がん薬と併用して使用，単剤と細胞障害性抗がん薬との併用のいずれでも使用，分子標的薬同士の併用で使用するものがあるので，エビデンスに基づき使用することが重要である．また，分子標的薬にも何らかの副作用はほぼ必発するので注意を払う必要がある．詳細は他項を参照されたい．

この項の キーポイント

- がんの分子標的薬として15種類以上の抗体薬と50種類以上の小分子化合物が認可されている.
- 分子標的薬には,がん組織における標的発現の

確認が必須の薬剤があり,適応と作用機序を熟知する必要がある.
- 多彩な副作用が出現する可能性があるため,薬物動態や副作用を理解したうえで,がん専門医が用いる.

C 免疫チェックポイント阻害薬

summary 体内にがんが発生すると,これを異物(非自己)として認識し,攻撃・排除しようとする免疫反応が働く.一方で本来,過剰な免疫反応を防ぐため,CTLA-4(cytotoxic T-lymphocyte-associated antigen-4)・PD-1(programmed cell death-1)といった抑制系に働く免疫チェックポイント分子が生体内に存在する.がんはこれをうまく活用し,免疫系からの攻撃を回避し増殖する.これに着目して開発されたのが免疫チェックポイント阻害薬であり,すでに複数の薬剤が承認されている.使用にあたっては副作用の管理が重要である.

1) 免疫チェックポイント分子とは

免疫チェックポイント分子は,免疫恒常性を保つために自己に対する免疫応答を抑え,過剰な免疫反応を抑制する分子群である.現在,さまざまな免疫チェックポイント分子とそのリガンドが同定されているが,ここではCTLA-4とPD-1について以下に概説する.

CTLA-4はT細胞を抑制する免疫チェックポイント分子として機能している.T細胞の活性化に伴ってその細胞上に発現誘導されるが,制御性T細胞(regulatory T cell:Treg)上などにも発現している.T細胞にCTLA-4が多く発現している状態ではT細胞の活性化が抑制される.

PD-1は活性化T細胞に発現する免疫チェックポイント分子で,PD-L1(programmed cell death-1 ligand 1)が主なリガンドとされる.T細胞上のPD-1がPD-L1と結合すると,T細胞は活性化が抑制され,免疫寛容を生じる.PD-L1はがん細胞のみならず抗原提示細胞においても発現がみられる.

がん細胞は免疫系からの攻撃を回避すべく,免疫チェックポイント分子による免疫抑制機能を積極的に活用し,免疫逃避している.CTLA-4の発現を通じて,T細胞の活性化(プライミング相)の部分で,がん免疫応答にブレーキがかかる.また,がん細胞は,自身に発現したPD-L1を,がん組織に集まってきたT細胞のPD-1と結合させて免疫逃避する.

2) 免疫チェックポイント阻害薬とは

腫瘍免疫応答の過程において,T細胞はPD-1,

CTLA-4をはじめとする複数の免疫抑制性受容体を発現している.免疫応答回復(免疫のブレーキを外すこと)を介し,自己免疫でがん細胞を破壊することを狙って開発されてきたのが,免疫チェックポイント阻害薬(抗CTLA-4抗体薬,抗PD-1抗体薬,抗PD-L1抗体薬)である.抗CTLA-4抗体薬(イピリムマブ,トレメリムマブ)は,T細胞表面に存在するCTLA-4と樹状細胞などに存在するB7(CD80/CD86)との結合を阻害することで,T細胞を活性化し腫瘍免疫を惹起する.抗PD-1抗体薬(ニボルマブ,ペムブロリズマブ,セミプリマブ),抗PD-L1抗体薬(アテゾリズマブ,デュルバルマブ,アベルマブ)は,PD-1とPD-L1の結合を防ぐことで腫瘍免疫を惹起し抗腫瘍効果を発揮する.免疫チェックポイント阻害薬は,現在複数のがん種に対して薬事承認されている(**表1**).

免疫チェックポイント阻害薬の効果の特徴として,一部の症例で長期に抗腫瘍効果を発揮することが明らかになり,進行がんの治癒の可能性も期待されている.一方で後述のように,免疫チェックポイント阻害薬特有の有害事象に注意が必要となる.

3) 免疫チェックポイント阻害薬による有害事象

免疫チェックポイント阻害薬は,従来の細胞障害性抗がん薬とは異なる作用機序をもつため,有害事象も異なる.一般に,免疫抑制の解除に伴って,T細胞が全身の各臓器に浸潤して免疫反応を起こし,免疫反応が過剰になることで生じうる.自己免疫疾患に類似した症状を呈することが多く,免疫関連有

I　総論　5　がんの治療

表1　免疫チェックポイント阻害薬の国内承認状況

薬剤		対象がん種
ニボルマブ	抗PD-1抗体	悪性黒色腫 非小細胞肺がん 腎細胞がん 古典的ホジキンリンパ腫 頭頸部がん 胃がん 悪性胸膜中皮腫 結腸・直腸がん(MSI-H) 食道がん 原発不明がん 尿路上皮がん 悪性中皮腫，上皮系皮膚悪性腫瘍
ペムブロリズマブ	抗PD-1抗体	悪性黒色腫 非小細胞肺がん 古典的ホジキンリンパ腫 尿路上皮がん 腎細胞がん 頭頸部がん 食道がん 結腸・直腸がん(MSI-H) 乳がん 子宮体がん 子宮頸がん 原発性縦隔大細胞型B細胞リンパ腫 固形がん(MSI-H)(標準的な治療が困難な場合に限る) 固形がん(TMB-H)(標準的な治療が困難な場合に限る)
セミプリマブ	抗PD-1抗体	子宮頸がん
デュルバルマブ	抗PD-L1抗体	非小細胞肺がん 小細胞肺がん 肝細胞がん 胆道がん
アベルマブ	抗PD-L1抗体	メルケル細胞がん 腎細胞がん 尿路上皮がん
アテゾリズマブ	抗PD-L1抗体	乳がん 非小細胞肺がん 小細胞肺がん 肝細胞がん
イピリムマブ	抗CTLA-4抗体	悪性黒色腫 腎細胞がん 結腸・直腸がん(MSI-H) 非小細胞肺がん 悪性胸膜中皮腫 食道がん
トレメリムマブ	抗CTLA-4抗体	非小細胞肺がん 肝細胞がん

MSI-H：高頻度マイクロサテライト不安定性
TMB：腫瘍遺伝子変異量
（2024年7月時点）

害事象（immune-related adverse event：irAE）と称される．呼吸器系，皮膚，消化器系，内分泌系，神経系など，全身のあらゆる臓器に免疫反応が発現する．irAEには，ステロイドをはじめとした免疫抑制薬で対応する．発現時期は予測することが困難であるが，間質性肺障害や心筋炎，サイトカイン放出症候群のように判断の遅れが致命的になる有害事象も多く，免疫チェックポイント阻害薬使用歴のある患者では常にirAEの可能性を念頭に置いて診療にあたる必要がある．また，あらかじめ患者やその家族にもirAEについて説明し理解を得ておくと，早期発見につながりやすい．

4）免疫チェックポイント阻害薬の効果予測因子

　がん免疫療法は，臨床効果に個人差があることや，irAEのリスクから，適応患者の層別化の必要性が指摘されている．非小細胞肺がんや悪性黒色腫では，PD-L1発現がバイオマーカーとして確立されている．また，トリプルネガティブ乳がんではPD-L1発現が唯一のバイオマーカーとしてコンパニオン診断薬となっている．しかし，その他のがん種に対するPD-L1発現の有用性は明らかでない．また，固形がんに対する高頻度マイクロサテライト不安定性（MSI-H）や腫瘍遺伝子変異量（TMB）もバイオマーカーとして用いられる．しかしながら，たとえばPD-L1陰性で免疫チェックポイント阻害薬が有効な例もあるなど，現在用いられているバイオマーカーはいずれもまだ不完全であり，今後，より優れたバイオマーカーの開発が望まれる．

🔑 この項の キーポイント

- がんは免疫チェックポイント分子を活用し，免疫系からの攻撃を回避し増殖する．
- 免疫チェックポイント分子にはCTLA-4（cytotoxic T-lymphocyte associated antigen-4）・PD-1（programmed cell death-1）などが存在する．
- 免疫活性化が抑制されている状態を解除すべく，免疫チェックポイント阻害薬が開発された．
- 同薬として複数承認されているが，その使用にあたっては副作用の管理が重要である．

● 参考文献
1) 上田龍三（監），西川博嘉（編）：がん免疫療法ハンドブック，メディカルレビュー社，2016
2) 日本臨床腫瘍学会（編）：新臨床腫瘍学，第7版，南江堂，2024

116

D 内分泌療法

summary 内分泌療法は，エストロゲン，アンドロゲンなどの性ホルモン依存性に増殖するがん細胞に対しホルモンの産生を抑制する，またはホルモン受容体の機能を阻害することでがんの増殖を抑える治療である．本項では，エストロゲン，アンドロゲンの生体内での産生メカニズムについて概説した後，乳がん・前立腺がん・子宮体がんに対し現在行われている内分泌療法と，内分泌治療薬を作用別に分類し解説する．

1) 性ホルモンと内分泌療法

エストロゲンやアンドロゲンなど性ホルモンの作用を増殖に必要とするがんをホルモン依存性腫瘍と呼び，性ホルモンの産生を抑制，またはホルモン受容体の機能を阻害しがんの増殖を抑える内分泌療法が有効である．主な適応疾患は，乳がん，前立腺がん，子宮体がんである．

エストロゲンとはエストロン，エストラジオール，エストリオールからなるステロイドホルモンであり，主に卵巣，胎盤，副腎皮質などで合成される．閉経前女性のエストロゲンは，視床下部で分泌された黄体形成ホルモン放出ホルモン(luteinizing hormone-releasing hormone：LH-RH)が脳下垂体に作用し黄体形成ホルモン(luteinizing hormone：LH)や卵胞刺激ホルモン(follicle stimulating hormone：FSH)を分泌，この刺激を受けて卵巣から分泌される．閉経後女性のエストロゲンは，卵胞の機能低下により卵巣からのエストロゲン分泌は低下するため，副腎のアンドロステンジオンやデヒドロエピアンドロステロン(DHEA)が脂肪や乳腺などに局在するアロマターゼによりエストロゲンに変換され産生される(図1)．

アンドロゲンとはテストステロン，DHEA，ジヒドロテストロン(DHT)など数種類のホルモンからなるステロイドホルモンである．男性では約95％が精巣，残りは副腎で産生される．アンドロゲン産生経路は，LH-RHの刺激によりLHが分泌され，精巣でテストステロンが合成・分泌される経路と，副腎から産生されるアンドロステンジオンやDHEAが精巣でテストステロンに合成され，活性の高いDHTへ変換される経路がある．

2) 乳がんと内分泌療法

初発浸潤性乳がん組織の約70％にエストロゲン受容体(ER)の発現がみられ(ER陽性乳がん)，それらの増殖はエストロゲンがERに結合することで促

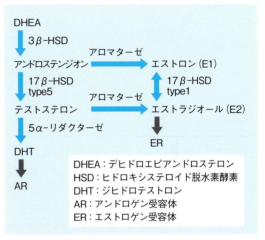

図1 末梢組織におけるステロイドホルモン合成経路

進される．エストロゲン依存性増殖を抑制するために治療に用いられる内分泌療法は術前，術後，転移・再発治療で用いられている．

閉経期以前は主にLH-RHの刺激によりエストロゲンが産生されることから，閉経前乳がんの内分泌療法はエストロゲン供給を遮断するためのLH-RHアゴニスト(リュープロレリン，ゴセレリン)や，ERの機能を直接抑制する選択的エストロゲン受容体調節薬(SERM：タモキシフェン)が用いられる．閉経期以降はアンドロゲンがアロマターゼにより変換されエストロゲンが産生されることから，閉経後乳がんの内分泌療法はアロマターゼの働きを抑えるアロマターゼ阻害薬(AI：アナストロゾール，エキセメスタン，レトロゾール)が主に用いられる(図2)．

ER陽性転移・再発乳がんでは，内分泌感受性があり病変が生命を脅かす状況でない場合，内分泌療法であるLH-RHアゴニストやSERM，AI，ER完全拮抗薬でありプロテアソームによるERの分解を促進する選択的エストロゲン受容体抑制薬(SERD)に分子標的薬であるCDK4/6阻害薬を併用する治療，または内分泌療法単独の治療から開始する．内

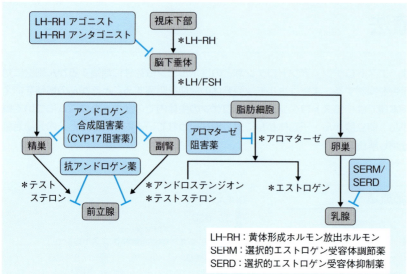

図2 内分泌療法の作用機序と治療薬

分泌療法の耐性機序として，*ER*（*ESR1*）遺伝子の変異，エストロゲンに依存しない細胞内リン酸化経路によるERの活性化，ERに依存しない細胞増殖能の獲得などがあげられる．また標準的治療が無効な症例に対し，作用機序は十分解明されていないが腫瘍縮小効果を認めた報告があることから，プロゲステロン製剤やエストロゲン製剤も用いられる．

3）前立腺がんと内分泌療法

アンドロゲン依存性腫瘍である前立腺がんは，アンドロゲンの産生やその作用を抑制する内分泌療法が有効であり，放射線治療との併用，術後や放射線治療後の再発治療，または転移性ホルモン感受性前立腺がんで用いられる．内分泌療法には，外科療法として両側精巣摘出術，薬物療法としてLHやテストステロン分泌を抑制する LH-RH アゴニスト（リュープロレリン，ゴセレリン）や LH-RH アンタゴニスト（デガレリクス），LH-RHアゴニストまたは外科療法に抗アンドロゲン製剤（ビカルタミド，フルタミド）を併用する治療が用いられる（図2）．

これらの薬物療法は多くの症例で病勢の改善を認めるが，長期治療の継続などで病変の再燃を認めることが問題となっており，次治療の検討が必要となる．内分泌療法に抵抗性を示すがんは去勢抵抗性前立腺がんと呼ばれ，耐性機序としてアンドロゲン受容体（AR）の遺伝子変異や増幅，リガンド非依存的ARの活性化などが報告されている．去勢抵抗性前立腺がんに対しては，ARシグナル阻害薬（エンザルタミド）や，アンドロゲン合成に必要なCYP17Aを特異的に阻害するアンドロゲン合成阻害薬（アビラテロン，去勢抵抗前にも使用可能）などが用いられる．

4）子宮体がんと内分泌療法

子宮体がんは，エストロゲン依存性に発生するtype Ⅰ とエストロゲン非依存性のtype Ⅱ に分類される．子宮体がんの約80％がtype Ⅰ であり，エストロゲンの長期刺激が原因で発生すると考えられている．発症の危険因子は肥満，未経産，エストロゲン補充療法，乳がん術後のタモキシフェンの投与などがある．

内分泌療法は妊孕性温存を希望する子宮体がん，進行・再発子宮体がんに適応となる．妊孕性温存治療は，子宮内膜異型増殖症および子宮体部筋層浸潤のない高分化型類内膜がん，かつ将来出産可能な年齢の患者に適応で，プロゲステロン製剤（メドロキシプロゲステロン）を連続6ヵ月間投与する方法が一般的である．良好な奏効率や病理組織学的な病変消失率の報告もある一方，類内膜がんは比較的高い再発率を認めるとの報告もあり，リスクを理解したうえで行われるべき治療法である．

進行・再発子宮体がんに対する内分泌療法は，高分化類内膜がんまたはER陽性・プロゲステロン受容体（PgR）陽性例に対してプロゲステロン製剤が投与される．

この項の キーポイント

● 内分泌療法は，性ホルモンに依存し増殖するがん細胞に対し，ホルモンの産生を抑制する，またはホルモン受容体の機能を阻害しがんの増殖を抑える治療である．
● 適応疾患は主に乳がん，子宮体がん，前立腺がんである

参考文献

1) Hayashi S, et al：Mechanisms of hormonal therapy resistance in breast cancer. Int J Clin Oncol **20**：262-267, 2015
2) Beltran H, et al：Targeted next-generation sequencing of advanced prostate cancer identifies potential therapeutic targets and disease heterogeneity. Eur Urol **63**：920-926, 2013
3) 日本婦人科腫瘍学会（編）：妊孕性温存療法．子宮体がん治療ガイドライン，2018 年版，金原出版，p.166-172, 2018

E 新規治療

summary ウイルス療法は「ウイルスが感染細胞を溶解する作用」を利用してがん細胞を選択的に破壊する治療法である．光免疫療法は「がん細胞に選択的に結合する抗体に光感受性物質 IR700 を付加したもの」を投与してがんにレーザー光を照射することでがん細胞を破壊する治療法である．両者ともがん細胞を選択的に治療する方法であり，副作用の少ない新しいがん治療として期待されている．
CAR-T 細胞療法は，がんに対する細胞療法として従来にない効果を発揮する画期的な治療法である．抗体薬物複合体療法は抗体をデリバリーツールとして活用し，がん細胞への薬剤曝露を上昇させることが可能となっている．

1）ウイルス療法

ウイルスは感染細胞を溶解する作用を有しており，遺伝子改変技術を用いてがん細胞のみで増殖して溶解作用を発揮するウイルス製剤の開発が日本や欧米で進められている（表1）．ウイルスをがん組織に腫瘍内投与すると，がん細胞や正常細胞の表面に発現するウイルス受容体を介して細胞内に取り込まれる．がん選択的プロモーターでウイルス複製に必要な遺伝子を制御するように遺伝子改変されたウイルスは，がん細胞内で急速に増殖してがん細胞を破壊し，周囲のがん細胞に拡散して治療効果を発揮する．一方，正常細胞内での増殖は抑制されるため正常細胞は傷つけない（図1）．近年，ウイルス療法が免疫原性細胞死の誘導を介して免疫チェックポイント阻害薬の効果を増強する研究成果が報告され，複合免疫療法への応用が注目されている．

a ヘルペスウイルス製剤

単純ヘルペスウイルス 1 型（herpes simplex virus 1：HSV-1）を基本骨格とするウイルス製剤が多く開発されている．Coffin らによって開発された顆粒球・マクロファージコロニー刺激因子（granulocyte-

表1 開発中の腫瘍溶解性ウイルス製剤

ウイルスの種類	開発名	一般名	導入遺伝子	対象疾患	承認年	地域	開発段階
単純ヘルペスウイルス1型（HSV-1）	T-VEC	talimogene laherparepvec	GM-CSF	悪性黒色腫	2015年	米国，欧州	第Ⅲ相
	G47 Δ	テセルパツレブ		悪性神経膠腫	2021年	日本	第Ⅱ相
	C-REV（HF10，TBI-1401）	canerpaturev		膵臓がん，悪性黒色腫		日本，米国	第Ⅰ相
アデノウイルス5型（Ad5）	H101	（Oncorine®）		頭頸部がん	2006年	中国	第Ⅲ相
	OBP-301（Telomelysin）	suratadenoturev	テロメラーゼプロモーター	食道がん		日本，米国	第Ⅱ相
	Surv.m-CRA-1		サバイビンプロモーター	悪性骨腫瘍		日本	第Ⅱ相

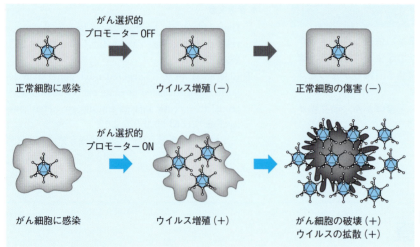

図1 ウイルス製剤によるがん細胞選択的な治療効果

表2 開発中の光免疫療法

標的タンパク質	抗体	光感受性物質	標的細胞	開発名	一般名	対象疾患	承認年	地域	開発段階
EGFR	セツキシマブ	IR700	がん細胞	ASP-1929	セツキシマブ サロタロカン	頭頸部がん	2020年	日本	第Ⅲ相
	パニツムマブ	IR700	がん細胞						前臨床
HER2	トラスツズマブ	IR700	がん細胞						前臨床
CD25	CD25抗体	IR700	制御性T細胞(Treg)						前臨床
CTLA4	CTLA4抗体	IR700	制御性T細胞(Treg)						前臨床
FAP	FAP抗体	IR700	腫瘍関連線維芽細胞(CAF)						前臨床

macrophage colony stimulating factor：GM-CSF)を搭載するT-VEC(talimogene laherparepvec)は，2015年に米国や欧州で悪性黒色腫に対して承認されている．藤堂らによって開発されたG47Δ(テセルパツレブ)は，2021年に日本で悪性神経膠腫に対して承認されている．西山らによって開発されたHF10(canerpaturev)は，膵臓がんや悪性黒色腫に対する臨床応用が日本や米国で進められている．

b アデノウイルス製剤

アデノウイルス5型(adenovirus serotype 5：Ad5)を基本骨格とするウイルス製剤が多く開発されている．中国のShanghai Sunway Biotech社によって開発されたH101(Oncorine®)は，2006年に中国で頭頸部がんに対して承認されている．藤原らによって開発されたテロメラーゼプロモーターでウイルス増殖を制御するOBP-301(suratadenoturev)は，食道がんに対する臨床応用が日本や米国で進められている．小戝らによって開発されたサバイビンプロモーターでウイルス増殖を制御するSurv.m-CRA-1は，悪性骨腫瘍に対する臨床応用が日本で進められている．

2) 光免疫療法

がん細胞の表面に発現するタンパク質に結合する抗体に光感受性物質IR700を付加したものを全身投与し，抗体が集積した腫瘍組織に長波長のレーザー光を照射することで光化学反応を介して細胞膜を傷害してがん細胞を破壊する．がん細胞やがん細胞をサポートする正常細胞の表面に発現するタンパク質に結合する抗体を用いた光免疫療法の開発が進められている(表2)．

a がん細胞の標的化

小林らによって開発された上皮増殖因子受容体(epidermal growth factor receptor：EGFR)に結合する抗体(セツキシマブ)にIR700を付加したcetuximab-IR700(セツキシマブ サロタロカン)は，2020年に日本で頭頸部がんに対して承認されている．他の抗EGFR抗体(パニツムマブ)やヒト上皮増殖因子受容体2(human epidermal growth factor receptor type 2：HER2)に対する抗体(トラスツズマブ)を用

いた研究も進められている.

b がんをサポートする正常細胞の標的化

腫瘍免疫を抑制する制御性T細胞(regulatory T cell:Treg)に発現するCD25や細胞障害性Tリンパ球抗原4(cytotoxic T-lymphocyte-associated antigen 4:CTLA-4)に結合する抗体を用いて腫瘍免疫を改善させる治療法の開発が進められている.さらに,間質組織中に多く存在する腫瘍関連線維芽細胞(cancer-associated fibroblast:CAF)に発現する線維芽細胞活性化タンパク質(fibroblast activation protein:FAP)に結合する抗体を用いた研究も進められている.

3) CAR-T細胞療法

CAR-T細胞とは,患者自身のT細胞にキメラ抗原受容体(chimeric antigen receptor:CAR)を遺伝子導入した改変T細胞である.先端部分はがんがもつ抗原を認識する抗原受容体であり,細胞内部分にはT細胞共刺激分子であるCD28,4-1BBなどが組み込まれている.がん抗原として最初に実用化されたのはB細胞に発現するCD19抗原である.疾患としては,再発・難治性のCD19陽性びまん性大細胞型B細胞リンパ腫(DLBCL),濾胞性リンパ腫(FL),25歳以下のCD19陽性B細胞性急性リンパ芽球性白血病(ALL)である.さらにB細胞成熟抗原であるBCMA抗原をターゲットとしたCAR-T細胞が,再発または難治性の多発性骨髄腫(MM)に適応となっている.治療の実際は,まず,患者からT細胞を採取(アフェレーシス)しCAR-T細胞を作製する.CAR-T細胞作製の間に橋渡し(ブリッジング)と呼ばれる抗がん薬治療が実施される.CAR-T細胞を輸注する直前には,フルダラビンとエンドキサンなどの抗がん薬を投与し患者のリンパ球を減少させてから,CAR-T細胞を輸注する.これによりCAR-T細胞が体内でよく分裂でき,治療効果が増強する.

B細胞性ALLは寛解達成率が8割を超え,4〜5割の患者が長期生存する.DLBCLでは完全奏効率が4〜6割で,約3〜4割の患者が長期生存し,FLはDLBCLよりさらに2割程度成績が良好である.MMは3割で完全奏効が得られるが,長期生存・治癒をどれくらい達成できるかは今後の課題である.

CAR-T細胞が増殖する際の重篤な副作用としてサイトカイン放出症候群(cytokine release syndrome:CRS)と免疫エフェクター細胞関連神経毒性症候群(immune effector cell associated neurotoxicity syndrome:ICANS)と呼ばれる神経毒性がある.輸注後数日で発症し,抗IL-6受容体抗体ト

シリズマブやステロイドにより治療される.1週間を超えてからは血球減少が出現し,場合によっては数ヵ月にわたり回復しない場合がある.また,長期間にわたる副作用として低ガンマグロブリン血症があり,易感染性に注意が必要でIgG値によってガンマグロブリンの補充を実施する.

患者自身のT細胞を使用する完全オーダーメイドであるため高額な薬価が設定されている.また,T細胞の採取から遺伝子導入,T細胞の増幅など一連の工程に時間を要す点も治療戦略上,留意が必要である.

4) 抗体薬物複合体療法

抗体に抗がん薬を結合させた抗体薬物複合体(antibody-drug conjugate:ADC)が開発されており,抗体をデリバリーツールとして活用している.抗体,薬物と両者を連結するリンカー部分から構成される.リンカーの改良により,ADCごと腫瘍細胞にエンドサイトーシスで取り込まれた後に,リンカーから薬物が分離するようになっている.したがって,正常細胞への薬剤曝露を抑えつつ,がん細胞への薬剤曝露を上昇させることが可能となる.また,腫瘍細胞が細胞死した後に,漏出した薬物が隣接する腫瘍細胞にも作用する効果も期待できる.

日本で承認されているのは,以下の適応である.

①AMLに対して,CD33抗体にDNA切断剤であるカリケアマイシンを結合させたゲムツズマブ オゾガマイシン

②ホジキン(Hodgkin)リンパ腫と末梢性T細胞リンパ腫に対して,CD30抗体とチュブリン重合阻害薬モノメチルアウリスタチンE(MMAE)を結合させたブレンツキシマブ ベドチン

③ALLに対して,CD22抗体にカリケアマイシンを結合させたイノツズマブ オゾガマイシン

④乳がんに対して,抗ヒト上皮成長因子受容体(HER)2抗体であるトラスツズマブとチュブリン重合阻害薬エムタンシン(DM1)を結合させたトラスツズマブ エムタンシン

⑤乳がん,胃がん,胃食道腺がんに対して,トラスツズマブとトポイソメラーゼI阻害薬デルクステカンを結合させたトラスツズマブ デルクステカン

特徴的な副作用として,ゲムツズマブ オゾガマイシンでは肝障害,トラスツズマブ エムタンシン,トラスツズマブ デルクステカンでは間質性肺炎等が問題になる場合があり,注意が必要である.

Ⅰ 総論 5 がんの治療

🔑 この項の キーポイント

- がん選択的に増殖するウイルス製剤の臨床応用が加速している.
- 光感受性物質IR700を付加したがん選択性を有する抗体を用いた光免疫療法の臨床応用が進められている.
- CAR-T細胞,抗体薬物複合体療法ともに,その適応疾患が今後も拡大していくと考えられる.一方,従来にない副作用もあり,作用機序をよく理解する必要がある.

● 参考文献

1) Wu YY, et al：Oncolytic viruses-modulated immunogenic cell death, apoptosis and autophagy linking to virotherapy and cancer immune response. Front Cell Infect Microbiol **13**：1142172, 2023

2) Kobayashi H, et al：Near-infrared photoimmunotherapy of cancer. Acc Chem Res **52**：2332-2339, 2019

3) Mitsunaga M, et al：Cancer cell-selective *in vivo* near infrared photoimmunotherapy targeting specific membrane molecules. Nat Med **17**：1685-1691, 2011

7 集学的治療

summary 従来の外科療法，薬物療法，放射線療法を基本とした治療に加え，新規の分子標的薬やがん免疫療法など，近年のがん治療に対するアプローチは多岐にわたり進歩している．それぞれの専門領域の強みを生かした治療法を用いて，最も効果的な治療法の組み合わせを個々の患者ごとに協議し，安全に実施することが，治療成績の向上には重要である．本項では，このような集学的治療のポイントについて概説する．

1) 集学的治療とは

がん治療としては，外科療法，薬物療法，放射線療法(radiotherapy：RT)を基本とした三大療法に加え，内視鏡治療，内分泌療法，温熱療法，インターベンショナル・ラジオロジー(interventional radiology：IVR)治療などが行われている．さらに，近年新規の分子標的薬，遺伝子診断に基づいた治療法，がん免疫(immuno-oncology：IO)療法の進歩などもあり，治療手段は多岐にわたるが，基本的に外科療法，RTなどは臓器ごとの局所療法であるのに対し，がん免疫療法も含めた薬物療法，内分泌療法などは全身療法であり臓器横断的治療である．

がんの集学的治療(multidisciplinary treatment，multimodal treatment)とは，1つの治療法だけでは効果が不十分な場合に，最も効果的な治療法を複数組み合わせて行うことで，より高い抗腫瘍効果を期待する治療法である．また，治療に関連した副作用に対応する支持医療や疼痛などの症状管理である緩和医療も含めて，がん治療の専門的な多職種医療スタッフの参加も不可欠であり，集学的治療としての視点が必要かつ重要である．がんの集学的治療は，複数の領域別の専門家が，それぞれの専門性を発揮して診療に参加する意味で集学的(multidisciplinary)であり，複数の治療方法を用いるという点からは多様的(multimodal)である．また，治療の選択や治療の有害事象への対応に関しても多診療科/多職種との協力が必要となる．

2) 代表的な集学的治療

一般にがんは局所にとどまる初期以外は，程度の差はあるものの周辺あるいは全身へ浸潤・進展していることが多い．がんの根治を図るには，これら原発病変，周辺局所への浸潤病変，他領域への転移病変におけるすべてのがん細胞を除去することが必要である．しかしながら，局所療法である外科療法や放射線治療の単独治療には限界があり，各々の治療法を組み合わせた治療や，全身療法である薬物療法をさらに組み合わせた治療が選択される．この選択には，がん種の生物学的特性や発生・浸潤部位，薬物療法・放射線治療に対する感受性，患者の全身状態，機能性，整容性などを考慮して決定する必要がある．実際には，Ⅱ～Ⅲ期の胃がん，大腸がん，乳がん，肺がん，食道がん，膵がん，骨軟部腫瘍，悪性リンパ腫など多くの局所進行がんで，集学的治療は標準治療となっている．以下**表1**に示す代表的な集学的治療について概説する．

a 手術と薬物療法の併用

手術に組み合わせた薬物療法としては，その時期によって，手術の前に行われる術前補助薬物療法(neoadjuvant chemotherapy)と術後に行われる術後補助薬物療法(adjuvant chemotherapy)に分けられる．

① 術前補助薬物療法

術前補助薬物療法は，主に局所進行がんに対して行われ(**表1**)，①切除不能進行がんに対してダウンステージングを図ることで切除可能にする，②腫瘍径の大きながんに対して縮小手術を可能にすることで腫瘍周辺の形体・機能を温存できる，③全身状態のよい時期に薬物療法を行うことで微小転移の消退を期待する，④原発病巣における薬物療法の抗腫瘍効果を確認することで，術後の補助療法時の微小転移に対する効果を予測できることなどを目的としている．一方，デメリットには，①薬物療法が無効であった場合，手術単独で治癒の可能性があった患者が切除不能になるおそれがある，②先行する薬物療法の影響により治療前の病理学的病期診断ができなくなる，③術前補助薬物療法の治療毒性などにより術後合併症の発症リスクが上がる可能性がある，などがあげられる．

② 術後補助薬物療法

術後補助薬物療法は，原発巣や既存の病巣が手術により根治的切除された後に遺残していると想定される微小転移に対して，その後の再発を防ぎ治癒率

I　総論　5　がんの治療

表1　代表的な集学的治療と有効ながん種

術前補助薬物療法 　　薬物療法⇒手術	消化器がん（直腸がん，結腸がん，食道がん，膵がん），非小細胞肺がん，頭頸部がん，乳がん，骨肉腫，軟部肉腫など
術後補助薬物療法 　　手術⇒薬物療法	消化器がん（Ⅱ期/Ⅲ期胃がん，Ⅲ期大腸がん，食道がん，膵がん），非小細胞肺がん，卵巣がん，乳がん，軟部肉腫（GISTなど）
化学放射線療法 　　放射線治療＋薬物療法	頭頸部がん，消化器がん（食道がん，肛門がん，直腸がん，膵がん），肺がん（限局型小細胞肺がん，Ⅲ期非小細胞肺がん），非ホジキンリンパ腫，ホジキンリンパ腫，子宮内膜がんなど
手術⇒放射線治療	乳がん，子宮頸がん，悪性神経膠腫，食道がん，頭頸部がん
薬物療法＋手術＋放射線治療 放射線治療＋手術＋薬物療法	卵巣がん，乳がん，悪性胸膜中脾腫，胸腺がん・胸腺腫，骨軟部肉腫
術前補助薬物療法⇒手術⇒術後補助薬物療法	乳がん，卵巣がん，食道がん
IVR＋薬物療法（＋放射線治療）	肝細胞がん，頭頸部がん，肺がん，腎がん，骨軟部腫瘍など
がん免疫療法＋薬物療法	肺がん，消化器がん（食道がん，胃がん，胆道がん），婦人科がん（子宮内膜がん），頭頸部がん，乳がんなど

を向上させることを目的に実施され，術後再発のリスクが高い場合に適応となる．一般に術後補助薬物療法には，摘出したがんの病理診断による組織型確定がなされることにより，有効な薬物療法が決められる利点がある．実際には臨床的効果が期待できる薬剤を十分な投与量で一定期間に限り，術後できるだけ早期に実施するのが原則である．術後補助薬物療法は世界中で多くの大規模比較試験が行われており，**表1**に示す多くのがん種に対して，標準的治療となっている．

b　RTと薬物療法の併用

　RTと薬物療法を併用する目的は，局所療法である外科療法と薬物療法を併用する場合と同様に，治療時点で確認できない微小転移病巣に対する薬物療法の抗腫瘍効果を期待し補完するものである．さらに，抗がん薬ががん細胞に対して放射線感受性を増加させる効果（radiosensitizer）を示したり，細胞動態，細胞周期を変化させたりすることで放射線の局所効果を増強させるという相加・相乗効果も期待できる．

　RTと薬物療法の併用は，各治療の順序によって逐次化学放射線療法（照射前薬物療法，照射後薬物療法）と，同時化学放射線療法（chemoradiotherapy：CRT）に分けられるが，放射線と薬物療法を同時に併用することが多い（**表1**）．急性リンパ性白血病や小細胞肺がんでは，抗がん薬の効果が不十分な中枢神経組織に対して，薬物療法後に予防的に照射することで再発リスクを軽減することができ，巨大な腫瘍塊を伴う悪性リンパ腫などでは，標準的治療後に腫瘍の残存が否定できない場合に照射がされることもある．近年では，RTによるIO療法の効果増強作用を期待した併用療法の有効性が示されてい

る．さらに，頭頸部がんでは選択的動注療法とRTの併用も行われ，高い治療効果が示されている．

c　手術とRTの併用

　放射線に対して十分な感受性をもつ腫瘍の場合には，手術とRTの併用により，手術単独治療の欠点を補完することができる．手術とRTの併用療法は，いずれも局所療法の組み合わせであり，病巣の部位により根治性や機能面，整容面などの部位特性や，両者の治療実施タイミングなどを考慮し，効果的な組み合わせを検討して行う．具体的には，病巣の部位が原発巣と転移巣で異なるような場合，原発巣は手術摘出で治療し，転移病巣に対しては機能面からRTを実施するというような例である．一方，同一病巣に対して実施される場合では，タイミングの違いにより手術前照射，術中照射，術後照射の3通りの方法がある．

　手術前に施行するものを術前照射といい，その目的は大きな腫瘍を縮小させ手術を容易にすることや，放射線により腫瘍の活性を弱めて手術操作に伴う腫瘍の遠隔転移リスクや局所再発リスクを減弱させることなどである．手術時に施行される術中照射は，重要臓器への直接浸潤などで切除不能であったり不完全な切除に終わったりするようながん病巣に対して，直視下で放射線照射する方法である．がん病巣のみに大量の放射線を照射できるというメリットがあり，膵がんなどで施行されてきたが，最近の適応頻度は低下している．手術後に施行される術後照射は，手術単独治療では再発リスクが高いがん種や，手術で完全に切除できなかった場合，さらに術後にⅡ期・Ⅲ期の診断となった症例に対して行われる．たとえば乳がんでは，整容上の観点や術後後遺症軽減目的に縮小手術が選択される傾向にあり，術

後照射が選択される.

d 手術とRTと薬物療法の併用

これら以外にも,外科療法,薬物療法,RTをすべて組み合わせた治療もなされている.とくに診断時に進行症例が多く,外科的に摘出することが困難な部位に多発する傾向のある頭頸部がんや食道がん,骨軟部腫瘍などでは,術前の化学放射線療法により根治的手術が可能となる場合がある.また,骨肉腫などの軟部腫瘍では,外科療法の単独治療成績がきわめて不良のため,術前の化学放射線療法に加えて術後にも薬物療法が追加される.

e 腫瘍IVRとの併用

近年の新規治療手技の開発によりIVRやインターベンショナル・エンドスコピー(interventional endoscopy:IVE)との集学的治療も発展しており注目されている.IVRは画像誘導下に行われる低侵襲的治療法であり,集学的治療としての腫瘍IVRには,腫瘍塞栓療法や腫瘍凝固療法のようにがんの局所療法として用いられるものがあり,肝細胞がんに対する動注化学塞栓療法や上顎洞がんに対する動注化学放射線療法などがある.転移性肝病変を伴う大腸がんなどに対しては,原発巣を手術で摘出後,超音波やCT画像ガイド下に肝病巣をラジオ波やマイクロ波で焼却する局所療法の有効性も認められている.さらに,骨転移に対する骨セメント注入療法などのIVR治療も集学的治療に含まれるといえる.

f その他

現在,適応が増加傾向にある治療の組み合わせとしては,がん免疫療法と薬物療法の併用療法があり,すでに多くのがん種で実施されている(表1).それらのがん種では,治療のステージにより,IO療法との併用による治療効果のほうが,薬物療法単独よりも高いことが示されている.一方で,がん免疫チェックポイント阻害薬によるがん免疫療法には,たとえば間質性肺炎や劇症1型糖尿病など特有の免疫関連有害事象があり,これに対する診断や対応も内分泌代謝内科や呼吸器内科,消化器内科など各分野の専門家による連携体制が不可欠となっており,有害事象の対応においても集学的となる.

さらに,がんに対する積極的な治療だけでなく,治療関連毒性による症状や併発症,病態の進行や治療に伴って生じる疼痛,後遺症,栄養障害,機能障害,あるいは不安・精神症状などに対する支持療法や,緩和ケア,リハビリテーションなどの領域でも,薬物療法のみならず神経節ブロックといったインターベンションや内視鏡処置,緩和的放射線照射,などが組み合わされる.そこへ近年ではさまざまな漢方薬を応用したサポーティブケアも加わることで,多領域・多職種の専門家が協力して連携する集学的医療の重要性がさらに増している.

また,今後がんゲノム医療の発展により,患者ごとに最適な治療薬の選択や薬剤耐性の予測,再発再燃の予測等に関連して個別化治療の拡大も進むことが予測され,臨床遺伝学的視点も求められるようになっている.よりよいがん診療のためには,これらのような幅広い集学的医療としての視点が不可欠となっている.

🔑 この項の キーポイント

- 複数の治療法を組み合わせて,単独療法以上の治療効果向上を目的とした治療法を集学的治療という.
- 集学的治療方針の決定には,診療に携わる各専門職が集まり,患者の症状や,診断状態を把握したうえで臨床倫理的側面にも配慮した治療方針を検討する場(キャンサーボード)が重要である.
- 手術に組み合わせた薬物療法としては,根治性の向上や手術侵襲の低減などを目的に,手術の前に行われる術前補助薬物療法と,術後の微小転移や再発率の抑制に対する術後補助薬物療法がある.
- 放射線に組み合わせたがん薬物療法としては,薬物療法後の残存病変に対する放射線療法や,放射線と抗がん薬の相加・相乗効果を目的とした化学放射線療法がある.
- 手術に組み合わせた放射線療法は,解剖学的・機能的な理由により手術では完全に摘出できない局所病変に対して有効であり,両者の併用で局所病変をコントロールできる.
- 予後不良のがん種には,すべての治療法を組み合わせた集学的治療により成績の向上が得られる場合がある.
- 新規治療法の開発により,既存治療法と組み合わせた集学的治療が,今後の標準治療となる可能性がある.
- がんは全人的疾患であり,その治療は全人的な治療となる.したがってがん治療とは,複数の分野の専門家による集学的治療であり,同時に症状対応や全身状態の管理には多職種の参加と連携を要する集学的医療でもある.

I　総論　5　がんの治療

8 高齢者の治療

summary 高齢がん患者は生物学的，生理学的，あるいは社会的変化があり，非高齢がん患者と異なった対応が必要となる．高齢がん患者は多様であり，年齢だけで一律に治療方針を決めることができない．高齢者機能評価を実施し，がん治療のリスクとベネフィットを評価したうえで，shared decision makingが必要となる．

1) 高齢者のがん治療における問題

がん患者は多様である．小児，若年から高齢者まで，合併症や遺伝学的な背景など，さまざまながん患者が存在する．したがって，それぞれの状況に応じた適切な治療判断やサポートが必要となる．高齢者の定義はさまざまであるが，世界保健機関（WHO）では65歳以上を高齢者と定義しており，総務省統計局でも同様の統計を出している．その統計によると，2024年7月現在，総人口に占める高齢者人口は29.2％と過去最高となり，75歳以上の人口が2,000万人を超え，10人に1人が80歳以上となる．日本の高齢者人口の割合は世界最高であると報告されている．したがって，わが国でがん医療を行ううえで高齢者を治療する機会は非常に多い．

高齢がん患者は非高齢がん患者と何が異なるのだろうか．まず老化による生物学的な変化が現れる．DNA障害などにより高齢者ではそもそもがんの発症が多い．また，多発性骨髄腫などの高齢者特有のがん種が存在する．さらに，高齢者は非高齢者と異なり老化による生理学的な変化が起きている．臓器機能が低下している場合は薬物有害反応が生じやすいし，複数の併存症を有している場合も少なくない．認知機能低下やせん妄など，高齢者特有の症状が起きることも多い．老化による社会的な問題もがん治療を行ううえで重要である．介護者の存在は栄養状態や服薬状況に大きな影響を与えると考えられるが，内閣府の報告によると令和4年の一人暮らし高齢者の割合は28.8％である．夫婦のみの世帯を合わせると50％を超える．私たちが治療する高齢がん患者は十分な介護者をもっていない可能性が高い．また，予後が限られた高齢者においては非高齢者と，そもそもがん治療の目的が異なっているかもしれない．高齢者のがん治療においては，高齢者特有の問題に向き合い，「がん」と「高齢者」を一緒に診療する必要がある．

そのような，高齢者のがん診療，がん治療に関する医学的な研究，実践を行う領域が老年腫瘍学である．高齢者のがん診療が解決すべき課題と認識されたのは比較的最近であり，1983年に米国国立がん研究所，米国国立老化研究所が合同シンポジウムを開催したのが始まりと考えられている．1980年代後半からは米国臨床腫瘍学会で老年腫瘍学についての教育セッションや発表が行われており，2000年には国際老年腫瘍学会（Society of International Geriatric Oncology：SIOG）が発足した．

老年腫瘍学においては高齢者の定義が重要である．先に述べたようにWHOでは65歳以上を高齢者と定義している一方，日本国内では「高齢者の医療の確保に関する法律」で65歳以上と定められているが，他の法律では60歳以上や70歳以上などとまちまちである．日本老年学会・日本老年医学会の高齢者に関する定義検討ワーキンググループの報告書では，65〜74歳までを准高齢者，75歳以上を高齢者，90歳以上を超高齢者と定義することを提案しているが，その一方で高齢者は非常に多様であり，年齢で一律にがん診療の方針を決めることはできない．

日本臨床腫瘍研究グループでは高齢がん患者を大きくfit patients（元気な非高齢者と同じ標準治療を受けることができる患者）ならびにunfit patients（元気な非高齢者と同じ標準治療を受けることができない患者）に分類している．unfit patientsはさらに，vulnerable patients（元気な非高齢者と同じ標準治療を受けることはできないが，何らかの治療は受けることができる患者）と，frail patients［積極的な治療の適応とならず，緩和ケア（ベストサポーティブケア）のみの対象となる患者］に分けられている（図1）．したがって，高齢がん患者の治療においては，年齢によって分類するよりも，標準治療が受けられるかどうか，標準治療が受けられない場合も何らかの治療が受けられるか，それとも緩和的な治療の対象となるかを見分ける方法が重要となる．

2) 高齢者機能評価

高齢がん患者が標準治療を受けられるかどうかを判断するときに利用可能なツールが高齢者機能評価

126

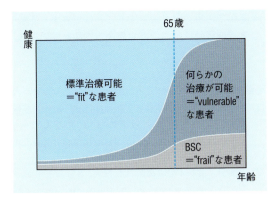

図1 高齢がん患者の分類
[Mizutani T, et al : Jpn J Clin Oncol **49**(10) : 901-910, 2019 より引用]

表1 G8質問票

過去3ヵ月間で食欲不振，消化器系の問題，そしゃく・嚥下困難などで食事量が減少しましたか	0：著しい食事量の減少 1：中等度の食事量の減少 2：食事量の減少なし
過去3ヵ月間で体重の減少はありましたか	0：3 kg以上の減少 1：わからない 2：1～3 kgの減少 3：体重減少なし
自力で歩けますか	0：寝たきりまたは車椅子を常時使用 1：ベッドや車いすを離れられるが，歩いて外出できない 2：自由に歩いて外出できる
神経・精神的問題の有無	0：高度の認知症またはうつ状態 1：中程度の認知障害 2：精神的問題なし
BMI値 体重(kg)÷[身長(m)]^2	0：19未満 1：19以上21未満 2：21以上23未満 3：23以上
1日に4種類以上の処方薬を飲んでいますか	0：はい 1：いいえ
同年齢の人と比べて，自分の健康状態をどう思いますか	0：よくない 0.5：わからない 1：同じ 2：よい
年齢	0：86歳以上 1：80歳～85歳 2：80歳未満

合計点数(0～17)

である．高齢者機能評価はさまざまなものが開発され利用されているが，比較的簡便で広く使われているものがG8である（**表1**）．

　米国 National Comprehensive Cancer Network (NCCN)はさまざまながん診療，がん治療に関するガイドラインを出しているが，Older Adult Oncology に関するガイドラインでは，まず想定されるがん治療の忍容性に懸念があるかを評価し，懸念がなければまず簡便な高齢者機能評価を実施，正常であれば標準治療を実施することが推奨されている．懸念がある場合，もしくは簡便な高齢者機能評価で正常でないと判断された際には包括的高齢者機能評価 (comprehensive geriatric assessment：CGA)を実施し，治療適応を判断することが推奨されている．CGAでは栄養や現在の服薬状況についてのアセスメントが含まれる．

　SIOGのガイドラインでは，全般的な推奨として70歳以上の患者ではストレス要因や有害な結果に対する感受性が高い患者を特定するために，フレイル(frail)のスクリーニングが推奨されている．スクリーニングにより健康な患者，感受性が高い患者，プレフレイル，フレイルというグループ分けを実施し，治療の選択が可能になるとされる．また，複数の合併症がない場合でも，高齢者では若年者に比べて競合する死亡原因が多いことが指摘され，抗がん薬による治療の決定は，再発やがん死亡のリスクだけでなく，他の原因で死亡するリスクも同様に重要な要素として考慮する必要があるとされる．さらに，高齢者機能評価は最低限の出発点として考慮されるとされ，薬物療法による毒性評価法(CARGやCRASHなどのツール，文献7に記載)を使うことで重篤な毒性を推定し，意思決定に用いることを推奨している．

3）人生を通した高齢がん患者の意思決定支援

　高齢者はがんの罹患がなくても予後の限られた集団である．また，合併症を有する高齢者の場合，がん以外の疾患の生命予後が限られる場合もある．罹患しているがん種の予後によってがんと合併症のどちらが予後を規定するかは異なるが，一般的に遠隔転移を有するがんの場合，早期の場合と比べてがんが予後規定因子となる場合が多い．逆に，早期がんの術後治療を選択する場合などは十分にそのリスク・ベネフィットのバランスを検討したうえで治療方針を決定することが重要である．高齢者のがん罹患時には，がんおよび他の併存疾患を含めたアドバンス・ケア・プランニング (advance care planning：ACP)が必要である．ACPとは，今後の治療・療養について患者・家族と話し合う自発的なプロセ

スと定義される．患者と医療者の間で行われるのが
基本であるが，患者が望めば家族や友人とともに行
われる．また，患者の同意のもと，話し合いの結果
が記述され，また定期的に見直され，患者のケアに
関わる人々の間で共有されることが望ましい．
ACPにはアドバンス・ディレクティブ（advance di-
rective：AD，将来自らが判断能力を失った際に自
分に行われる医療行為に対する意向を前もって意思
表示すること）を含んでもよい．

　ACPの重要性は周知の事実となっているが，実
際には十分普及しているとは言い難い．2010年に
早期からの緩和ケアが終末期に近づいてからの緩和
ケアと比較して生活の質を改善し，全生存期間を改
善することが報告されて以来，早期からの緩和ケア
の重要性は広く知られるようになった．一方で，転
移がん患者のうち，自身の薬物療法について治癒を
目指したものであると思っている人の割合が30％
前後にも上ることが報告されており，がん患者自身
が十分に病状を理解していないケースも少なくない
と考えられる．ACPの中には終末期についての議
論が含まれるが，国内においてがん薬物療法専門医
を対象とした調査研究では，患者家族の個別性に対
応することの難しさ，医療者間の考え方の相違，話
し合いの方法の不明確さ，時間的・人的リソースの
不足などが，議論が困難な理由としてあげられてお
り，医療者側と患者側の双方のACPに対する理解
が，ACPを進めていくうえで重要だと考えられる．
また，ACPを実践するためには手順をあらかじめ
決めておくことが助けとなり，①話し合いのための
ツールを使うこと，②多職種で話し合うこと，③話
し合いを継続し，話し合った内容を記録することな
どが重要である．

　80歳以上の高齢者を対象としたACPの有効性を
検討したランダム化試験では，ACP介入のあった
群で患者・家族の満足度は高く，ICUで亡くなる患
者が減少し，家族の心的外傷・心配・うつが減少し
たと報告されている．高齢患者の場合あえて家族の
みに予後を伝えたり，本人に十分な病状説明がなさ
れていない場合が散見されるが，患者本人，家族と
情報を共有し，起きうることとその対応について議
論しておくことは，患者自身がよりよく病を生きる
ために重要なことである．

🔑 この項の キーポイント

●高齢がん患者は多様である．

●年齢で治療方針を決定することはできず，高齢
者機能評価に基づいた意思決定支援が重要であ
る．

◉ 参考文献

1) 総務省統計局：統計トピックスNo.138，統計から見
たわが国の高齢者-「敬老の日」にちなんで-，
<https://www.stat.go.jp/data/topics/topi1380.
html>［2024年11月閲覧］
2) 内閣府：令和4年版高齢社会白書，3家族と世帯，
<https://www8.cao.go.jp/kourei/whitepaper/
w-2022/html/zenbun/s1_1_3.html>［2024年11月閲
覧］
3) 日本老年学会・日本老年医学会：高齢者にかする定
義検討ワーキンググループ報告書，<http://geront.
jp/news/pdf/topic_170420_01_01.pdf>［2024年11月
閲覧］
4) Mizutani T, et al：Geriatric Research Policy：Ja-
pan Clinical Oncology Group (JCOG) policy. Jpn J
Clin Oncol **49**(10)：901-910，2019
5) Decoster L, et al：Screening tools for multidimen-
sional health problems warranting a geriatric as-
sessment in older cancer patients：an update on
SIOG recommendations. Ann Oncol **26**(2)：288-
300, 2015
6) NCCN Clinical Practice Guidelines in Oncology
(NCCN Guidelines®), Older Adult Oncology, Ver-
sion 1.2023, <https://www.nccn.org/index.asp>
［2024年11月閲覧］
7) Biganzoli L, et al：Updated recommendations re-
garding the management of older patients with
breast cancer：a joint paper from the European
Society of Breast Cancer Specialists(EUSOMA)and
the International Society of Geriatric Oncology
(SIOG). Lancet Oncol **22**：e327-340，2021
8) Hoffmann TC, et al：The connection between evi-
dence-based medicine and shared decision making.
JAMA**312**：1295-1296，2014
9) Temel JS, et al：Early palliative care for patients
with metastatic non-small-cell lung cancer. N Engl
J Med **363**(8)：733-742, 2010
10) Weeks JC, et al：Patients' expectations about ef-
fects of chemotherapy for advanced cancer. N Engl
J Med **367**(17)：1616-1625, 2012
11) Detering KM, et al：The impact of advance care
planning on end of life care in elderly patients：
randomised controlled trial. BMJ **340**：c1345, 2010

9 がんサポーティブケア（支持医療，Onco-Cardiology，妊孕性など）

summary 　質の高いサポーティブケア（支持医療）を行うことは，がん治療を安全かつ効果的に実施することに加えて，生存期間やQOLの改善をもたらす．治療効果を高めることが期待されるとともに，治癒が困難な状況においても，症状緩和・QOLの維持向上を目指してがん治療が支持医療のもとで積極的に行われる．抗がん薬は悪性細胞を障害するだけでなく，少なからず正常細胞にも障害を及ぼす．前者が主作用（薬効）であり，後者が副作用である．副作用にはその発現時期により，急性，亜急性，慢性，さらには年余の経過を経て発症する晩期障害などに分類される．エビデンスに基づく支持医療の実践に精通することが，とりもなおさず優れたがん診療に通ずるものである．

1) 概要

　支持医療（supportive care）には，①がん治療に起因する有害事象の予防と管理，②がんそのものによる随伴症状の管理，③緩和療法薬の副作用の管理，さらには④精神心理的な症状への対応がある．本項では①のうち，とくに薬物療法との関連を中心に記述する．

2) がん薬物療法と支持医療

　増殖が盛んな細胞は一般に抗がん薬に感受性が高く，細胞障害を被りやすい．骨髄細胞，腸管の粘膜上皮細胞，毛根の細胞などがその典型である．骨髄抑制は多くの抗がん薬に共通する副作用であり，最も頻繁にみられる．

a 白血球減少（好中球減少）と感染症

　抗がん薬による白血球数減少は，薬剤の種類，投与量，投与スケジュールおよび患者の骨髄機能に依存する．細胞障害性（殺細胞性）抗がん薬の多くは投与後10～14日で最低値（nadir）に達し，その後回復する．好中球数が$500/\mu L$未満へ低下し，敗血症など重篤な感染症の危険性がある場合には，顆粒球コロニー刺激因子（granulocyte-colony stimulating factor：G-CSF）を使用して速やかな回復を促す．

　担がん患者は免疫不全状態であり，がん薬物療法により骨髄抑制をきたすことから免疫力はさらに低下する．気道や粘膜，皮膚などの防護機構が障害されることで，感染が成立しやすくなる．日和見感染や薬剤耐性菌による感染もしばしば問題となり，感染症対策部門との連携のうえ，抗菌活性のある薬剤の選択が推奨される．リスクの高い患者においては持続型G-CSFを用いた予防投与が推奨される．

　発熱性好中球減少症（febrile neutropenia：FN）は，好中球減少患者において発熱をきたしている状況であり，敗血症を含む重症感染症が背景となっていることが懸念される．臨床症状，血圧，慢性閉塞性肺疾患，脱水，高齢などを加味したMASCC（Multinational Association of Supportive Care in Cancer）スコアなどによりリスク評価を行い，全身管理のもと抗緑膿菌活性を含む広域スペクトラムの抗菌薬を用いた経験的治療を開始し，感染起因菌が判明した場合には適切な抗菌薬を選択していく．

b 薬物療法誘発性悪心・嘔吐（chemotherapy-induced nausea and vomiting：CINV）

　高リスク因子としては，女性，若年者，過去の薬物療法での重篤な嘔吐の経験（予期性嘔吐）とされる．CINVはその抗がん薬固有の催吐性の強弱に基づいて，高度・中等度・軽度・最小度リスクに分類される．また，発現時期や様式に従って急性・遅発性，そして過去のがん薬物療法による重篤な悪心・嘔吐の記憶に基づく予期性のものに分類される．高度および中等度催吐性の一部の抗がん薬の場合には，ニューロキニン1受容体拮抗薬であるアプレピタントが併用される．中等度催吐性の場合には，パロノセトロン（$5-HT_3$受容体拮抗薬）とデキサメタゾンとの2剤併用が推奨される．

　がん薬物療法による悪心・嘔吐の発現機序としては，3つの要因が考えられている．①腹部迷走神経求心路からの刺激によるもので，5-hydroxytryptamine（5-HT：セロトニン）が小腸壁の迷走神経求心路終末にある$5-HT_3$受容体に結合する．迷走神経求心路は脳幹，主に孤束核に伝わり，いくぶんかは最後野へも伝わり，その後，嘔吐を惹起する．②第4脳室尾側に存在する最後野にある化学受容器引金帯（chemoreceptor trigger zone：CTZ）が，嘔吐中枢へ情報をつないでいる．③大脳皮質からの予期性悪心・嘔吐や乗り物酔いなど前庭器官からのものがある．

c 下痢

　下痢をきたしやすい抗がん薬には，代謝拮抗薬（5-FU系薬，メトトレキサート），イリノテカン，ドセタキセル，パクリタキセル，分子標的薬ではソラフェニブ，アファチニブ，アベマシクリブなどがある．明らかな感染や炎症がない場合には，オピオイド（ロペラミド，コデイン），抗コリン薬などを用いる．

d 肝障害

　抗がん薬による直接あるいは代謝産物による障害，ないしはアレルギーによる肝障害がある．肝細胞障害型，あるいは胆汁うっ滞型に分類される．肝障害の程度により被疑薬の休薬あるいは中止を検討するが，原因不明で肝障害の鑑別を要する場合には肝生検が考慮される．

　HBs抗原陽性患者において，血液疾患や免疫不全合併，あるいは治療強度の強い抗がん薬治療の場合にはB型肝炎ウイルスの再活性化をきたし，致死的となることがある．よって核酸アナログ製剤の予防投与が勧められる．最近では既感染者，すなわちHBc抗体あるいはHBs抗体陽性例では抗がん薬投与に伴いHBV DNA量が上昇して重度の肝障害をきたすことがあるため，核酸アナログ製剤を早期に使用することが望ましい．

e 神経毒性

　末梢神経障害に注意すべき薬剤として，植物アルカロイド，タキサン系抗がん薬，白金製剤などがある．基本的に可逆性に乏しく，かつ有効な治療薬もないことから，早期発見と投与用量の減量，休薬と再開や中止など症状に先んじたケアが大切である．シスプラチンでは聴神経障害，とくに高音域の聴力低下をきたす．

f 口内炎・粘膜炎

　代謝拮抗薬や造血幹細胞移植併用高用量薬物療法，頭頸部がんに対する化学放射線療法で口内炎や胃腸粘膜障害をきたしやすい．必要に応じて経口栄養補給剤，経管栄養，完全静脈栄養を考慮する．口内炎に対して粘膜保護剤やリドカイン，ステロイドなどを用いる．予防，患者教育，口腔内の清掃やうがいなどを含む口腔ケアが重要である．

g 皮膚障害

　5-FU系薬，分子標的薬などで手足症候群に注意を要する．手掌・足底の発赤，紅斑，腫脹，疼痛，水疱，落屑などであり，休薬や中止，減量などを考慮する．日頃からの皮膚保湿剤や皮膚軟化剤使用を勧める．上皮成長因子受容体チロシンキナーゼ阻害薬による皮膚障害としてよくみられるものに痤瘡様

皮疹，脂漏性皮膚炎，爪囲炎などがあり，ゲフィチニブ，エルロチニブ，セツキシマブ，パニツムマブなどで発症する．保湿剤による予防と，発症時にはステロイドを積極的に使用する．皮膚科との早期の連携が重要である．

h 脱毛

　脱毛をきたしやすい抗がん薬には，ドキソルビシン，エピルビシン，ビンクリスチン，パクリタキセル，シクロホスファミドなどが代表的である．脱毛は通常，薬物療法開始2〜3週後から始まり，一過性である．治療中止1〜2ヵ月後から再生が始まる．脱毛時期に軽度の疼痛をきたすことがある．刺激の少ないシャンプーを使用し清潔に保つ．

3) がん支持医療のトピックス

a 心機能障害（心不全）とOnco-Cardiology（腫瘍循環器学）

　心機能障害はまれであるが，うっ血性心不全をきたし致命的となるため，とくにアントラサイクリン系抗がん薬，トラスツズマブ，プロテアソーム阻害薬や免疫チェックポイント阻害薬などで注意が必要である．アントラサイクリン系抗がん薬では累積投与量依存性に心筋障害が発症する．心エコーによるモニタリングが推奨されている．分子標的薬や制吐薬ではQT延長をきたすものがあり，不整脈の発現にも注意を要する．長期の心血管障害発症リスクに対して，生活習慣の改善や適切な治療導入，運動療法などによって，心保護に加えてQOLの向上を目指すものとして，Onco-Cardiology（腫瘍循環器学）の知見が広がりつつある．

b 腎機能障害，電解質異常

　シスプラチン，イホスファミドは主に近位尿細管障害を，マイトマイシンCは腎血管内皮障害をきたす．補液による利尿と尿のアルカリ化を励行する．危険因子として，高齢，脱水症，出血による腎血流量低下や非ステロイド抗炎症薬（NSAIDs），抗菌薬，高カルシウム血症是正薬の併用がある．

c 肺障害

　ブレオマイシン，ブスルファンなどの細胞障害性抗がん薬，ゲフィチニブ，エルロチニブなどの分子標的薬，ニボルマブ，イピリムマブ，ペムブロリズマブなどの免疫チェックポイント阻害薬によって肺障害をきたすことがあり注意を要する．危険因子として高齢者，既存の肺病変（とくに間質性肺炎），肺手術，肺への放射線照射，酸素投与，抗がん薬多剤併用，腎障害などがある．早期発見・早期治療が重要であり，がん治療中に乾性咳嗽，息切れ，発熱な

どがみられた場合，肺障害を念頭に検査を進め，疑われた場合には被疑薬の中止と副腎皮質合成ステロイド薬を開始またはメチルプレドニゾロンのパルス療法を考慮する．

d 免疫関連有害事象（irAE）

免疫チェックポイント阻害薬（抗PD-1抗体，抗PD-L1抗体，抗CTLA-4抗体）では，自己免疫疾患や炎症性疾患類似の有害事象が出現することが知られている．皮膚障害・肺障害・消化管（下痢・大腸炎）・肝障害に加えて，内分泌臓器の障害（下垂体・甲状腺・副腎機能障害，膵炎など），神経・筋障害など特徴的なirAEが出現することがある．有害事象は当該薬剤終了後にも出現することがあり，注意深いフォローアップと，早期発見と早期対応が重要である．

e 二次発がん・不妊などの晩期障害と妊孕性温存

二次発がんとして注目されるのは急性骨髄性白血病であり，アルキル化薬，ニトロソウレア薬の長期投与や放射線療法との併用でリスクが高まる．リンパ腫や骨髄腫治療後において注意を要する．晩期障害としての性腺機能低下・不妊が問題となってきている．妊孕性の温存について評価およびケアを行う．挙児希望に応じて適応を慎重に判断し，安全性に配慮した方法で行われることが勧められる．がん治療医と生殖医療医との連携が求められてきており，妊孕性温存に関する費用助成の取り組みも広がり，胚（受精卵），卵子，精子の凍結保存が普及しつつある．

f 過敏症とインフュージョンリアクション

過敏症（アナフィラキシー）は，典型的には初回ないし2回目で薬剤投与1時間以内に発現する．インフュージョンリアクション（注入に伴う反応）は，点滴静注中，またはその後数時間以内に発現することが多い．症状は悪寒，発熱，悪心，衰弱，頭痛，発疹，皮膚搔痒などがみられる．時に重篤な低血圧やショックが発現する．治療は酸素吸入，エピネフリン，ステロイド，抗ヒスタミン薬静注，気管支拡張薬，昇圧薬などである．予防の前処置として，ステロイドや抗ヒスタミン薬などを用いる．

🔑 この項の キーポイント

- 質の高いサポーティブケア（支持医療）を行うことは，がん治療を安全かつ効果的に実施することに加えて，生存期間やQOLの改善をもたらす．
- 副作用はその発現時期から急性，亜急性，慢性，晩期の分類がある．骨髄，口腔・消化管の粘膜上皮など増殖が盛んな細胞ほど抗がん薬に感受性が高いため細胞障害を被りやすく，骨髄抑制，口内炎，下痢などは急性毒性として早期に発現する．
- 血液毒性，とくに好中球減少に対するG-CSFの使用，悪心・嘔吐に対するリスク評価と予防的制吐薬の使用，口腔粘膜炎に対する口腔ケアなど積極的な支持医療により患者のQOLの向上，治療継続意欲の維持が期待される．
- 心機能障害発症リスクの評価や生活習慣の改善，治療導入や運動療法によって，がん治療に伴う副作用管理という考えから，QOLの向上を目指す腫瘍循環器学の知見が広がりつつある．
- 副作用の予見・早期診断と予防・治療・管理に精通することが，優れた薬物療法に通ずる．

◉参考文献

1) 日本臨床腫瘍学会（編）：副作用対策と支持療法．新臨床腫瘍学，第7版，南江堂，2024
2) 日本がんサポーティブケア学会（編）：がん支持医療テキストブック—サポーティブケアとサバイバーシップ，金原出版，2022
3) 日本癌治療学会（編）：G-CSF適正使用ガイドライン2022年10月改訂第2版，2022
4) 日本癌治療学会（編）：制吐薬適正使用ガイドライン，2023年10月第3版（2023年10月），2023
5) 日本癌治療学会（編）：小児，思春期・若年がん患者の妊孕性温存に関する診療ガイドライン，2017年版，金原出版，2017

I 総論 5 がんの治療

10 チーム医療とリスクマネジメント

summary 医学の急速な進歩に伴いがん診療も多様化・複雑化し，チーム医療が必須とされる．チーム医療は患者・家族を中心とした医療であり，その目的は患者の満足度をできるだけ高めるよりよい医療を提供することである．チーム医療には，①科学的根拠に基づき治療方針を決定すること，②患者・家族を中心とするコミュニケーション・情報共有がしっかりできていること，③各職種がそれぞれにリーダーシップを発揮することが必要とされる．がん診療は患者側，医療者側ともにリスクを伴う医療行為であり，チーム医療を行うことにより双方のリスク低減が図れる．

1) チーム医療とは

新しいエビデンスが次々に報告される今日の医療では，医師一人でがん医療に関わるすべての分野について網羅し，診療を行うことは困難である．患者を中心にした最良の医療を提供するためには，さまざまな専門性をもつ職種が集まり，各々が対等な立場でそれぞれの専門性を発揮して集学的な患者ケアを行うチーム医療が求められる．

がん診療に対してチーム医療を行うことは，1990年代の米国で看護師や薬剤師が積極的にがん診療に参加したことから始まり，そこに関わった医療者が育成され，チームオンコロジーとして発展した．

チーム医療の目的は，患者の理解と納得に基づき，患者の満足度をできるだけ高めるよりよい医療を提供することである．そのためには，①科学的根拠（evidence-based medicine：EBM）に基づき治療方針を決定すること，②患者・家族を中心とするコミュニケーション・情報共有がしっかりできていること，③各職種がそれぞれにリーダーシップを発揮すること，などがあげられる．

また，チーム医療は，各医療機関で完結するものばかりではなく，がん診療連携拠点病院と地域医療機関との間で連携する病病連携，病診連携といった協力・支援体制の形態をとることもある．

チームについては，患者を取り巻くすべての関係者をそれぞれの役割に基づきA，B，Cの3チームに分けると理解しやすい．

- **チームA（active care team）**：医師や看護師，薬剤師，放射線技師，栄養士などから構成され，このチームが患者に直接医療を提供する．
- **チームB（base support team）**：臨床心理士や音楽療法士，アロマセラピストなどから構成され，患者の心のケアを担当し，患者が理解と納得の得られる治療を受けられるように心理面からサポートをする．

- **チームC（community resource）**：基礎研究者や製薬メーカーから，NGO・NPO，マスメディアまでを含む多彩なメンバーで構成される．このチームは，患者ががん医療の動向について知識を得たり，患者自身の治療体験を報告したりするための場となっている．

チームオンコロジーABCの目的は，この3つのチームが互いに情報や知識を共有することで，それぞれが患者に対してより質の高い医療サービスを提供できるようにし，患者の満足度を向上させることである．

2) 多職種によるチーム医療の 目的と役割

a がん診療チーム（キャンサーボード）

腫瘍内科医，腫瘍外科医，放射線診断医，放射線治療医，緩和ケア医，病理医などさまざまな専門性を有するメンバーから構成される．キャンサーボードは，集学的な治療を必要とする，あるいはさまざまな併存疾患を有する患者に対する最適な治療方針を検討するうえでとくに有用であり，最終的な治療方針が決定される際には，患者の価値観，希望に沿った治療であることも考慮される．

b がん薬物療法チーム

腫瘍内科医，専門看護師，がん専門薬剤師などを中心に構成される．がん薬物療法を安全に施行するために，院内で統一されたレジメンとして登録・管理し，外来治療は専門看護師・がん専門薬剤師が常駐する外来薬物療法室（がん診療拠点病院では設置が必須）に集約している．また，近年免疫チェックポイント阻害薬がさまざまながん種で使用されるようになってきているが，その免疫関連有害事象はこれまでの薬剤による有害事象とは大きく異なっており，薬物療法と直接関わらない診療科とも連携を密にして有害事象の早期発見，対処する必要があり，新たな枠組みでの取り組みが広がっている．

132

c 緩和ケアチーム

緩和ケア専門医，腫瘍精神科医，緩和ケア認定看護師，がん性疼痛看護認定看護師，緩和薬物療法認定薬剤師，臨床心理士，リハビリテーション医などで構成され，がんによる身体的苦痛や精神的苦痛などさまざまな面で緩和的なサポートを行う．さまざまな苦痛が取り除かれることで患者が自分らしい生き方を選択することが可能となり，また患者の対応に疲弊しがちな主治医や病棟スタッフの業務や負担も軽減される．

d 栄養サポートチーム

医師，看護師，管理栄養士，薬剤師，理学療法士，歯科衛生士などで構成され，適切な栄養療法を検討する．積極的ながん治療を受ける患者にとっては治療成績の向上や有害事象の軽減につながり，積極的ながん治療を行わなくなった患者にとっても最後まで有意義な生活を営む助けとなっている．

e 地域診療連携チーム

医師（病院医師・在宅医師）や看護師，医療ソーシャルワーカー，保健師などで構成される．がん診療を受ける患者の病態や予後，社会的背景はさまざまであり，その患者を取り巻く環境に応じて退院後の支援などを調整する必要がある．その際，近隣の病院や診療所との病病連携や病診連携を図ることで，患者の家庭・社会生活への復帰にも役立つ．

f がんサバイバー・がんサポートチーム

がん患者のがんに関する情報の入手先は医療者だけでなく，実際にがんを体験した仲間から得るケースも多い．そのため「がん経験者（がんサバイバー）」のがん患者支援活動は重要な位置を占めている．そのため，がん患者や家族が，お互いの療養体験を語り合ったり，がん医療の最新情報を学習したりする場として「患者会」活動や「がんサロン」といった活動が行われている．

3) チーム医療によるリスクマネジメント

がん診療は医療の進歩に伴いその診断精度や治療効果が高まった反面，多くのリスクを患者側も医療者側も背負うこととなった．チーム医療は，専門性の高い職種がそれぞれの専門性を発揮し，患者に対して質の高い医療の提供と同時に，安全な医療の提供を可能とする．

有害事象の管理が重要ながん薬物療法においては，患者に起こりうる有害事象の内容や対処法を主治医のみならず看護師・薬剤師が確実に伝えることで安全性の確保が図られ，患者の治療に対するアドヒアランスの向上につながり，ひいては薬物療法の治療効果の維持にもつながる．また集学的治療を必要とする患者では，多職種により行われるキャンサーボードにより，その患者にとって不必要な検査，タイムロス，不適切な治療などが回避でき，医療者側も一人で判断することによる「見落とし」などのリスクを回避することができる．

さらに，担がん患者が自身の疾患の適切な診断や最適な治療を求めて医師や病院を探すといった「がん難民」のような患者のセーフティネットとなるのが，がん診療連携拠点病院を中心とした病病連携，病診連携によるチーム医療である．

🔑 この項の キーポイント

- チーム医療は患者・家族を中心して行うもので，その目的は患者の満足度を高める，よりよい医療を提供することである．
- 病病連携，病診連携といったチーム医療が，高齢化社会に直面し，かつ専門化が進むがん診療の均てん化には必要である．
- キャンサーボードでの診療科横断的・包括的な議論によりエビデンスに基づく最適な医療，患者の希望に沿った集学的治療が提供できる．
- チーム医療を行うことは患者側，医療者側お互いのリスクマネジメントになっている．

◉ 参考文献

1) 厚生労働省―「チーム医療の推進に関する検討会」報告書 <https://www.mhlw.go.jp/shingi/2010/03/dl/s0319-9a.pdf>［2024年11月閲覧］
2) Ueno NT, et al：ABC conceptual model of effective multidisciplinary cancer care. Nat Rev Clin Oncol **7**(9)：544-547, 2010

11 がん患者の緩和ケアとサバイバーシップ

summary 緩和ケアは，疾患あるいは病（やまい）そのものやその治療に関連して起こる，身体的・精神的・社会的苦痛やスピリチュアルペイン（人間として自己の存在意義に関わる苦痛）を和らげ癒すための医療であり，がんの診断時から絶え間なく提供されるべきものである．

一方，サバイバーシップは，さまざまに定義されているが，その定義には進行・再発がんの患者や，患者の家族・支援者までも含むこともある．また，がんのサバイバーシップケアとは，がんサバイバーの医学的な健康の側面だけでなく，その人らしい生き方に目を向けた考え方・行動指針を指す．

1）がんの緩和ケア

がん患者の苦痛の軽減はがん診療における重要な課題である．国内ではがん対策基本法第17条に「国及び地方公共団体は，がん患者の状況に応じて緩和ケアが診断の時から適切に提供されるようにすること」と示されており，緩和ケアはがん対策の重点施策として位置づけられている．2018年には心不全患者に対する緩和ケアについても診療報酬が適応され，非がん疾患に対する取り組みも進んできた．本項では，がんの緩和ケアの概念と，がん医療と緩和ケアの統合について扱う．がんに関連して生じるさまざまな苦痛症状に対する症状緩和の技術については，緩和医療に関する他の成書を参照されたい．

a 緩和ケアとは

緩和ケアは，1990年の世界保健機関（WHO）の定義では「治癒を目指した治療が有効でなくなった患者に対する積極的な全人的ケアである」と位置づけられていたが，2002年に改訂され，国内では関連団体によるコンセンサスを得た下記の定訳が普及している．

> 「緩和ケアとは，生命を脅かす病に関連する問題に直面している患者とその家族のQOLを，痛みやその他の身体的・心理社会的・スピリチュアルな問題を早期に見出し的確に評価を行い対応することで，苦痛を予防し和らげることを通して向上させるアプローチである」
> （WHO2002．緩和ケア関連団体会議訳）

がん領域では，2010年Temelらが New England Journal of Medicine 誌に報告した進行非小細胞性肺がん患者を対象にして行った「早期からの緩和ケア（early palliative care）」の有用性に関するランダム化比較試験を報告し，その後国内では2012年に第2期がん対策推進計画のなかで「がんと診断されたと

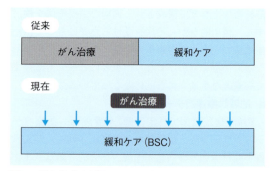

図1 がん治療と緩和ケアの関係

きからの緩和ケア（以下，診断時からの緩和ケア）」という文言が用いられるようになった．すなわち緩和ケアはステージによらずすべてのがん患者に対してがんの診断直後から継続的に提供されるべきものであり，がん治療（外科療法，放射線療法，薬物療法）は必要に応じて提供されるという考え方である（図1）．

診断や治療が進歩しているとはいえ，がんが命を脅かす病であることには変わらない．その意味で，診断時からの全人的ケアを提唱する国のがん対策としての「診断時からの緩和ケア」は，本来WHOの定義が示す緩和ケアとも乖離はなく，臨床上問題はないと思われる．しかし，エビデンスとしての「早期からの緩和ケア」は進行がん患者を対象としてきた経緯があるため，厚生労働省研究班と日本がんサポーティブケア学会のIOPワーキンググループは，混乱を避けるため用語を整理することを提言している（表1）．したがって「緩和ケア」を扱うときに，どのような意味での「緩和ケア」を指しているのか，留意する必要がある．

b 基本的緩和ケアと専門的緩和ケア

国のがん対策における緩和ケアは，概念的に基本的緩和ケアと専門的緩和ケアに分類されている．前

表1 「早期からの緩和ケア」と「診断時からの緩和ケア」

	早期からの緩和ケア	診断時からの緩和ケア
暫定的な定義	進行がん患者に対して，なるべく早い時期から，がん治療に携わる医療従事者に加えて緩和ケアチーム・サービスが診療にあたること	がん患者全員に対して（進行がんに限らず），がん治療に携わる医療従事者で，診断時より緩和ケアを提供すること
用語が最初に用いられた背景	国際的な学術的文書	わが国の行政的文書
対象者	進行がん患者	すべてのがん患者（進行がん患者に限らない）
緩和ケアの提供者	緩和ケアチーム・サービス がん治療に携わる医療従事者	がん治療に携わる医療従事者（患者の需要に応じて緩和ケアチーム・サービスへの紹介を検討する）

（日本がんサポーティブケア学会 IOP-ワーキンググループ「がんと診断された時からの緩和ケアの推進に関する研究」班：「早期からの緩和ケア」と「がんと診断された時からの緩和ケア」の表現に関する提言，<http://jascc.jp/wp/wp-content/uploads/2019/11/IOP-WG20191114.pdf>[2024年11月閲覧]より引用]）

者は，担当医や担当看護師などすべての医療者が習得し提供する緩和ケアであり，患者の声を聴き共感する姿勢，信頼関係を構築するためのコミュニケーション技術（対話法）に加え，多職種間の連携の認識と実践のもと，がん性疼痛をはじめとする諸症状に対する基本的な対処によって患者の苦痛の緩和を図ることが含まれる．厚生労働省の示す「診断時からの緩和ケア」では，そのポイントとして，①多職種協働による不安への対応，②病気の丁寧な説明，③身体・精神症状および社会的問題へのアセスメント，④必要に応じた専門家への紹介，⑤抱える問題の把握と緊急性の高い問題の解決，⑥患者・家族を孤立させないような支援をあげられており，身体症状の緩和だけでなく，疾患に関する患者教育や心理社会的な問題への対応の重要性を強調している．こうした基本的緩和ケアの知識については，がん診療に関わるすべての医師が習得すべきこととして，緩和ケア研修会が開催されている．

これに対して，専門的緩和ケアとは，基本的緩和ケアでは対応が難しい場合に，専門的な知識や技術をもって提供する，緩和ケア医や緩和ケアチーム，麻酔科医，放射線治療医，精神腫瘍医など，専門性をもった医療者が提供する高度な緩和ケアであり，主に進行がんの患者に対して提供されるものとされ

る．海外では早期からの専門的緩和ケアの介入の効果について，複数のランダム化比較試験で検証が試みられており，米国臨床腫瘍学会（American Society of Clinical Oncology：ASCO）のガイドライン作成グループによるシステマティックレビューでは，QOLや気分を改善し，終末期の過ごし方についての話し合いを増やすとの報告もある．一方，プライマリエンドポイントとなるQOLや心理指標には差がないとの報告もあり，結果は一定していない．この背景にはがん種や介入の違い，がん治療医も緩和ケア的なアプローチを取り入れていることも影響していると考えられるが，緩和ケアチームの介入自体には害はないため，ASCOではコントロール不良の症状やQOLに懸念のある患者に対して，早期の緩和ケアチームへの紹介を推奨している．

c がん医療と緩和ケアの統合（Integration of Palliative Care in Oncology）の問題

上述のように，緩和ケアは，がん医療に不可欠なものとしての認識が高まっており，がんの日常診療の中に緩和ケアサービスが統合されることが期待されている．しかし，近年行われたがん患者体験調査でも，「身体の苦痛や気持ちのつらさを和らげる支援は十分である」に「ややそう思う」「そう思う」と回答した患者は32％にとどまった．また「身体的なつらさがあるときに，すぐに医療スタッフに相談できると思うか」「心のつらさがあるときに，すぐに医療スタッフに相談できるか」との問いに「ややそう思う」「そう思う」と回答した患者はそれぞれ，約60％，約45％であり，緩和ケアが十分に患者に届いているとは言い難い．

2017年に采野らが行った調査では，がん診療連携拠点病院等のうち，常勤の緩和ケア専門医が在籍している施設は52.8％，外来での緩和ケアサービスを週3日以上提供している施設は47.6％，症状スクリーニングをルーチンで行っている施設は65.1％であった．しかし，緩和ケア医への紹介をシステム化できている施設は15％程度にとどまり，人的なリソースの不足をバリアとしてあげる施設が多かったが，人的なリソースは一朝一夕で充足できるとは考えにくく，施設内，地域および国，それぞれのレベルにおいて，システムや施策の工夫が必要であると考えられる．

2) がんサバイバーシップ

a がんサバイバーとがんサバイバーシップの定義

がんサバイバーは，がんの疑いが出た段階から初期治療後までの場合もあれば，当初予定されたがん

表2　がんサバイバーが抱える問題

種類	具体例
身体的問題	二次がん，心機能障害，疼痛，リンパ浮腫，性的障害（不妊など），認知機能障害
心理的問題	抑うつ，不安，不確実性，孤立，ボディイメージの変化（やせ，脱毛，乳房切除など）
社会的問題	人間関係の変化，健康保険や生命保険に関する懸念，就労/休職/失業，復学，経済的負担，育児
スピリチュアルな問題	人生の目的・意味を考える，生きていることへの感謝など

治療を終了して経過観察に入った患者を指す場合，家族や友人もサバイバーとして位置づける場合など，時期や対象についてさまざまな考え方が示されている．がんサバイバーシップについても明確な定義はなく，狭義には，がんの初期治療終了後の健康管理の問題を指し，広義にはがん診断後に患者が体験するあらゆる苦痛がサバイバーシップの問題であるとされ，診断・治療以外のおよそすべての患者のニーズが含まれる（表2）．

米国の National Coalition for Cancer Survivorship（NCCS）は，「がんと診断された人は，その瞬間からがんサバイバーとなり，一生サバイバーであり続ける」と定義している．さらに，NCCSの創設メンバーである Leigh は，「サバイバーシップとは，単に患者が生き残れるか，どれくらい生きられるか（if or how long）ということだけでなく，良く生きること（how well they survive），さらにできることなら成長できること（hopefully thrive）を含む」としており，がんと診断された人を，生きる存在として尊重することに重視した考え方といえる．

「がんサバイバーシップ」の重要性が認識されるようになったのは，がんの予後が改善したにもかかわらず，がん経験者が社会参加・社会復帰する過程で直面する苦痛が切実であるからにほかならない．また，患者・家族の個人的努力だけで乗り越えらない課題が多く，医療者だけでなく，医療以外の社会もがんに関する理解を深め，取り組む必要性がある．いまだ医療者が認知できていないニーズもあると認識すべきである．

b　サバイバーシップケアに関する施策

米国の Institute of Medicine（IOM）は，がんサバイバーシップに関する委員会を設立し，治療の急性期を過ぎたがん患者と，慢性疾患としてのがんとともに生きる患者に焦点を絞って取り組む方針とし，

2006年に医療提供者，支援者，およびその他の利害関係者のがんサバイバーのニーズに対する認識を高めることとともに，がんサバイバーシップをがんケアの重要な局面として確立し，適切なサバイバーシップケアの提供を確実にするために行動すべきであると提言した．IOMの提言は，がんの初期治療後の健康管理だけでなく，就労，医療保険，研究にも言及し，医療者だけでなく，ボランティア団体，行政，雇用主，法律家，保険会社，資金提供機関など，さまざまなステークホルダーのサバイバーシップケアへの参加を呼び掛けていることは注目される．

国内では，第2期がん対策推進基本計画（2012年）においてがん患者の社会的問題への言及があり，「がん就労」の取り組みが開始された．さらに2016年の改訂がん対策基本法は，がん患者が尊厳を保持しながら安心して暮らすことのできる社会の構築を目指すことを基本理念として掲げ，第3期がん対策推進基本計画以降，「がんとの共生」ががん対策の主要な分野と位置づけられて，仕事との両立の支援，アピアランスケア，ライフステージに応じた取り組みなどが進められている．

c　サバイバーシップケアの課題

がん治療後の健康管理については，晩期合併症の高い小児がん患者や，造血幹細胞移植後の患者に対して，長期フォローアップ外来の取り組みが先行している．具体的なケアの中には，がんの再発や二次がんのモニタリングのほか，ホルモン補充や移植片対宿主病（GVHD）の管理，がん・生殖医療，心血管リスクの管理，がんリハビリテーションなど，罹患年齢や併存疾患，治療内容に応じた領域横断的な取り組みを要する．

またがん患者と社会との関わりの中で生じる心理社会的な問題への支援も重要である．経済的な問題，家庭や学校・職場のなどの問題は，医療が解決できる問題ではないが，がんの診断を機に顕在化することもあり，医療者に一定の対処が求められる．地域がん相談支援センター等に配置されたがん相談員やソーシャルワーカーなどの専門職との協働とともに，医療機関の外のリソースとの連携も必要になる．

「がんサバイバーシップ」の重要性が認識されながらも，がん医療の場におけるサバイバーシップケアに関する取り組みはまだ十分とは言えない．今後，医療者だけでなく広く社会にがんサバイバーシップに関する問題意識が共有され，日本の医療や社会の特性に応じた支援システムが構築されることも期待したい．

11　がん患者の緩和ケアとサバイバーシップ

この項の キーポイント

● 緩和ケアは，症状緩和，心理支援，意思決定支援を，すべての患者にがんの診断時から提供され続けるべきものである．
● がんサバイバーとは，がんと診断されたすべての人を指し，がん治療後だけでなく，治療前・中のがん患者を含み，時には家族や支援者をも含む場合もある．
● がん患者のサバイバーシップ向上のためには，学際的な連携が必要である．

参考文献

1) がん対策推進協議会緩和ケア専門委員会：緩和ケア専門委員会報告書〜今後の緩和ケア対策のあり方について（案）〜平成23年8月23日 <https://www.mhlw.go.jp/stf/shingi/2r9852000001mvcj-att/2r9852000001mvhf.pdf>［2024年11月閲覧］
2) Sanders JJ, et al：Palliative Care for Patients With Cancer: ASCO Guideline Update. J Clin Oncol **42**（19）：2336-2357，2024
3) 国立がん研究センター厚生労働省委託事業（令和6年4月）患者体験調査報告書令和5年度調査（速報版），<https://www.ncc.go.jp/jp/icc/health-serv/project/R5index/R5pes_sokuho_all_ver2.pdf>［2024年11月閲覧］
4) Uneno Y, et al：Current status of integrating oncology and palliative care in Japan: a nationwide survey. BMC Palliat Care **19**(1)：12, 2020
5) Marzorati C, et al：Who Is a Cancer Survivor? A Systematic Review of Published Definitions. J Cancer Educ **32**(2)：228-237, 2017
6) Hewitt M, et al：Cancer Patient to Cancer Survivor：Lost in Transition, National Academies Press, 2006

コラム　感染症（COVID-19）とがん治療

COVID-19パンデミックは，がん患者の治療に大きな影響を与えた．がん患者は，一般に免疫抑制状態にあるため，COVID-19に感染した場合，重症化のリスクが高いとされる[1]．さらにがん薬物療法は免疫機能を抑制することで，COVID-19感染後の予後が悪化する可能性がある[2]．そのため，パンデミック初期には，多くの病院で通常のがん治療の延期・調整が行われた[3]．またがん患者とCOVID感染患者を同一病院内で区別する領域と導線の設定と管理も大きな負担となった．転移性乳がんを対象として，診断や治療の遅延により0.5％死亡率が上昇し，遅延が大きい場合死亡率はさらに上昇すると報告された[4]．COVID-19ワクチンの導入が進み，固形がん患者においては，感染や死亡のリスクを減少させたが，血液がん患者は，ワクチンによる免疫応答が低く，感染死亡リスクが依然高い[5]．またがん治療中の患者におけるワクチンの効果は不明な点が残る[6]．一方で，オンライン診療技術が急速に進展し，不要な通院を減らし，自宅で遠隔モニタリングや治療相談を受ける環境が整備された[7]．また，COVID-19感染予防の徹底，ワクチン接種のタイミングや効果に関するガイドラインが策定されている[8]．今後きたるべきパンデミックに備え，COVID-19の教訓を生かし，より柔軟な治療システムの構築が期待される．

文献

1) Liang W, et al：Lancet Oncol **21**：335-337, 2020
2) Kuderer NM, et al：Lancet **395**：1907-1918, 2020
3) Patt D, et al：JCO Clin Cancer Inform **4**：1059-1071, 2020
4) Alagoz O, et al：J Natl Cancer Inst **113**：1484-1494, 2021
5) Leuva H, et al：Semin Oncol **49**：363-370, 2022
6) Thakkar A, et al：Cancer Cell **39**：1081-1090, 2021
7) Korompoki E, et al：JAMA Oncol **7**：1113-1114, 2021
8) Curigliano G,et al：Ann Oncol **31**：1320-1335, 2020

12 小児・AYA世代のフォローアップ

summary 小児がん治療後長期生存している患者は，小児がん経験者と呼ばれる．小児がん経験者は，晩期合併症や小児期から思春期・若年成人期における心理社会的問題を抱えることがあり，長期フォローアップと呼ばれる継続的なフォローアップが必要である．

1) 概要

治療進歩により小児がんの予後は比較的良好となり，日本でも7〜8割の患者が長期生存すると推測される．このような治療後患者は小児がん経験者(child cancer survivors：CCS)と呼ばれるが，成人期CCSは日本に5万人以上，成年人口の400〜1,000人に1人に上ると推定される一方で，身体的合併症を抱えることも多い(図1)．これらには，がんの発生自体または強力な治療実施に伴って生じ，その後持続するものや，治療終了後長期間経ってから生じるものがあり，晩期合併症と呼ばれる．この晩期合併症のため，CCSは一般人口などの対照群より健康問題が多く，死亡率が高いことが報告されている(図2)．またCCSは，小児期から思春期・若年成人期(adolescent and young adult：AYA)といった特殊なライフステージの中で，心理社会的問題を抱えることも少なくない．治療後の人生が非常に長いCCSに対しては，健常な成人として生きて行けるよう，健康観察や治療，支援を行う長期フォローアップが必要である．

2) 晩期合併症

小児がん治療によって生じる主な身体的晩期合併症は以下のとおりである．

a 心血管：アントラサイクリン系抗がん薬は投与量が多くなると心筋障害の発症リスクが上がる．胸部放射線照射も心機能低下や冠動脈狭窄のリスクがある．

b 中枢神経：脳腫瘍や合併する水頭症，手術侵襲による脳組織傷害により，認知能低下，麻痺や失調，てんかんなどをきたしうる．認知能低下は，脳腫瘍のほか，白血病や固形腫瘍の脳転移に対し行われる放射線照射でも生じるが，治療時年齢が低いほど(とくに3歳未満)，線量が多いほど，照射範囲が広いほど影響は大きい．薬物療法ではメトトレキサートやシタラビンの大量療法や，髄腔内注射が認知能低下のリスクを上げる．これらのリスクがある場合には，専門医により認知能を評価することが重要で，それにより教育機関の選択や対応，職業選択，支援介入が可能となる．

c 消化器：腹部手術後の癒着性イレウスや骨盤内手術後の排便障害がある．腸切除後は吸収不良による栄養障害を生じることがある(回盲部切除後のビタミンB_{12}不足による巨核球性貧血や短腸症候群など)．

d 口腔：永久歯の形成期に口腔への放射線照射やアルキル化薬投与などの薬物療法が行われると，歯の形成不全や不正咬合が生じ，機能的・審美的問題となることがある．

e 内分泌：大量のアルキル化薬による薬物療法や精

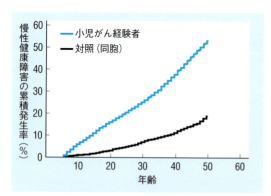

図1 小児がん経験者は対照(同胞)よりも慢性健康障害を生じやすい

[Armstrong GT, et al：J Clin Oncol 32：1218-1227, 2014 より引用]

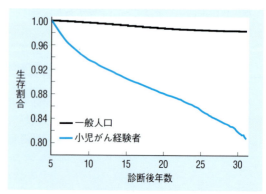

図2 小児がん経験者では一般人口よりも大きい生存割合の低下が持続する

[Armstrong GT, et al：J Clin Oncol 27：2328-2338, 2009 より引用]

巣・卵巣への放射線照射は，性腺機能低下をきたしうる．造血細胞移植に際して全身放射線照射と大量アルキル化薬投与を行うのはその典型である．また，視床下部・下垂体系が，脳腫瘍や手術侵襲，放射線照射により傷害され，内分泌機能障害をきたすこともある．

f 骨格：ステロイド長期投与により骨壊死や骨粗鬆症が生じることがあり，骨壊死は治療時年齢10歳以上の女性でリスクが増大する．放射線照射や手術により，骨や骨格，関節の発育障害・変形・欠損が生じることがある．

g 呼吸器：放射線照射やブスルファン，ブレオマイシンなどの抗がん薬は，間質性肺炎や肺線維症などの原因となる．広範な肺切除も呼吸機能を低下させる．同種造血細胞移植後には閉塞性細気管支炎が発症することがある．リスクがあるCCSでは呼吸機能を評価する必要があり，重症例では肺移植が実施されうる．

h 感覚器：シスプラチンにより聴力障害が生じうる．高音域が多いが，重症の場合には低音域も障害される．聴神経付近への放射線照射でも聴力障害を生じうる．これらは，言語機能発達を妨げたり，学習や対人関係，就労に悪影響を及ぼしたりすることもある．ステロイドの長期投与や眼部への放射線照射では白内障を生じうる．

i 腎・泌尿器：腎臓摘出・切除やシスプラチン，カルボプラチン，イホスファミド，大量メトトレキサートを含む薬物療法は腎機能を低下させる．また，腎臓への放射線照射や支持療法で使用される抗菌薬・抗真菌薬なども腎機能低下のリスクがある．シクロホスファミドやイホスファミドによる出血性膀胱炎や尿路近辺への手術による神経因性膀胱にも注意が必要である．

j 妊孕性：アルキル化薬投与量が多くなると精巣や卵巣を傷害して，不妊や早期閉経をきたしうる．視床下部・下垂体系への放射線照射は中枢性性腺機能低下により，性腺部への放射線照射は直接傷害により妊孕性を喪失させうる．このようなリスクがあるCCSで挙児希望がある場合には，妊孕性の評価や出産計画が遅くならないよう指導することが必要である．また，思春期前女児への骨盤部放射線照射は，子宮発育不良を生じ，不妊の原因となりうる．

k 二次がん：放射線照射により照射部位に脳腫瘍，甲状腺がん，乳がん，大腸がん，骨肉腫などの二次がんを生じることがある．抗がん薬による二次がんもあり，アルキル化薬やエトポシドによる急性骨髄性白血病や骨髄異形成症候群が代表である．そのた

め，それらの治療を受けた場合には，定期的な血液検査が必要である．

3）心理社会的問題

小児からAYA期を生きていくCCSは，成長・発達，ライフイベントに関連した特有の心理社会的問題を抱えることがある．すなわち，復学・進学の問題，就労や経済的問題，結婚・挙児などにおける問題，友人などの同世代や社会から疎外されることによる心理的問題である．

4）長期フォローアップ

このようにCCSは多様な晩期合併症と心理社会的問題を抱えることがあり，長期フォローアップと呼ばれる継続的なフォローアップが必要である．まず，疾患・治療歴から，晩期合併症の発症リスクを評価し，それに応じたフォローアップ計画に基づいて，定期的に外来診療する．この外来診療は一般外来とは分離された長期フォローアップ専門外来で行われることが望ましく，小児腫瘍医だけでなく，専門知識を有する看護師が関わり，身体的合併症に応じて小児および成人系の各分野専門医（循環器，神経，内分泌，産婦人科，整形外科，耳鼻咽喉科，歯科など）や医療機関と連携する．心理社会的問題に対しては，精神医療やソーシャルワーカーなどと連携しての復学・学習支援，就労支援や自立支援，ピアサポート，社会資源（医療費助成・障害者手帳の申請・障害年金など）の提供が必要である．

🔑 この項の キーポイント

- 小児がん治療後の長期生存者は，小児がん経験者（CCS）と呼ばれる．
- CCSに生じる慢性健康障害を晩期合併症と呼ぶ．
- CCSが抱える晩期合併症や心理社会的問題に対して，長期フォローアップが必要である．
- 長期フォローアップは疾患・治療歴から評価した晩期合併症リスクに応じた計画に基づいて行い，心理社会的支援も行う．

● 参考文献

1) Armstrong GT, et al：Aging and risk of severe, disabling, life-threatening, and fatal events in the childhood cancer survivor study. J Clin Oncol **32**：1218-1227, 2014
2) Armstrong GT, et al：Late mortality among 5-year survivors of childhood cancer：a summary from the Childhood Cancer Survivor Study. J Clin Oncol **27**：2328-2338, 2009

13 告知，倫理，インフォームド・コンセント，セカンド・オピニオン

summary がん治療では，がんの病名や病状進行など患者に告知する機会が多い．そのような悪い知らせを受けた後の不安や落ち込みから2週間経過しても日常生活への適応レベルが普通の状態に戻らない場合には，適応障害またはうつ病の可能性を考える．医学研究の実施には倫理委員会の事前承認は必須である．インフォームド・コンセントでは，正確で十分な内容の情報を患者に伝え，患者がそれを理解し，かつ強制力や不当な誘因がない状態で同意していることが必要である．

1）告知

がん治療では，がんの病名，再発，病状進行など悪い知らせを告知する機会が多く，患者は大きな衝撃を受ける．告知後の不安や落ち込みはある程度は通常の反応であり，時間と身体・精神症状の変化を経て日常生活に支障のない状態に回復する（図1）．しかし，告知から2週間あまり経過しても日常生活への適応レベルが普通の状態に戻らない場合には，適応障害またはうつ病の可能性を考える．

2）倫理

ある医療行為が診療であるか研究であるかを判断する基準は，その目的の違いである．したがって，同じ医療行為であれば一見しただけで診療か研究かを区別することはできない．診療は個々の患者の利益のために行われるのに対して，研究は医学の発展，すなわち将来の不特定多数の患者の利益となるような知識の獲得を目的にして行われる．診療ガイドラインにない治療など日常行わない行為は研究であることが多いが，目の前の患者のためにそれなりに成功を見込んで行われるのであれば診療とみなせる場合がある．一方，通常の医療行為であっても，最初からデータ収集や解析，発表を意図していれば研究である．医学における倫理は臨床倫理と研究倫理に大別される．

a 臨床倫理

臨床倫理は診療において意思決定が困難な問題を扱う．がん医療においては，告知，生命維持治療の差し控えや中止，終末期医療における鎮静などが問題となることが多い．これらは患者および現場の医療・ケアチームが話し合って解決するのが原則であり，必要に応じて臨床倫理コンサルテーションなど第三者による助言を活用する．国や学会のガイドラインは通常は推奨にとどまる．研究的な目的がなくても，すなわち診療においても再生医療では認定再生医療等委員会による事前審査が法的に義務づけら

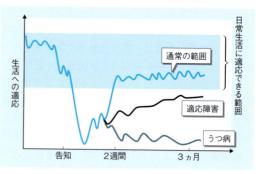

図1 「悪い知らせ」を聞いた患者の心理
1）最初の1週間：診断への疑惑や否認，あるいは絶望などの反応が現れる初期反応期．
2）次の1週間：精神的な動揺が現れ，不安や抑うつ気分，集中力低下，食思不振，不眠，日常活動不能などの症状が出現する苦悩・不安の時期．
3）ほぼ2週間以上経過：新しい情報へ順応しようとする，現実の問題に直面していこうとする，楽観的になろうとする気持ちが生じる．

れている．がん治療では免疫細胞療法などが該当する場合がある．新規性の高い手術手技や未承認の医薬品・医療機器を用いる治療（高難度新規医療技術等）も，特定機能病院においては医療安全面から各施設内で事前評価を受けなければならない．それ以外の施設であっても同様の管理が努力義務として推奨されており，独自に管理している施設がある．

b 研究倫理

研究倫理は研究対象者となる患者や健康人の権利や福祉の保護が目的であり，医療行為の中にわずかでも研究の要素が含まれていれば，倫理委員会や治験審査委員会など第三者による事前審査と承認は必須である．治験，再生医療や特定臨床研究には法律による強制力が伴う．1964年に世界医師会で採択された「人間を対象とする医学研究の倫理的原則（ヘルシンキ宣言）」は，国際的な研究倫理ガイドラインである．そこには，科学的価値のある研究計画書の作成，倫理委員会の設置と承認，インフォームド・コンセントの必要性，被験者（患者）の権利・利

益，プライバシーの保護などが明記されている．2013年のフォルタレザ総会では，社会的弱者集団の保護の強化，被験者に対する補償と治療，プラセボ使用に関する条件の明確化，研究試料の再利用（バイオバンク）に関するインフォームド・コンセント，倫理委員会の機能強化，データベース登録義務の強化について改訂された．

米国では，タスキギー梅毒実験をきっかけに臨床研究全般の規制を目指す法律として1974年に国家研究法が成立した．この法のもとに設置された委員会からベルモントレポートが1979年に公表された．そこに示された人格の尊重，善行，正義の原則は，「ベルモントの3原則」として知られ，今日の研究倫理の枠組みの基礎となっている．人格の尊重とは，インフォームド・コンセントを受ける権利およびプライバシーの保護であり，その対象には，生きた人間のみならず，人体由来の試料，遺伝情報，診療録情報も含まれる．善行とは，予想される被験者の負担ができる限り小さく，また利益ができる限り大きくなるよう目指すことであり，そのためには研究内容の科学性とリスク・ベネフィットの適正な評価が必要となる．正義とは，研究がもたらす利益と負担が公平に分配されるように研究対象者を適切に選択することである．とくに社会的に弱い立場にある者を研究対象者とする場合には特段の配慮が必要であり，それには小児や高齢者だけでなく，医学生や看護学生，被災者，病院や研究所の職員，製薬企業の従業員などが該当する．

3) インフォームド・コンセント

インフォームド・コンセントは診療および研究において必要となる手続きである．患者（研究対象者）が自律的な判断を行い，自由に同意ができるためには，情報，理解，自発性という3つの要素が重要である．すなわち，正確で十分な内容の情報を患者（研究対象者）に伝え，患者（研究対象者）はそれを理解し，かつ強制力や不当な誘因がない状態で同意していなければならない．同時に，不利益を受けることなしに治療や研究への参加を拒否できること，いつでも同意を撤回する権利があることも伝えなくてはならない．説明は文書や図を用いながらわかりやすい言葉で行い，過剰な期待を抱かせない，同意の強制や誘因をできるだけ排除するよう注意する．深く考える時間や質問の機会を与えることも必要である．研究では，診療よりも詳細な情報提供や丁寧な理解の確認が要求される．インフォームド・コンセ

ントの目的は診療や研究参加の意思決定支援であり，患者（研究対象者）の権利を放棄させたり，研究者の免責を求めたりするものではないことに注意しなければならない．

がん治療では，検査，手術，放射線療法，薬物療法などによる合併症や副作用は避けられない．これらの医療行為の開始前にそれらのリスクとベネフィットが十分に説明されたうえで，患者が十分に理解し，納得して同意した場合のみ，がん治療が行われる．

4) セカンド・オピニオン

世界医師会による「患者の権利に関するリスボン宣言」には，「患者は，民間，公的部門を問わず，担当の医師，病院，あるいは保健サービス機関を自由に選択し，また変更する権利を有する」「患者はいかなる治療段階においても，他の医師の意見を求める権利を有する」として，医療における選択の自由とともに，セカンド・オピニオンを主要な患者の権利の1つとして掲げている．担当医から治療方針を提示された場合，別の立場の医師からも意見を聞けば，患者は治療法の具体的な比較によって，より適した治療法を納得して選択することができる．患者が希望した場合には，担当医は診療情報提供書（紹介状）を作成し，画像・検査資料等を提供する．医師は，提供された資料をもとに標準治療や科学的根拠に基づいた意見を患者に説明し，その内容について文書で患者および紹介元に情報提供を行う．なお，転院・転医を前提とした相談や，担当医への不満やクレームはセカンド・オピニオンには含まれない．

🔑 この項の キーポイント

- 悪い知らせを受けた後の不安や落ち込みから2週間経過しても普通の状態に戻らない場合には，適応障害またはうつ病の可能性を考える．
- 医学研究の実施には倫理委員会の承認は必須である．
- インフォームド・コンセントでは，正確で十分な内容の情報を患者に伝え，患者がそれを理解し，かつ強制力や不当な誘因がない状態で同意していることが必要である．
- セカンド・オピニオンは患者の権利である．

◉ 参考文献

1) 樋口範雄（監訳）：WMA医の倫理マニュアル，原著第3版，日本医師会，2016

14 がん医療におけるコミュニケーション

summary 不確実性の高いがん医療において患者に最善の医療を提供するには，患者中心のコミュニケーションスキルに基づいた共有意思決定が重要となる．がん治療医は基本的なコミュニケーションスキルはもちろんのこと，難治がんの診断やがん治療の終了などの「悪い知らせ」の伝達や，終末期に向けて患者・家族と話し合うアドバンス・ケア・プランニングの際には不可欠な高度なコミュニケーションスキルに習熟する必要があり，日本のがん患者で有用性が示されたSHAREはとくに重要である．

1) がん医療におけるコミュニケーションスキルの重要性

医療現場においてコミュニケーションは，医療者-患者間のみならず医療者-患者・家族間，医療者-医療者間において欠くことのできないものであり，互いの情報を理解し共有するために必要なスキルである．がん医療においても，日々の診療現場のみならず，検査結果や病状の説明，治療方針の決定など，さまざまな場面で患者・家族と面談をもつ機会が多いが，とくに進行がんに対する抗がん薬治療などでは，重篤な有害事象のリスクがある一方で望ましい効果が得られる確率が低い場合もあり，患者側は非常に難しい意思決定に迫られる．その際に，医療者側の価値観を押し付けるパターナリズムは望ましくないが，専門的知識に乏しい患者側に決断を「丸投げ」するコンシューマリズム（消費者主義）も単なる責任の放棄であり，専門家がとるべき態度ではない．そのような不確実性の高い医療における意思決定の場面では，医療者と患者側が情報（疾患に関する情報のみならず患者側の価値観や治療環境も含めて）と治療の目標，各々が果たすべき責任について共有し協同して意思決定を行うshared decision making（SDM）がきわめて有用とされており，SDMを行ううえで医療者に必須とされるのも科学的根拠に裏づけられた治療の実践（evidence-based medicine：EBM）と，患者中心のコミュニケーションスキルである（図1）．

2) 基本的なコミュニケーションスキル

通常の医療現場における基本的なコミュニケーションに必要とされるスキルを表1に示す．医療者は無意識のうちにこれらのスキルを用いているが，言語化して認識することは，自分自身への振り返りや他者の話を聞くうえでも重要である．コミュニケーションスキルは，単に臨床経験を多く積んだ

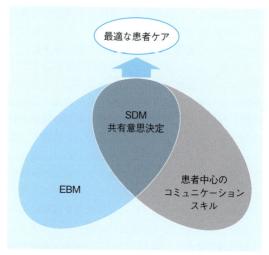

図1 最適な患者ケアに必要な要素

り，年齢を重ねたりすることで向上するとは限らず，一定のトレーニングを受けたうえで，自身のコミュニケーションを日々振り返る謙虚な姿勢が求められる．米国臨床腫瘍学会のガイドラインでも患者とのコミュニケーションにおいて重視すべき点として，①治療の目標と予後に関する話し合い，②治療選択，③終末期のケア，④患者のケアに家族が関わるよう促すこと，とともに⑤がん治療医のコミュニケーションスキルトレーニング，をあげている．上記①～④は，近年国際的に有用性が認められつつあるアドバンス・ケア・プランニング（advance care planning：ACP）とほぼ重なる内容であるが，患者・家族にとって侵襲的にもなりうる話し合いを進めるには，医療者側に優れたコミュニケーションスキルが必要であることはいうまでもない．そのような基本的なコミュニケーションスキルより高度なスキルとして「悪い知らせを伝える」スキルが国内外で開発されている．

14 がん医療におけるコミュニケーション

表1 基本的なコミュニケーションスキル

場を設定する	・身だしなみを整える ・話しやすい部屋を設定する ・時間を守る ・名前を確認し挨拶する ・座る位置に配慮する ・礼儀正しく接する	
話を聴く	・目や顔を見て話す ・相槌を打つ ・話を遮らない ・わかりやすい言葉を用いる	
	質問する	・話を促す ・クローズドクエスチョン，オープンクエスチョンを用いる ・病気だけでなく患者自身への関心を示す
	応答する	・患者の言いたいことを探索する ・患者の言葉を自分の言葉に置き換えて返す
	共感する	・気持ちを積極的に聴く ・沈黙を有効に使い，患者が気持ちを整理できるよう時間をとる ・気持ちを理解したことを自分の言葉で伝える

[日本臨床腫瘍学会（編）：新臨床腫瘍学，第7版，南江堂，p.250，2024より許諾を得て転載]

表2 「悪い知らせ」を話し合うコミュニケーションスキル

面談までに準備する	・事前に重要な面談であることを伝える ・事前に家族の同席を促す ・プライバシーが保たれた落ち着いた部屋を用意する ・面談の中断を避けるために十分な時間を確保する ・身だしなみや時間遵守など基本的態度に留意する
面談を開始する	・面談のはじめからいきなり悪い知らせを伝えない ・経過を振り返り患者の病気の認識を確認する ・患者の認識に現実とのギャップがあれば，その埋め方の戦略を立てる ・患者の気がかりを聴き，気持ちを和らげる言葉をかける ・家族にも患者同様配慮する
悪い知らせを伝える	・心の準備ができる言葉をかける ・写真や検査データを示し，紙に書いてわかりやすく明確に説明する ・患者の理解度を確認し，話が速過ぎないか尋ねる ・感情を受け止め，気持ちをいたわる ・質問や相談がないか尋ねる
治療を含め今後のことを話し合う	・標準治療，とりうる選択肢について説明する ・推奨する治療法を伝える ・がんの治る見込みを伝える ・セカンドオピニオンについて説明する ・患者が希望をもてる情報も伝える ・患者の日常生活や仕事について話し合う
面談をまとめる	・要点をまとめる ・説明に用いた紙を渡す ・患者の気持ちを支える言葉をかける ・責任をもって診療に当たること，見捨てないことを伝える

[日本臨床腫瘍学会（編）：新臨床腫瘍学，第7版，南江堂，p.251，2024より許諾を得て転載]

3）「悪い知らせ」を伝える際のコミュニケーションスキル

　がん医療においては，患者の将来への見通しを根底から否定的に変えてしまう「悪い知らせ」（難治がんの診断，がんの再発・進行，積極的がん治療の中止など）を伝えなければならない場面が多々ある．その際，患者側に必要な医学情報を適切に伝えるとともに，心理的なケアも行うコミュニケーションスキルとして米国臨床腫瘍学会が推奨しているのはSPIKESであり，次のような6つの段階を指している．

S（setting）：情報提供をするための環境を設定する
P（perception）：患者の認識を把握する
I（invitation）：患者が何をどこまで知りたいかを把握する
K（knowledge）：知識，情報（悪い知らせ）を提供する
E（empathy）：患者の置かれている状況に共感する
S（summary）：具体的な対応策を提示する

　ただし，コミュニケーションは文化によっても差があるため，欧米で開発されたSPIKESが必ずしも日本の患者に有用とは限らない．そこで，日本におけるがん患者の意向を反映したコミュニケーションスキルとして開発されたのがSHAREである．SHAREでは，日本人の患者が医療者に望むコミュニケーション要素として下記の4因子があげられている．

S（supportive environment）：支持的な場の設定
H（how to deliver the bad news）：悪い知らせの伝え方
A（additional information）：付加的情報
RE（reassurance & emotional support）：安心感と情緒的サポート

　具体的には，表2に示す点に留意しながら面談を

I 総論 5 がんの治療

進めるのがよいとされ，日本人患者ではとくにRE の項目が重要とされている．がん医療の現場においては，患者側の心情に配慮しない一方的な予後告知や，がん治療の中止宣告によって多大なストレスを受け，その後の日々を絶望の中で過ごし，その状況から抜け出そうと耳触りのよい代替医療に走ってしまう患者も少なからずみかける．がん医療の専門家を目指すならば，コミュニケーションスキルこそ最も重要な医療技術と理解し，研修会等を通じて日々その向上に努めていただきたい．

🔑 この項の **キーポイント**

- 患者の治療経過，心理面に多大な影響を及ぼすコミュニケーションスキルは，がん治療医が最優先で習熟すべき必須の医療技術である．
- 患者とのコミュニケーションにおいては，①治療の目標と予後に関する話し合い，②治療選択，③終末期のケア，④患者のケアに家族が関わるよう促すこと，がとくに重要とされる．
- 日本のがん患者は，「悪い知らせ」に際して「安心感と情緒的サポート」をとくに求めるとされ，

共感的な態度を示しつつ何らかの希望がもてる面談のまとめ方に配慮する．

● 参考文献

1) 内富庸介ほか（編）：がん医療におけるコミュニケーション・スキル—悪い知らせをどう伝えるか，医学書院，東京，2007
2) Gilligan T, et al：Patient-Clinician Communication：American Society of Clinical Oncology Consensus Guideline. J Clin Oncol **35**：3618-3632, 2017
3) Hoffmann TC, et al：The connection between evidence-based medicine and shared decision making. JAMA **312**：1295-1296, 2014
4) Baile WF, et al：SPIKES-a six-step protocol for delivering bad news：application to the patient with cancer. Oncologist **5**：302-311, 2000
5) Fujimori M, et al：Effect of communication skills training program for oncologists based on patient preferences for communication when receiving bad news：a randomized controlled trial. J Clin Oncol **32**：2166-2172, 2014

15 がんの臨床試験

> **summary**　よりよい治療を患者に届けるための治療開発において、臨床試験は不可欠である。臨床試験には相があり、第Ⅰ相から始まり第Ⅱ相を経て、第Ⅲ相試験で標準治療に対して良好な結果をおさめた治療法が新しい標準治療となる。しかし、臨床試験は「ヒトを対象とした実験」であるため、倫理性が担保されなくてはならない。法律や指針に従い、臨床試験に参加した患者の不利益が最小限になるよう注意を払い、試験を進める必要がある。

1) 臨床試験とは

　臨床研究とは、病気の原因の解明、病気の予防・診断・治療の改善、患者の生活の質の向上などのために行う医学研究を広く意味し、疾患のアンケート調査から患者データの解析、治療結果の調査研究など広く含めて考えられている。人間を対象とする以上は守るべき原則があり、倫理的原則の文書としてヘルシンキ宣言がある。診療と研究は区別されなければならない。

　臨床研究の中でも治療に介入して行う研究を臨床試験と呼び、人を対象として特定の疾患に罹患した特定の対象に対する、何らかの治療の効果を評価することを目的に、治療内容を事前に記載したプロトコールに従って前向きに計画された試験として行われる。図1に示すように、臨床試験は臨床研究に含まれ、臨床試験には「治験」と「特定臨床研究」が含まれる。

　治験とは、国から新薬としての承認を得ることを目的とする臨床試験である。主に製薬企業主導で行う治験と、医師自らが行う「医師主導治験」がある。治験を行うには、臨床試験としての倫理的な側面と、そのデータの信頼性確保のために、薬機法(医薬品、医療機器等の品質、有効性及び安全性の確保等に関する法律)内で規定されているGood Clinical Practice(GCP)省令に従って行われる。

　従来、治験以外の臨床試験は、保険適用された薬を用いて、新しいエビデンスの創出や新しい標準治療の確立を目的として行われてきた。これらの臨床試験は、治験のようにGCP省令ではなく、指針に従って行われてきた。2015年4月に、「人を対象とする医学系研究に関する倫理指針」が施行され、2017年5月には個人情報保護法等の改正に伴い、同指針を一部改正した指針が施行され、時代の流れとともに変更が加えられている。

　しかし、その後に複数の臨床試験においてデータねつ造や改ざんなどが明らかとなり、臨床試験に関

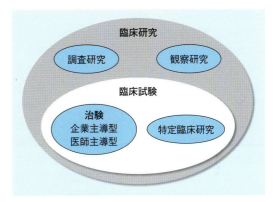

図1　臨床研究の分類

わる不正が社会問題に発展した。国は、国民の臨床研究に対する信頼を確保するためには指針ではなく法規制が必要と判断し、2018年4月に「臨床研究法」が施行された。この法により、未承認・適応外の医薬品等の臨床研究、または製薬企業等から資金提供を受けた医薬品等の臨床研究は「特定臨床研究」と定められ、同法に従い行う必要がある。また、治験や特定臨床研究以外の医薬品等の臨床研究においても、臨床研究法の基準遵守義務(努力義務)がある。ただし、観察研究は臨床研究法が定める臨床研究の適用除外であり、特定臨床研究には該当しない。

2) 臨床試験の相

　臨床試験は、ヒトを対象にした治療の試験であり、第Ⅰ相から第Ⅳ相に分けられる。がんのように予後不良の疾患に対する臨床試験の真の評価項目(エンドポイント)は生存期間の延長であり、多くの第Ⅲ相臨床試験で生存期間の延長がエンドポイントとして用いられる。表1に第Ⅰ～Ⅲ相試験のそれぞれの違いを示す。

a　第Ⅰ相試験

　初めてヒトに投与する薬剤を含む安全性を検討する試験である。前臨床試験から推定される最小量か

ら投与を開始して，安全性を確認しながら投与量を増加していく．主たる目的は新規薬剤の最大耐量を決定し，次相での用量・用法を決めることである．

b 第Ⅱ相試験

次の第Ⅲ相試験に進むかどうかを決定するために，短期的な有効性のエンドポイントを用いて有効性と安全性を，単群試験，またはランダム化試験として行われる．参加する患者数は単群試験では100人未満だが，ランダム化試験の場合は200人未満程度である．

c 第Ⅲ相試験

従来の標準治療と新しい治療を主にランダム化比較して有効性と安全性を評価する．多数の患者をランダム割付けすることで，各治療群の患者背景の相違がなくなり，エンドポイントの評価が容易になる．多くの場合，生存期間をエンドポイントに設定し，延長を期待する優越性デザイン，あるいは劣らない非劣性デザインを決定し，事前に立てられた臨床的仮説に基づいて統計学的に必要症例数が算出される．また，医師も患者もいずれの治療法に割り付けられたのかをわからなくする二重盲検法で行われることもある．

統計学的手法は仮説検定を用い，帰無仮説（差がない）を否定（棄却）することで対立仮説（差がある）を採択する．「本当は帰無仮説が正しい」のにこれを否定して対立仮説を採択してしまう誤りをαエラー（あわてんぼう）と呼び，「本当は対立仮説が正しい」のに，帰無仮説を否定できないことで対立仮説を採択できない誤りをβエラー（ぼんやり）と呼ぶ．第Ⅲ相試験（優越性）のサンプルサイズは，対照群のデータ，検出したい差，αエラー，βエラー，登録期間，追跡期間を設定し算出する．解析はITT（intention-to-treat）の考え方に従い，ランダム化したすべての患者を割付けされた群に含めて群間比較を行うことが一般的である．

d 第Ⅳ相試験

市販後に多数の症例に対して行われる試験であ

表1　第Ⅰ～Ⅲ相試験の特徴

	第Ⅰ相試験	第Ⅱ相試験	第Ⅲ相試験
目的	安全性 用量・用法の決定	有効性 安全性	標準治療の決定
エンドポイント	毒性（DLT） 探索的な有効性	有効性の代替エンドポイント 毒性	有効性の真のエンドポイント 毒性
患者数	15～30人	100人未満	数百～数千人
施設数	1～2施設	数～数十施設	数十～数百施設

り，実地医療の場でさまざまな状況のもとに使用されたときの医薬情報を収集する目的で実施される．

🔑 この項の キーポイント

- 臨床研究を行うにあたり，守るべき原則としてヘルシンキ宣言がある．
- 診療と研究は区別されなければならない．
- 治験はGCP省令に従い，それ以外の臨床試験は，臨床研究法，または人を対象とする医学系研究に関する倫理指針に従って行われる．
- がんの臨床試験では安全性と有効性の評価を行いながら進められる．がんに対する薬物療法は有害事象がほぼ必発であり，安全性が重視される．
- 第Ⅲ相試験の多くは，生存期間がエンドポイントであり，新たな標準治療を決定する目的で行われる．

◉参考文献

1) Straus S, et al：Evidence-Based Medicine, 5th ed, Elsevier, 2018
2) ヘルシンキ宣言（日本医師会訳）<http://dl.med.or.jp/dl-med/wma/helsinki2013j.pdf>[2024年11月閲覧]
3) 厚生労働省ホームページ <http://www.mhlw.go.jp>

16 がんの診療ガイドライン

summary 診療ガイドラインは，国際的に標準的な方法とされているEBMの手法により作成されている．エビデンスのシステマティックレビューとエビデンスの総体評価，益と害のバランスなどを考慮して，患者と医療者の意思決定を支援するために最適と考えられる推奨が示されている．診療ガイドラインは「規制」ではなくあくまでも「推奨」であり，診療を拘束するものではない．医療者と患者双方の意思決定をするためのツールであり，診療の基点となる．

1）診療ガイドラインとは

医療は，医師およびメディカルスタッフ，そして患者・家族らによる意思決定（decision-making）の繰り返しである．ことさらがん領域では，難しい決断や不確実性に多々直面することになり，その際，医療者自身の知識と経験，ならびに患者の嗜好に加え，科学的根拠（エビデンス）が意思決定の重要な判断材料となる．EBMの手法により作成される診療ガイドラインは，医療者と患者双方の意思決定をするためのツールであり，最適な医療を選択可能にするための推奨が盛り込まれている．次々と新しい研究成果が報告される状況下において，診療ガイドラインの作成プロセスが重要視され，エビデンスのシステマティックレビューと複数の治療選択肢の利益と害の評価に基づいた推奨が取り上げられるようになった．2011年米国国立アカデミー医学研究所（Institute of Medicine：IOM）による診療ガイドラインの定義は，「エビデンスのシステマティックレビューと複数の治療選択肢の利益と害の評価に基づいて，患者ケアを最適化するための推奨を含む文書」である．わが国では，公益財団法人日本医療機能評価機構が運営するEBM普及推進事業（Minds）がガイドラインの作成情報を発信している．

Mindsによる診療ガイドラインの定義は，「健康に関する重要な課題について，医療利用者と提供者の意思決定を支援するために，システマティックレビューによりエビデンス総体を評価し，益と害のバランスを勘案して，最適と考えられる推奨を提示する文書」である．診療ガイドラインは推奨を対象となる医療者に示し，実践に役立てられるのと同時に，推奨される治療の可視化により医療者間および患者とのコミュニケーションツールとしての役割をも果たすものである．

2）診療ガイドラインの作成法

ガイドラインを正しく理解するためには，その作成法を知り，ガイドラインの構成内容を理解することが役立つ．診療ガイドラインは，国際的に標準的な方法とされているEBMの手法により作成されている．はじめに臨床的課題（clinical questions：CQ）を明確化する．CQは，PICO形式「どんな患者に対し（Patient），何を行い（Intervention），何と比較して（Comparison），どんな臨床的効果を期待するのか（Outcome）」で定式化される．1つのCQに対して，系統的検索によって収集した文献から適切な研究報告を選出・選択し，研究デザインごとにエビデンスを評価する．その結果をまとめたものをエビデンス総体と呼ぶ．臨床研究は，同一のテーマに対するものであっても，必ずしも同一の結果を示すとは限らない．臨床研究の論文を系統的に検索・収集し，評価・統合する一連のプロセスをシステマティックレビューといい，偏り（バイアス）を避ける最善の方法となる．介入によってもたらされるアウトカムには，期待される効果（益）のみではなく，有害な事象（害）も含まれる．システマティックレビューによって，益と害のバランスが考量され，最終的に推奨が決定される．推奨はあらかじめ決められた合意形成手法（Delphi法等）と表現方法を用いて判定，記載される．国際的には，エビデンスの質と推奨の強さをグレーディングするために，GRADE（The Grading of Recommendations Assessment, Development and Evaluation）ワーキンググループが開発したGRADEシステムが，幅広く普及し採用されている．

3）診療ガイドラインの評価法

わが国の診療ガイドラインは，主に学会・研究会などの学術団体が個々に自主的な活動として作成している．そのため，より良質な診療ガイドラインを作成するためには第三者機関によるガイドライン自体の評価が重要となる．診療ガイドラインが適切な方法で作成されたかを評価する国際的な取り組みとしてはAGREE共同計画（Appraisal of Guidelines Research and Evaluation）が，患者アウトカムや診

療パターンの変化ではなく，作成の枠組みに焦点を
あてた評価手法としてAGREEやその改訂版である
AGREE Ⅱを提示している．わが国では，日本癌治
療学会のがん診療ガイドライン評価委員会（現がん
診療ガイドライン外部評価小委員会）が，依頼のあ
るガイドラインの評価をAGREE Ⅱで行い，ガイド
ラインの公開とともに，評価結果を次回改訂に役立
ててもらっている．そして実際に，評価委員会に提
出されるガイドラインの質は年々向上している．

4）診療ガイドラインのとらえ方

ガイドラインは標準治療を行うための指針であ
り，日常診療における個別の臨床行為・意思決定を
規制するものではない．いわんや，医師の裁量を拘
束するものでもない．時として診療ガイドラインの
一部分が切り取られて訴訟で利用されることも社会
的事実ではあるが，実際の法的判断に際して，ガイ
ドラインの一般論が当該事例にそのまま適用される
ものではない．ただし，医師は法的に，患者に対す
る注意義務と説明義務をもつ．ガイドラインの推奨
と異なる臨床行為を選択した際には，その選択が
個々の患者の医学的および社会的な特性・個別性に
応じた選択であることを説明する必要が生じる．ガ
イドラインは患者に適切に説明する際に医師−患者
間のコミュニケーションの基点となる．

5）がん診療ガイドラインの特性

ガイドラインにおける推奨は，新しいエビデンス
が報告されるたびにその内容は刷新されていくた
め，「癌取扱い規約」と異なり，比較的短期間で改訂
が行われる．さらに，現代の医療進歩は目覚ましく，
改訂期間に追いつかないこともあり，作成側である
各学会・研究会は，WEBサイトで速報を提供する
ことによって対応している．ガイドライン利用にあ

たっては，最新のガイドライン情報であることをま
ず確認する必要がある．そして，最良の医療を選択
するためには，推奨文だけをただ切り取って知識と
するのではなく，推奨の強さ，エビデンスの確実性
を認識し，解説内容を十分理解して，全文をもって
知恵とすることが大切である．がん領域は，患者の
嗜好・価値観が意思決定に大きく影響する領域であ
り，質の高いガイドラインほどそれらの内容がよく
吟味されている．ガイドラインは，臨床における単
なる解答書や解説書ではない．

> **🔑 この項の キーポイント**
>
> ● 診療ガイドラインは医療における意思決定の
> ツールであり，診療の基点となる．
> ● 作成法を知ることがガイドラインの理解につな
> がる．作成法は，エビデンスのシステマティッ
> クレビューと推奨決定のプロセスが重要である．
> ● ガイドラインは新しいエビデンスが報告される
> たびに繰り返し改訂される．利用にあたっては
> 最新のガイドラインであることを確認する．
> ● 推奨文だけを切り取ることなく，解説文の内容
> を含めて学習することが求められている．

◉ 参考文献

1) 相原守夫：診療ガイドラインのためのGRADEシス
　テム，第3版，中外医学社，2018
2) Minds 診療ガイドライン作成マニュアル 2020
　ver.3.0 <https://minds.jcqhc.or.jp/methods/cpg-de-
　velopment/minds-manual/>［2024年11月閲覧］
3) AGREE Ⅱ日本語訳−Mindsガイドラインライブラリ
　<https://minds.jcqhc.or.jp/docs/evaluation/evalua-
　tion-tools/agree/agree2.pdf>［2024年11月閲覧］
4) 日本癌治療学会：がん診療ガイドライン <http://
　www.jsco-cpg.jp/>［2024年11月閲覧］

17 がん診療におけるEBMの実践

summary EBM(evidence-based medicine)とは科学的根拠を理解したうえで，今の医療者の現状，また患者の病状・その希望を統合し最善の医療を行うための判断指針である．直訳すると，根拠に基づく医療と訳されるが，エビデンスだけで医療をするのではない．またEBMを補完する概念として患者側の背景を基盤に医療を組み立てていくNBM(narrative-based medicine)がある．ナラティブとは物語，語りと直訳されるように患者個人と医療者側の側面の2つをすり合わせ統合し共有できる物語にしていくことである．EBMとNBMは「患者中心の医療を実現するための車の両輪」と理解されており，とくに進行・再発がんの場合は，より患者の価値観・希望を取り入れていくことが大切である．ここではEBM実践における重要な要素，またEBMの限界について説明する．

1) がん診療とEBM，NBM

a EBM

EBM(evidence-based medicine)を直訳すると，根拠(科学的根拠＝エビデンス)に基づく医療と訳される．EBMの概念は1991年に提唱されたが，いまだに誤解されているところは，「EBMは目の前の患者を無視した冷たい医療である，EBMは少数例の患者を切り捨ててしまう，個別化を無視した医療である，EBMはマニュアル医療をもたらし，個々の工夫がなくなる医療になる」といったことである．EBMの教科書(Evidence-Based Medicine：How to Practice and Teach EBM, 2nd ed, Churchill Livingstone, 2000)にも，「EBMの実践とは，エビデンスと，医療者の専門性，患者の価値観・希望を統合することである」と記載があり，エビデンス重視で患者を無視してよいといっているわけではない．

b NBM

一方で，EBMを実践する英国で提唱されたのが，NBM(narrative-based medicine：ナラティブ・ベイスド・メディシン)である．1998年にGreenhalgh T, Hurwitz Bらによって提唱された医学/医療の概念である．NBMは，物語に基づく医療，対話に基づく医療などといわれる．一人ひとりの患者には，自らの人生とともに，それぞれの疾患に対する物語がある．患者を疾患として診るのではなく，一人の人間として尊重して対応し，その物語を患者さんと医療者で共有していこうとするのがNBMの基本的な考え方である．患者個人の病気体験の側面と医療者側の医学の発展，経験の2つの物語をすり合わせ統合し共有できる物語にしていくことである．EBMとNBMは対立する考え方ではなく，図1に示すようにお互いに補完し合うものと考えられている．

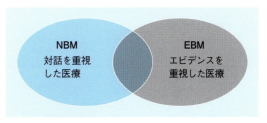

図1 EBMとNBM

がん医療でも大切なことは，いかに，EBMとNBMを統合していくかということと思われる．

2) EBMの実践に必要な3要素

EBMを臨床現場でどのように導入していったらよいのか？ 図2にEBMの3要素について示す．

EBMを実践するためには，①科学的データ(エビデンス)だけではなく，②医療者の専門性，③患者の価値観・希望を統合していくことが大切である．医療者の専門性には，手術手技や，診察方法，コミュニケーション能力やチーム医療なども含まれる．医療者の専門性と患者の価値観・希望を統合した医療が前述したNBMにも相当する．

根治を目指したがん治療の場合のEBMの実践は，医療の目標が「治癒」を目指すため，エビデンスに関しても確立した選択肢があり，医療者の専門性もパターン化しやすい．患者の価値観・希望も治癒を目指す点では比較的均一であるといえよう．この場合は，エビデンスを前面に出して，「治すために，積極的に治療をがんばりましょう」といえるかもしれない(図3)．

進行がんでEBMを実践していく場合，医療の目標は，「治癒すること」ではなく，「がんとよりよく共存すること」である．「よりよい共存」をするために，

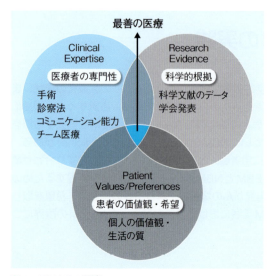

図2　EBMの3要素
[Evidence-Based Medicine : How to Practice and Teach EBM, 2nd ed, by Sackett DL, Churchill Livingstone, 2000を参考に作成]

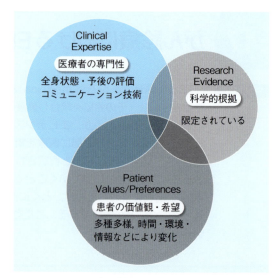

図4　EBMの3要素〜進行がんの場合〜

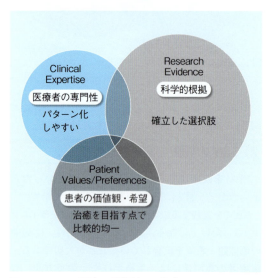

図3　EBMの3要素〜早期がんの場合〜

科学的根拠は，「延命効果」を示せることは多くても，個々の患者の価値観や生活の質（QOL：quality of life）を本当に改善したかどうか，客観的に患者を均一な集団として評価することはかなり困難である．患者が考える「よりよい共存」とは，個人により多種多様であり，時間・環境・情報などによって，絶えず変化するものだからである．科学的エビデンスとして，ある薬物療法に延命効果があっても，個々の患者が，延命のための治療を希望するかどうかは，個人の価値判断によるものだからである．このように，進行がんでEBMを実践する際には，医療者がコミュニケーションをよくとり，チーム医療も実践しつつ，個人個人異なる価値観・希望を，一緒に考え，最善の医療を実施することが大切である（図4）．すなわち，進行がんでEBMを実践するためには，患者とのNBMの要素がより大切になってくる．

NBMの実践には，患者とよくコミュニケーションをしていく（対話をする）ことが大切である．一方的なインフォームド・コンセントにならないよう注意することが重要である．インフォームド・コンセントとは，単に治療の選択肢を示し，後は，患者の自由意思にまかせるという医療者の責任逃れのように行うものではない．近年，医療の進歩により，治療選択肢が増え，治療選択はますます難しくなってきている．そこで，適切なインフォームド・コンセントを行うのには，「医療者と患者の意思決定の共有（shared decision making：SDM）」が必要といわれるようになってきた．SDMをよりよく行うためには，患者との対話を重視し，患者の個別の価値観・希望などの情報も聞き出しつつ，「私ならこれがよいと思います」というように，患者のニーズに呼応するように治療選択を一緒に考えるといったインフォームド・コンセントの形態が必要とされている．

3) エビデンスレベルとガイドライン

a　エビデンスレベル

判断に一番重要なエビデンスをどのように検索し評価するかエビデンスレベルを知っておく必要がある．科学的根拠を評価するために，エビデンスレベ

表1 治療に関する情報のエビデンスレベルの分類（質の高いもの順）[The Centre for Evidence-Based Medicine develops, 2011]

I	ランダム化比較試験（RCT）のシステマティックレビュー，N=1試験
II	ランダム化比較試験または，治療効果の大きい観察研究
III	非ランダム化比較研究（コホート，観察研究）
IV	ケースシリーズ，症例対照研究，過去のデータと比較した研究
V	病態生理に基づいた理由づけ

表2 主な診療ガイドライン

〈海外のがん診療ガイドライン〉

• NCCN（National Comprehensive Cancer Network）<https://www.nccn.org/>
　日本語のサイト <https://www2.tri-kobe.org/nccn/>
• ASCO（American Society of Clinical Oncology）のガイドライン
　<https://www.asco.org/research-guidelines/quality-guide-lines/guidelines>
• ESMO（European Society of Clinical Oncology）のガイドライン
　<https://www.esmo.org/Guidelines>
• NCI（米国国立がん研究所）のホームページ：NCI Physician Data Query（PDQ®）
　<https://www.cancer.gov/types>
　日本語版のサイト <http://cancerinfo.tri-kobe.org/>

〈国内のがん診療ガイドライン〉

• 国立がん研究センターがん情報センターのサイト：がん情報サービスレファレンスリスト
　<https://ganjoho.jp/med_pro/med_info/guideline/evidence/cancer.html>
　もしくは，Mindsガイドラインライブラリ <https://minds.jcqhc.or.jp/>
• 日本臨床腫瘍学会（JSMO）のガイドライン
　<http://www.jsmo.or.jp/about/kanko.html>
• 日本癌治療学会（JSCO）のガイドライン
　<http://www.jsco-cpg.jp/>

ルが使われる．医療情報の質を5段階にランクづけするものである．表1にオックスフォード大学が提唱した治療に関するエビデンスレベルを示す．ここで示すエビデンスレベルⅤには，基礎実験の結果，症例報告，専門委員会や専門家個人の意見なども該当する．いくら専門性の高い個人であったとしても，情報の質からすると最も低いレベルとなる．

b 診療ガイドライン

医学研究のエビデンスの質を詳細に吟味して，診療の手助けにしようとしたものが，診療ガイドラインである．診療ガイドラインは，各専門学会などで，専門家が集まり，厳密な手順により作成されている．最近のガイドライン作成においては，エビデンスレベルの評価だけでなく，より詳細な質の評価が行われるようになっている．

海外・国内の診療ガイドラインは表2に示すサイトを参考にされたい．

c ガイドラインの使い方

診療ガイドラインは，それぞれの患者に決まった治療法といった医学的な介入を強制するものではない．エビデンスのみではなく，患者の価値観・希望を大切にし，患者との対話をしていくことも大切である．ガイドラインがマニュアル医療を推進するものでもないことを強調したい．エビデンスやガイドラインをベースとして，患者と一緒に最善の医療を考えていくことが望ましい医療と考える．

4）EBMの限界と今後

エビデンスのとり方には限界があることも知っておかなければいけない．ここでのエビデンスとは科学的根拠（サイエンス）であり，統計学的な有意差がとれていることである．サイエンスとしてはランダム化比較試験の結果が最も信頼性のあるデータであり，薬事承認においても重要視される．質の高いエビデンスであっても，それは臨床研究における統計学上の有意差に基づいた結果であり，その結果に当

てはまらない患者も多く存在する．すなわち，あるがん種における治療効果の有無は，集団について語ることはできても，その個人については実際のことは何もいえないのである．

近年は分子生物学，ゲノム科学の発展により同じがん種においても細分化され，正確には多くの希少フラクションに分類される個別化医療の時代である．また個人間でも年齢，性別，体格，薬物の代謝など多様な因子があり，その生理機能にも大きな違いが出てくる．こうなるとがん種ごとに括った大規模な臨床試験でのエビデンスだけでは若干無理があるといえる．しかしながら希少フラクションでの臨床試験はなかなか進まない点もあり，エビデンスがとれない場合もある．臨床試験においてはサブグループ解析の結果や実臨床での後ろ向きのリアルワールドの解析，がんゲノム医療なら臓器横断的な試験などさまざまな角度からの解析データを考慮に入れた治療のコンセンサス作りを考えていく必要がある．新しいエビデンスが生まれ，それをもとにガイドラインが変わればリアルワールドでのその後の医療の質，患者の生存期間，満足度を含め解析し，

そのEBMが正しかったのかも検証すべきであろう．さらには今後，マルチオミックス解析が診療に加わり個別化医療は複雑化していくと考えられる．

　現在のところ多くの科学的データ，エビデンスを得て患者に最適な治療を判断するためには，複数のエキスパートによる議論が望ましい．とくにがんゲノム医療においては，過去に報告がない遺伝子の変化に対しても，病的意義を議論するエキスパートパネルのように治療決定が委ねられる場合もある．こうなると結局，EBM以前の経験的な医療へ逆戻りしてしまうことが危惧される．近い将来にはさまざまなエビデンス，オミックス解析や個別化医療を考慮したAIによる学習からその患者のみへの最適な医療提案といった技術が進歩していくのであろう．今後は時代に即した患者情報，オミックス解析情報を多角的に考慮した別次元のエビデンス・ベイスド・メディシンに変わっていくと思われる．

🔑 この項の キーポイント

- EBM（evidence-based medicine）の3要素とは，エビデンス（科学的根拠），医療者の専門性，患者の価値観・希望の3つである．
- 進行・再発がんの場合は，より患者の価値観・希望を取り入れていくことが大切であり，この際には，NBM（narrative-based medicine）の実践が大切となる．
- NBMの実践には，一方的なインフォームド・コンセントではなく，shared decision making（意思決定の共有）が大切である．
- エビデンスの質の評価には，5段階のエビデンスレベルがある．
- エビデンスレベルの評価，エビデンスの質の評価を行い，診療ガイドラインが作成される．

II

各論

Ⅱ 各論

1 消化管がん

1 食道がん

summary 　食道は後縦郭に存在し周辺臓器（気管，大動脈，肺，心臓など）への影響が大きく，ほかの消化器がんと比較すると特異性の高い疾患である．わが国では扁平上皮がんが大半を占めるが，欧米ではバレット食道由来の腺がん中心であり国際比較する際には留意が必要である．診断・治療において内視鏡治療，手術，放射線，薬物療法とモダリティが多岐にわたることから，とくに専門性の高い領域であり，十分な経験のもとにエビデンスを解釈する必要がある．頭頸部がん合併，胃がん合併が多いことも重要であり，臓器横断的な疾患理解とチーム医療が治療において非常に重要である．

1) 概要

a 疫学，病因

　わが国の2020年の食道がん死亡数は男性8,978人および女性2,003人であり，2019年の食道がんの罹患数（全国推定値）は男性21,719人および女性4,663人で，それぞれがん死亡および罹患全体の2.9％および2.6％を占める．死亡率・罹患率ともに50歳前後から高齢になるにつれてとくに男性で高くなる．喫煙と飲酒は食道がんの確実な危険因子である．とくに扁平上皮がんではそれらとの関連が強い．アルコール代謝に関わる*ALDH2*遺伝子多型により，食道がんのリスクが大きく異なることが症例・対照研究などの疫学研究で報告されている．また，喫煙と飲酒が相乗的に作用して食道がんのリスクが上昇することも指摘されている．熱い飲食物が食道がんや食道炎のリスクを上げることを示す研究結果が多く出ている．近年，欧米で増加している腺がんについては，肥満が確実な危険因子であり，胃食道逆流症も腺がんリスクの上昇と関連すると報告されている．野菜・果物の摂取は食道がんに予防的に働くことが示唆されている．

b 組織型分類

　食道学会の全国調査（2014年）によれば，わが国では扁平上皮がんが最も多い組織型であり，87.9％を占める．腺がん［大部分はバレット（Barrett）食道由来］は，わが国では7.1％程度にすぎない．欧米で腺がんの頻度が50〜70％であるのと対照的である．そのほかの組織型として類基底細胞扁平上皮がん，神経内分泌細胞腫瘍，未分化がん，がん肉腫などが

ある．

c 食道がん発生部位と頻度

　食道は，気管・大動脈・肺・心臓といった重要臓器に近接しており，食道がんの約10％は診断時にこれらの周囲臓器への浸潤（T4）を認める．部位別発生頻度は胸部中部食道が最も多い．欧米に多い腺がんはほとんどが胸部下部食道または食道胃接合部領域に発生する．

2) 臨床症状

　早期では無症状のことが多く，健康診断のときに内視鏡検査で指摘されるものが約20％存在する．食べ物を飲み込んだときに胸の奥がチクチクしたり，熱いものを飲んだときに胸がしみると感じるのは初期にみられる症状である．がんが大きくなるにつれ，食べ物が喉につかえる感じが起こり，さらに進行して，がんが胸椎や大動脈，気管に浸潤すると背部痛や咳嗽が，反回神経に浸潤すると嗄声が出現するようになる．

3) 診断

　原発巣の深達度（T），リンパ節転移の程度（N），および遠隔転移の有無（M）について診断を行い，臨床病期を決定する．検査方法は内視鏡検査，頸部・胸部・腹部CT検査，PET検査などを用いて行う．内視鏡検査で組織を採取し，病理学的な診断を行うことは非常に重要である．さらに詳細な深達度診断としては，超音波内視鏡検査または拡大内視鏡検査，狭帯域光観察（narrow band imaging：NBI），食道造影検査があり，適宜実施する．また咽頭がん

を重複することが多く，NBIを用いた拡大内視鏡は咽頭がんの早期発見に有用であり，治療方針決定に不可欠である．腫瘍マーカーとしては扁平上皮がんではSCC（扁平上皮がん関連抗原）とCEA（がん胎児性抗原），腺がんではCEAを用いるが早期診断には有用ではない．

食道がんの病期分類については，わが国の『食道癌取扱い規約（第12版）』および，国際対がん連合（UICC）「TNM分類」が使用される．外科切除例や内視鏡治療例における取り扱いは，食道癌取扱い規約を用いることが多いが，臨床試験ではTNM分類を用いることが多く，先端施設では両方を併記し記録されていることが多い．

4）治療

病期および個々の病態に応じて，内視鏡治療，外科療法，化学放射線療法，薬物療法，放射線療法単独，食道ステントなどを選択する．食道がんの予後を表1に示す．

a 内視鏡治療

内視鏡治療の適応は，『食道癌取扱い規約』における壁深達度がT1a-EP（粘膜上皮にとどまる）ないしT1a-LPM（粘膜固有層にとどまる）のがんである．管腔内の周在性が3/4周以上の病変では内視鏡治療後の消化管狭窄のリスクが高いため予防措置（ステロイド局注や定期的な拡張術）を行うか，他のモダリティを選択する．壁深達度がT1a-MM（粘膜筋板に達する）またはSM（粘膜下層に浸潤）のがんでは臨床的にN0であっても病理学的にはリンパ節転移のリスクがある．そのため，内視鏡治療後に病理組織学的にMMもしくはSMと診断された場合は，追加外科切除または化学放射線療法を考慮する．

b 外科切除

手術適応は病期Ⅰ～Ⅲ（T4を除く，以下TNM分類第8版に準じる）とされ，頸部食道がんと胸部食道がんでは術式が異なる．本項では胸部食道がんの外科切除について基本事項を記載する．

① 外科療法

胸部食道がんは頸部，胸部，腹部の3領域リンパ節に転移しやすいことから，右開胸開腹，食道亜全摘と胸腹部2領域，または頸部を加えた3領域リンパ節郭清が標準治療である．近年，外科切除侵襲を軽減するため，胸腔鏡や腹腔鏡を用いた内視鏡下手術やロボット支援下手術が行われている．再建方法は，胃管再建（胃を管状にして頸部まで挙上して吻合する）が最も多いが，胃切除後や胃がん合併例においては結腸あるいは空腸が用いられる．再建経路

表1 食道がんの予後

臨床病期	5年生存率
Ⅰ期	70.6%
Ⅱ期	44.7%
Ⅲ期	25.3%
Ⅳ期	8.1%

［国立がん研究センターがん対策研究所がん登録センター：院内がん登録2014-2015年5年生存率集計，2023より作成］

は後縦郭経路あるいは胸骨後経路が多い．

② 周術期補助療法（表2）

病期ⅠB～Ⅲ（T4を除く）では術前ドセタキセル＋シスプラチン＋フルオロウラシル（DCF）療法＋外科切除が標準治療である．欧米では術前化学放射線療法が標準治療であるが，日本では術前補助薬物療法に対する有効性が示されなかった．術後補助薬物療法は，術前化学放射線療法後の手術にて病理学的に腫瘍細胞を認めた場合にニボルマブ療法の有効性が示され，保険適用されたが，放射線を用いない術前DCF療法後の症例においてはその有効性は不明である．

c 根治的化学放射線療法（表2）

放射線単独治療に対する化学放射線療法の生存期間の延長が示されたことから，根治的な治療オプションとして外科切除が技術的に困難な症例（T4など）や外科切除拒否例，耐術性に問題がある症例に用いられる．照射線量は50Gy以上である．

臨床病期ⅠAでは，手術に対して化学放射線療法は無増悪生存期間では劣るが，全生存期間では非劣性が示され，食道温存を希望する患者における治療オプションである．

Stage ⅠB～Ⅲ（T4を除く）を対象とした化学放射線療法も，食道温存することにより侵襲を軽減できると期待され，非外科的な根治療法として1990年代から盛んに行われた．当初は，放射線治療の晩期毒性（食道炎，胸水，心囊液貯留，肺炎）による死亡が問題視され，照射方法の見直しが求められた．そして，照射線量・照射範囲の変更，多門照射および三次元治療計画を導入することで，放射線治療の晩期障害を軽減させることに成功し，さらに救済手術の治療成績も向上した．食道温存希望症例に対する重要な治療オプションである．

化学放射線療法後は，定期的にCTと内視鏡検査を用いた腫瘍評価を行い，腫瘍遺残を認めた場合は救済手術を検討することが重要である．

II　各論　1　消化管がん

表2　食道がんに対する薬物療法

病期	薬剤	1日の投与量	投与日	投与間隔 サイクル数
周術期薬物療法				
IB，Ⅱ，Ⅲ（T4以外） 術前	ドセタキセル シスプラチン フルオロウラシル	70 mg/m² 70 mg/m² 750 mg/m²	day 1 day 1 day 1〜5	3週ごと 3サイクル
IB，Ⅱ，Ⅲ（T4以外） 術前	シスプラチン フルオロウラシル	80 mg/m² 800 mg/m²	day 1 day 1〜5	3週ごと 2サイクル
術後	ニボルマブ	240 mg または 480 mg	day 1	2週または4週ごと 12ヵ月間
根治的化学放射線療法				
Ⅰ，T4/M1 根治的	シスプラチン フルオロウラシル 放射線	70 mg/m² 700 mg/m² 2 Gy	day 1 day 1〜4 30回（60 Gy）	4週ごと 2サイクル
Ⅱ，Ⅲ（T4以外） 根治的	シスプラチン フルオロウラシル 放射線	75 mg/m² 1000 mg/m² 1.8 Gy	day 1 day 1〜4 28回（50.4 Gy）	4週ごと 2サイクル
全身薬物療法				
Ⅳ期または再発 （一次治療）	ペムブロリズマブ シスプラチン フルオロウラシル	200 mg または 400 mg 80 mg/m² 800 mg/m²	day 1 day 1 day 1〜5	3週または6週ごと 3週ごと シスプラチンは6サイクルまで
	ニボルマブ シスプラチン フルオロウラシル	240 mg または 480 mg 80 mg/m² 800 mg/m²	day 1，15 または day 1 day 1 day 1〜5	4週ごと
	ニボルマブ イピリムマブ	240 mg または 360 mg 1 mg/kg	day 1，15，29 または day 1，22 day 1	6週ごと
Ⅳ期または再発 （二次治療）	パクリタキセル	100 mg/m²	day 1，8，15，22，29，36	7週ごと

d　放射線単独

　根治的治療では，放射線治療単独よりも化学放射線療法の有効性が示されていることから，根治的放射線照射単独の適応となるのは，合併症，高齢，全身状態不良，患者拒否などの理由で，薬物療法の実施が困難な場合である．根治的放射線照射単独の治療成績は，5年生存率はほぼ10％前後であり，いずれもT4症例や手術に支障のある合併症を有する症例等が多く含まれており，その点で手術成績との比較を論じるのは困難である．通常の外照射による根治照射の場合，化学放射線療法よりやや多い，総照射量60〜70 Gyが処方される場合が多い．

e　薬物療法（表2）

　遠隔転移を伴う食道がんに対する一次治療では，シスプラチン＋フルオロウラシル（CF）＋ペムブロリズマブ療法，CF＋ニボルマブ療法，そして，イピリムマブ＋ニボルマブ療法の3つの治療法が新たな標準治療となった．これらの治療法の使い分けについて確立したものはないが，ニボルマブを用いる治療法では，治療前にPD-L1（TPS）発現状況などを考慮することが推奨される．一方，一次治療で抗PD-1抗体薬未使用の症例では二次治療での使用が推奨されるが，ペムブロリズマブの使用はPD-L1 CPS10以上かつ扁平上皮がん，またはMSI-H症例やTMB-H症例に限られる．タキサン系薬剤はパクリタキセル毎週投与法が推奨される．

f　食道ステント

　食道狭窄，瘻孔に起因する症状を改善するために，姑息的治療として食道ステント留置が行われる．食道狭窄による嚥下障害に対する食道ステント留置は，緩和的放射線療法と比較し嚥下障害を迅速に改善することから，迅速な嚥下障害の改善が望まれる場合はよい選択肢である．また，根治不能食道がんで（化学）放射線療法後のがん性狭窄がみられる場合には食道ステントが選択肢の1つとなるが，拡張力の低いステントを選択するなど有害事象のリス

156

クを低減させる工夫をする必要があり，さらに経皮
内視鏡的胃瘻造設術と比べると有害事象のリスクが
高く，生存割合で劣る可能性があることの説明が必
要である．

この項の キーポイント

- わが国における食道がんは，罹患率・死亡率と
もに男性で高く，喫煙・飲酒が代表的な危険因
子であり，胸部中部食道に好発し，扁平上皮が
んがほとんどである．
- 早期病変では内視鏡治療の可否，進行症例では
遠隔転移の有無，T4か否かの診断が治療選別
にきわめて重要である．

- 切除可能食道がん（ⅠB〜Ⅲ期）に対しては，術
前ドセタキセル＋シスプラチン＋フルオロウラ
シル（DCF）療法＋手術が標準治療であり，手術
拒否・食道温存希望例には根治的化学放射線療
法が選択肢の1つである．
- 切除不能・再発食道がんに対し，免疫チェック
ポイント阻害薬を用いた薬物療法が標準治療で
ある．

参考文献

1) 日本食道学会（編）：食道癌診療ガイドライン2022年
版，金原出版，2022

Ⅱ　各論　1　消化管がん

2 胃がん

summary　胃がんの死亡率は1960年代から大幅な減少傾向にあるが，2021年の全がん死亡のうち，依然として死亡数・死亡率ともに男女計では3位を占めている．胃がんの予後因子として重要な遠隔転移，リンパ節転移，深達度は進行度分類に反映されている．治療法には，内視鏡的粘膜切除，外科手術，薬物療法，放射線療法などがある．StageⅡあるいはⅢの胃がんに対して定型手術＋術後補助薬物療法がわが国の標準である．また切除不能進行・再発胃がんに対する薬物療法については，HER2陰性胃がんではCPS（combined positive score），全身状態，後治療への移行可能性などを検討のうえ，薬物療法（フッ化ピリミジン＋白金製剤）＋ニボルマブ併用療法または薬物療法単独を選択する．HER2陽性胃がんでは，薬物療法とトラスツズマブの併用が，また三次治療以降でトラスツズマブ デルクステカンが標準治療である．高頻度マイクロサテライト不安定性（MSI-H）症例では二次治療以降でペムブロリズマブが使用可能である．二次治療ではパクリタキセル＋ラムシルマブ，三次治療ではニボルマブ，イリノテカンおよびトリフルリジン・チピラシル配合薬が使用可能である．

1) 概要

a 疫学

　日本人の胃がんの年齢調整罹患率は，男女とも30歳代以上のほぼすべての年齢層で減少しており，2019年の年間罹患数は，男性では前立腺がん，大腸がんに次いで3位であり，女性は乳がん，大腸がん，肺がんに次いで4位である．年齢調整死亡率は1960年代から男女とも減少傾向にあるが，国立がん研究センター「がん情報サービス」によると2021年の死亡数は41,624名（人口10万対男45.6，女22.9），がん種別死亡率では男性は肺がん，大腸がんに次いで3位，女性は大腸がん，肺がん，膵臓がん，乳がんに次いで5位を占めている．

b 病因

　胃がんの病因として，食物では食塩の過剰摂取が胃がんのリスクを高めると考えられている．*Helicobacter pylori*（*H.pylori*）感染と胃がん発症の関連については，これまでの臨床疫学的報告に加えて分子レベルでの証拠が集積されつつある．しかし，発がんに至るまでには数十年の感染期間が必要であり，慢性萎縮性胃炎，腸上皮化生へと進展する過程において外的ストレス因子との相互作用，エピジェネティック変化，分化型と未分化型がん発生の分子異常に関する分岐点，*H.pylori*の関与のない胃がんや*CDH1*遺伝子異常を伴う家族性胃がんなど，これからの胃発がんメカニズムの解明が待たれる．

c 肉眼型・組織型分類ならびに浸潤・転移様式

　わが国では胃がんの肉眼型分類および組織型分類として，『胃癌取扱い規約（第15版）』（2017年）を使用することが多い．組織型分類を**表1**に示す（肉眼型分類はp.70図4参照）．肉眼型分類には基本分類と0型（表在型）の亜分類がある．0型はいわゆる早期胃がんでⅡc型が最も多い．基本分類では3型，2型が多く，4型の大半はスキルス胃がんで予後はきわめて不良である．また組織型分類は，胃がんのほとんどが腺がんであることから，腺がんを一般型（common type）として，その他を特殊型（special type）として2大別されている．一般型については，わが国では分化型（differentiated type）と未分化型（undifferentiated type）とに2大分類して，欧米では，ほぼ同様にLaurenによるintestinal typeとdiffuse typeに分類し，臨床的研究に用いることが多い．

　分化型がんは腸上皮化生粘膜から，未分化型がんは胃固有粘膜（胃底腺粘膜，幽門腺粘膜）から発生するといわれている．未分化型がんの特徴は進展様式がびまん性で，早期がんでは陥凹型（Ⅱc），進行がんでは多くは3型，4型を示す．転移様式としてはリンパ行性ならびに播種性転移が多い．分化型がんの多くは隆起型で，早期がんではⅠ型，Ⅱa型，進行がんでは1型，2型が多い．転移様式としては，血行性転移のことが多く，高齢者で男性に多い．

2) 臨床症状と鑑別診断

a 臨床症状

　早期がんの場合はほぼ無症状で，胃がん検診や内視鏡検査にて発見されることが少なくない．進行がんでは上腹部痛，食思不振，貧血，体重減少，悪心・嘔吐，吐血，嚥下困難などが現れる．また身体所見として，腹部腫瘤の触知，がん性腹膜炎による腹水

158

表1　胃がん組織型分類

一般型	
分化型	乳頭腺がん（papillary adenocarcinoma）（pap）
	管状腺がん（tubular adenocarcinoma）（tub）
	・高分化型（well differentiated type）（tub 1）
	・中分化型（moderately differentiated type）（tub 2）
未分化型	低分化型腺がん（poorly differentiated adenocarcinoma）（por）
	・充実型（solid type）（por 1）
	・非充実型（non-solid type）（por 2）
	印環細胞がん（signet-ring cell carcinoma）（sig）
	粘液がん（mucinous adenocarcinoma）（muc）
特殊型	
カルチノイド腫瘍（carcinoid tumor）	
内分泌細胞がん（endocrine carcinoma）　など	

[日本胃癌学会（編）：胃癌取扱い規約，第15版，金原出版，p.32-33，2017を参考に作成]

表2　進行度分類（Stage）

臨床分類

	N0	N1, N2, N3
T1, T2	Ⅰ	ⅡA
T3, T4a	ⅡB	Ⅲ
T4b	ⅣA	
T/N にかかわらず M1	ⅣB	

接頭辞 c をつける.

病理分類

	N0	N1	N2	N3a	N3b	T/N にかかわらず M1
T1a(M), T1b(SM)	ⅠA	ⅠB	ⅡA	ⅡB	ⅢB	
T2(MP)	ⅠB	ⅡA	ⅡB	ⅢA	ⅢB	
T3(SS)	ⅡA	ⅡB	ⅢA	ⅢB	ⅢC	
T4a(SE)	ⅡB	ⅢA	ⅢA	ⅢB	ⅢC	Ⅳ
T4b(SI)	ⅢA	ⅢB	ⅢB	ⅢC	ⅢC	
T/N にかかわらず M1						

接頭辞 p をつける.
[日本胃癌学会（編）：胃癌取扱い規約，第15版，金原出版，p.26，2017より許諾を得て転載]

貯留，左鎖骨上リンパ節転移，肝転移による肝腫大などがみられることがある．また未分化型がんが広範な骨髄転移を生じ播種性血管内凝固症候群を呈することがある．

b　鑑別診断

鑑別すべき疾患として，胃炎，胃びらん，良性潰瘍，良性ポリープ，悪性リンパ腫，粘膜下腫瘍，他の悪性腫瘍の胃転移などがあげられる．

3）診断

胃がんは，胃X線検査か上部消化管内視鏡検査によって診断する．胃X線検査の最大の利点として，内視鏡検査に比べてがん病変の広がりを客観的に判断しやすい点があげられる．とくに浸潤型進行胃がんの進展状況，切除範囲の決定には欠かせない検査である．内視鏡検査では早期胃がんを見逃さないよう系統的な観察と色素散布や拡大内視鏡を用いて正確な診断を下すことが求められる．進行がんを含めて最終的には生検による病理組織学的確定診断を行う．超音波内視鏡検査（EUS）は胃がんの深達度診断において有用である．

CTおよびMRI検査は主として転移の診断に用いられる．しかし，軽度の腹膜播種はCT，MRIにおいては診断困難であり，腹腔鏡による観察や術中洗浄細胞診をしないとわからない場合が多い．FDG-PETは胃がんの早期診断という点においては限界があるが，転移の広がりや再発の確認には利用価値がある．

腫瘍マーカーにはCEA，CA19-9が用いられるが，早期診断には有用性が低い．診断や再発スクリーニングあるいは治療経過の補助に使用される．

4）治療

a　病期分類・予後

わが国では，病期分類として『胃癌取扱い規約』による進行度分類を使用することが多い（表2）．進行度（Stage）は，予後因子として重要な深達度（T1〜T4），リンパ節転移（N0〜N3），遠隔転移（M0かM1）を組み合わせて分類されている．深達度やリンパ節転移の有無にかかわらず遠隔転移を認める場合にはStageⅣに分類される．

StageⅠAおよびStageⅠBでは5年生存率が90％以上あり，StageⅡの5年生存率は70〜75％である．StageⅢAでは5年生存率は50％程度，StageⅢBでは30〜35％である．StageⅣの5年生存率は約5％程度である．このように胃がんの予後はStage分類によく反映されているが，最近，全体的に生存率の改善が認められている．

b　治療法

胃がんの治療法には内視鏡治療，外科療法，薬物療法，放射線療法などがある．2021年の『胃癌治療ガイドライン』には，日常診療における治療法選択のアルゴリズム（図1）が示されている．放射線療法は主に症状緩和目的に使用されている．

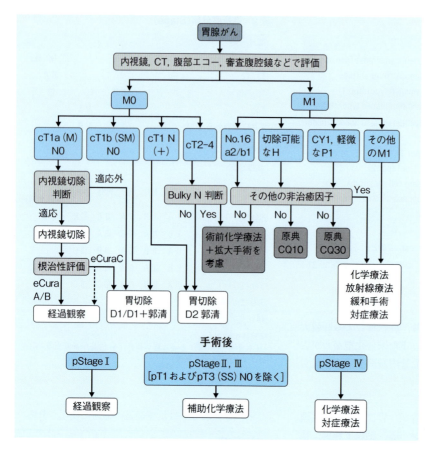

図1 日常診療で推奨される治療法選択のアルゴリズム

ただし、T/N/MおよびStageの定義は、『胃癌取扱い規約(第15版)』(『TNM分類(第8版)』)による．

[日本胃癌学会(編)：胃癌治療ガイドライン 医師用，第6版，金原出版，p.2, 2021より許諾を得て改変し転載]

① 内視鏡治療

粘膜下層に生理食塩水やヒアルロン酸を注入して病変部粘膜を膨隆させ鋼線スネアで絞扼し焼灼切除する内視鏡的粘膜切除術(endoscopic mucosal resection：EMR)と，膨隆させた病変部粘膜周囲を高周波ナイフで切開後，粘膜を剥離する内視鏡的粘膜下層剥離術(endoscopic submucosal dissection：ESD)がある．適応の原則は，リンパ節転移の可能性がきわめて低く，腫瘍が一括切除できる大きさと部位にある病変である．EMR/ESDの絶対適応条件としては，2cm以下の肉眼的粘膜内がん，分化型で潰瘍を伴わないものに限る．ESDの絶対適応病変や，適応拡大病変は別に定められている．またランダム化比較試験において H.pylori 感染陽性の胃がんではEMR，ESD後の再発予防に除菌の有効性が明らかにされており，除菌が重要である．

② 外科療法

定型手術(胃の2/3以上切除とD2リンパ節郭清)と非定型手術(切除範囲やリンパ節郭清が定型手術に満たない縮小手術と他臓器合併切除やD2を超える範囲のリンパ節郭清などを行う拡大手術)，非治癒切除(緩和手術や減量手術)などがある．定型手術が基本であり，それ以外の手術はがんの進行度や症例の状況に応じて選択される．

③ 薬物療法

治癒切除後の微小遺残腫瘍からの再発を防ぐ目的として行われる術後補助薬物療法と，再発例あるいは合併切除が不適な高度の他臓器浸潤，肝転移や腹膜播種などの遠隔転移を有する切除不能例に行われる薬物療法がある．

ⅰ）術前・術後補助薬物療法

ACTS-GC試験は，定型的治癒切除が施行された根治度A，BのStage Ⅱ (T1を除く)，ⅢA，ⅢB (『胃がん取扱い規約(第13版)』)症例に対するS-1による術後補助薬物療法群が，手術単独群と比べ生存において優れることを初めて証明した臨床試験である．同様に，韓国，中国，台湾の37施設でCLASSIC試験が行われ，CapeOXによる術後補助薬物療法の有用性が示された．またわが国で行われたJACCRO GC-07試験では，Stage Ⅲ症例に対する術後補助薬物療法として，S-1＋ドセタキセルがS-1に対し優越性を示すことが報告された．

一方で進行胃がんに対する術前補助薬物療法については，わが国で行われたJCOG0501試験で有効性

は示されなかった．

ⅱ）切除不能進行・再発胃がんに対する薬物療法

1990年代に相次いで，手術不能・再発進行胃がんを対象としたBSC（best supportive care）群と薬物療法群とのランダム化比較試験が行われ，BSC群と比較して薬物療法群で有意に全生存期間が良好であることが報告された．その結果，パフォーマンス・ステータス（PS）が良好で主要臓器機能が保たれている患者に対しては，薬物療法が治療の第一選択として推奨されることとなった．

細胞増殖因子受容体の1つであるHER2（human epidermal growth factor receptor 2）は胃がんの15～20％で高発現（免疫染色強陽性またはFISH法による遺伝子増幅）を示す．このHER2陽性胃がん（食道胃接合部を含む）を対象として実施された第Ⅲ相試験（ToGA試験）において，5-FU＋シスプラチン（FP療法）またはXP療法に抗HER2抗体トラスツズマブを併用することにより全生存期間の延長を認めた．またSP，CapeOX，SOX療法とトラスツズマブの併用療法も有効性が示されている．抗体薬物複合体であるトラスツズマブ デルクステカンは，2レジメン以上の薬物療法歴を有するHER2陽性症例で標準治療群（イリノテカンまたはパクリタキセル）と比較し有意に全生存期間を延長した（DESTINY-Gastric01試験）．

HER2陰性胃がんについては，JCOG9912試験およびSPIRITS試験の結果より5-FUに対するS-1の全生存期間の非劣性，S-1に対するSP療法の優越性が示された．XP療法やCapeOX療法もFP療法に対する非劣性が示された．またSOX療法も，G-SOX試験でSP療法とほぼ同等の有効性を示した．さらにFOLFOX療法も臨床試験の対照群として使用されてきた経緯より標準治療と位置づけられる．

一次治療における標準薬物療法への抗PD-1抗体ニボルマブの上乗せ効果を検証する臨床試験の結果が2021年に報告された．CheckMate649試験ではCPS 5以上の症例において，CapeOX療法またはFOLFOX療法群と比較して，ニボルマブ併用群が有意に無増悪生存期間および中間解析における全生存期間を延長した．またCPS 1以上および全登録例のいずれにおいても有意に全生存期間を延長した．一方でCPS 5未満の症例では延命効果は十分ではなかった．ATTRACTION-4試験では，SOX療法またはCapeOX療法とニボルマブ併用群が，プラセボ併用群と比較して無増悪生存期間を延長したが全生存期間の延長は示せなかった．以上の結果より，CPS（combined positive score）5以上の症例では細胞障害性（殺細胞性）抗がん薬とニボルマブの併用療法が推奨されるが，CPS 5未満の症例については全身状態や後治療への移行可能性，そして副作用を踏まえてニボルマブの併用の有無を検討する．

二次治療の有用性については，無治療群と薬物療法群（イリノテカンまたはドセタキセル）を比較した2つのランダム化比較試験において薬物療法の延命効果が証明された．WJOG4007試験では二次治療におけるイリノテカンとパクリタキセルが比較され，両群間とも生存期間中央値は良好で，有意差は認めなかった．さらに抗VEGFR2抗体ラムシルマブ＋パクリタキセルのパクリタキセルに対する優越性が示された．またニボルマブおよびトリフルリジン・チピラシル配合薬が三次治療以降での無治療に対する延命効果を示し，標準治療として位置づけられている．前治療歴を有するMSI-H症例においてはKEYNOTE-158試験，KEYNOTE-061試験の結果よりペムブロリズマブが推奨される．

🔑 この項の キーポイント

- Stage Ⅱの胃がんに対しては定型手術＋S-1術後補助薬物療法が標準である．また，Stage Ⅲではカペシタビン＋オキサリプラチン，S-1＋ドセタキセル療法が選択肢となる．
- 切除不能進行・再発胃がん患者に対して，PSが良好で主要臓器機能が保たれている場合は薬物療法が治療の第一選択として推奨される．
- HER2陽性例ではXP，SP，CapeOX，SOXに抗HER2抗体トラスツズマブを併用，HER2陰性例ではCPS，全身状態，後治療への移行可能性，副作用を踏まえてニボルマブの併用を検討する．
- 二次治療にはラムシルマブ＋パクリタキセル，三次治療以降ではニボルマブとトリフルリジン・チピラシルおよびイリノテカンが推奨される．
- 二次治療以降におけるMSI-H症例ではペムブロリズマブの使用が推奨される．

●参考文献

1) 日本胃癌学会（編）：胃癌取扱い規約，第15版，金原出版，2017
2) 日本胃癌学会（編）：胃癌治療ガイドライン 医師用，第6版，金原出版，2021

Ⅱ　各論　1　消化管がん

3　大腸がん

summary　結腸がんと直腸がんを併せた大腸がんの死亡数（2021年）は，肺がんに次いで第2位である．大腸発がん過程において，とくに*APC*，*KRAS*および*TP53*の3遺伝子の変異の役割が重要である．大腸がんの90％以上は腺がんである．早期がんは無症状であり，死亡率の減少にはがん検診の受診率向上が重要である．治療は，腫瘍の切除術が原則である．Ⅲ期の進行がんの根治術後の補助薬物療法は生存率を向上する．進行・再発がんで切除が困難な原発巣や転移巣に対して行われる全身がん薬物療法は生存期間を延長する．

1）概要

a　罹患率と死亡率

日本人の年齢調整罹患率・死亡率はともに第二次世界大戦後1990年代半ばまで上昇した．罹患率上昇は食生活の欧米化などが原因とされる．その後は年齢調整罹患率・死亡率ともに横ばいであり，その原因は前がん病変である腺腫性ポリープの検診による発見とその切除によると考えられる．大腸がん（結腸・直腸がん）の年間罹患数（2019年）は約16万人，死亡数（2021年）は約5万人であった．死亡数は男性では肺がん，胃がんに次ぎ第3位，女性では第1位，男女計では肺がんに次ぎ第2位である．

b　病因

環境要因，慢性炎症と遺伝的要因がある．疫学的研究によると，大腸がんの発症リスクを高める食事要因として，高脂肪，高カロリー，低食物繊維食がある．また，高アルコール摂取は直腸がんとS状結腸がんの，長期の喫煙習慣は腺腫のリスクを高める．逆にカルシウム，ビタミンDの日常的摂取とアスピリンの常用はポリープとがんの発症リスクを低下させる．

c　発がん分子機構

大腸がんの90％以上は腺がんである．大腸がんの多くは腺腫を前がん病変とするが（adenoma-carcinoma sequence），一見，初期からがんが発生するように見える *de novo* 発がんが一部にみられる．大腸がんの発がん過程において最も高頻度に見つかる遺伝子変異は*APC*，*KRAS*，*TP53*の3遺伝子であり，このうち*APC*変異は腺腫とがんで80％以上に見つかるなど腺腫形成に重要である．*KRAS*変異は1cm以下の腺腫には見つからず，*TP53*変異は大きな腺腫の30％，がんで75％に見つかり，後2者はがんの進展に関わるとされる．現在，大腸がんの発がん分子機構は chromosomal instability（CIN），microsatellite instability（MSI，マイクロサ

テライト不安定性）とCpG island methylator phenotype（CIMP）の3つの経路に分類されている．

遺伝的要因としては，2つの代表的な常染色体顕性（優性）遺伝形式の遺伝性大腸がんがある．家族性大腸腺腫症（FAP）は*APC*の生殖細胞系列病的バリアントが原因で，大腸がんの前がん病変である腺腫が全大腸に多発（100個～数千個）し，放置すれば55歳までの大腸がん発症リスクは100％である．リンチ（Lynch）症候群は，ポリポーシスは認められず，散発性大腸がんとの鑑別がしばしば困難である．家族集積性，若年発症，同時・異時性多重がん（大腸がんに加えて，子宮体がん，胃がん，尿路上皮がん，小腸がんなど）の合併が特徴である．DNAミスマッチ修復遺伝子*MLH1*，*MSH2*，*MSH6*，*PMS2*のいずれかの生殖細胞系列病的バリアントが原因で（前2者が高頻度），腫瘍にミスマッチ修復異常によるMSIがみられることが特徴である．

2）臨床症状と鑑別診断

a　臨床症状

早期がんの場合は無症状で時に血便で発見される．進行がんでも無症状のことが多く，検診で偶然発見されることが少なくない．腫瘍の大きさや発生部位によって腹痛，血便，排便異常，便柱狭小（直腸がんやS状結腸がん），腸閉塞（主に左半結腸）などの症状を呈す．

身体所見：大きく発育した腹部腫瘤触知，腸管狭窄と便秘による拡張結腸の触知，肝転移による肝腫大，がん性腹膜炎による腹水貯留，直腸がんでの直腸指診による腫瘍触知，鼠径リンパ節腫大，左鎖骨上リンパ節転移などがみられる．

b　鑑別診断

良性腫瘍，他の悪性腫瘍の大腸転移，クローン（Crohn）病，潰瘍性大腸炎，腸結核などの炎症性腸疾患．

162

3）診断

a 原発巣の存在診断

原発巣の存在診断は大腸内視鏡検査かX線注腸造影法により行う。確定診断は内視鏡下生検による病理組織学的検査を行う。進行がんの転移診断にはX線CT，MRI，腹部超音波検査，胸部単純X線が行われる。超音波内視鏡は術前の深達度診断（主に直腸がん）に有用である。全身，とくに腹部診察は腹部腫瘤，転移による肝腫大や中等量以上の腹水の診断，直腸指診は直腸がんの発見に有用である。腫瘍マーカー血清CEAの陽性率は約30％と感度は低いが，再発時の陽性率は70％と比較的高い。PET/CTは腫瘍マーカーの上昇時にCTやMRIで転移巣が発見できない場合に有用である。

b スクリーニング

検診として，40歳以上の成人に便潜血反応（ヒトHbに対する免疫学的便潜血反応の2日法が望ましい）を行い，1回でも陽性なら精密検査として全大腸内視鏡検査またはS状結腸鏡検査とX線注腸造影の併用検査を行う。大腸がんの発症リスクが一般的な人は，全大腸内視鏡検査によるスクリーニングは5〜10年に1回でよい。検診受診率（2022年国民生活基礎調査によると男性49.1％，女性42.8％）の向上が課題である。

c 遺伝性大腸がんの遺伝子診断

FAPとリンチ症候群の発端者について，それぞれ*APC*とDNAミスマッチ修復遺伝子の，DNAシークエンシングとMLPA法（multiplex ligation-dependent probe amplification）を用いた変異解析を行う方法が一般的である。リンチ症候群では，遺伝子変異解析に先立ち，MSI検査やDNAミスマッチ修復タンパク質の免疫組織染色検査をスクリーニングとして行う。遺伝子変異が同定されれば，血縁者の発症前診断が可能になる。遺伝子検査を受ける発端者および血縁者に対する遺伝カウンセリングが必要である。

4）治療

a 病期

国際的なTNM分類（AJCC/UICC）第8版，日本で汎用されている『大腸癌取扱い規約（第9版）』とDukes分類を表1に示す。

b 予後因子

病期と病期分類の構成要素である遠隔転移，局所進行度（壁深達度），リンパ節転移や腹膜播種，脈管侵襲，腫瘍遺残の有無は明らかな予後因子である。

表1 大腸がんの臨床病期と予後

病期	TNM[1] T[4]	N[5]	M[6]	Dukes	規約[2]	予後[3]（5年生存率%）結腸	直腸
0	Tis	N0	M0	—	0		
Ⅰ	T1〜2	N0	M0	A	Ⅰ	93.0	93.3
Ⅱ	T3〜4	N0	M0	B	Ⅱ (a, b, c)	88.8	86.9
Ⅲ	Any T	N1〜2	M0	C	Ⅲa	94.2	88.9
					Ⅲb	82.7	76.8
					Ⅲc	65.0	56.1
Ⅳ	Any T	Any N	M1	D	Ⅳ (a, b, c)	33.0	34.1

1 UICC TNM分類第8版（2017年）．
2 大腸癌研究会編，大腸癌取扱い規約第9版，2018．
3 大腸癌研究会・大腸癌全国登録2000〜2007年度症例．Stage分類は「大腸癌取扱い規約第9版」による．
4 Tisは上皮内がん，T1は粘膜下層に浸潤するがん，T2は固有筋層に浸潤するがん，T4は臓側腹膜を貫通するがん，および/または他の臓器または構造に直接浸潤するがん．
5 N0はリンパ節転移なし，N1は領域リンパ節に3個までの転移，N2は領域リンパ節に4個以上の転移．
6 M0は遠隔転移なし．M1は遠隔転移あり．

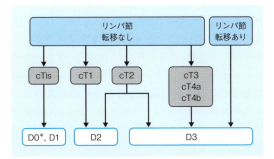

図1 Stage 0〜Ⅲの手術治療方針
*直腸がんでは直腸局所切除を含む．
[大腸癌研究会（編）：大腸癌治療ガイドライン医師用2024年版，金原出版，p.14，2024より許諾を得て改変し転載]

病期別5年生存率を表1に示す。

c 早期がんの内視鏡治療

内視鏡治療として隆起性病変に対するポリペクトミー，表面型腫瘍や大きな無茎性病変には内視鏡的粘膜切除術（endoscopic mucosal resection：EMR）または内視鏡的粘膜下層剝離術（endoscopic submucosal dissection：ESD）がある。適応はリンパ節転移の可能性が少なく完全切除が可能と判断される粘膜内がん，または粘膜下層に軽度の浸潤があるもので，大きさや肉眼型は問わない。

d 進行がん（Ⅰ〜Ⅲ期）の外科療法（図1）

SMがん（深部浸潤）のリンパ節転移陽性率は10％であり，D2郭清が必要である。MPがんは少なくともD2郭清が必要である。MPを越えた深達度の場合はリンパ節転移の頻度が高く，D3郭清が標準

である．腹腔鏡下手術のよい適応は，横行結腸がんを除く結腸がんであり，在院日数短縮，鎮痛薬使用量の減少，術創が小さいというQOL上の利点がある．横行結腸がんや直腸がんに対する腹腔鏡下手術の有効性は十分に確立されていない．

進行直腸がんの欧米での標準術式は直腸間膜全切除（total mesorectal excision：TME）であり，わが国での標準術式は本術式または腫瘍の局在に応じた直腸間膜切除であり，これに腫瘍下縁が腹膜翻転部より肛門側にあり，かつ固有筋層を越えて浸潤する症例の場合，とくに側方リンパ節転移陽性例では骨盤内側方リンパ節郭清（側方郭清）を加える．しかし，側方郭清を行わない施設や術前または術後に化学放射線療法を施行する施設もある．

e　術後補助薬物療法

治癒切除が行われた症例に対して再発を抑制し予後を改善する目的で術後に行われる全身薬物療法である．適応は原則として治癒切除後のⅢ期である．治療は術後4〜8週までに開始することが望ましい．治療期間は6ヵ月間である．現在，レボホリナート（l-LV）＋5-FUやカペシタビンにオキサリプラチンを併用した治療（FOLFOX，CAPOX）が標準治療である．オキサリプラチンによる治療では末梢神経障害が生じることが問題となるが，その軽減のために，再発低リスク（T1〜3かつN1）ではCAPOXの3ヵ月投与を行うことも選択肢となる．わが国では直腸がんでも結腸がんに準じて術後補助薬物療法が行われることが多い．

f　直腸がんにおける補助放射線療法

術前または術後診断でT3以上かつN1以上の症例に術前または術後に局所制御率の向上（局所再発抑制），肛門括約筋温存率や切除率向上（術前の場合）を目的に行われる．5-FUを併用する術前または術後化学放射線療法の場合は局所制御率を，術後化学放射線療法の場合は生存率ともに改善することが示されている．米国ではⅢ期直腸がんはTME手術前後に術前化学放射線療法と術後補助薬物療法を標準治療として実施している．ただし，わが国では，腫瘍下縁が腹膜翻転部より肛門側で深達度A（T3）の場合の側方リンパ節転移率は19％であることから，TME＋自律神経温存術に側方郭清（D3）を加えることが推奨されている．わが国では欧米と比べ局所再発率が少ないとされ，周術期の放射線照射は必ずしも積極的に行われていなかったが，最近行う施設も出てきている．

g　Ⅳ期進行がんの外科療法

Ⅳ期大腸がんは同時性遠隔転移を伴い予後不良である．遠隔転移は，肝，腹膜，肺の順に多い．遠隔転移巣と原発巣がともに切除可能な場合，遠隔転移巣の切除と原発巣の根治切除を行う．遠隔転移巣が切除可能でも，原発巣が切除不能の場合は遠隔転移巣，原発巣ともに切除しないで他の治療法（緩和手術，薬物療法，放射線療法）を選択する．遠隔転移巣が切除不能であっても原発巣が切除可能な場合は，原発巣による臨床症状や薬物療法などの治療の継続性を考慮して原発巣の切除を検討する．

h　血行性転移の治療

肝転移と肺転移の治療は，切除術と薬物療法である．根治切除可能な肝転移や肺転移は他の治療法より良好な成績が得られている切除術が推奨される．切除術の適応基準は，耐術可能，原発巣が制御可能，転移巣が遺残なく切除可能，肝外または肺外転移がないか制御可能，十分な残肝または残肺機能である．転移巣が小さい場合は，不顕性転移の存在を除外するために一定の観察期間後に切除術を行ってよい．

i　再発がんに対する切除術

再発大腸がんの治療目的は，生存期間延長とQOLの改善である．主な治療法は切除術と全身薬物療法である．治療方針は上記血行性転移の治療に準ずる．

j　切除不能進行・再発がんに対するがん薬物療法（図2）

生存期間中央値は無治療の場合の7〜8ヵ月であるが，1990年代に主流となったl-LV＋5-FUはこれを11〜12ヵ月に延長し今日の大腸がん薬物療法の基本になった．イリノテカンとオキサリプラチンの登場により2000年以降の臨床試験では生存期間中央値はさらに改善し，さらに分子標的薬の血管新生阻害薬（ベバシズマブ，ラムシルマブ，アフリベルセプト，レゴラフェニブ）や抗EGFR抗体薬（セツキシマブまたはパニツムマブ）の登場により30ヵ月を超える生存期間中央値が得られている．切除不能進行・再発がんに対するがん薬物療法が奏効して切除可能となる場合がある．

イリノテカンはジルベール（Gilbert）症候群のような体質性黄疸の有無や$UGT1A1$遺伝子多型の種類によって減量を考慮する．オキサリプラチンは蓄積性の末梢神経障害が高頻度に出現するため，高度な末梢神経障害が出現する前に投与を一時的に控えることが望ましい．血管新生阻害薬では特有の高血圧，タンパク尿，血栓塞栓症，出血，消化管穿孔や創傷治癒遅延が出現することがある．抗EGFR抗体薬の適応は腫瘍組織の遺伝子検査でRAS（KRASと

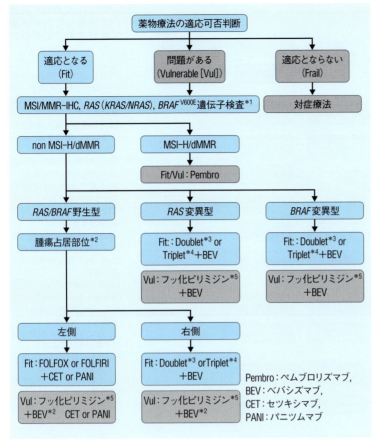

図2 再発大腸がんにおける一次治療の方針を決定する際のプロセス

*[1]: HER2検査を合わせて実施することも考慮する.
*[2]: 腫瘍占拠部位の左側とは下行結腸, S状結腸, 直腸, 右側とは盲腸, 上行結腸, 横行結腸を指す.
*[3]: Doublet : FOLFOX, CAPOX, SOX, FOLFIRI, S-1+IRI
*[4]: Triplet : FOLFOXIRI
*[5]: フッ化ピリミジン : 5-FU＋l-LV, UFT＋LV, S-1, カペシタビン

［大腸癌研究会（編）: 大腸癌治療ガイドライン医師用2024年版, 金原出版, p.41, 2024より許諾を得て改変し転載］

NRAS)遺伝子に変異が検出されない患者（全症例の約50％）に限定される. 抗EGFR抗体薬では痤瘡様皮疹などの皮膚障害が90％以上に発症し, 時に中止や延期の原因になる.

図3に『大腸癌治療ガイドライン医師用2024年版』の切除不能進行再発がんに対する治療アルゴリズムを示す. RAS変異陰性で左側結腸原発の場合は一次治療における抗EGFR抗体の有効性がより高いことが最近示され, 左側の場合は抗EGFR抗体の使用が一次治療から推奨されている. $BRAF^{V600E}$ 変異陽性患者（5～10％）に対する二次治療では, 2020年にBRAF阻害薬エンコラフェニブとセツキシマブ, BRAF阻害薬エンコラフェニブ, MEK阻害薬ビニメチニブとセツキシマブ療法が承認された.

2018年には, 高頻度MSI（MSI-H）腫瘍に対して抗PD-1抗体であるペムブロリズマブが承認された. わが国において, Ⅳ期大腸がんでMSI-Hは2～3％の頻度で認められる. 前述のリンチ症候群患者, あるいは一部の散発性大腸がん患者（主にがん細胞における $MLH1$ のプロモーター過メチル化による）でみられる. それらの患者では一次治療でペムブロリズマブの使用が考慮される. ペムブロリズマブを使用しない場合での二次治療以降では, 抗PD-1抗体ニボルマブ＋抗CTLA4抗体イピリムマブも考慮される. 長期的な病勢制御が得られるような著効例も一部でみられる.

2023年には, HER2陽性（免疫染色で高発現あるいは遺伝子増幅）例に対する抗HER2抗体トラスツズマブ＋ペルツズマブが承認された. Ⅳ期大腸がんでHER2陽性は2～3％の頻度で認められる. 標準治療不応後にトラスツズマブ＋ペルツズマブが考慮される.

これらの治療の選択のため, Ⅳ期大腸がん患者では, 治療開始時に RAS, $BRAF$, MSI, HER2の検査が勧められる.

II 各論 1 消化管がん

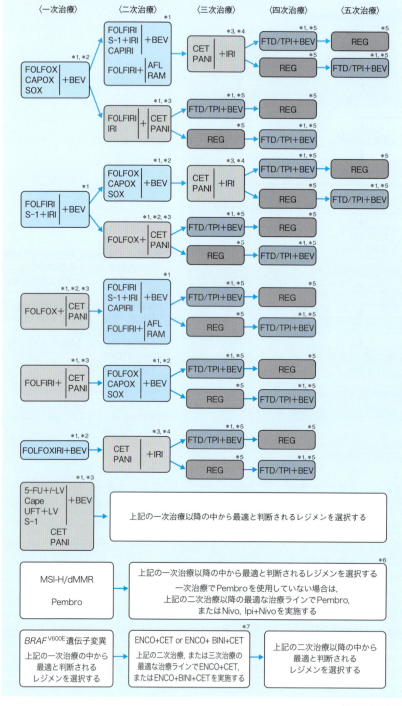

図3 切除不能進行・再発大腸がんに対する薬物療法のアルゴリズム

*1: BEV, RAM, AFL, CET, PANIなどの分子標的治療薬の併用が推奨されるが，適応とならない場合は化学療法単独を行う．
*2: OX併用療法を導入療法として開始後，維持療法への移行も考慮される．
*3: CET, PANIは *RAS* (*KRAS/NRAS*) 野生型にのみ適応．
*4: IRI不耐でなければIRIを併用するのが望ましい．
*5: FTD/TPI＋BEVについては原典CQ24を参照．
*6: PembroはMSI-H/dMMR，またはTMB-Hにのみ適応，Nivo, Ipi＋NivoはMSI-Hにのみ適応．
*7: ENCO, BINIは *BRAF*^V600E 遺伝子変異型にのみ適応．
*8: PER, TRAはHER2陽性にのみ適応．
*9: ENTR, LAROは *NTRK* 融合遺伝子陽性例にのみ適応．

［大腸癌研究会(編): 大腸癌治療ガイドライン医師用2024年版，金原出版，p.42-43, 2024 より許諾を得て改変し転載］

（次頁へつづく）

166

3 大腸がん

図3つづき

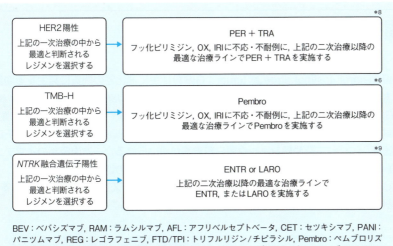

BEV：ベバシズマブ，RAM：ラムシルマブ，AFL：アフリベルセプトベータ，CET：セツキシマブ，PANI：パニツムマブ，REG：レゴラフェニブ，FTD/TPI：トリフルリジン/チピラシル，Pembro：ペムブロリズマブ，Nivo：ニボルマブ，Ipi：イピリムマブ，ENCO：エンコラフェニブ，BINI：ビニメチニブ，ENTR：エヌトレクチニブ，LARO：ラロトレクチニブ

🔑 この項の キーポイント

- 大腸がん関連の遺伝子検査は，遺伝性大腸がんの診断と薬物療法の効果予測に重要である．
- 便潜血反応の死亡率減少効果は質の高い無作為比較試験やメタアナリシスで証明されているが，わが国の受診率は米国と比べて低い．
- 転移がある進行がんでも，切除可能なら原発巣および転移巣を切除する．
- 転移がある進行がんで，転移巣は切除不可能でも原発巣による症状があれば原発巣は切除する．
- 再発がんで切除可能な場合の転移巣は，切除する．
- Ⅲ期進行がんの術後補助薬物療法は生存率を向上する．
- 進行・再発がんに対する薬物療法は生存期間を延長する．
- *RAS*遺伝子変異がある場合は，抗EGFR抗体薬は無効である．
- *BRAF*遺伝子変異がある場合は，BRAF阻害薬＋抗EGFR抗体±MEK阻害薬を考慮する．
- MSI-H/dMMR例では，免疫チェックポイント阻害薬を考慮する．
- HER2陽性例では，抗HER2抗体を考慮する．

Ⅱ　各論　1　消化管がん

4 消化管間質腫瘍（GIST）

summary　消化管間質腫瘍（gastrointestinal stromal tumor：GIST）は主に消化管の間質に発生する間葉系腫瘍であり，*KIT*あるいは血小板由来増殖因子受容体α（platelet-derived growth factor receptor α：*PDGFRA*）の遺伝子変異が高頻度にみられる．放射線治療や細胞障害性（殺細胞性）抗がん薬の効果は乏しく，切除不能のGISTに対して，KITあるいはPDGFRを標的としたチロシンキナーゼ阻害薬（イマチニブ）や熱ショック蛋白阻害薬が用いられる．一次治療薬のイマチニブは奏効率が60～70％と高く，過去の治療成績と比較して生存期間の延長が示されている．イマチニブ抵抗性GISTに対してはスニチニブ，レゴラフェニブ，ピミテスピブの順で用いられる．GISTの薬物療法において，それぞれの薬剤の効果や副作用を把握することが重要である．

1）概要

a　発生率と疫学

　GISTの正確な頻度は明らかになっていないが，わが国における進行GIST症例は1,000～1,500人/年と推定されている．GISTは若年者から高齢者まで発生がみられるが，若年者には比較的少なく，また性差はみられない．GISTは消化管のどの部位にも発生するが，胃が最も多く約50％を占め，次いで小腸が約25％で，大腸が約10％，食道が約5％を占める．胃では穹窿部や体部に多く前庭部に少ない．腸間膜，大網，後腹膜など消化管以外でもGISTが発生し，GIST全体の約7％を占める．

b　発がん分子機構

　GISTにおいて受容体型チロシンキナーゼKITおよびPDGFRAをコードする遺伝子の変異が高頻度にみられる．*KIT*遺伝子変異はGISTの約80％にみられ，そのうち傍細胞膜領域をコードするエクソン11が全体の60～70％と大多数を占める．*PDGFRA*遺伝子変異は*KIT*遺伝子変異のないGISTにみられ，GIST全体のおよそ7％を占める．*KIT*および*PDGFRA*遺伝子の変異を認めないGISTは10％程度にみられる．GISTにみられる変異型KITあるいは変異型PDGFRAはリガンドに依存せず恒常的に活性化しており，腫瘍細胞の生存や増殖に重要な役割を果たす．GISTのほとんどは散発性であるが，*KIT*あるいは*PDGFRA*遺伝子の生殖細胞系列変異を伴ってGISTが家族内に集積する家族性の報告もある．

2）臨床症状と鑑別診断

a　臨床症状

　吐血，下血，腹痛，腹部膨満感，腹部腫瘤触知，体重減少などの症状がみられる．消化管出血は腫瘍を覆う粘膜面に形成された潰瘍やびらんから起こる．胃のGISTは胃がん検診時に無症状で発見されることも多い．

b　鑑別診断

　GISTは主座が粘膜下にあるため，通常の内視鏡検査では粘膜下腫瘍と診断される．粘膜下腫瘍様の形態を呈する病変には，非上皮性腫瘍（GIST，平滑筋腫，神経鞘腫，血管腫，グロームス腫瘍，脂肪腫，悪性リンパ腫，悪性黒色腫），上皮性腫瘍（神経内分泌腫瘍，粘膜下腫瘍様を呈するがん腫）と非腫瘍性病変（異所性膵，炎症性線維性ポリープ，囊胞）がある．脂肪腫や囊胞のような特徴的な像を呈する病変は画像検査での鑑別が可能であるが，充実性病変ではGISTとの鑑別は困難である．CTでは造影効果の高い腹部腫瘤として描出されることが多い．時に囊胞や壊死を疑う低吸収域を伴ったり，造影効果が乏しかったり，また分葉状を呈することもある．発生部位により膵，子宮，卵巣由来の腫瘍との鑑別が困難な場合もある．

3）診断

　画像検査で腫瘍の存在診断を行い，組織検査で診断を確定する．画像検査は消化管内視鏡検査，消化管造影検査，CT，FDG-PET，MRI，および超音波内視鏡検査などがあり，組織採取には超音波内視鏡下穿刺吸引生検が有用である．内視鏡が到達できない場合は，転移例であれば転移巣を含めて経皮的な生検可能な病変から採取するが，転移がなければ腫瘍破裂のリスクを避けるため腫瘍への直接穿刺は避ける．GISTの病理診断は通常の病理形態学のみでは困難である．GIST以外の紡錘形細胞からなる腫瘍との鑑別のためGISTに陽性を示すKIT，DOG1，CD34や陰性となる筋原性マーカー（デスミンやαSMA），神経原性マーカー（S100）などの免疫

168

表1 Modified Fletcher分類(いわゆるJoensuu分類)

	腫瘍径(cm)	核分裂像数 強拡大50視野あたり	原発部位
超低リスク	≦2	≦5	any
低リスク	2〜5	≦5	any
中間リスク	≦5	6〜10	胃
	5〜10	≦5	
高リスク	>5	>5	any
	>10	any	
	any	>10	
	≦5	>5	胃以外
	5〜10	≦5	
	any	any	腫瘍破裂

〔Joensuu H:Hum Pathol 39:1411, 2008/Rutkowski P, et al:Eur J Surg Oncol 37:890, 2011 より引用〕

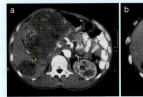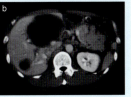

図1 有効例の画像変化
a:イマチニブ投与前．造影効果のある腫瘍を認める．
b:イマチニブ投与後．腫瘍は縮小し囊胞様に変化している．

染色で行うが，必要に応じて*KIT*や*PDGFRA*遺伝子変異を検索する．転移の有無については，FDG-PET検査や造影CT検査が有用である．10％程度にFDG-PET陰性のGISTがあることから集積がみられなくとも存在は否定できないので，他の画像検査と合わせて判断する必要がある．

4) 治療

a 予後因子

再発あるいは転移例の生存期間中央値は約5年である．悪性度の指標となる因子は腫瘍径，核分裂増数，発生臓器と腫瘍破裂の有無である．これらを組み合わせたリスク分類(表1)が予後の予測に用いられる．

b 外科療法

GIST治療の第一選択は手術である．原則として臓器機能温存を考慮した部分切除が推奨されている．臓器機能温存が困難な場合は，イマチニブの術前投与が考慮されるが，治療の評価方法・時期や投与期間などが確立していないため実施する場合は肉腫の専門医に相談することが望ましい．GISTにおいてリンパ節転移はまれであり，予防的あるいは系統的リンパ節郭清は推奨されない．偽被膜損傷は腹膜播種のリスクを上げるため，手術操作で損傷しないよう細心の注意が必要である．肉眼的断端陰性を保てばよく，他がん種で行われるような安全域を確保して切除する必要はない．

c 薬物療法

完全切除後の場合，表1のリスク分類で高リスクに該当すれば，再発予防のためイマチニブの3年間の服用が勧められる．術後補助療法のエビデンスとなる臨床試験(SSGXVIII)の対象患者と一部異なるものの表1に基づいた悪性度の判断でコンセンサスが得られている．術後の画像検査は6ヵ月ごとに10年間が推奨される．イマチニブ終了後の2年間は再発リスクが高くなるため，4ヵ月ごとの検査が勧められる．

転移や腹膜播種などの理由により切除不能の場合，あるいは手術で完全に切除できなかった場合や術後再発の場合は，イマチニブ1日1回400 mgの経口投与を行う．GISTに対するイマチニブ投与例における2年無増悪生存率はおよそ50％で，イマチニブ登場以前に比較して明らかな生存期間の延長が示されている．イマチニブは遺伝子変異の部位により効果が異なることが明らかになっている．*KIT*遺伝子エクソン11または9変異例では奏効率が高いが，*KIT*遺伝子エクソン13，14，17変異例，*PDGFRA*遺伝子 D842V 変異例や*KIT*と*PDGFRA*遺伝子のいずれにも変異を認めない例ではイマチニブの治療効果は期待できない．イマチニブの主な副作用には浮腫，悪心，下痢，筋肉痛，倦怠感，好中球減少などがみられる．イマチニブ投与により病変は囊胞様に変化する(図1)が，腫瘍細胞は残存しており休薬により再燃するため継続治療が必要である．

イマチニブ耐性GISTに対してはPDGFRや血管内皮細胞増殖因子受容体(vascular endothelial growth factor receptor:VEGFR)，KITなどの複数のチロシンキナーゼを阻害するスニチニブが有効であり，スニチニブ50 mgを4週間連日経口投与し，その後2週間休薬する．これを1サイクルとして投与を繰り返す．スニチニブは*KIT*遺伝子エクソン13あるいは14変異にも有効である．スニチニブの主な副作用には，高血圧，血小板減少，白血球減少，タンパク尿，皮膚変色，手足症候群，食欲不振，肝機能異常，甲状腺機能障害，創傷治癒遅延などがある．重大な副作用として，消化管穿孔，感染症，出血，QT間隔延長，心不全，間質性肺炎などがある

ため，投与前に心機能検査（心エコー，心電図），尿検査，血液，甲状腺機能を含めた生化学検査などが必要である．スニチニブに無効となった場合は，マルチキナーゼ阻害薬レゴラフェニブが有効で，レゴラフェニブ160 mgを3週間連日経口投与し，その後1週間休薬する．これを1サイクルとして投与を繰り返す．レゴラフェニブは*KIT*遺伝子エクソン17変異に有効である．レゴラフェニブの副作用は皮膚障害，高血圧，消化器症状などスニチニブと類似しているが，食事と肝障害に注意する．高脂肪食後と空腹時の服用で血中濃度が低下することと，投与開始から8週間は毎週，肝機能検査を行い肝障害を見落とさないように注意が必要である．レゴラフェニブ無効例には熱ショック蛋白阻害薬であるピミテスピブが有効で，160 mgを空腹時に5日間連続経口投与し2日間休薬を繰り返す．主な副作用は下痢，貧血，腎障害，倦怠感，食思不振で，特徴的な副作用として眼症状が報告されているため，投与に際し眼科と連携できる体制を整える必要がある．

🔑 この項の キーポイント

- 消化管間質腫瘍（GIST）は主に消化管の間質に発生する間葉系腫瘍で，胃に最も多く，次いで小腸に多くみられる．

- GISTにおいて，*KIT*あるいは*PDGFRA*の遺伝子変異が高頻度にみられる．
- 胃粘膜下腫瘍の存在診断に消化管内視鏡検査や消化管造影検査，CT，MRI，超音波内視鏡検査が有用である．
- GISTの確定診断には超音波内視鏡下穿刺吸引生検が有用である．
- GISTの治療の第一選択は外科的切除であるが，切除不能のGISTに対してはチロシンキナーゼ阻害薬や熱ショック蛋白阻害薬が用いられる．
- イマチニブ奏効例においてイマチニブ投与を中止すると進行するため，継続投与が必要である．
- イマチニブ耐性GISTには，マルチキナーゼ阻害薬スニチニブが用いられる．
- スニチニブ耐性GISTには，マルチキナーゼ阻害薬レゴラフェニブが用いられる．
- レゴラフェニブ耐性GISTには，熱ショック蛋白阻害薬ピミテスピブが用いられる．

● 参考文献

1) 日本癌治療学会（編）：GIST診療ガイドライン2022年4月改訂，第4版 <http://www.jsco-cpg.jp/gist/> [2024年11月閲覧]

2 肝・胆・膵がん

1 原発性肝がん

summary 　原発性肝がんは多彩な病理組織型を呈するが，約93％が肝細胞がん，約5％が肝内胆管がんと，ほとんどがこの2型である．肝細胞がんはB型・C型肝炎など慢性肝疾患に合併することが多く，肝障害度はがんの進行度とともに治療選択の重要な因子となる．肝細胞がんでは肝切除，ラジオ波焼灼療法，肝動脈化学塞栓療法など，局所治療がほとんどの患者に対して初回治療として行われる．局所治療で制御できない場合や肝外転移のある場合は薬物療法の適応となる．肝内胆管がんでは切除が第一選択の治療であり，切除不能あるいは再発例では薬物療法が行われる．

1) 概要

　原発性肝がんは，肝細胞がん，肝内胆管がん，細胆管細胞がん，粘液嚢胞腺がん，混合型肝がん，肝芽腫，未分化がんに分類され，原発性肝がんの93.3％を肝細胞がんが，4.8％を肝内胆管がんが占めている．肝細胞がんの大部分は慢性肝疾患を背景に発生するという特徴があり，慢性肝疾患の主たる原因として，わが国ではC型肝炎ウイルス感染が最も多く，次いでB型肝炎ウイルス感染が多い．最近では肥満や糖尿病などの生活習慣病，非アルコール性脂肪性肝疾患(nonalcoholic fatty liver disease：NAFLD)等，非B非C型肝がんが増加傾向にある．肝内胆管がんは肝細胞がんと異なり，正常肝を背景として発症することが多いが，近年では肝炎ウイルスとの関連性も報告されている．

　肝細胞がんは肝細胞に類似した組織ならびに細胞形態を示し，肉眼的には小結節境界不明瞭型，単純結節型，単純結節周囲増殖型，多結節融合型，浸潤型に分けられ，特徴として肝内に多中心性に発生すること，異時性に再発を繰り返すこと，門脈や肝静脈を侵襲して腫瘍塞栓を形成することがあげられる．肝内胆管がんは，基本的に組織型は腺がんであり，肉眼的には腫瘤形成型，胆管浸潤型，胆管内発育型に分けられる．

　わが国における原発性肝がんの2020年の死亡数は年間24,839人であり，部位別がん死亡数では男性で第6位，女性で第7位である．性別では，男性が16,271人，女性が8,568人と男性に多い．原発性肝がんの死亡数は近年，減少傾向であり，その要因として，献血におけるB型・C型肝炎ウイルスのスク

リーニングにより新規感染者が減少したこと，肝炎ウイルスに対する治療が進歩したこと，肝細胞がんのスクリーニングが普及し，早期発見ならびに早期治療が可能になったことなどがあげられる．

2) 臨床症状・所見

　肝細胞がんならびに肝内胆管がんによる症状は多くの場合，進行するまで認められない．肝細胞がんでは，合併する慢性肝炎や肝硬変，ならびにその合併症による症状が認められ，倦怠感，食欲不振，皮膚瘙痒感，黄疸，浮腫，腹水などがある．進行した肝細胞がんでは，腫瘍の破裂に伴う腹痛，貧血，ショックや，門脈への腫瘍の浸潤に起因する門脈圧亢進により食道静脈瘤の破裂が生じ，吐血などを呈する．一方，進行した肝内胆管がんでは，胆管閉塞による黄疸が生じる．両腫瘍とも肝外転移をきたせば，転移部位により各々症状が認められる．

3) 診断

a 肝細胞がん

　わが国では，肝細胞がんの発症リスクが高い患者として，B型慢性肝炎，C型慢性肝炎または肝硬変のいずれかを有する患者を高危険群，B型肝硬変またはC型肝硬変を有する患者を超高危険群と定義している．肝細胞がんの診断は，背景に慢性肝疾患が併存することと，腹部ダイナミックCT/MRIによる腫瘍の造影パターンによって行われる．高危険群または超高危険群の患者において，典型的な造影パターンが認められれば，病理学的な評価を行わなくても，肝細胞がんと診断することが可能である．典型的な肝細胞がんは，動脈由来の豊富な腫瘍内新生

血管を有しているため，動脈相で濃染し，門脈・平衡相で周囲肝実質と比較して相対的な低吸収域（wash out）となる．最近では，肝臓造影剤であるガドキセト酸ナトリウム（Gd-EOB-DTPA）を用いたダイナミックMRIが行われるようになり，早期肝細胞がんの検出に有用とされている．

このほかに，腹部超音波検査や腫瘍マーカーによる検査が行われる．主な肝細胞がんの腫瘍マーカーは，α-fetoprotein（AFP），protein induced by vitamin K absence or antagonist Ⅱ（PIVKA-Ⅱ），AFP-レクチン分画（AFP-L3）である．AFPは比較的感度が高く，PIVKA-ⅡおよびAFP-L3は特異度が95％前後と高い特徴がある．肝外転移が疑われる場合には，FDG-PETを行うことも推奨されている．各種画像検査で非典型的所見を呈する場合には，腫瘍生検を考慮する．肝細胞がんの鑑別診断としては限局性結節性過形成，血管筋脂肪腫，血管腫，肝細胞腺腫，炎症性偽腫瘍，肝内胆管がん，細胆管細胞がん，転移性肝がんなどがあげられる．

b 肝内胆管がん

肝内胆管がんは，造影CTやMRI検査において境界不整な腫瘤，腫瘍辺縁の濃染所見，超音波検査において辺縁低エコー帯を認める．腫瘍末梢側の胆管拡張を伴うことも多い．切除不能例では腫瘍生検による診断が必須である．腫瘍マーカーとしては，CEAやCA19-9を測定する．肝内胆管がんの鑑別診断としては消化管など他の腺がんからの転移性肝がんとの鑑別が必要である．

c 病期分類と肝障害度の評価

肝細胞がんおよび肝内胆管がんを含めた原発性肝がんの進行度は，腫瘍径・腫瘍数・血管浸潤によるT因子，リンパ節転移のN因子および遠隔転移のM因子から分類され，国際分類のUICCのTNM分類とわが国の『原発性肝癌取扱い規約』の進行度分類が用いられる．肝細胞がんではがんの進行度と同時に肝障害度が治療選択や予後に大きく関わる．肝障害度の評価はChild-Pugh分類（表1）と『原発性肝癌取扱い規約』の肝障害度があるが，最近ではChild-Pugh分類が多く用いられている．

4）治療

a 肝細胞がん

肝細胞がんに対する治療選択はがんの進行度と肝障害度に応じて決められ，『肝癌診療ガイドライン』による肝細胞がん治療アルゴリズムが示されている（図1）．肝細胞がんの治療として，肝切除，穿刺局所療法，肝動脈化学塞栓療法，肝移植，放射線治療，

表1 Child-Pugh分類

項目	ポイント	1点	2点	3点
脳症		なし	軽度	ときどき昏睡
腹水		なし	少量	中等量
血清ビリルビン値（mg/dL）		<2.0	2.0〜3.0	>3.0
血清アルブミン値（g/dL）		>3.5	2.8〜3.5	<2.8
プロトロンビン活性値（％）		>70	40〜70	<40

Child-Pugh分類A：5〜6点，B：7〜9点，C：10〜15点

薬物療法がある．基本的にはChild-Pugh分類のCに該当する肝機能不良例は肝移植を除き治療適応にならない．肝細胞がんでは肝外転移が少ないこと，肝内病変のコントロールが肝機能維持につながることなどから，局所治療が優先される．

① 肝切除

根治性が高い局所治療である．肝障害度に応じて切除許容度が決まり，切除適応も決定される．開腹下肝切除に加えて，腹腔鏡下肝切除も実施される．Child-Pugh分類AまたはB，腫瘍数が3個以内の患者で推奨される．

② 穿刺局所療法

エタノール注入療法，マイクロ波凝固療法，ラジオ波熱凝固療法（radiofrequency ablation：RFA）などが行われているが，穿刺局所療法の第一選択はRFAである．Child-Pugh分類AまたはBで，腫瘍数が3個以内，腫瘍径が3cm以下の患者で肝切除と同等に推奨される．

③ 肝動脈化学塞栓療法

肝動脈化学塞栓療法（transcatheter arterial chemoembolization：TACE）は，肝細胞がんを栄養する動脈を経カテーテル的に塞栓することにより，腫瘍を阻血壊死させる治療法である．抗がん薬を併用することが一般的である．一般的に，Child-Pugh分類AまたはBで，肝切除や穿刺局所療法の適応とならない多血性の病変に対して推奨される．

④ 肝移植

Child-Pugh分類Cで，肝外転移がなく，ミラノ基準（腫瘍数が3個以内で最大腫瘍径が3cm以下，または腫瘍が単発で最大腫瘍径が5cm以下）あるいは5-5-500基準（遠隔転移や脈管侵襲なし，腫瘍径5cm以内かつ腫瘍数5個以内かつAFP500ng/mL以下）を満たし，年齢が65歳以下の患者では肝移植も考慮される．

⑤ 放射線治療

体幹部定位放射線治療や粒子線（陽子線，重粒子

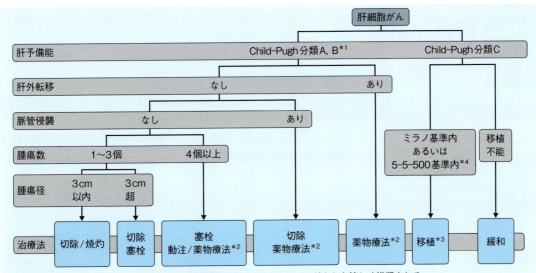

図1 肝細胞がん治療アルゴリズム
[日本肝臓学会(編)：肝癌診療ガイドライン2021年版，金原出版，p.79，2021より許諾を得て転載]

線)治療は，局所制御率が高い．現在，体幹部定位放射線治療は腫瘍径が5cm以下で転移病巣のない原発性肝がんに適応とされている．粒子線治療は，先進医療として行われている．

⑥ 薬物療法

肝細胞がんに対する薬物療法として，免疫チェックポイント阻害薬，分子標的薬，肝動注薬物療法がある．一次治療として，免疫チェックポイント阻害薬と分子標的薬の併用療法が進行肝細胞がんに対する標準治療として位置づけられている．

肝動注薬物療法は，肝動脈に挿入したカテーテルから高濃度の抗がん薬を投与する治療法である．腫瘍局所の抗がん薬濃度を高め，全身の副作用を軽減させることが期待できる．

b 肝内胆管がん

肝内胆管がんでは外科切除が唯一の根治的治療法であり，標準治療であるが，実際には切除不能の場合が少なくない．切除不能例の治療法としては薬物療法が主に行われるが，胆道がんと同様に，ゲムシタビンとシスプラチン併用療法が用いられる．これに免疫チェックポイント阻害薬を加えた併用療法も行われる．

5) 予後

わが国の「第24回全国原発性肝癌追跡調査報告」による肝細胞がんならびに肝内胆管がんの5年累積生存率は，それぞれ54.7％と33.6％である．

肝細胞がんではがん進行度，肝障害度が予後因子となる．がん進行度としては，TNM分類におけるStage，腫瘍数(単発・多発)，腫瘍径，血管侵襲の有無が重要な予後因子であり，とくに門脈腫瘍塞栓は強い予後因子となっている．肝内胆管がんの切除後予後因子としては，切除断端のがん陽性，リンパ節転移，血管浸潤，腫瘍数などが報告されている．

🔑 この項の キーポイント

- 原発性肝がんのほとんどを占めるのは肝細胞がんであり，多くはB型およびC型肝炎ウイルスの感染に起因する慢性肝疾患から発症する．
- 肝細胞がんの診断は，背景に慢性肝疾患が併存することと，腹部ダイナミックCT/MRIによる腫瘍の造影パターンによって行われる．
- 肝細胞がんの治療法は，がんの進行度と肝障害度によって選択され，肝切除，ラジオ波焼灼療法，肝動脈化学塞栓療法，薬物療法が標準治療である．
- 肝内胆管がんは原発性肝がんの約5％を占める腺がんであり，切除術が第一選択の治療となる．
- 切除不能肝内胆管がんではゲムシタビンとシスプラチン併用療法および，免疫チェックポイント阻害薬を加えた治療が標準治療である．

2 胆道がん

summary 胆道は解剖学的には肝内胆管，肝外胆管，胆囊，十二指腸乳頭部，の4つの部位から構成され，胆道がんとはこれらの部位に発生したがんの総称である．日本では世界的にみても罹患率が高い．外科的切除が唯一の根治的治療であるが，早期発見が難しく，初診時に切除不能と判断されることも多い．切除不能の場合は薬物療法が第一選択となる．本項では，胆道がんの概要，臨床症状，診断，治療について最新の知見を交えて解説する．

1）概要

a 死亡数，罹患率

国立がん研究センターの発表に基づくがんの統計2023によると，2022年の部位別予測がん死亡数における十二指腸乳頭部がんを除いた胆道がんによる死亡数は17,900人となっており，がん全体の死亡数の約5％を占め，がんによる死因の第6位である．胆道がんの罹患率は国際的には地域によって差があり，米国や西欧諸国では低く，南米や日本を含むアジアで高い．

b 解剖と分類

胆道とは，肝細胞から分泌された胆汁が十二指腸に流出するまでの全排泄経路を指し，肝内胆管，肝外胆管，胆囊，十二指腸乳頭部に区分される（図1）．
わが国の取扱い規約では，肝外胆管がん，胆囊がん，乳頭部がんは胆道がんに，肝内胆管がんは原発性肝がんに分類される．これは外科的切除を考慮した分類であるが，薬物療法においては病理組織学的特徴や臨床的な性格が類似していることから肝内胆管がんは胆道がんに含まれる．

c 病因・危険因子

胆管がんの危険因子には胆管拡張型の膵・胆管合流異常，原発性硬化性胆管炎があげられる．
胆囊がんの危険因子には膵・胆管合流異常があげられ，胆管拡張型，非拡張型とも胆囊がんを高率に合併することが知られている．また，胆囊胆石が胆囊がんの危険因子であるとする多くの疫学研究が報告されている．しかし，無症状胆囊胆石の長期にわたる経過観察では胆囊がん発生率はきわめて低率であり，胆石とがんの因果関係に関する明らかなエビデンスはない．
十二指腸乳頭部がんでは疫学的にエビデンスのある危険因子は報告されていない．

2）臨床症状

胆道がんを疑う臨床症状は，黄疸，右上腹部痛，

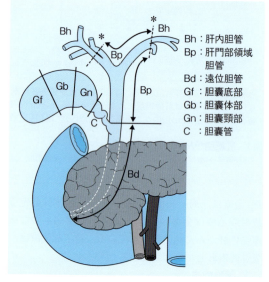

図1 肝外胆道系の区分

Bh：肝内胆管
Bp：肝門部領域胆管
Bd：遠位胆管
Gf：胆囊底部
Gb：胆囊体部
Gn：胆囊頸部
C：胆囊管

体重減少などがある．
胆管がんの初発症状は胆道閉塞の症状である黄疸が90％と最も多い．胆囊がんの初発症状としては上記に加え，検診での腹部超音波検査や胆石症に対する胆囊摘出術で偶然発見される症例も存在する．乳頭部がんの初発症状は胆管がんと同じく黄疸発症が最も多く，発熱，腹痛などに加え，腹部超音波検査や上部消化管内視鏡検査での異常所見の指摘などがある．

3）診断（図2）

a ファーストステップ

胆道がん診断のファーストステップとしては，低侵襲かつ簡便な検査である血液検査と腹部超音波検査が必須となる．血液検査では胆管閉塞による胆道系酵素（ALP，γ-GTP）や腫瘍マーカーとしてCA19-9，CEAが上昇するが，特異的ではない．腹部超音波検査で胆管拡張をとらえることにより，閉

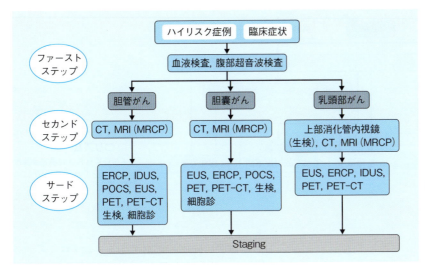

図2 胆道がんの診断アルゴリズム
[日本胆肝膵外科学会胆道癌診療ガイドライン作成委員会（編）：胆道癌診療ガイドライン，第3版，医学図書出版，p.8, 2019より許諾を得て改変し転載]

塞部位を推定することができる．また腹部超音波検査は胆囊病変の描出能に優れており，胆囊がんに対する正診率は70～90％と高率である．

b セカンドステップ

① 胆管がん

CTは多方向からの画像構築が可能であり，病変の局在および進展度診断に有用である．またMRI/MRCP（magnetic resonance cholangiopancreatography）は造影剤を用いることなく胆管の描出が可能であり，胆管狭窄や閉塞のために直接胆道造影では描出されない胆管枝まで画像化できる利点を有する．

② 胆囊がん

CTは病変の局在診断や進展度診断に有用であり，多相造影CTを行うことが強く勧められる．MRI/MRCPは非侵襲的に胆囊管や総胆管への浸潤などCTとは異なる情報が得られる点で有用である．

③ 乳頭部がん

上部消化管内視鏡検査からその肉眼的形態により強く疑診をもつことができ，腫瘍が疑われた場合は引き続き生検を行うことが推奨される．

c サードステップ

① 胆管がん

内視鏡的逆行性胆管膵管造影（endoscopic retrograde cholangiopancreatography：ERCP）は水平方向の精密な診断に有用である．加えて，細胞診や生検が可能である．管腔内超音波検査（intraductal ultrasonography：IDUS）もERCPに引き続いて施行可能であり，垂直方向進展度および壁内進展の診断に有用である．PET，PET/CTはリンパ節転移や遠隔転移の検出，術後の再発巣の診断に有用である．

② 胆囊がん

超音波内視鏡（endoscopic ultrasonography：EUS）は腹部超音波検査やCTと比較して胆囊隆起性病変に対する感度，特異度，正診率が高く，胆囊がんの局在診断，質的診断および進展度診断に有用である．ERCPによる直接造影や経口胆道鏡（peroral cholangioscopy：POCS）による胆管粘膜の内視鏡観察は，胆囊管や総肝管への浸潤の評価に有用である．

③ 乳頭部がん

EUS，ERCP，IDUSは局所進展度診断として有用である．PET，PET/CTは局所病変の検出感度も高いが，遠隔転移やリンパ節転移の診断にも有用である．

4）治療（図3）

a 外科切除の可否

胆道がんの根治的治療法は外科切除であるが，さまざまな要因によって切除不能と判定される．遠隔転移を伴う胆道がんは占居部位によらず切除不能と考えられるが，局所進展による切除不能因子については明らかなコンセンサスは得られておらず，施設によって異なるのが現状である．

b 術前処置

広範囲肝切除（肝葉切除以上）を予定する胆道がんでは術前胆道ドレナージを行うことが推奨されている．ドレナージ方法として経皮経肝胆管ドレナージ（percutaneous transhepatic biliary drainage：PTBD）はtract seedingを誘発し，有意に予後を悪化させることが報告されているため，第一選択として内視鏡的（経乳頭的）ドレナージが推奨される．

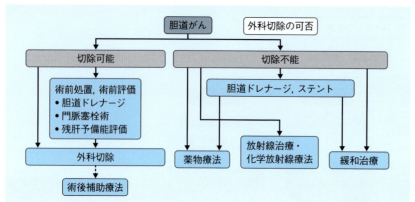

図3 胆道がんの治療アルゴリズム
[日本肝胆膵外科学会胆道癌診療ガイドライン作成委員会(編):胆道癌診療ガイドライン,第3版,医学図書出版,p.14,2019より許諾を得て改変し転載]

c 術後補助療法

胆道がんに対する術後補助薬物療法のランダム化比較試験ではこれまで十分なエビデンスが得られていなかったが,2022年のASCO GIにおいてわが国より手術単独と術後S-1投与を比較するASCOT試験の結果が報告され,術後S-1内服により術後生存期間の延長が認められた.今後はわが国においては胆道がん術後S-1補助薬物療法が標準治療となってくる可能性がある.

d 薬物療法

① ファーストライン

いくつかのランダム化比較試験(ABC-01試験,ABC-02試験,BT22試験)の結果,ゲムシタビン・シスプラチン併用療法(GC療法)が国際的な切除不能胆道がんの標準治療として確立し,現在国内外で広く用いられている.ゲムシタビン・S-1併用療法(GS療法)もわが国におけるランダム化第Ⅲ相試験(JCOG1113試験)の結果からGC療法に対する非劣性が証明され,ファーストライン薬物療法として導入可能となった.またGC療法＋S-1の3剤併用療法(GCS療法)とGC療法の第Ⅲ相試験(KHB1401試験)が実施され,GCS療法の優越性が証明されたことから,GCS療法もファーストラインの選択肢の1つとして位置づけられている.さらに最近ではGC療法と免疫チェックポイント阻害薬の併用が試みられ,有効性が報告されている.

2022年1月に米国で行われた2022 ASCO Gastrointestinal Cancers Symposiumにおいて抗PD-L1抗体薬デュルバルマブのGC療法に対する上乗せ効果が報告された(TOPAZ-1試験).本邦でも2022年12月にデュルバルマブが国内承認され,切除不能胆道がんに対して,GC療法＋デュルバルマブ(GCD療法)がファーストラインとして施行可能となった.また,2023年4月に米国で行われたAACR 2023ではGC療法に抗PD-1抗体であるペムブロリズマブを上乗せする3剤併用療法(GCP療法)とGC療法＋プラセボのランダム化比較試験(KEYNOTE-966)の結果が報告され,GC療法に対するGCP療法の優越性が証明された.本邦においても2024年5月に切除不能胆道がんに対してがん薬物療法との併用療法としてペムブロリズマブが国内承認され,2024年9月現在,GC療法との併用のもと,デュルバルマブとペムブロリズマブという2つの免疫チェックポイント阻害薬の使用が可能となっている.

② セカンドライン

わが国のガイドラインでは,GC療法後のセカンドラインとしてはフルオロピリミジン系抗がん薬による薬物療法が弱く推奨されているが,強く推奨できるレジメンは存在しない.近年では標準治療が終了となった患者を対象にがん遺伝子パネル検査が保険診療に導入されており,ゲノム解析による薬物療法の有効性が報告されてきている.線維芽細胞増殖因子受容体(FGFR2)融合遺伝子を認める症例にはFGFR阻害薬であるペミガチニブが適応となる.また胆道がんに限らず,臓器横断的にみられる遺伝子変異となるが,高頻度マイクロサテライト不安定性(MSI-H)や高い腫瘍遺伝子変異量(TMB-H)を有する症例では免疫チェックポイント阻害薬であるペムブロリズマブ,神経栄養因子チロシンキナーゼ(NTRK)融合遺伝子陽性の症例ではエヌトレクチニブあるいはラロトレクチニブが適応となる.今後がんゲノム解析による薬物療法の適応はさらに進むものと期待される.

e 放射線療法,化学放射線療法

切除不能胆道がんに対する標準的な放射線治療は確立していない.切除不能胆道がんに対する放射線治療の目的は延命(姑息的治療)あるいはステント開存性維持,減黄,疼痛緩和(対症的治療)などである.

化学放射線療法は，生存期間中央値が1年以上の報告も多く，期待できる治療法ではある．しかし，化学放射線療法に関する標準的なレジメンはなく，あくまで臨床試験として行うことが望ましい．

f 切除不能例に対する胆道ステント

切除不能遠位胆管閉塞例に対しては，ステント留置後の胆道閉塞症状の再発（recurrent biliary obstruction：RBO）の頻度などからplastic stent（PS）よりself-expandable metallic stent（SEMS）が推奨される．切除不能肝門部胆管閉塞例に対しては，SEMSを推奨すべきエビデンスが得られているものの，技術的問題や薬物療法著効例に対するconversion surgery の可能性を考えPS を選択する施設も多い．

🔑 この項の キーポイント

● 胆道がんとは胆汁の排泄経路に発生したがんの
総称であり，発生部位により胆管がん，胆嚢がん，乳頭部がんに分けられる．
● 胆道がんを疑う臨床症状は，黄疸，右上腹部痛，体重減少などがある．
● 胆道がんの根治的治療法は外科切除であるが，さまざまな要因によって切除不能と判定されることが多い．局所進展による切除不能因子についてはコンセンサスが得られておらず，施設によって異なる．
● 切除不能胆道がんに対するファーストラインの薬物療法として，従来のゲムシタビン・シスプラチン併用（GC）療法，ゲムシタビン・S-1併用（GS）療法，ゲムシタビン・シスプラチン・S-1併用（GCS）療法に加え，GC療法＋デュルバルマブ（GCD療法）またはペムブロリズマブ（GCP療法）が施行可能となり，免疫チェックポイント阻害薬を用いた治療が選択肢に加わっている．

3 膵がん

summary 膵がんは早期診断が難しい悪性腫瘍であり，予後は不良である．腹部超音波検査，超音波内視鏡検査（EUS），CT，MRIなどの画像検査や，超音波内視鏡下穿刺（EUS-FNA），ERCPなどの病理学的検査を組み合わせて診断する．根治的治療は外科的切除療法のみで，術前・術後補助薬物療法が推奨されている．局所進行膵がんに対しては化学放射線療法および薬物療法が，遠隔転移を有する膵がんに対しては薬物療法が適応となる．

1) 概要

a 疫学

わが国における膵がんの罹患数・死亡数は漸増している．2019年の部位別がん罹患数は43,864人であり，男性，女性ともに第6位であった．また，2021年の部位別がん死亡数は38,579人であり，肺，大腸，胃に次ぐ第4位であった．5年相対生存率は男性8.9％，女性8.1％であり，いずれも部位別で最も低く，きわめて難治性のがんといえる．

b 病因・危険因子

膵がんの病因・発生要因は不明であることが多いが，いくつかの危険因子が知られている．膵がんの家族歴，家族性膵がん家系，遺伝子異常［遺伝性膵炎，ポイツ・ジェガース（Peutz-Jeghers）症候群，遺伝性乳がん卵巣がんなど］，合併疾患［慢性膵炎，膵管内乳頭粘液性腫瘍，糖尿病，肥満など］，嗜好（喫煙，大酒家）などである．これらの危険因子を有する症例に対しては，膵がんの発生を念頭に置いた経過観察が重要となる．

c 病理

膵上皮性腫瘍の組織型分類において，外分泌腫瘍と神経内分泌腫瘍に分けられ，さらに，外分泌腫瘍は漿液性腫瘍，粘液性嚢胞腫瘍，膵管内腫瘍，浸潤性膵管がん（invasive ductal carcinoma：IDC），腺房細胞腫瘍に細分される．IDCはpancreatic ductal adenocarcinoma（PDAC）と同義である．膵がんの多くはIDCであり，IDCはさらに腺がん，腺扁平上皮がん，粘液がん，退形成がんに分類される．IDCのうち，最も頻度の高い組織型が腺がんである．本項では腺がんを中心に記載する．

2) 膵がんの診断（臨床症状・血液検査・画像検査）

『膵癌診療ガイドライン2022年版』において，診断アルゴリズムが呈示されている（図1）．臨床症状や検査値異常，危険因子を有する症例に対して，

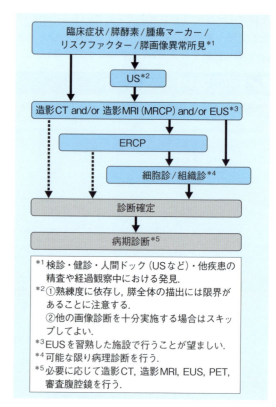

図1 膵がん診断のアルゴリズム
[日本膵臓学会膵癌診療ガイドライン改訂委員会（編）：膵癌診療ガイドライン2022年版，金原出版，p.73，2022より許諾を得て改変し転載]

US・CT・MRI・EUSなどの画像検査を行う．これらの画像所見と，ERCP・EUS-FNAによる細胞診/組織診を組み合わせて診断確定を行い，引き続いて病期診断（ステージング）を行う．

a 臨床症状

腹痛，背部痛，食欲不振，黄疸，体重減少，糖尿病の増悪や新規発症などが主なものであるが，膵がんに特異的な症状はない．膵頭部内に総胆管が走行することから，膵頭部がんでは黄疸が初発症状となる場合がある．また，発症早期は自覚症状が乏しく，

症状を有する症例では進行がんであることが多い. 比較的早期に診断された膵がん（Stage 0, 1）の本邦疫学調査では，症状を有する症例は25％のみであった. このほか腫瘍の臓器浸潤による合併症として，消化管出血，十二指腸閉塞，腹水貯留などがあげられる.

b 血液検査

膵がんによる膵管狭窄により膵炎が起こることから，膵型アミラーゼ，リパーゼ，エラスターゼ1，トリプシンなどの血清膵酵素が上昇することが多い. ただし，これらは膵がんに特異的ではなく，膵がんが進行すると膵実質の萎縮により，膵酵素は異常低値になることもある. 腫瘍マーカーはCA19-9，CEA，Span-1，DUPAN-2などの上昇が報告されており，CA19-9が最もよく用いられる. 早期の膵がんでは高値にならないことが多く，早期診断における有用性は低い. 一方で，治療効果の予測や術後再発の予測に有用であり，実臨床では腫瘍マーカーを経時的にモニタリングすることが多い. その他，肝転移や胆管浸潤症例では，肝胆道系酵素の上昇や閉塞性黄疸による血清ビリルビン上昇を認める.

c 画像検査

① 腹部超音波検査（US）

最も低侵襲かつ簡便な方法であり，膵がんを疑う場合最初に施行する. 肥満患者や，膵頭部・尾部病変では腫瘍を直接描出できないことも多いが，USでの膵管拡張や膵嚢胞が膵がん診断のきっかけになることもあり，ファーストステップの検査として重要である.

② CT・MRI

膵がんの診断と治療方針を決めるために，造影CTが最も重要な検査である. 動脈相，膵実質相，門脈相，平衡相といった異なるタイミングで撮像し，腫瘍の存在診断に加えて周囲臓器や血管との関係（切除可能性分類）を評価する. 膵がんの典型例は動脈相で乏血性腫瘍として描出され，遅延性に濃染される. さらに肝・肺転移などの遠隔転移の有無を同時に評価することができるため，造影CTはステージングに必須である. なお，肝転移の検出能に関しては造影MRIが優れており，症例に応じてCTとMRIを併用する. また，MRCPにより主膵管と胆管の情報を把握することができる.

③ 超音波内視鏡（EUS）

先端に超音波観測装置を備えた専用の内視鏡を経口的に挿入し，胃壁や十二指腸壁を介して膵臓や胆道を観察する. 体外式USと異なり，膵頭部，膵尾部を含めた膵全体を観察・評価することができる.

さらにCT・MRIに比べて空間分解能に優れており，小さな膵腫瘍の検出にきわめて有用である. 膵嚢胞性腫瘍などの膵がん以外の腫瘍との鑑別や，後述の超音波内視鏡下穿刺吸引（endoscopic ultrasonography-guided fine needle aspiration：EUS-FNA）による病理学的診断も可能であり，膵がんの診断において非常に重要な検査となる. 一方で，他の画像検査に比べて侵襲的であり，術者の技量に大きく左右される点には注意する必要がある.

3) 膵がんの確定診断（病理学的検査）

病理学的検査には内視鏡的逆行性胆管膵管造影（endoscopic retrograde cholangiopancreatography：ERCP）およびEUS-FNAが有用である. 膵がんが疑われるも，膵腫瘍を認めず膵管の異常所見（限局性膵管狭窄など）のみを認める場合，ERCPにて経十二指腸乳頭的に膵液を採取し，膵液細胞診を行うことを検討する. ただし，ERCP後膵炎には十分な注意が必要である. 一方で，膵腫瘍が認められる場合は，EUS-FNAを検討する. 膵がん診断において，EUS-FNAの正診率は90％前後と高い. したがって，腫瘍がEUS上で描出され，出血傾向・介在血管などの禁忌がない場合は第一選択となる. EUS-FNAの合併症は出血，膵炎，穿刺部位の播種（needle tract seeding）などである. 肝転移を有する膵がん症例では，体外式USを用いた経皮肝腫瘍生検も病理学的確定診断を得る手段として有用である.

4) 病期診断と切除可能性分類

病期分類（ステージング）は治療方針を決めるうえで重要であり，予後予測が可能である. わが国では『膵癌取扱い規約（第8版）』において，腫瘍の局所進展度（T），リンパ節転移の程度（N），遠隔転移の有無（M）を組み合わせて規定している（表1）. 『膵癌取扱い規約（第8版）』における病期分類別の5年生存率は，Stage ⅠA 54.1％，Stage ⅠB 36.2％，Stage ⅡA 29.9％，Stage ⅡB 12.7％，Stage Ⅲ 10.7％，Stage Ⅳ 6.5％である.

膵がんでは，この病期分類に加えて，切除可能性分類が規定されている. 治療方針を決定する際は，Stageと切除可能性分類を症例ごとに評価する必要がある. 切除可能性分類では，標準的手術により肉眼的にも組織学的にもがん遺残のないR0切除が可能かどうかという視点から，切除可能（resectable：R，標準的手術によってR0切除が達成可能なもの），切除可能境界（borderline resectable：BR，標準的手術のみでは組織学的にがん遺残のあるR1切除と

Ⅱ 各論　2　肝・胆・膵がん

表1　病期分類（膵癌取り扱い規約　第8版）

病期	原発腫瘍(T)	リンパ節転移(N)	遠隔転移(M)
0	T0：原発腫瘍を認めない，Tis：非浸潤がん	N0	M0
IA	T1：膵臓に限局しており，最大径が20 mm以下 　　T1a：最大径≦5 mm 　　T1b：5 mm＜最大径≦10 mm 　　T1c：10 mm＜最大径≦20 mm	N0	M0
IB	T2：膵臓に限局しており，最大径が20 mmをこえる	N0	M0
IIA	T3：膵をこえて進展するが，CAもしくはSMAに及ばない	N0	M0
IIB	T0，Tis，T1(T1a，T1b，T1c)，T2，T3	N1(N1a，N1b)	M0
III	T4：CAもしくはSMAに及ぶ	Any N	M0
IV	Any T	Any N	M1

CA：腹腔動脈，SMA：上腸間膜動脈
N0：領域リンパ節転移なし，N1：領域リンパ節転移あり(N1a：1～3個，N1b：4個以上の転移)
M0：遠隔転移なし，M1：遠隔転移あり
[日本膵臓学会(編)：膵癌取扱い規約，第8版，金原出版，2023を参考に作成]

表2　膵がんの切除可能性分類

切除可能：R	SMV/PVに腫瘍の接触を認めない，もしくは接触・浸潤が180度未満でみられるが閉塞を認めない．SMA，CA，CHAに接触・浸潤を認めない
切除可能境界：BR	門脈系と動脈系の浸潤により細分化する
BR-PV(門脈系浸潤のみ)	SMA，CA，CHAに腫瘍の接触・浸潤を認めないが，SMV/PVに180度以上の接触・浸潤を認め，かつその範囲が十二指腸下縁をこえないもの
BR-A(動脈系浸潤あり)	SMAあるいはCAに腫瘍との180度未満の接触・浸潤があるが，狭窄・変形は認めない．CHAに腫瘍の接触・浸潤を認めるが，PHAやCAへの接触・浸潤を認めない
切除不能：UR	遠隔転移の有無により細分する
UR-LA(局所進行)	SMV/PVに腫瘍との180度以上の接触・浸潤あるいは閉塞を認め，かつその範囲が十二指腸下縁をこえる．SMAあるいはCAに腫瘍との180度以上の接触・浸潤を認める．CHAに腫瘍の接触・浸潤を認め，かつPHAあるいはCAに接触・浸潤が及ぶ．大動脈に腫瘍の接触・浸潤を認める
UR-M(遠隔転移)	遠隔転移を認める(領域リンパ節をこえるリンパ節転移を含む)

SMV：上腸間膜静脈，PV：門脈，SMA：上腸間膜動脈，CA：腹腔動脈，CHA：総肝動脈，PHA：固有肝動脈
[日本膵臓学会(編)：膵癌取扱い規約，第8版，金原出版，2023を参考に作成]

なる可能性が高いもの），切除不能(unresectable：UR)に分類する．すべての膵がんはR，BR，URのいずれかに分類できる．BRは門脈系(BR-PV)と動脈系(BR-A)により，URは局所進行による切除不能(UR-LA)と遠隔転移を有するもの(UR-M)にさらに細分化されている(表2)．『膵癌診療ガイドライン2022年版』では，ステージと切除可能性分類を組み合わせて治療アルゴリズムが提唱されている(図2)．

5) 治療

a 切除可能膵がん/切除可能境界膵がん

　Stage 0，I，さらにStage IIの一部がR膵がんに分類される．Stage IIの一部がBR-PV膵がん，Stage IIIの一部がBR-A膵がんに分類される．外科的治療は膵がんの根治が期待できる唯一の治療法で

あり，R膵がんの標準治療は外科的切除である．外科的切除は，腫瘍の局在により膵頭部がんには膵頭十二指腸切除，膵体尾部がんには膵体尾部切除，腫瘍が全体に及ぶがんには膵全摘術が施行される．腹腔鏡下手術やロボット支援下手術などの低侵襲手術は熟練した施設で行うことが望ましい．一方で，膵がんにおける手術後の再発率は高く，手術単独での治療効果に限界があることから，Stage 0を除くR膵がんに対して術前・術後補助療法が推奨されている．わが国では術前補助療法としてゲムシタビン(GEM)＋S-1併用療法，術後補助薬物療法としてS-1単独療法が標準治療となっている．BR膵がんに対しては，薬物療法もしくは化学放射線療法(薬物療法と放射線療法の併用)による術前補助療法後に治療効果を再評価し，改めて外科手術適応を検討

180

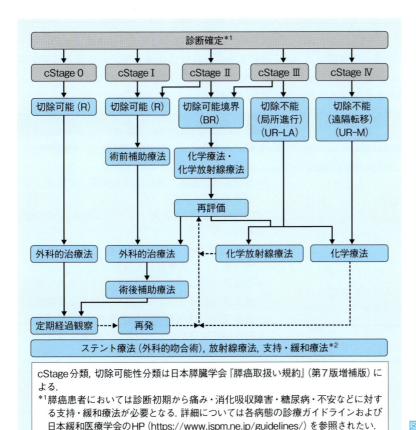

図2 膵がん治療のアルゴリズム
[日本膵臓学会膵癌診療ガイドライン改訂委員会（編）：膵癌診療ガイドライン2022年版．金原出版，p.74，2022より許諾を得て改変し転載]

する治療戦略が望ましい．このように，膵がんを全身疾患ととらえて，外科手術に術前・術後補助療法を組み合わせる治療戦略が現在の主流である．

b 局所進行切除不能膵がん

StageⅢの多くがUR-LA膵がんに分類される．化学放射線療法もしくは薬物療法単独が適応となる．化学放射線療法においては，GEMあるいはS-1が併用される．放射線療法では高精度放射線治療（強度変調放射線治療や重粒子線治療など）が行われている．また，薬物療法については，次項「c 遠隔転移を有する膵がん」と同様の方針となり，主にGEM＋ナブパクリタキセル併用療法（GnP療法）とmodified FOLFIRINOX療法（mFFX療法）が用いられる．

c 遠隔転移を有する膵がん

遠隔転移を有する膵がんはStageⅣとなり，UR-M膵がんと同義である．実臨床では多くの膵がんがStageⅣの状態で発見される．薬物療法と次項「d 支持・緩和療法」を適切に併用して治療にあたる．GEM単独治療が膵がん薬物療法の中心であったが，その後，2013年にFFX療法が，2014年にGnP療法が，それぞれGEM単独療法より生存期間を延長することが証明され，UR-M膵がんの薬物療法は大きく進歩した．全身状態の良好な患者に対しては，FFX療法もしくはGnP療法が一次薬物療法として推奨されている．また，FFX療法の原法は骨髄抑制などの有害事象が強く，わが国では薬剤の投与量を一部減量したmFFX療法が主に使用されている．一方で，高齢者や全身状態などからGnP療法やmFFX療法が適さない患者には，GEM単独療法やS-1単独療法が選択肢となる．

また，遺伝子異常に基づいて治療薬を選択するがんゲノム医療が保険適用となり，切除不能膵がん患者に対しても，腫瘍組織あるいは血液検体を用いたがん遺伝子パネル検査が可能となった．進行が早い膵がん患者における最適な検査のタイミングが定まっていないことや，遺伝子異常から治療にまでつながる割合の低さ，など実臨床での課題も多いが，

将来的に大きく期待される領域である．遺伝性膵がん症候群の原因遺伝子の1つである*BRCA1/2*に関してはコンパニオン診断が可能であり，生殖細胞系列*BRCA1/2*の病的バリアントを保有する膵がん（UR-M，UR-LA）に対して，プラチナレジメン後の維持薬物療法としてオラパリブを考慮する．

d 支持・緩和療法

進行が早く予後の悪い膵がん患者においては，胆道閉塞，消化管閉塞やがん疼痛，精神心理的苦痛など，さまざまな症状が起こりうる．これらに対して，適切な支持・緩和療法を積極的に行うことは，外科手術や薬物療法などの適切な治療を導入・継続するうえできわめて重要である．胆道閉塞に対しては，ERCPを用いた内視鏡的胆道ドレナージが第一選択となる．ERCPが困難な症例に対しては，EUS下の胆道ドレナージも可能となっている．消化管閉塞は主に十二指腸に発生し，内視鏡的消化管ステント挿入術と外科的胃空腸吻合術が選択肢となる．偶発症が少なく，経口摂取までの期間が短いことから内視鏡的十二指腸ステント挿入術が選択されることが多い．がん疼痛に関しても，QOL低下の大きな要因になることから，非オピオイド鎮痛薬，オピオイド鎮痛薬を中心に疼痛軽減を積極的に図る必要がある．症例に応じて，神経ブロックを併用することも選択肢である．

この項の キーポイント

- 膵がんのほとんどは外分泌腫瘍で，組織学的には腺がんである．
- 初発症状は腹痛，黄疸，腰背部痛，体重減少などである．
- ERCP・EUS-FNAを用いて可能な限り病理診断を行う．
- 造影CTを中心とした病期診断と切除可能性分類に基づいて治療方針を決定する．
- 切除可能例に対しては，外科切除と術前・術後補助療法を行う．切除不能例に対する薬物療法としては，mFFX療法とGnP療法が中心となる．
- 内視鏡的胆道ドレナージやがん疼痛の管理などの支持・緩和療法が重要である．

3 胸部腫瘍

1 肺がん

summary　肺がんは日本人がん臓器別死亡第1位の予後不良な疾患である．詳細な問診と画像診断，気管支鏡等による細胞診・組織診により確定診断を行い，大枠では非小細胞肺がん（腺がん，扁平上皮がんなど）と小細胞がんに分類される．病変の広がり，リンパ節および遠隔転移の有無により臨床病期を決定し，非小細胞肺がんと小細胞がんで治療方針が異なる．切除可能な早期症例に対する第一選択は外科療法であるが，約30％のみが切除可能である．切除不能だが，根治的な放射線照射が可能な症例では化学放射線療法が行われる．遠隔転移を有する進行期症例では薬物療法を行う．腺がんを中心に *EGFR*，*ALK* などのドライバー遺伝子変異を有する症例には分子標的治療が行われ，3年を超える長期生存期間が得られようになってきている．また，近年の免疫チェックポイント阻害薬（ICI）治療により一定数の長期生存症例も認められるようになってきており，肺がん治療は非常に多様化している．

1）概要

a　疫学

最新がん統計（国立がん研究センター）では，2019年の肺がんによる死亡数は76,212人（全がん死の約20％，第1位），男性で第1位，女性で大腸がんに次いで第2位である．罹患数は，2019年の集計で126,546人（全がん罹患の約13％，第2位），男性では前立腺がん，大腸がん，胃がんに次いで第4位，女性では乳がん，大腸がんに次いで第3位である．2006〜2008年に肺がんと診断された患者の5年相対生存率は27％であり，膵がん（7.9％），胆囊・胆管がん（23.9％）に次いで予後不良な疾患である．

b　病因

肺がん，とくに扁平上皮がんと小細胞がんでは，喫煙との関連が非常に大きいことが知られている．非喫煙者を1とした喫煙者のリスクは男性で4〜5倍，女性では2〜3倍である．受動喫煙も危険因子であり，非喫煙女性が喫煙者の夫から受ける肺がんのリスクは1.3〜1.9倍と報告されている．職業的曝露（アスベスト，ラドン，ヒ素など），大気汚染（PM2.5）なども危険因子として知られている．

c　組織分類

非小細胞肺がんは組織像が多彩である．組織型やドライバー遺伝子変異により治療が細分化されており，組織型によりドライバー遺伝子変異の発現頻度が異なるため，組織型を特定することは非常に重要

である．一方，肺神経内分泌腫瘍のほとんどは小細胞がんである．

① 非小細胞がん（non-small cell carcinoma：NSCLC）

ⅰ）腺がん（adenocarcinoma：Ad）

頻度は約50％で増加傾向にあり，女性の割合が多い．末梢発生が中心で胸膜陥入と腫瘍中心に瘢痕を認める．組織学的に多彩で腺管への分化や粘液産生を認めることがあり，免疫組織化学染色でのTTF-1陽性が鑑別に有用である．腫瘍マーカーはCEAが補助診断として用いられる．また，東アジア人においては，約60〜70％に既知のドライバー遺伝子変異を有する．

ⅱ）扁平上皮がん（squamous cell carcinoma：Sq）

喫煙率の低下とともに近年減少しており，頻度は約25％である．主に肺門部に発症し喫煙との因果関係が強い．腫瘍は結節状，ポリープ状に気管支腔内に進展することが多い．組織学的に角化と細胞間橋を呈し，免疫組織化学染色でのp40陽性が鑑別に有用である．腫瘍マーカーはCYFRA，SCCが補助診断として用いられる．

ⅲ）大細胞がん（large cell carcinoma）

発生頻度は約5％と少ない腫瘍である．末梢に発症し辺縁鮮明で圧排性に進展する．組織学的には，腫瘍細胞は大型で明瞭な核小体と中等量の細胞質を有しシート状に増殖し，腺がんや扁平上皮がんへの

分化を欠く未分化がんと定義されており，免疫組織化学染色での診断の進歩によりその頻度は減少傾向となっている．

② 肺神経内分泌腫瘍（neuroendocrine neoplasm：NEN）

ⅰ）小細胞肺がん（small cell lung carcinoma：SCLC）

頻度は約15％であるが，肺神経内分泌腫瘍の約80％を占める．肺門や縦隔に巨大なリンパ節転移や浸潤をきたし，圧迫により嗄声，上大静脈症候群をきたし，進行が早い．組織学的に小型で細胞質の乏しい細胞からなり，核クロマチンは微細顆粒状で核小体は目立たず，核分裂像が多く，低分化で高悪性度である．免疫組織化学染色では，クロモグラニン，シナプトフィジン，CD56が陽性となる．腫瘍マーカーはProGRP，NSEが補助診断として用いられる．

ⅱ）大細胞神経内分泌がん（large cell neuroendocrine carcinoma：LCNEC）

頻度は約3％である．神経内分泌形態（臓器官構造，索状，ロゼット様，柵状配列など）を示し，核小体があり，豊かな細胞質をもつ大型の細胞よりなり，核分裂像が多く，低分化で高悪性度である．免疫組織化学染色や腫瘍マーカーは小細胞がんと同様のパターンを示す．

ⅲ）異型/定型カルチノイド（atypical carcinoid：AC，typical carcinoid：TC）

頻度は両者合わせて約2％である．カルチノイドは神経内分泌形態を示し，円形から類円形のそろった核と比較的細胞質の乏しい細胞からなる．核分裂像の数と壊死巣の有無によってTCとACに分かれ，TCは$2\,mm^2$（10 HPF）あたり核分裂像が2個未満で，壊死を伴わず，ACは$2\,mm^2$（10 HPF）あたり2〜10個の核分裂像がみられ，ときに壊死を部分的に認める．TCは低悪性度，ACは中悪性度に分類され，WHO分類（2021年）では，それぞれが膵神経内分泌腫瘍（PanNET）のグレード1，2におおむね対応するとされている（p.239「各論10-4．神経内分泌腫瘍」参照）．

2）臨床症状と診断

a 症状

腫瘍の発生部位，進行度によってさまざまな症状が出現するが，無症状のまま進行し，検診などで発見されることも少なくない．肺門部や胸壁まで病変が及ぶと咳嗽，血痰，呼吸困難，胸痛などの症状が出現する．縦隔に病変が及ぶと嗄声，嚥下困難，上大静脈症候群などの多彩な症状が出現する．胸膜や

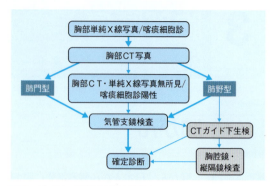

図1　肺がんの確定診断の過程

心膜への浸潤や播種により胸水や心嚢水貯留，心タンポナーデを呈することもある．あらゆる臓器に転移をきたしうるが，肺，脳，骨，肝臓などへの転移が多く，転移部位による種々の症状を呈する．治療前の症状の把握は，治療方針を決定するうえで非常に重要である．また，小細胞肺がんでは，腫瘍随伴症候群を伴うことが多く，ADH不適切分泌症候群（SIADH），クッシング（Cushing）症候群，ランバート・イートン（Lambert-Eaton）症候群，傍腫瘍性小脳変性症などがみられる．

b 画像診断

画像診断の役割は病変の検出，良悪性の鑑別，病期の判定である．胸部X線写真は安価で被曝量も少なく，簡便な検査法である．CTにて病変の質的・形態的診断，胸壁・縦隔臓器への浸潤の有無，リンパ節転移の有無などを評価する．FDG-PETは糖代謝の亢進している腫瘍組織を検出し，病変の良悪性の診断，縦隔リンパ節転移の診断，遠隔転移の診断に使われている．ただし，FDG-PETは糖代謝の多い脳病変の検出が困難であるため，脳転移の診断には頭部造影MRI/CTが用いられる．

c 腫瘍マーカー

組織分類の項に前述したように，高値の場合，各組織型の補助診断として有用である．また，治療後の効果判定，再発の補助診断としてもよく使われている．

d 組織診断（図1）

CTによる腫瘍の局在および質的診断の結果を踏まえ，組織診断のために気管支鏡によって生検検査を行う．末梢の小さな病変や気管支の関与がないような腫瘍は，CTガイド下経皮針生検が行われる．いずれによっても診断がつかない場合は胸腔鏡下や縦隔鏡下の生検が行われ，これらによって組織診断が確定する．

表1　TNM分類第9版[世界肺癌学会(IASLC)]

		N0	N1	N2a	N2b	N3
T1	T1a	ⅠA1	ⅡA	ⅡB	ⅢA	ⅢB
	T1b	ⅠA2	ⅡA	ⅡB	ⅢA	ⅢB
	T1c	ⅠA3	ⅡA	ⅡB	ⅢA	ⅢB
T2	T2a	ⅠB	ⅡB	ⅢA	ⅢB	ⅢB
	T2b	ⅡA	ⅡB	ⅢA	ⅢB	ⅢB
T3	T3	ⅡB	ⅢA	ⅢB	ⅢB	ⅢC
T4	T4	ⅢA	ⅢA	ⅢB	ⅢB	ⅢC
M1	M1a	ⅣA	ⅣA	ⅣA	ⅣA	ⅣA
	M1b[*1]	ⅣA	ⅣA	ⅣA	ⅣA	ⅣA
	M1c[*2]	ⅣB	ⅣB	ⅣB	ⅣB	ⅣB

*1：単発遠隔転移，*2：多発遠隔転移
[Rami-Porta R, et al：J Thorac Oncol **19**(7)：1007-1027，2024より作成]

e 病期診断(表1)

CT，PET，頭部MRIなどにより全身の評価を行い，TNM因子が決定し，臨床病期が決定される．ただし，小細胞肺がんにおいては，手術適応にあたってはTNM因子が重視されるが，内科的治療の選択の面からは，限局型(LD)と進展型(ED)の分類が汎用される．LDは病巣が片側胸郭内に限局し，根治的放射線照射が可能と考えられる範囲に腫瘍が限局するもので，両側縦隔リンパ節，同側肺門リンパ節，両側鎖骨上窩リンパ節転移を有する症例を含む．EDはLDの範囲を超えて腫瘍が進展している症例である．ただし，同側肺転移症例，同側悪性胸水，悪性心囊液の扱いは統一されてはいない．

f ドライバー遺伝子異常(変異/転座)

「総論4-7. がんの分子診断」に概要が示されているが，がん細胞の生存や増殖に強く影響を及ぼす単一の遺伝子異常をドライバー遺伝子異常と呼び，それぞれのタンパクを標的とした阻害薬によって高い抗腫瘍効果が得られる．

① 非小細胞肺がん

原則として非小細胞肺がんに対して遺伝子検査を行い，なかでも腺がんではドライバー遺伝子異常の検出率が高く，治療選択にあたり必要不可欠である．多くのドライバー遺伝子異常を限られた検体量の中で，迅速に検査を行うため，次世代シークエンサー(NGS)を用いたマルチ遺伝子診断薬が，分子標的薬の投与の可否を決めるコンパニオン診断(CDx)検査として近年導入された．2024年現在，*EGFR*変異，*KRAS*変異，*ALK*融合遺伝子，*RET*融合遺伝子，*ROS1*融合遺伝子，*BRAF*変異，*MET ex14* skipping異常，*NTRK*融合遺伝子，*HER2*変異に対する分子標的薬が承認され，今後*NRG1*融合遺伝子に対する臨床開発も進んでいる．また，標準治療終了後には，エキスパートパネルが設置されたがんゲノム医療中核拠点/拠点/連携病院で，ゲノムプロファイリング(CGP)検査が保険診療で行える．さらに，血液中の腫瘍由来のcfDNAを採取してNGS解析を行うリキッドNGS解析も保険承認されているが，現状は組織生検ができない際の代替手段であり，今後の解析感度の改善が期待される．

② 小細胞肺がん

がん抑制遺伝子である*RB*と*TP53*の突然変異や欠失がほぼ全例で，がん遺伝子ではMYCL等の*MYC*族遺伝子の増幅が20～30％に認められ，SCLCの発がんに重要な役割を果たしているが，分子標的薬治療の標的として確立したドライバー遺伝子変異はない．

g PD-L1免疫染色

近年，ICIが肺がん患者に使用されるようになり，腫瘍におけるPD-L1の発現強度が非小細胞肺がんでは治療効果の予測因子となることが知られている．腫瘍組織におけるPD-L1の発現を免疫染色にて測定し，陽性腫瘍細胞の割合によりTPS(tumor proportion score)1％未満陰性，1～49％陽性，50％以上陽性に分けて治療を選択する．

3) 治療(表2)

まず，非小細胞肺がんと小細胞肺がんに大きく分かれ，それぞれの治療法としては手術，放射線療法，薬物療法がある．治療法は主に臨床病期によって決定される．

a 外科療法

① 非小細胞肺がん

Ⅰ～ⅢA期に対して手術が行われる．肺葉切除と縦隔リンパ節郭清が標準術式である．ⅠA期(腫瘍径2cm以上)，ⅠB～ⅢA期に対しては術後補助薬物療法が行われ，ⅠB～ⅡA期でリンパ節転移のない2cm以上の症例ではUFTを2年間，Ⅱ～ⅢA期で*ALK*融合遺伝子変異陽性症例ではALK阻害薬アレクチニブを2年間投与する．それ以外のⅡ～ⅢA期の症例ではシスプラチン(CDDP)＋ビノレルビン療法4サイクルが標準治療として行われ，PD-L1陽性症例では抗PD-L1抗体アテゾリズマブを1年間投与し，*EGFR*変異陽性症例ではEGFR阻害薬オシメルチニブを3年間投与することで，さらなる生存期間の延長が期待できることが近年報告され，

表2 非小細胞肺がんの標準治療

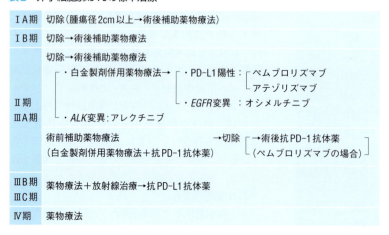

表3 限局型に対する化学放射線療法（JCOG9104）：同時併用vs 逐次併用

	CR(%)	奏効率(%)	中間生存期間(月)	2年生存率(%)	5年生存率(%)
同時併用	40	96	27.2	54.4	23.7
逐次併用	27	92	19.7	35.1	18.3

CR：完全奏効

[Takada M, et al：J Clin Oncol 20：3054-3060, 2002 より引用]

術後補助薬物療法として確立された．一方，術前ⅠB期（腫瘍径4 cm以上），Ⅱ～ⅢA期に対して白金製剤併用薬物療法に抗PD-1抗体（ニボルマブ，ペムブロリズマブ）が併用されることにより，病理学的完全奏効がみられる症例もあり，生存率が改善する傾向も認められており，術前補助薬物療法も含めた周術期の治療開発が進んでいる．

② 小細胞肺がん

Ⅰ～ⅢA期に対して手術が行われるが，Ⅰ期であっても，基本的に全身性の疾患であり，切除単独での予後は不良である．術後にPE（CDDP＋エトポシド）療法を4サイクル施行することが標準的治療と考えられている．

b 化学放射線療法

① 非小細胞肺がん

切除不能Ⅲ期症例に対する標準治療は化学放射線同時療法である．治療成績は，生存期間中央値で22～30ヵ月，5年生存率20％であり，根治を目指し治療を行う．CDDP＋ビノレルビン，CDDP＋ドセタキセル，カルボプラチン（CBDCA）＋パクリタキセルが薬物療法のレジメンとして使用される．化学放射線療同時療法後に抗PD-L1抗体のデュルバルマブを維持療法として使用することにより，プラセボと比較して無増悪生存期間（PFS）および全生存期間（OS）を有意に延長することが近年報告され，Ⅲ期化学放射線療法後の維持療法として確立された．

② 小細胞肺がん

Ⅰ，ⅡA期症例を除く限局型（LD）症例では薬物療法に胸部放射線療法を併用することにより生存が改善することがメタアナリシスによって示されている．放射線療法の時期については，早期同時併用で生存を改善する報告が優位である．放射線の分割方法については，PE療法との早期併用で，1日2回の加速過分割照射（45 Gy/30回/3週）と1日1回の通常分割照射（45 Gy/25回/5週）を比較し，加速過分割照射では食道炎が増強するものの，生存期間を改善した．わが国では，PE療法4サイクルと45 Gyの加速過分割照射を早期併用する群と，4サイクルの後に同照射を逐次併用する群との比較試験が行われ，前者で優れた生存期間が示され（表3），標準的治療となった．また，初回治療で完全奏効またはgood PR（腫瘍が瘢痕状またはCTで10％以下）となった症例には，予防的全脳照射（PCI）が行われ，脳転移発生率を抑制し，生存率を改善する．

c 薬物療法

薬物療法は非小細胞肺がんと小細胞肺がんで大きく分かれ，前者は根治的治療のできないⅢ期およびⅣ期症例に，後者は根治的治療のできない進展型症例に対して行われる．治療方針はdecision treeで示され，まずドライバー遺伝子変異あり/なしで分かれ，そしてドライバー遺伝子変異陰性/不明例では，PD-L1陽性細胞50％以上，1～49％，1％未満（陰性）の3つのグループに分けて考える．

① 非小細胞肺がん

ⅰ）ドライバー遺伝子変異/転座陽性（図2）

ドライバー遺伝子変異/転座陽性であれば，

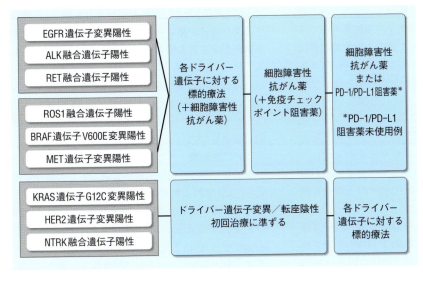

図2 ドライバー遺伝子変異/転座陽性の治療方針

[日本肺癌学会（編）：肺癌診療ガイドライン—悪性胸膜中皮腫・胸腺腫瘍含む—2024年版，金原出版，p.204，2024より許諾を得て転載]

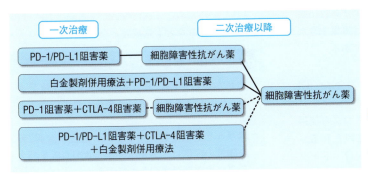

図3 ドライバー遺伝子変異/転座陰性の治療方針

[日本肺癌学会（編）：肺癌診療ガイドライン—悪性胸膜中皮腫・胸腺腫瘍含む—2024年版，金原出版，p.234，2024より許諾を得て転載]

EGFR変異（Exon20挿入変異を除く），ALK融合遺伝子，RET融合遺伝子，ROS1融合遺伝子，BRAF変異，MET ex14 skippingの遺伝子変異に対しては一次治療で対応する分子標的薬を使用し，二次治療では細胞障害性（殺細胞性）抗がん薬（＋ICI）の使用が推奨される．なお，EGFR阻害薬はPFSが長く有害事象も軽微なオシメルチニブが一次治療として選択されることが多いが，白金製剤とペメトレキセド（PEM）を上乗せしたレジメンが第Ⅲ相試験でさらにOSも延長傾向を示し，併用療法も選択肢となっている．また，エルロチニブ＋血管新生阻害薬，ゲフィチニブ＋CBDCA＋PEMも70％前後の奏効率を示すため治療選択肢として考慮され，それらの耐性時にEGFR T790M変異が陽性となった場合は，オシメルチニブが高い効果を有する．また，ALK阻害薬はアレクチニブがクリゾチニブに対して有意にPFSの延長を証明しており，有害事象も軽微なため推奨度が高い．アレクチニブ耐性後もロルラチニブ，ブリグチニブ，セリチニブの使用が考慮される．一方，KRAS G12C変異，NTRK融合遺伝子，

HER2変異に対しては後述のドライバー遺伝子変異/転座陰性の一次治療がまず選択され，二次治療で対応する分子標的薬を使用する．これらの分子標的薬は非常に高い抗腫瘍効果を有するため，投与機会を逸することは避けなければならない．

ⅱ）ドライバー遺伝子変異/転座陰性（図3）

ドライバー遺伝子変異/転座が陰性であった場合には，ICIの投与を避けるべき症例を除いてICIを含む薬物療法を検討する．ただし，PS3～4症例は薬物療法を行わず，緩和治療を行う．

- PD-L1陽性細胞TPS：50％以上：PD-L1高発現においては，複数の比較試験の結果からICIの高い有効性が示されており，ICI単剤としてペムブロリズマブ単剤またはアテゾリズマブ単剤［PD-L1（SP142）TC3/IC3に限る］が強く推奨されている．ただし，細胞障害性抗がん薬の白金製剤併用療法がどのような症例で，どのレジメンの併用により長期奏効・長期生存を導くのかは今後さらなる検討が必要である．
- PD-L1陽性細胞TPS：1％以上50％未満：ICIの

上乗せにより，細胞障害性抗がん薬併用のみよりも良好な長期奏効や生存期間が再現性をもってさまざまな臨床試験で得られており，白金製剤併用細胞障害性抗がん薬＋PD-1/PD-L1阻害薬（±抗CTLA-4抗体）による治療が標準治療となっている．白金製剤としてはCDDP，CBDCAが使用され，併用する細胞障害性抗がん薬はアルブミン包埋パクリタキセル（nab-PTX）/パクリタキセル（PTX）が主に使用され，非扁平上皮がんでは，ペメトレキセド（PEM）の使用が可能で，また血管新生阻害薬ベバシズマブ（BEV）の上乗せも検討される．

- PD-L1陽性細胞TPS：1％未満陰性例：PD-L1陽性例（TPS：1％以上50％未満）と同様の治療が検討されるが，PD-L1陰性例では抗CTLA-4抗体を併用する意義が陽性例より示されており，ICIの併用療法が検討されるが，サイトカイン放出症候群（CRS）などの重篤な免疫関連有害事象をきたすリスクはあり，慎重な投与が必要である．

iii）二次治療

ICIを初回治療として使用していない場合は，ICI単剤治療（ニボルマブ，ペムブロリズマブ，アテゾリズマブ）が優先される．ペムブロリズマブの使用は，PD-L1発現が1％以上ある患者に限られる．ICIを初回治療として使用している場合は，ドセタキセル（＋ラムシルマブ），PEM，nab-PTX，S-1が二次治療としての有効性も示されている．

② 小細胞肺がん

i）一次治療

未治療の進展型（ED）症例において，PS 0〜1では，細胞障害性抗がん薬の白金製剤併用療法に抗PD-L1抗体を上乗せする併用療法が2018年より標準療法である．白金製剤併用療法にデュルバルマブ，またはアテゾリズマブを上乗せするランダム化第Ⅲ相試験が行われ，OSはそれぞれ13.0ヵ月 vs 10.3ヵ月（$p = 0.0047$），12.3ヵ月 vs 10.3ヵ月（$p = 0.007$）と有意に延長を認めた．一方，PS 0〜2でICIの適応とならない症例では，CDDPにイリノテカン（PI療法）あるいはエトポシド（PE療法）を併用する薬物療法が用いられるが，間質性肺炎合併例や下痢の懸念される場合はイリノテカンの使用は控える．PS不良例でも，小細胞がんによる悪化と考えられる症例では薬物療法でPSの改善が期待できるため，高齢者症例と合わせて，白金製剤としてCBDCAを用いたレジメンが選ばれる．なお，予防的全脳照射（PCI）は，ED症例では勧められない．

ii）二次治療

小細胞がんは，初回治療が奏効しても大部分で再発し，LD症例で約80％，ED症例ではほぼ全例で再発を認める．初回薬物療法終了後60〜90日以内の再発を refractory relapse，それ以降の再発を sensitive relapse と分類し，後者に対しては白金製剤併用薬物療法の再導入が検討される．また，アムルビシン単剤療法は両者に対して良好な治療成績が示されているため，二次治療として考慮され，その他，ノギテカンなども選択肢となる．

🔑 この項の キーポイント

- 肺がんはわが国におけるがん死の第1位であり，5年生存率が約30％と予後不良の疾患である．
- 腺がんを中心としてドライバー遺伝子変異/転座陽性の症例は，分子標的薬により3年を超える長い生存期間が得られている．
- 免疫チェックポイント阻害薬の登場により非小細胞肺がん，小細胞肺がんとも治療は多様化し，非常に長い生存期間が得られる症例が一定数報告されている．

◎ 参考文献

1) 独立行政法人国立がん研究センターがん対策情報センターがん情報サービス <http://ganjoho.jp/med_pro/index.html>[2024年11閲覧]
2) 日本肺癌学会（編）：肺癌診療ガイドライン―悪性胸膜中皮腫・胸腺腫瘍含む―2024年版，金原出版，2024

2 胸膜中皮腫

> **summary** 中皮腫は，胸膜，腹膜，心膜などから発生する予後不良の難治性悪性腫瘍である．アスベスト（石綿）曝露との因果関係があり，複数のがん抑制遺伝子の不活性化変異が腫瘍の増殖・進展に関与する．診断には，体腔液細胞診や生化学的検査，画像および内視鏡検査などを駆使した総合的なアプローチが必要とされ，免疫組織化学的検討を加えた病理組織所見によって確定診断に至る．近年，悪性胸膜中皮腫の治療において，従来の薬物療法に加えて，免疫チェックポイント阻害薬が保険適用となり，薬物療法は大きな転換期を迎えた．

1) 概要

a 疫学

中皮腫は比較的まれな疾患とされてきたが，その罹患数および死亡数は世界的に急増しており，わが国における2019年の年間死亡数は1,466人を数え，国際疾病分類ICD-10が適用された1995年の約3倍に増加している．発症にはアスベスト（石綿）曝露が強く関与するが，全面禁止となったのは2006年であり，1970年代から1980年代後半にかけて大量のアスベストが国内で消費された状況と中皮腫発症の潜伏期間が20～40年であることを考慮すると，今後2030年代に発症のピークを迎えることが予想される．これを受けて政府は，2006年，「石綿健康被害救済法」を制定し，労災補償制度の対象外とされた患者に対する救済も開始している．中皮腫の男女比は4:1と男性の比率が高く予後は不良で，生存期間中央値はおおむね7～12ヵ月で5年生存率は15％未満である．

b 病因

中皮腫は，体腔内面を広く覆う漿膜に発生する中皮細胞由来の悪性腫瘍で，胸膜，腹膜，心膜およびきわめてまれに精巣鞘膜からも発生する．この中で，胸膜発生が最も多く80～85％を占め，腹膜発生が10～15％，その他は1％以下である．発症にはアスベスト曝露が強く関与しており，飛散したアスベスト繊維を吸入した後，約30～40年の潜伏期間を経て発症に至る．アスベストは，珪酸塩からなる繊維状鉱物の総称で，その発がん性は角閃石系のクロシドライトが最も強い．アスベストによる発がん機構は複雑であり，繊維の標的細胞に対する直接作用とマクロファージや好中球などの炎症細胞を介した間接作用によって引き起こされる酸化ストレスが関与する．

c 組織分類

組織分類は，上皮細胞様の腫瘍細胞が乳頭腺管状構造を形成する上皮型(60％)，紡錘形や多角形の腫瘍細胞が束状配列し充実性に増殖する肉腫型(20％)，両者が混在する二相型(20％)に分けられる．線維性結合組織の著明な増生を伴う線維形成型は肉腫型の亜型である．組織分類は予後を反映し，肉腫型が最も不良で，上皮型は肉腫型に比較してやや良好である．

2) 臨床症状と診断

a 症状

胸膜中皮腫では，胸水貯留による呼吸困難や胸痛，咳嗽などの胸膜刺激症状が初発症状であるが，胸部異常陰影を契機として，無症状で発見される症例もある．

b 画像診断

診断には，アスベスト曝露歴，臨床症状，体腔液細胞診や生化学的検査，画像および内視鏡検査などによる総合的なアプローチが必要とされ，病理組織所見によって確定診断に至る．造影CTは，病期診断，生検部位の決定，治療効果判定に有用性が高い．胸膜中皮腫のCT所見の特徴は，片側性胸水，凹凸不整の結節状を呈するびまん性胸膜肥厚，胸膜腫瘤などである．胸腔鏡や腹腔鏡などの内視鏡検査は必要不可欠であり，直視下腫瘍生検による診断率は高い．

c 腫瘍マーカー

中皮腫に対して特異性が高く，優れた診断性能を有する血液診断バイオマーカーである可溶性メソテリン関連ペプチド(SMRP)が臨床導入され，診断補助や治療効果の判定に用いられることがある．

d 組織診断

上皮型では肺腺がんや他臓器原発がんの胸膜播種・転移などが鑑別となる．肉腫型では肺の肉腫様がん(多形がん)や肺・胸膜・胸壁の肉腫との鑑別が問題となる．二相型では，二相性増殖を示す悪性腫瘍が鑑別となり，肺のがん肉腫や胸膜の滑膜肉腫と

の鑑別が必要である．一方，中皮細胞の増殖病変の良悪性の鑑別診断は，治療選択のうえできわめて重要となる．線維形成型中皮腫と線維性胸膜炎，早期の上皮型中皮腫と反応性の中皮細胞過形成との鑑別に苦慮する場合がある．通常のHE染色に加えて複数の抗体や染色法を組み合わせた免疫組織化学が重要な役割を果たす．中皮腫に高発現する陽性マーカー（サイトケラチン，カルレチニン，メソテリン，D2-40など）と，低発現の陰性マーカー（CEA，TTF-1など）を複数組み合わせた抗体パネルを用いることによって，病理診断の精度は著しく向上した．

e 病期診断（表1）

胸膜中皮腫は，びまん型と限局型に分けられるが，びまん型が大半を占める．腫瘍は，壁側胸膜に小結節として初発し臓側胸膜に播種した後，すべての胸膜面にびまん性に増殖する．通常，病初期から胸水貯留を認めるが，無症候性の少量胸水から縦隔偏位をきたすほどの大量胸水に発展する場合もある．病期の決定には，腫瘍進展様式を反映した，世界肺癌学会（International Association for the Study of Lung Cancer：IASLC）の病期分類が用いられる．

f 遺伝子変異

中皮腫の増殖・進展には，$p16^{INK4a}$，$NF2$，$BAP1$ などのがん抑制遺伝子の不活性化変異，染色体の欠失およびエピジェネティック異常なども密接に関連する．さらに $BAP1$ の生殖細胞系列変異を有する家系に中皮腫が多発することから，環境因子だけではなく遺伝的素因も重要な発症要因と考えられるが，ドライバー遺伝子変異は報告されていない．

3）治療

治療は，病期および組織分類，患者の年齢，全身状態，心肺機能などを総合的に評価して決定される．切除可能例には外科療法も検討されるが，切除不能例をはじめとして，主体は薬物療法となる．放射線療法は，疼痛などの症状緩和や集学的治療の一環として施行される．

a 外科療法

外科療法の目的は腫瘍の肉眼的完全切除であるため，Ⅰ期，Ⅱ期，ⅢA期の一部が適応となるが，ⅢB・Ⅳ期症例，肉腫型，耐術能を欠く症例は保険適用外である．術式には，胸膜と肺を横隔膜や心膜も含めて一塊にして切除する胸膜肺全摘術（extrapleural pneumonectomy：EPP）と，肺を温存し胸膜のみを切除する胸膜切除／肺剝皮術（pleurectomy/decortication：P/D）がある．これまで，わが国ではEPPが広く行われてきたが，侵襲がきわめ

表1 胸膜中皮腫のTNM分類および病期分類（第8版）

T因子−原発巣

T1	同側胸膜（壁側または臓側胸膜）に腫瘍が限局（縦隔胸膜，横隔膜を含む）
T2	同側胸膜（壁側または臓側胸膜）に腫瘍があり，以下のいずれかを認める ・横隔膜筋層浸潤 ・肺実質浸潤
T3	同側胸膜（壁側または臓側胸膜）に腫瘍があり，以下のいずれかを認める →局所進行，潜在的に切除可能 ・胸内筋膜浸潤 ・縦隔脂肪組織浸潤 ・胸壁への孤在性かつ切除可能な浸潤（肋骨破壊の有無は問わない） ・非貫通性心膜浸潤
T4	同側胸膜（壁側または臓側胸膜）に腫瘍があり，以下のいずれかを認める →局所進行，技術的に切除不能 ・胸壁へのびまん性もしくは多発性かつ切除不能な浸潤（肋骨破壊の有無は問わない） ・経横隔膜的腹膜浸潤 ・対側胸膜浸潤 ・縦隔臓器浸潤（食道，気管，心臓，大血管） ・脊椎，神経孔，脊髄，腕神経叢への浸潤 ・貫通性心膜浸潤（心囊液の有無は問わない）

N因子−所属リンパ節

NX	所属リンパ節評価不能
N0	所属リンパ節転移なし
N1	同側胸腔内リンパ節転移（肺門，気管支周囲，気管分岐部，内胸など）
N2	対側胸腔内リンパ節，同側または対側鎖骨上窩リンパ節転移

M因子−遠隔転移

M0	なし
M1	あり

病期

	N0	N1	N2
T1	ⅠA期	Ⅱ期	ⅢB期
T2	ⅠB期	Ⅱ期	ⅢB期
T3	ⅠB期	ⅢA期	ⅢB期
T4	ⅢB期	ⅢB期	ⅢB期
M1	Ⅳ期	Ⅳ期	Ⅳ期

［IASLC 8th Edition of the TNM Classification for Malignant Pleural Mesothelioma および Stage Grouping for the 8th Edition of the TNM Classification for Malignant Pleural Mesothelioma より作成］

て大きく，手術死亡率の高いことが問題であった．近年，P/Dが積極的に施行されるようになっていたが，P/Dと薬物療法を比較したMARS2臨床試験でP/D群で重大な合併症と死亡の高いリスクが示され，今後の集学的治療の確立が急務である．

b 放射線療法

集学的治療の1つとしての開発が待たれるが，現状は胸腔ドレーン抜去部の浸潤予防や疼痛緩和目的が検討される．

c 薬物療法

切除不能例に対する標準的薬物療法は，PS 0～2の一次治療では，細胞障害性抗がん薬併用レジメンであるペメトレキセド（PEM）＋シスプラチン（CDDP）併用療法，または，免疫チェックポイント阻害薬併用療法であるニボルマブ＋イピリムマブである．このほかに，NCCNのガイドラインでは，VEGFを標的とする血管新生阻害薬ベバシズマブ＋ペメトレキセド＋CDDP併用療法，ペメトレキセド＋カルボプラチン（CBDCA）併用療法などが記載

されているが，ベバシズマブやCBDCAは悪性中皮腫に対して保険償還がなされていない．二次治療においては，ペメトレキセド，ニボルマブ単剤のうち一次治療で用いられなかったほうが許容可能な選択肢としてあげられる．PS 3～4や高齢者の症例では基本的には緩和治療の方針と考えられる．

🔑 この項の キーポイント

- 中皮腫は，胸膜，腹膜，心膜などから発生する予後不良の難治性悪性腫瘍である．
- 発症には，アスベスト（石綿）曝露が強く関与する．
- 組織分類は，上皮型，肉腫型，二相型に分けられるが，上皮型が最も多く，肉腫型の予後が最も不良である．
- 従来の細胞障害性抗がん薬併用療法に加えて，近年免疫チェックポイント阻害薬併用療法が保険適用となり，薬物療法の開発が進んでいる．

Ⅱ　各論　3　胸部腫瘍

3　縦隔腫瘍

summary　縦隔腫瘍は比較的まれな腫瘍であるが，さまざまな腫瘍を含んでいる．代表的な縦隔腫瘍として胸腺腫瘍，胚細胞腫瘍，リンパ腫，神経腫瘍などがある．それぞれの腫瘍は，好発部位があるため，部位により種類の推定が可能である．診断は，CTなどの画像診断と腫瘍マーカーが重要であるが，正確な組織診断には生検が必要となる．良性，悪性腫瘍とも手術による摘出術が基本である．切除不能例では薬物療法と放射線治療が行われるが，組織により薬物療法の内容が異なるので，正確な組織診断が重要となる．

1）概要

a　疫学

　男性の死亡数は女性の2～3倍である．2013年の縦隔疾患の手術例は4,780件以上に達し，その大部分が縦隔腫瘍である．縦隔腫瘍の発生率は年々増加傾向にある．20～50歳に多く，以降加齢とともに減少する．組織型はわが国においては胸腺腫が最も多く約40％を占め，以下，囊胞，神経腫瘍と続く．悪性疾患の中では，胚細胞腫瘍，胸腺がん，悪性リンパ腫の比率が高い．

b　好発部位

　縦隔は，胸骨，椎体，左右を肺に囲まれた部分をいい，心臓，大血管，食道，気管，神経が通っている．また，縦隔上部，前縦隔，中縦隔，後縦隔に区分する．縦隔腫瘍には表1のような好発部位がある．

c　組織分類

　縦隔腫瘍は多彩な腫瘍を含んでいる．胸腺腫瘍，胚細胞腫瘍，神経原性腫瘍，リンパ腫瘍，先天性囊胞，縦隔内甲状腺腫，間葉系腫瘍に分類される．

2）臨床症状と診断

a　症状

　良性の縦隔腫瘍の多くは無症状であるが，悪性腫瘍では，約8割に症状を認める．疼痛や胸痛圧迫感は最も頻度が高い症状である．咳嗽，呼吸困難，喘鳴などの呼吸器症状も多い．縦隔内には血管，神経，気管，食道が走行しており，これらを圧迫することで種々の症状が出現する．また，大静脈への浸潤圧迫により上大静脈症候群が発症する．縦隔腫瘍には，腫瘍随伴症候群が合併しうる．胸腺腫では，重症筋無力症，低ガンマグロブリン血症，赤芽球癆，多発筋炎が合併することがある．重症筋無力症を疑う場合には，筋電図，抗アセチルコリン受容体抗体を測定する．

表1　縦隔腫瘍の好発部位

部位	好発腫瘍
上　部	縦隔内甲状腺腫
前縦隔	胸腺腫，胸腺がん，奇形腫，胚細胞腫瘍
中縦隔	気管支原性囊胞，食道囊胞，悪性リンパ腫
後縦隔	神経原性腫瘍

b　画像診断

　縦隔腫瘍の大半は，検診や他病治療中に胸部異常陰影として発見される．CT，MRI，PET検査による画像診断により縦隔腫瘍の病型診断の類推が可能である．CT，MRI検査では腫瘍性か囊胞性か鑑別可能で，周囲臓器への浸潤の有無がわかる．

c　腫瘍マーカー

　腫瘍マーカーでは，β-HCG，AFPが高ければ胚細胞腫瘍，SCCが高ければ胸腺がん，抗アセチルコリン受容体抗体が陽性であれば胸腺腫，sIL-2Rが高ければ悪性リンパ腫が疑われる．小児の場合，神経芽細胞腫を考え，VMA，HVAを測定する．

d　組織診断

　画像所見より完全切除が可能な例では必ずしも生検による組織診断を必要としない．一方，周囲臓器への浸潤が認められ切除不能である場合や，悪性リンパ腫が疑われる場合には組織診が必要となる．前縦隔腫瘍ではCTガイド下針生検が有効である．しかし，悪性リンパ腫など十分な組織量が必要である場合には胸腔鏡下生検，縦隔鏡下生検を行う．

　胸腺腫の病理分類には，WHO分類第5版（2021年改訂）が広く使われている．胸腺腫は，腫瘍細胞の形態からtype A：胸腺髄質上皮細胞（紡錘 spindle）とtype B：皮質上皮細胞（多形型 polygonal）に大別され，さらにtype Bはリンパ球の多寡と上皮細胞の異型度によりB1，B2，B3に分けられる．A，B両方の組織像を有するものをABとしている．胸腺がんは胸腺腫とは独立した腫瘍として分類される．

192

表2 胸腺腫の正岡病期分類*

病期	病理所見
Ⅰ期	肉眼的に完全に被包され，顕微鏡的にも被膜への浸潤を認めない
Ⅱ期	周囲の脂肪織または縦隔胸膜への肉眼的浸潤，または被膜への顕微鏡的浸潤
Ⅲ期	隣接臓器への肉眼的浸潤：心膜，大血管，肺などへの浸潤
Ⅳ期	a—胸膜または心膜播種 b—リンパ行性または血行性転移

*Masaoka A, et al：Cancer 48：2485-2492, 1981
[日本肺癌学会（編）：肺癌診療ガイドライン―悪性胸膜中皮腫・胸腺腫瘍含む―2024年版，金原出版，p.454, 2024より許諾を得て転載]

e 病期診断

一般に縦隔腫瘍には病期分類は用いられないが，胸腺腫においては，正岡の分類が用いられる（表2）．

3）治療

縦隔腫瘍は，良性，悪性にかかわらず切除可能であれば手術が基本となる．

a 胸腺上皮性腫瘍

① 胸腺腫

手術が原則であり，周囲組織へ浸潤しても手術を考える．正岡の病期分類が用いられ，予後とよく相関する．浸潤型胸腺腫をどう評価し，治療するかが現在の課題である．5年生存率はⅠ期100％，Ⅱ期98.3％，Ⅲ期89.2％，Ⅳa期73.1％，Ⅳb期63.5％である．浸潤性胸腺腫の場合，術後に放射線治療を行うことで再発リスクが低下する．術後胸膜播種や肺内転移をきたすことがあるが，再発はほとんどが胸腔内再発であり，切除可能であれば長期生存の可能性があるので手術を考慮する．手術不能例では，標準薬物療法は確立されていないが，いくつかの第Ⅱ相試験結果をもとに，細胞障害性抗がん薬併用療法であるADOC療法［ドキソルビシン（DXR，慣用名アドリアマイシン）＋シスプラチン（CDDP）＋ビンクリスチン＋シクロホスファミド］やPAC療法（DXR＋CDDP＋シクロホスファミド）などが行われ，奏効率は50％以上と比較的高い．

② 胸腺がん

診断時Ⅲ期以上の場合がほとんどで，切除不能であることが多く，集学的治療の対象となる．薬物療法単独または放射線照射を併用し，切除可能となれば切除を考慮する．標準薬物療法は確立されていな

いが，手術不能胸腺腫に準じてADOC療法やPAC療法などが行われている．また，カルボプラチン＋パクリタキセルorアムルビシンも選択肢となる．胸腺がんの長期予後は不良で5年生存率は50％ほどである．

b 胚細胞腫瘍

良性と悪性に分類され，良性のものは奇形腫，悪性のものは縦隔原発悪性胚細胞腫瘍として，性腺原発のものと分けて治療を行う．BEP療法（ブレオマイシン＋エトポシド＋CDDP）が行われる．

① 奇形腫

被膜に包まれ，軟骨や歯牙，頭髪への分化を示す部分も存在する．内容物が肺や心囊内に穿破すると感染を引き起こすこともあり，切除が原則である．

② 悪性胚細胞腫瘍

性腺外胚細胞腫瘍の好発部位の1つである．詳細については，p.222「各論9．胚細胞腫瘍」を参照されたい．

c 神経原性腫瘍

神経線維腫，神経鞘腫，神経節膠腫，神経節細胞腫などがあり，ほとんど良性である．好発部位は後縦隔交感神経幹であり，原則として手術を行う．

d その他

① 縦隔甲状腺腫

前縦隔上部に甲状腺に連続して，あるいは独立に甲状腺腫として存在する．機能性のものと非機能性のものがある．原則として手術により切除する．

② 悪性リンパ腫

縦隔はリンパ組織が多く存在するところでもあり，悪性リンパ腫の好発部位である．詳細はp.256「各論11-3．悪性リンパ腫」を参照されたい．

> **🔑 この項の キーポイント**
>
> - 縦隔は上縦隔，前縦隔，中縦隔，後縦隔に分けられ，それぞれの部位に好発する腫瘍がある．
> - 頻度の多い縦隔腫瘍として，胸腺腫瘍，胚細胞腫瘍，囊胞，神経原性腫瘍などがある．
> - 胸腺腫は最も頻度が高く，良性であるため外科療法が行われる．浸潤性胸腺腫の場合，術後に放射線治療が行われる．
> - 胸腺がんは切除不能であることが多く，薬物療法，放射線治療，手術を組み合わせた集学的治療が行われる．
> - 悪性胚細胞腫瘍は，BEP療法などの強力な薬物療法を行うことで治癒率が向上している．

4 乳がん

> **summary** 乳がんは女性の悪性新生物で罹患率第1位かつ増加傾向である．欧米で1990年頃から低下した死亡率も，わが国では近年横ばいに転じたところである．診断は視触診にマンモグラフィ，超音波検査，MRIなどの画像診断と最終的には針生検などによる組織診断によって確定する．乳がんは局所疾患ではなく微小転移の制御が必要な全身疾患である．治療は外科療法，放射線療法による局所治療に加え，個々の患者における腫瘍の病理学的特徴に応じて，薬物療法，内分泌療法や分子標的療法などの全身治療を含めた集学的治療が行われる．

1) 概要

a 定義

乳腺実質は15～20の腺葉からなり，それぞれが脂肪ならびに結合組織によって隔絶されている．腺葉は小葉と，その輸出管である終末乳管からなる終末乳管小葉単位（terminal duct-lobular unit：TDLU）の集合体である．

b 疫学

国内における2021年の人口動態統計によるがん死亡データによると，乳がんは女性におけるがん死亡要因の第4位（14,803人，人口10万人あたり23.5人）であり，とくに30～50歳代では第1位であった．増加傾向であった年齢調整死亡率は，2000年代後半から横ばいに転じている．

2019年の全国がん登録によるがん罹患データによると，罹患数は女性第1位（97,142人，人口10万人あたり150.0人）であり，女性における生涯がん罹患リスクは11.2％であった．年齢別罹患率は一貫して増加傾向であり，30歳代から増加し始め40歳代後半から70歳代前半にピークを迎え以降次第に減少する（図1）．閉経後乳がんの多い欧米とは対照的な状況であったが，近年は欧米化しつつある．

がんと診断された人で5年後に生存している割合（5年相対生存率）は，2009～2011年診断例において92.3％（女性）であった．2002～2006年の追跡例における10年相対生存率は79.3％（女性）であった．

c 病因・危険因子

乳がんの発生にはホルモン因子が強く関わっている．早い初潮や遅い閉経では内因性ホルモンによる増殖刺激が長期にわたるため，乳がんの発症リスクが高くなる．さらに30歳以降で初産を経験した女性や出産歴のない女性でも乳がんの発症率が高い．更年期障害に対するホルモン補充療法も乳がんの危険因子とされている．

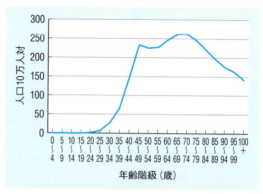

図1 年齢階級別 罹患率（女性，乳房）2019年

遺伝性乳がんには，生殖細胞系列の*BRCA1/2*遺伝子の病的バリアントに起因する場合や，*TP53*遺伝子が原因となるリ・フラウメニ（Li-Fraumeni）症候群や*PTEN*遺伝子が原因となるカウデン（Cowden）病などの遺伝性疾患に発症する場合がある．

d 病理

わが国の『乳癌取扱い規約（第18版）』（2018年）では，上皮性悪性腫瘍を，がん細胞が乳管基底膜の内側にとどまる非浸潤がん，基底膜を越えた間質浸潤が1mm以下の微小浸潤がん，間質への浸潤程度が微小浸潤を超える浸潤がん，乳頭部乳管から発生し乳頭びらんを呈するパジェット（Paget）病の4つに分類している．

① 非浸潤がん

非浸潤がんには非浸潤性乳管がん（ductal carcinoma in situ：DCIS）と非浸潤性小葉がん（lobular carcinoma in situ：LCIS）がある．ともにTDLUから発生するが，小葉内終末乳管から発生するのがLCIS，小葉外終末乳管から発生するのがDCISである．いずれも転移の可能性はほとんどない．

② 微小浸潤がん

乳管がん，小葉がんいずれの場合もある．浸潤巣

が複数でもそれらの最大径が1mm以下なら微小浸潤がんとする．予後は非浸潤がん同様にきわめて良好である．

③ 浸潤がん

浸潤がんは，浸潤性乳管がんと特殊型に分類される．特殊型には，浸潤性小葉がん，管状がん，篩状がん，粘液がん，髄様がん，アポクリンがん，化生がん，浸潤性微小乳頭がん，分泌がん，腺様嚢胞がんなどが含まれる．

④ パジェット病

淡明な細胞質を有し大型の異型細胞が，乳頭表皮内に個別性もしくは小胞巣を形成して増殖しており，乳頭異常分泌や乳頭びらんを特徴とする．

2) 臨床症状・所見と鑑別診断

早期乳がんの場合は無症状のことが多く，検診マンモグラフィや乳腺超音波検査で初めて発見される場合も少なくない．欧米ではすでに乳がん死亡率は減少傾向であり，主な要因としてマンモグラフィ検診の普及と周術期治療の進歩があげられる．わが国の対策型検診においては，2004年より40歳以上の女性を対象にマンモグラフィ検診がスタートしている．2022年の国民生活基礎調査によるがん検診受診率の推計値によると，40〜69歳女性の乳がん検診（マンモグラフィや乳腺超音波検査等）の受診率は全国平均で47.4％であった．

3) 診断

a 視触診

視診では，乳房の対称性，陥凹，輪郭や色調の変化を観察する．触診では，硬結や腫瘤の有無，硬さや，境界，表面の性状や可動性について調べる．乳がんは，弾性硬で表面が凸凹，境界が不明瞭なことが多い．

b マンモグラフィ

マンモグラフィ撮影に際しては，専用の乳房X線装置を用いて乳房を十分圧迫することによって，被曝線量を少なくし高画質な画像を得ることが重要となる．腫瘤，石灰化，左右非対称，構築の乱れの有無を読影する．近年，乳房トモシンセシス（X線管球を移動させて低線量で複数の画像を撮影し，薄い断層画像を再構成する技術）という撮影法が普及しつつあり，従来のマンモグラフィよりも内部構造，病変位置が正確に把握できるため，診断における有用性が報告されている．

c 超音波検査

浸潤がんでは境界部明瞭粗造もしくは不明瞭で，縦横比が0.7以上の低エコー性腫瘤であることが多い．境界部に周囲より淡く不明瞭な高エコーの帯（ハロー）や前方境界線の断裂などの所見があれば浸潤がんと診断できる．拡張した乳管，嚢胞内腫瘤，小嚢胞の集簇や低エコー域内に石灰化による高エコースポットなどを認める場合には非浸潤性乳管がんの可能性を念頭に置く必要がある．

d MRI

乳腺MRIの基本は造影剤を使用したダイナミックMRIである．撮像の際には，腹臥位で乳房を下垂させる姿勢保持が必要となり，乳房専用コイルを使用する．読影にあたっては腫瘍の形状，辺縁，内部の造影効果，腫瘤非形成病変であれば分布，内部の造影効果，左右対称性について評価する．

e 細胞診

悪性が疑われる場合には穿刺吸引細胞診を行う．最近は良悪性の評価だけでなく，より多くの情報を得ることが可能な針生検を優先する傾向がある．確実に細胞を採取するためには，超音波ガイド下で施行することが推奨される．

f 針生検・吸引式組織生検

病理組織学診断が必要な場合に針生検を行う．吸引式組織生検の登場によって，悪性の可能性のある石灰化病変や，細胞診・針生検では標本採取が不確実となりうる小病変も確実に採取できるようになった．

g 外科的生検

現在，外科的生検を日常的に行うことはまれであり，前述の画像診断や穿刺吸引細胞診あるいは針生検でも確定診断が得られない場合のみ考慮する．

4) 治療

乳がんは局所疾患ではなく，微小転移の制御が必要な全身疾患としてとらえられている．治療は手術，放射線治療による局所治療に加え，個々の患者における腫瘍の病理学的特徴に応じて，薬物療法，内分泌療法，分子標的療法などの全身治療を含めた集学的治療が行われる．

a 病期

非浸潤がんや腫瘤を伴わないパジェット病はStage 0，遠隔転移を伴う場合にはStage Ⅳとし，ほかはTとNの組み合わせでStage Ⅰ〜Ⅲまでの病期を決めている（表1）．近年欧米では，予後をより正確に反映させるためにTNM以外のHER2やER，PR，Gradeなどのバイオマーカーを含めた病期分類（Prognostic Stage）が提唱されている（表2）．同じTNMやGradeであっても，バイオマーカーに

表1 乳がんのTNM分類

Stage	TNM
0	Tis, N0, M0
ⅠA	T1, N0, M0
ⅠB	T0, N1mi, M0；T1, N1mi, M0
ⅡA	T0, N1, M0；T1, N1, M0；T2, N0, M0
ⅡB	T2, N1, M0；T3, N0, M0
ⅢA	T0, N2, M0；T1, N2, M0；T2, N2, M0；T3, N1, M0；T3, N2, M0
ⅢB	T4, N0, M0；T4, N1, M0；T4, N2, M0
ⅢC	Any T（Tis, T1, T0, T2, T3, T4）, N3, M0
Ⅳ	Any T（Tis, T1, T0, T2, T3, T4）, Any N（N0, N1mi, N1, N2, N3）, M1

［UICC日本委員会TNM委員会（訳）：TNM悪性腫瘍の分類，第8版，日本語版，金原出版，2017を参考に作成］

よって予後が大きく異なることがわかる．

b 病期別治療方針

① Stage 0

非浸潤がんでは局所治療によって治癒が期待できる．乳房部分切除術後は局所再発の予防目的で残存乳房に対する放射線照射が行われ，内分泌療法も検討される．

② Stage Ⅰ〜Ⅲ

主に乳房部分切除術＋温存乳房への照射または乳房全切除術が選択される．術前補助薬物療法によって腫瘍が縮小した後に乳房部分切除術が可能となる場合もある．

腋窩に関しては，臨床的または病理学的に転移を認める場合には腋窩郭清が選択される．身体所見や画像診断により明らかなリンパ節転移がないと判断された場合には，最初に転移をきたす可能性が高い見張りリンパ節（センチネルリンパ節）生検を行い，病理学的にもマクロ転移（2 mmを超える転移）がないことを確認したうえで腋窩郭清を省略することが一般的である．

乳房部分切除術後には残存乳房に対して放射線照射を行う．乳房全切除術でも局所再発リスクに応じて胸壁照射が選択される．

再発リスクを低下させるため周術期に標準的薬物療法を行うが，腫瘍の病理学的特徴に基づくサブタイプごとに推奨される治療法が異なる（表3）．内分泌療法は症例によって5〜10年間，抗HER2療法は1年間の投与が推奨されている．抗がん薬の選択に関しては，個々の患者における合併症の有無，副作用への忍容性，妊娠希望などを考慮するが，一般的にはアントラサイクリンやタキサン系薬剤が使用される．

③ Stage Ⅳまたは転移再発後

根治はまれであり，腫瘍縮小よりも延命とQOL維持を主な治療目的とする．標的となる腫瘍のサブタイプごとに個々の薬物に対する治療反応性を考慮して薬物療法を選択する．ホルモン感受性がある場合には，原則として副作用の比較的少ない内分泌療法から開始し，内分泌療法に抵抗性あるいはがんの進行により生命に危険が生じている場合に，抗がん薬の投与を行う．速やかな腫瘍縮小が必要となる状況を除き，強力な治療による一時的な腫瘍縮小よりも長期の安定的病勢コントロールを優先させる．複数の抗がん薬を併用するより，それぞれを増悪が認められるまで単剤で逐次的に用いることがQOL維持の観点からも勧められる．一方HER2陽性の場合には主に抗HER2療法と抗がん薬の併用が行われる．

いずれにしても，複数の有効な薬剤をどのような順番でどのように使用するのが延命とQOL維持に寄与するのかを考慮しながら使用する薬剤を選択する．その際にも，残された人生をどのように過ごしたいかという患者の希望をうまく汲み取り，患者の意思を最大限尊重して治療方針を組み立てることが必要であり，時には延命効果とQOLを天秤に架けざるをえない場合もある．

c 予後

乳がんは治療反応性が高く，また近年の集学的治療の進歩により他臓器がんに比べて予後は比較的良好である．地域がん登録生存率データによると，2009〜2011年に診断された遠隔転移を有する乳がん患者（女性のみ）の5年相対生存率は39.3％である．

d 薬物療法の選択

① 主な内分泌療法

• 抗エストロゲン薬：タモキシフェンおよびトレミフェンは，エストロゲン受容体（ER）に対してエストロゲンと競合して結合することで乳がん細胞の増殖を抑制する．組織によってはエストロゲン様に働き子宮内膜増殖刺激作用を有するため，閉経後では子宮内膜がんの発症に注意する必要がある．選択的エストロゲン受容体調節薬（selective estrogen receptor modulator：SERM）と呼ばれる．閉経状態にかかわらず乳がんの再発リスクや死亡リスクを有意に低下させるだけでなく，乳がんの発症予防効果も示されている．進行・再発乳がんにおいても有効である．フルベストラントはエストロゲン作用を有さず，ERと結合しERのダウンレギュレーションを起こす．pure antiestrogenまたは選択的エスト

4 乳がん

表2 Prognostic Staging Group（抜粋）

T	N	M	グレード	HER2	ER	PR	病期	サブタイプ
1	0	0	3	陰性	陰性	陰性	ⅡA	トリプルネガティブ
1	0	0	3	陰性	陽性	陰性	ⅡA	ルミナルBタイプ
1	0	0	3	陽性	陰性	陰性	ⅠB	HER2タイプ
1-2	0	0	3, RS≦11	陰性	陽性	いずれも	ⅠA	ルミナルAタイプ
2	1	0	3	陰性	陰性	陰性	ⅢC	トリプルネガティブ
2	1	0	3	陰性	陽性	陰性	ⅢB	ルミナルBタイプ
2	1	0	3	陽性	陰性	陰性	ⅢA	HER2タイプ

RS：Oncotype Dx® recurrence score

表3 ザンクトガレン2023に基づくサブタイプ別治療推奨

HER2陽性またはトリプルネガティブタイプ

Stage		サブタイプ	
		HER2陽性	トリプルネガティブ
Stage Ⅰ 通常は術後補助薬物療法	T1a T1b T1c	パクリタキセル＋トラスツズマブ（T1aでは経過観察も選択可）	タキサンorアントラサイクリン（T1aでは経過観察も選択可） タキサンorアントラサイクリン
Stage Ⅱ 術前補助薬物療法を推奨		アントラサイクリン→タキサン＋トラスツズマブ ドセタキセル＋カルボプラチン＋トラスツズマブ（リンパ節転移ありまたは術前治療ではペルツズマブを上乗せ）	タキサン→アントラサイクリン（術前治療ではペムブロリズマブ併用）
Stage Ⅲ 術前補助薬物療法を推奨		アントラサイクリン→タキサン＋トラスツズマブ＋ペルツズマブ	
術前補助薬物療法後に浸潤がんの遺残あり		トラスツズマブ エムタンシン×14サイクル	カペシタビン×6〜8サイクル（術後治療としての国内保険適用なし） オラパリブ（1年）（gBRCA1/2病的バリアント保持の場合） ペムブロリズマブ×9サイクル

ホルモン受容体陽性HER2陰性タイプ

Stage	TN	内分泌療法	卵巣機能抑制	抗がん薬		オラパリブ
				閉経前	閉経後	
Stage Ⅰ	T1ab N0 T1c N0	アロマターゼ阻害薬orタモキシフェン（5年）	高リスクで実施	高リスクで実施	高リスクで実施	なし
Stage Ⅱ	N0	10年を考慮	高リスクで実施	高リスクで実施	高リスクで実施	なし
	N1	10年	実施	高リスクで実施 アベマシクリブ（2年）も追加	高リスクで実施 アベマシクリブ（2年）も追加	
Stage Ⅲ		10年	実施	実施 アベマシクリブ（2年）も追加	実施 アベマシクリブ（2年）も追加	gBRCA1/2病的バリアント保持

［Curigliano G, et al：Ann Oncol **34**(11)：970-986, 2023より引用，翻訳は筆者］

ロゲン受容体抑制薬（selective estrogen receptor down-regulator：SERD）と呼ばれる．閉経後の進行・再発乳がんに使用される．
• LH-RHアゴニスト：ゴセレリンやリュープロレ

リンが含まれる．生理的なLH-RHは下垂体からのゴナドトロピン分泌を刺激するが，LH-RHアゴニストは持続的刺激により下垂体LH-RH受容体のダウンレギュレーションを起こしゴナドトロピン分泌

を抑制する．卵巣摘出とほぼ同等の卵巣機能抑制効果をもつ．

• **アロマターゼ阻害薬**：末梢組織におけるエストロゲン合成を抑えるアロマターゼ阻害薬は，閉経後乳がんにおける第一選択薬である．非ステロイド性のアナストロゾールやレトロゾールとステロイド性のエキセメスタンが主に使われている．これら3剤は臨床的効果と有害事象のプロファイルにほとんど差を認めない．

• **黄体ホルモン薬**：メドロキシプロゲステロンは，進行・再発乳がんに対する二次・三次以降のホルモン療法として閉経状態にかかわらず用いられる．

② **主な分子標的療法**

• **トラスツズマブ**：HER2の細胞外ドメインに対するヒト化モノクローナル抗体である．単剤および細胞障害性（殺細胞性）抗がん薬との併用で優れた抗腫瘍効果を示し，HER2陽性の進行・再発乳がんにおけるキードラッグとなっている．術前・術後に根治目的でも使用され，1年間の投与で再発リスクが40～50%低下することが報告されている．

• **ペルツズマブ**：トラスツズマブとは異なる部位に結合する抗HER2モノクローナル抗体である．HER2とHER3のヘテロダイマー形成を阻害することでHER2シグナルの活性化を抑制する．主にHER2陽性の進行・再発乳がんに対してトラスツズマブおよび細胞障害性抗がん薬との併用での有効性が報告されている．予後不良症例における周術期（術前・術後）治療の有効性も報告されている．

• **トラスツズマブ エムタンシン(T-DM1)**：トラスツズマブに細胞障害性抗がん薬であるエムタンシン(DM1)を結合させることで薬剤を効率的に腫瘍細胞へ到達させることを目的とした抗体薬物複合体（antibody-drug conjugate：ADC）製剤である．HER2陽性の進行・再発乳がんに対し，単剤でも比較的高い抗腫瘍効果が得られ，有害事象も細胞障害性抗がん薬と比較し軽度であることが報告されている．また，HER2陽性早期乳がんの術前補助薬物療法後に残存浸潤がん病変を有する症例において，術後治療に用いることの有効性が認められている．

• **トラスツズマブ デルクステカン(T-DXd)**：トラスツズマブにトポイソメラーゼⅠ阻害作用を有するMAAA-1181a(DXd)を結合させたADC製剤である．MAAA-1181aは標的細胞内で抗腫瘍効果を発揮するだけでなく，細胞膜透過性により標的細胞近傍の腫瘍細胞にも効果を示す（バイスタンダー効果）．HER2陽性の進行・再発乳がんに対して高い治療効果を有し，二次治療においてT-DM1に対す

る優越性が明らかとなった．さらに，HER2陰性乳がんのうち60%程度を占めるHER2低発現の進行・再発乳がんにおいても，T-DXdが他の薬物療法と比較し生存期間延長を示すことが報告され承認されており，T-DXdを用いたさらなる治療開発が現在活発に行われている．

• **ラパチニブ**：上皮成長因子受容体(EGFR)type 1とHER2を標的とするチロシンキナーゼ阻害薬である．トラスツズマブに耐性となった進行・再発HER2陽性乳がんに対して，カペシタビンと併用した場合の有効性が示され承認されている．閉経後でホルモン受容体陽性の場合，アロマターゼ阻害薬との併用法も検討される．

• **CDK4/6阻害薬**：国内ではパルボシクリブとアベマシクリブが承認されている．前者では好中球減少，後者では下痢が主な副作用である．ホルモン受容体陽性HER2陰性の進行・再発乳がんに対して，アロマターゼ阻害薬やフルベストラントとの併用にて，病状進行までの期間を大幅に延長（ハザード比0.4～0.6）することが報告されている．また，CDK4/6阻害薬（国内未承認薬含む）＋内分泌療法と内分泌療法単独を比較した複数の臨床試験を統合解析した結果，CDK4/6阻害薬の追加による生存期間の延長が示唆されている．さらに，アベマシクリブは早期乳がんの再発高リスク症例において，術後補助療法で用いることで再発抑制効果が示され，周術期にも投与可能になった．

• **mTOR阻害薬（エベロリムス）**：内分泌療法の耐性化機序としても重要なPI3K/Akt経路の活性化を抑制する薬剤として開発された．ステロイド性のアロマターゼ阻害薬（エキセメスタン）と併用で病状進行までの期間を大幅に延長（ハザード比0.38）することが報告されている一方で，有意な生存期間延長を示すことはできなかった．口内炎や間質性肺炎発症に注意が必要である．

• **ベバシズマブ**：血管内皮増殖因子(VEGF)に対するモノクローナル抗体である．HER2陰性の進行・再発乳がんに対して，パクリタキセルとの併用で高い抗腫瘍効果と病勢コントロールが得られ承認された．しかし生存期間を改善する効果が証明できなかったため，米国では承認取り消しとなっている．

• **オラパリブ**：PARP [poly (ADP-ribose) polymerase]阻害薬の1種であり，乳がんのうち5%程度を占める生殖細胞系列のBRCA1/2遺伝子(gBRCA)に病的バリアントを有する症例で感受性が高いことが報告されている．アントラサイクリン・タキサン既治療のgBRCA病的バリアントを有する

HER2陰性進行・再発乳がんにおいて，単剤で他の抗がん薬に比較して病状進行までの期間を延長し承認された．また再発高リスクの*gBRCA*病的バリアントを有する早期HER2陰性乳がんに対し，標準的な周術期治療にオラパリブを追加することで再発抑制効果が示され，術後治療としても用いられている．

③ 細胞障害性（殺細胞性）抗がん薬

- **アントラサイクリン系薬剤**：タキサン系薬剤と並び，根治目的ならびに延命・緩和目的で使用される乳がん治療のキードラッグである．ドキソルビシン（A）やエピルビシン（E）を主にシクロホスファミド（C）と併用（ACやEC療法など）する．根治目的で補助療法として使用する場合，HER2陽性と比較してHER2陰性（とくにER陽性）症例での効果が劣るとのメタアナリシスの結果が報告されている．蓄積用量に依存して発症する心毒性に注意が必要である．

- **タキサン系薬剤**：根治目的ならびに延命・緩和目的で使用される乳がん治療のキードラッグである．ドセタキセルとパクリタキセル（アルブミン懸濁型を含む）が使用されている．根治目的で補助療法として使用する場合，ERやHER2の発現状況にかかわらずタキサン系薬剤の有効性がメタアナリシスによって示されている．ただしER陽性/HER2陰性の中には，タキサンに限らず薬物療法そのものの効果が期待できないサブタイプ（ルミナルA）も含まれている．とくにパクリタキセルで蓄積毒性としての末梢神経毒性がQOLに悪影響を及ぼす．

- **代謝拮抗薬**：経口フッ化ピリミジン系薬剤として，UFT，ドキシフルリジン，カペシタビン，S-1などがある．カペシタビンはアントラサイクリンとタキサン耐性乳がん患者に対して米国食品医薬品局（FDA）で承認されている経口フッ化ピリミジンである．近年，再発リスクが比較的高いホルモン受容体陽性HER2陰性早期乳がんにおいて，周術期の標準治療にS-1を追加することで再発抑制効果が示され，術後補助療法としても承認された．これにより，CDK4/6阻害薬のアベマシクリブとの使い分けも含めた，周術期治療の最適化が課題となっている．シチジン誘導体であるゲムシタビンは，アントラサイクリン既治療の進行・再発乳がん症例に対し主にタキサン系薬剤やビノレルビンとの併用で用いられる．

- **ビンカアルカロイド**：ビノレルビンがアントラサイクリン・タキサン耐性の進行・再発乳がんで承認されている．とくにHER2陽性乳がんの一次治療としてトラスツズマブと併用で用いた場合，標準治療であるドセタキセル（トラスツズマブ併用）と同等の有効性を示すことが報告されている．

- **エリブリン**：微小管の伸長を阻害することで作用する薬剤である．アントラサイクリン・タキサン既治療の進行・再発乳がんにおいて，他の治療法と比較して有意に生存を延長することが報告されている．

④ 免疫チェックポイント阻害薬

進行・再発トリプルネガティブ乳がんにおいて，薬物療法を未施行のPD-L1陽性症例に対して，ペムブロリズマブ（PD-1阻害薬）あるいはアテゾリズマブ（PD-L1阻害薬）に薬物療法を併用することの有効性が示され，承認された．また，再発高リスクの早期トリプルネガティブ乳がんにおいて，PD-L1の発現にかかわらず，術前補助薬物療法にペムブロリズマブを併用することで治療効果が高まることが報告され，周術期薬物療法においても標準治療となっている．一方，頻度は少ないが，マイクロサテライト不安定性が高頻度に認められる（MSI-H）進行・再発乳がんにおいても，ペムブロリズマブの使用が検討される．

🔑 この項の **キーポイント**

- 日本人女性の罹患率第1位であり，40歳代後半から70歳代前半に発症のピークがある．
- 早期乳がんは自覚症状に乏しく，マンモグラフィ検診で発見されることも少なくない．
- 診断は，視触診とマンモグラフィ，超音波検査，MRIによる画像診断を加味し，確定診断は針生検・吸引式組織生検による組織診断で得られる．
- 乳がんは全身病としてとらえられており，治療は手術，放射線療法による局所治療に加えて，薬物療法，内分泌療法，分子標的療法などの全身治療を加えた集学的治療が行われる．
- 抗がん薬の選択にあたっては，再発リスクや個々の薬物に対する治療反応性を考慮して決定する．

◎ 参考文献

1) がん統計 <https://ganjoho.jp/reg_stat/statistics/stat/index.html>［2024年11月閲覧］
2) 日本乳癌学会（編）：乳癌取扱い規約，第18版，金原出版，2018
3) 日本乳癌学会（編）：乳腺腫瘍学，第4版，金原出版，2022
4) 日本乳癌学会（編）：乳癌診療ガイドライン①治療編2022年版，第5版，金原出版，2022
5) 日本乳癌学会（編）：乳癌診療ガイドライン②疫学・診断編2022年版，第5版，金原出版，2022

Ⅱ 各論

5 頭頸部がん

summary　頭頸部がんは，口腔・咽頭・喉頭など日常生活に直結する機能（咀嚼，嚥下，発声，呼吸など）を有する臓器に生じる悪性腫瘍である．つまり腫瘍が発生すると，これらの機能に障害が生じるとともに，治療をすることによっても機能障害を生じうる．このため，生命に関わる疾患を治療するという観点からだけでなく，患者の希望や社会背景も含めて十分に相談しながら，可能な限り口腔・咽頭・喉頭などの機能を維持した治療を提案できるか，さまざまな側面から検討する必要がある．その意味で頭頸部がん治療に関わる各専門職の意見を集約して治療にあたることが非常に重要な疾患であることを理解する．

1）概要

a　解剖・病理

頭頸部がんは，頭頸部領域から発生したがんの総称であり，主な原発部位として口唇および口腔，咽頭（上咽頭・中咽頭・下咽頭），喉頭，鼻腔および副鼻腔（上顎洞・篩骨洞・蝶形骨洞・前頭洞），唾液腺，甲状腺などがあげられる．わが国における原発部位別頻度（2019年）は，口腔（29％）・喉頭（18％）・下咽頭（21％）・中咽頭（17％）・唾液腺（6％）・鼻副鼻腔（4％）・上咽頭（3％）の順に多い．また，多くは口腔・咽頭・喉頭などの粘膜から発生し，病理組織型は扁平上皮がんもしくはその亜型が約90％を占める．

b　疫学

2019年度の罹患数は口腔・咽頭・喉頭を合わせて28,000人程度であり，わが国で11番目に多い悪性腫瘍である．年齢調整罹患率の年次推移は口腔・咽頭では男女ともに増加傾向にあり，喉頭ではほぼ横ばいである．2017年度の死亡数は口腔・咽頭・喉頭を合わせて8,600人程度で，日本のがん死亡の約2％を占める．年齢調整罹患率および年齢調整死亡率ともに男性が女性の3～4倍高い．

c　病因・危険因子

喫煙および飲酒が代表的な危険因子であり，相加相乗的にリスクが増加する．また，これに伴って危険因子を共有する食道や上気道および肺などにも同時性・異時性多発がんが生じることが知られている（field cancerization）．

近年ではヒトパピローマウイルス（HPV）の関与する中咽頭がんが世界的に増加傾向であり，子宮頸がんなどと同様にHPV-16型が最も多い．わが国では，中咽頭がんの約50％がこのHPV関連中咽頭がんと考えられている．一般的にHPV関連中咽頭が

んは，喫煙や飲酒を背景に発生した頭頸部がんと比較して予後良好であることが知られており，TNM分類（AJCC, UICC第8版）においても別途病期分類が設けられている．また，ウイルス関連発がんとしてよく知られているのは，EBV（Epstein-Barr virus）であり上咽頭がんの発生に深く関与している．上咽頭がんの発症には地域性が知られており，中国南部・東南アジア・アラスカ，地中海沿岸北アフリカ地域の罹患率が高い．また，HPV関連中咽頭がんと同様に他の頭頸部がんと比較して予後良好である．

d　頭頸部がんの進展様式，臨床経過

粘膜から発生し表在病変として指摘されることもあるが，現時点で有効なスクリーニング検査はない．進展形式は，周囲組織への直接浸潤，リンパ管・血管・神経周囲などを経てリンパ節転移・遠隔転移・中枢神経浸潤などを生じる．またリンパ節転移が多くなるほど遠隔転移を生じやすく，最も多い遠隔転移臓器は肺である．前述のように有効なスクリーニング検査は確立していないため，また早期には無症状のことも多く初診時の病期はStage Ⅲ／Ⅳの進行期が60％以上を占める．

2）臨床症状・所見と診断

a　臨床症状・所見

臨床症状は原発部位による症状と転移による症状がある．頭頸部がんは咀嚼・嚥下・発声・呼吸などの機能に関係する部位に原発巣が存在し，それぞれに対応する症状として摂食・嚥下困難，嗄声，呼吸苦などを生じうる．上咽頭がんでは斜台浸潤などに伴って外転神経麻痺を生じたり，耳下腺がんでは顔面神経麻痺を生じたりするなど，腫瘍浸潤に伴う末梢性脳神経麻痺を生じることにも注意が必要である．頭部リンパ節転移では，硬いリンパ節腫大であ

表1　頭頸部がんの原発部位と病期別治療方針

原発部位	進行期				
	Stage I	Stage II	Stage III	Stage IV （遠隔転移なし）	Stage IV （遠隔転移あり）
上咽頭	放射線治療	放射線治療 化学放射線療法	化学放射線療法		薬物療法 放射線治療 緩和治療
口腔	手術 放射線治療	手術 放射線治療	手術±（化学）放射線療法		
中咽頭（HPV関連）		手術 （化学）放射線療法	手術±（化学）放射線療法 化学放射線療法		
中咽頭（非HPV関連） 下咽頭・喉頭		手術 放射線治療	手術±（化学）放射線療法 化学放射線療法		

ることが多く，それに伴う疼痛なども生じうる．

b　診断

頭頸部がんの診療は診断から治療に至るまで，各専門診療科と連携して行う必要がある．とくに原発部位の同定から病理組織検査による確定診断においては，耳鼻咽喉科・頭頸部外科や歯科・口腔外科による内視鏡検査や組織検査が必須である．進展度診断には，原発巣およびリンパ節転移の評価のために頭頸部内視鏡検査に加えて，CTやMRI検査などを適宜行う．PET検査は化学放射線療法後の効果判定において有用であるが，スクリーニング検査としては明確なエビデンスはない．

また，病因・危険因子でも述べたように同時性・異時性多発がんが多いのが特徴であり，とくに食道がんの合併については上部消化管内視鏡検査でスクリーニングを行うことが望ましい．

以上のような過程を経て，TNM分類（AJCC，UICC第8版）を用いて病期（Stage）を決定し，治療方針を総合的に判断する．TNM分類の詳細については各臓器の規約を参照されたい．

3）治療

a　治療方針の決定

頭頸部がんは，先述のように原発部位は口腔・咽頭・喉頭が90％近くを占め，組織型も約90％が扁平上皮がんである．このため本項では，口腔・咽頭・喉頭の頭頸部扁平上皮がんの治療に用いる薬物療法を中心に解説する．

治療方針はおおよそ表1のように決定される．しかし，先述のように頭頸部がんの原発部位は患者の日常生活に密接に関連した部位に存在するため，治療による機能障害（嚥下障害，失声，失明など）にも十分考慮する必要がある．このため，病変の存在部

位によって予想される治療後の機能障害の可能性も含めて患者とよく相談して治療方針を決める．

b　頭頸部がんに対する薬物療法

頭頸部扁平上皮がんに対して薬物療法を用いる場合には，大きく分けて局所進行期に使用する場合と遠隔転移を有する場合とに分けられる．

局所進行期においては，根治的手術後に術後化学放射線療法を行う場合と，臓器機能温存希望や局所進行期であっても切除困難な場合に行う化学放射線療法とに大別される．これらはいずれも根治を目指した治療戦略となる．

一方で，遠隔転移を生じた場合には根治的な治療戦略をとることは困難であり，緩和的な薬物療法を行う．

① 局所進行頭頸部扁平上皮がんに対する術後化学放射線療法

局所進行頭頸部扁平上皮がんにおいて，切除可能な場合には根治的外科手術が標準的治療戦略である．しかし，根治的外科手術を行った場合においても，術後の病理組織所見で顕微鏡的断端陽性もしくはリンパ節転移の節外浸潤を認めた場合には再発率が高く予後不良である．このような場合には，シスプラチン（CDDP）併用術後化学放射線療法を行うことで放射線治療単独よりも再発割合を低下させ生存割合の向上が期待できる．併用するCDDPの投与法については，CDDP（40 mg/m^2）毎週投与法が，これまでの標準治療である高用量CDDP（100 mg/m^2）よりも安全性に優れており有効性も同等であることが示され，標準的に使用されるようになった．

② 局所進行頭頸部扁平上皮がんに対する根治的化学放射線療法

局所進行頭頸部扁平上皮がんに対する根治的化学放射線療法は，根治的外科手術が可能であっても患

者が臓器機能温存を希望して化学放射線療法を行う場合と，根治的外科手術は困難だが遠隔転移を伴わないため化学放射線療法を行う場合とに分けられる．

いずれの場合においても，複数のランダム化比較試験やメタアナリシスにおいて高用量CDDPを中心とする抗がん薬と放射線治療を同時併用する化学放射線療法が放射線治療単独に比べて機能温存割合や生存割合を改善すること示されている．

セツキシマブは，上皮成長因子受容体（epidermal growth factor receptor：EGFR）に対するIgG1キメラ抗体であり，局所進行頭頸部扁平上皮がんに対するセツキシマブ併用放射線療法は放射線治療単独に比べて生存割合を改善するため，治療オプションの1つである．しかし，HPV関連中咽頭がんに対してセツキシマブ併用放射線療法はCDDP併用化学放射線療法より劣ることが示されており，HPV関連中咽頭がんに対してはCDDPが投与できない理由（腎障害など）がない限りはセツキシマブ併用放射線療法を用いるべきではない．

③ 局所進行頭頸部扁平上皮がんに対する導入薬物療法

導入薬物療法（induction chemotherapy：ICT）とは，放射線治療や化学放射線療法などの局所治療の前に行うがん薬物療法のことである．その有用性は以前から注目されており，導入薬物療法としてTPF（ドセタキセル＋CDDP＋5-FU）療法が従来のPF（CDDP＋5-FU）療法を有意に上回ることは，複数のランダム化比較試験で証明されている．しかし，TPF療法を用いた導入薬物療法が，標準治療である化学放射線療法と比較して優れた治療法であるかについては，明確な結論が出ていない．しかし機能温存目的での導入薬物療法の使用は，治療オプションの1つである．

④ 転移・再発頭頸部扁平上皮がんに対するがん薬物療法

転移・再発頭頸部扁平上皮がんの予後は非常に悪く，がん薬物療法を行っても生存期間中央値は12ヵ月程度である．

転移再発頭頸部扁平上皮がんの初回治療については，PD-L1陽性例では抗PD-1抗体（ペムブロリズマブ）単独の，またPD-L1発現にかかわらず白金製剤＋5-FU療法にペムブロリズマブを加えることの有用性が示され，新たな標準的な治療選択肢となっている．また，白金製剤を用いた初回治療にもかかわらず悪化した患者の予後は不良で，生存期間中央値は6ヵ月以下である．このような患者に対しても免疫チェックポイント阻害薬である抗PD-1抗体

（ニボルマブやペムブロリズマブ）は有効である．

⑤ 転移・再発唾液腺がんに対するがん薬物療法

唾液腺がんに対する薬物療法には確立したものはないが，近年では前向き試験も行われるようになり白金製剤を中心に一定の有効性が示されている．また，注目すべきは一部の組織型では特徴的な遺伝子変化に応じた治療選択が可能なことである．唾液腺導管がんでは30％程度にHER2遺伝子増幅が認められ抗HER2抗体であるトラスツズマブの適応となり，分泌がんと呼ばれる非常にまれな組織型では高率にNTRK融合遺伝子が認められ，TRK阻害薬の適応となる．

🔑 この項の キーポイント

- 頭頸部がんの発生には，喫煙・飲酒といった生活習慣のほかに，HPVやEBVなどのウイルス感染も関与することがある．
- 手術，放射線治療，がん薬物療法を組み合わせて治療を行うが，臓器機能温存の希望や可能性について十分に話し合って外科療法や非外科療法を選択する．
- がん薬物療法には，従来からのシスプラチンを中心とする細胞障害性（殺細胞性）抗がん薬，抗EGFR抗体（セツキシマブ），抗PD-1抗体の効果が示されている．また唾液腺がんの一部の組織型ではHER2遺伝子増幅やNTRK融合遺伝子に対応する分子標的薬が適応となる．

◉ 参考文献

1) Cooper JS, et al：Postoperative concurrent radiotherapy and chemotherapy for high-risk squamous-cell carcinoma of the head and neck. N Engl J Med **350**：1937-1944, 2004

2) Bernier J, et al：Postoperative irradiation with or without concomitant chemotherapy for locally advanced head and neck cancer. N Engl J Med **350**：1945-1952, 2004

3) Kiyota N, et al：Weekly Cisplatin Plus Radiation for Postoperative Head and Neck Cancer（JCOG1008）：A Multicenter, Noninferiority, Phase II/III Randomized Controlled Trial. J Clin Oncol **40**（18）：1980-1990, 2022

4) Pignon JP, et al：Chemotherapy added to locoregional treatment for head and neck squamous-cell carcinoma：three meta-analyses of updated individual data. MACH-NC Collaborative Group. Meta-Analysis of Chemotherapy on Head and Neck Cancer. Lancet **355**：949-955, 2000

5) Forastiere AA, et al：Concurrent chemotherapy

and radiotherapy for organ preservation in advanced laryngeal cancer. N Engl J Med **349**：2091-2098, 2003

6）Adelstein DJ, et al：An intergroup phase III comparison of standard radiation therapy and two schedules of concurrent chemoradiotherapy in patients with unresectable squamous cell head and neck cancer. J Clin Oncol **21**：92-98, 2003

7）Bonner JA, et al：Radiotherapy plus cetuximab for squamous-cell carcinoma of the head and neck. N Engl J Med **354**：567-578, 2006

8）Gillison ML, et al：Radiotherapy plus cetuximab or cisplatin in human papillomavirus-positive oropharyngeal cancer（NRG Oncology RTOG 1016）：a randomised, multicentre, non-inferiority trial. Lancet **393**：40-50, 2019

9）Pointreau Y, et al：Randomized trial of induction chemotherapy with cisplatin and 5-fluorouracil with or without docetaxel for larynx preservation. J Natl Cancer Inst **101**：498-506, 2009

10）Ferris RL, et al：Nivolumab for Recurrent Squamous-Cell Carcinoma of the Head and Neck. N Engl J Med **375**(19)：1856-1867, 2016

11）Burtness B, et al：Pembrolizumab alone or with chemotherapy versus cetuximab with chemotherapy for recurrent or metastatic squamous cell carcinoma of the head and neck（KEYNOTE-048）：a randomised, open-label, phase 3 study. Lancet **394**(10212)：1915-1928, 2019

12）Takahashi H, et al：Phase II Trial of Trastuzumab and Docetaxel in Patients With Human Epidermal Growth Factor Receptor 2-Positive Salivary Duct Carcinoma. J Clin Oncol **27**(2)：125-134, 2019

Ⅱ 各論

6 婦人科がん

1 子宮がん

summary 　子宮頸がんの発生は，ヒトパピローマウイルス(HPV)感染が深く関わることがわかっており，HPV予防ワクチンがわが国でも承認され，実用化している．HPVワクチンにより，今後，罹患数の減少が期待される．子宮体がんの発生リスクには，エストロゲンの曝露が関係している．子宮体がんの罹患数は年々増加している．最近，免疫チェックポイント阻害薬が導入され，進行・再発子宮頸がんおよび再発子宮体がんの予後の改善が期待されている．

Ⅰ 子宮頸がん

1) 概要

a 疫学

　2019年の罹患数10,879人，2020年の死亡数2,887人である．子宮頸がんの発症にはヒトパピローマウイルス(HPV)感染が関与しており，近年若年化している．

b 病態生理

　頸がん患者の90%以上からHPV-DNAが検出されることから，子宮頸がんの発生には，HPVの持続感染が深く関与していると考えられている．HPV感染予防としては，HPVワクチンが使用される．現在，わが国でも，HPV6・11・16・18・31・33・45・52・58型に対する9価ワクチン，HPV6・11・16・18型に対する4価ワクチン，16・18型に対する2価ワクチンが承認されている．接種後にみられた身体症状が社会問題化したことから差し控えられていたHPVワクチンの積極的勧奨が2022年4月から再開された．現在，小学6年から高校1年の女子を対象に公費による接種が行われている．また，1997年4月2日から2006年4月1日生まれのHPVワクチン接種が完了していない女性を対象に公費によるキャッチアップ接種が行われている(2025年3月終了予定)．

c 検診

　子宮頸部細胞診(スメア)はスクリーニング法として有用である．20歳以上の女性を対象に，2年に1回のスクリーニングが推奨されている．HPVワクチンとの併用により子宮頸がんの罹患数の大幅な減少が期待されている．

d 病理組織分類

　扁平上皮がん：80%，腺がん：15%，腺扁平上皮がん：3~5%，その他：小細胞がんなど．

2) 臨床症状，診断

　接触出血(性交後出血)，不正性器出血，異常帯下などが，初発症状である．進行すると，水腎症に伴う腰背部痛，膀胱浸潤に伴う血尿，直腸浸潤に伴う血便などが出現する．確定診断は生検(コルポスコピー下，診断的円錐切除術)で行われる．

3) 治療

a 病期

　病期は視診・触診，直腸診(双合診)，画像検査，病理組織検査を用いて治療前に総合的に決定され(FIGO2018進行期分類，表1)，この病期に基づいた治療が行われる．

b 治療

① 0期(上皮内がん)

　円錐切除術が標準的であるが，妊孕性温存が不要な年齢や腺がんでは単純子宮全摘術も選択される．

② ⅠA期

　ⅠA1期に対して，脈管侵襲がなく，切除断端陰性，かつ頸管内掻爬が陰性であれば，子宮頸部円錐切除術のみで子宮温存が可能である．脈管侵襲がなく，切除断端陽性の場合には，単純子宮全摘出術が推奨される．脈管侵襲がある場合には，準広汎子宮全摘出術＋骨盤リンパ節郭清が行われる場合もある．

　ⅠA2期に対しては，標準治療は確立されていないが，準広汎子宮全摘出術＋骨盤リンパ節郭清，脈管侵襲の程度に応じて，広汎子宮全摘出術が行われ

1 子宮がん

表1　臨床進行期分類（日産婦2020，FIGO 2018）

Ⅰ期：癌が子宮頸部に限局するもの（体部浸潤の有無は考慮しない）
　ⅠA期：病理学的にのみ診断できる浸潤癌のうち，間質浸潤が5mm以下のもの
　　　　浸潤がみられる部位の表層上皮の基底膜より計測して5mm以下のものとする．脈管（静脈またはリンパ管）侵襲があっても進行期は変更しない．
　　ⅠA1期：間質浸潤の深さが3mm以下のもの
　　ⅠA2期：間質浸潤の深さが3mmをこえるが，5mm以下のもの
　ⅠB期：子宮頸部に限局する浸潤癌のうち，浸潤の深さが5mmをこえるもの（ⅠA期をこえるもの）
　　ⅠB1期：腫瘍最大径が2cm以下のもの
　　ⅠB2期：腫瘍最大径が2cmをこえるが，4cm以下のもの
　　ⅠB3期：腫瘍最大径が4cmをこえるもの
Ⅱ期：癌が子宮頸部をこえて広がっているが，腟壁下1/3または骨盤壁には達していないもの
　ⅡA期：腟壁浸潤が腟壁上2/3に限局していて，子宮傍組織浸潤は認められないもの
　　ⅡA1期：腫瘍最大径が4cm以下のもの
　　ⅡA2期：腫瘍最大径が4cmをこえるもの
　ⅡB期：子宮傍組織浸潤が認められるが，骨盤壁までは達しないもの
Ⅲ期：癌浸潤が腟壁下1/3まで達するもの，ならびに／あるいは骨盤壁にまで達するもの，ならびに／あるいは水腎症や無機能腎の原因となっているもの，ならびに／あるいは骨盤リンパ節ならびに／あるいは傍大動脈リンパ節に転移が認められるもの
　ⅢA期：癌は腟壁下1/3に達するが，骨盤壁までは達していないもの
　ⅢB期：子宮傍組織浸潤が骨盤壁にまで達しているもの，ならびに／あるいは明らかな水腎症や無機能腎が認められるもの（癌浸潤以外の原因による場合を除く）
　ⅢC期：骨盤リンパ節ならびに／あるいは傍大動脈リンパ節に転移が認められるもの（rやpの注釈をつける）
　　ⅢC1期：骨盤リンパ節にのみ転移が認められるもの
　　ⅢC2期：傍大動脈リンパ節に転移が認められるもの
Ⅳ期：癌が膀胱粘膜または直腸粘膜に浸潤するか，小骨盤腔をこえて広がるもの
　ⅣA期：膀胱粘膜または直腸粘膜への浸潤があるもの
　ⅣB期：小骨盤腔をこえて広がるもの

［日本産科婦人科学会／日本病理学会（編）：子宮頸癌取扱い規約：臨床編，第4版，金原出版，p.4-5，2022より許諾を得て転載］

ることもある．また，放射線治療も治療の選択肢となる．妊孕性温存を希望する場合には，広汎子宮頸部摘出術＋骨盤リンパ節郭清が考慮される．

③ⅠB期〜Ⅱ期

広汎子宮全摘出術あるいは化学放射線同時併用療法（concurrent chemoradiotherapy：CCRT）（ⅠB1期・ⅠB2期・ⅡA1期には放射線治療単独）が標準治療である．広汎子宮全摘出術を実施後，摘出物病理組織検査でリンパ節転移あるいは子宮傍組織浸潤が確認された場合，切除断端陽性の場合には，術後補助療法としてCCRTが推奨される．また，腫瘍サイズが4cmを超える場合，深い間質浸潤を有する場合，脈管侵襲陽性のいずれかに該当する場合には，術後補助療法として放射線治療が考慮される．複数の項目に該当する場合には，CCRTを行う場合もある．ⅠB1期には，リスクを十分に説明したうえで腹腔鏡手術やロボット補助下手術が行われる場合がある．また，ⅠB1期には準広汎子宮全摘出術が許容される可能性がある．妊孕性温存を希望する場合には，ⅠB1期に広汎子宮頸部摘出術＋骨盤リンパ節郭清が考慮される．なお，術前あるいは術後補助薬物療法は標準治療として認められていない．

④Ⅲ期〜ⅣA期

切除不能な病期であり，CCRTが標準治療である．化学放射線療法のレジメンとしては，シスプラチン40mg/m^2/week（5〜6サイクル），全骨盤照射45〜50.4Gy，腔内照射が最も多く行われている．T1〜2のⅢC1期では，広汎子宮全摘出術が選択される場合もある．

⑤ⅣB期・再発がん

遠隔転移を有するⅣB期・再発がんの治療は，薬物療法が主体となる．無治療とのランダム化比較試験（RCT）は行われていないため，薬物療法の延命効果は確かではない．ⅣB期や白金製剤の投与既往（CCRTにおけるシスプラチンを除く）のない再発には，シスプラチン＋パクリタキセル（TP療法）＋ペムブロリズマブ±ベバシズマブが標準治療として使用される．TP療法に対するカルボプラチン＋パクリタキセル（TC療法）の非劣性が確認されており，TC療法＋ペムブロリズマブ±ベバシズマブも選択可能である．ベバシズマブを使用するかどうかは，瘻孔形成のリスクなどを考慮して決定する．白金製剤の投与既往のある再発には，セミプリマブやイリノテカンなどが選択される．

c　予後

5年生存率：Ⅰ期92.3％，Ⅱ期76.2％，Ⅲ期56.5％，Ⅳ期32.2％（日本産科婦人科学会治療年報，2015年治療開始例）．

Ⅱ　各論　6　婦人科がん

Ⅱ 子宮体がん

1）概要

a 疫学

　2019年の罹患数は17,880人，2020年の死亡数は2,644人である．婦人科がんの中で最も多いがんであり，食生活や晩婚化といったライフスタイルの欧米化に伴い，罹患数は増加傾向である．発症は40歳代後半から増加し，50～60歳代にピークがある．リンチ（Lynch）症候群に関連して発生するものが5％程度含まれる．

b 病態生理

　エストロゲン依存性に発生するタイプⅠとエストロゲン非依存性のタイプⅡに区分される．タイプⅠが大半を占め（約90％），肥満，不妊・未産婦，糖尿病，晩期閉経などが危険因子となる．また，エストロゲン補充療法や乳がん術後のタモキシフェンは発生のリスクとなる．最近は，分子遺伝学的特徴に基づいてPOLE（予後良好），MSI（マイクロサテライト不安定性），copy-number low（ホルモン依存性），copy-number high（卵巣漿液性がん様）の4つに分類されることもある．分子遺伝学的特徴に基づいた分類は，予後の推定や治療選択にきわめて有用である．

c 病理組織分類

　類内膜腺がん：80％，漿液性腺がん：10％，明細胞がん：4％，その他：粘液がん，扁平上皮がん，混合がん，未分化がんなど．

2）臨床症状，診断

　90％以上に不正器出血を認める．閉経後の不正出血はまず子宮体がんを疑い，超音波検査（子宮内膜の肥厚：閉経後では5mm以上）と子宮内膜細胞診を行う．細胞診の正診率は60％程度しかないため，確定診断には組織生検が必要である．

3）治療

a 病期分類

　表2に病期分類を示す．2023年に分子遺伝学的特徴に基づいた分類を取り入れたFIGO2023が発表された．本項執筆時点では国内の進行期分類は改訂作業中である．

b 治療

　子宮体がん治療の主体は，外科手術である．手術法は，子宮全摘術と両側付属器摘出術に加えsurgi-

表2　手術進行期分類（日産婦2011，FIGO 2008）

Ⅰ期：癌が子宮体部に限局するもの
　ⅠA期：癌が子宮筋層1/2未満のもの
　ⅠB期：癌が子宮筋層1/2以上のもの
Ⅱ期：癌が頸部間質に浸潤するが，子宮をこえていないもの*
Ⅲ期：癌が子宮外に広がるが，小骨盤腔をこえていないもの，または領域リンパ節へ広がるもの
　ⅢA期：子宮漿膜ならびに/あるいは付属器を侵すもの
　ⅢB期：腟ならびに/あるいは子宮傍組織へ広がるもの
　ⅢC期：骨盤リンパ節ならびに/あるいは傍大動脈リンパ節転移のあるもの
　　ⅢC1期：骨盤リンパ節転移陽性のもの
　　ⅢC2期：骨盤リンパ節への転移の有無にかかわらず，傍大動脈リンパ節転移陽性のもの
Ⅳ期：癌が小骨盤腔をこえているか，明らかに膀胱ならびに/あるいは腸粘膜を侵すもの，ならびに/あるいは遠隔転移のあるもの
　ⅣA期：膀胱ならびに/あるいは腸粘膜浸潤のあるもの
　ⅣB期：腹腔内ならびに/あるいは鼠径リンパ節転移を含む遠隔転移のあるもの

*頸管腺浸潤のみはⅡ期ではなくⅠ期とする．
注1　すべての類内膜癌は腺癌成分の形態によりGrade 1，2，3に分類される．
注2　腹腔細胞診陽性の予後因子としての重要性については一貫した報告がないので，ⅢA期から細胞診は除外されたが，将来再び進行期決定に際し必要な推奨検査として含まれる可能性があり，すべての症例でその結果は登録の際に記録することとした．
注3　子宮内膜癌の進行期分類は癌肉腫にも適用される．癌肉腫，明細胞癌，漿液性癌（漿液性子宮内膜上皮内癌を含む）においては横行結腸下の大網の十分なサンプリングが推奨される．

［日本産科婦人科学会/日本病理学会（編）：子宮体癌取扱い規約：病理編，第5版，金原出版，p.16-17，2022より許諾を得て転載］

cal stagingとして，腹腔内洗浄細胞診，後腹膜リンパ節郭清（生検）を行う．ⅠA期で類内膜がんGrade 1あるいは2の場合には，後腹膜リンパ節郭清を省略することがある．また，センチネルリンパ節生検を行い，陰性の場合には系統的リンパ節郭清を省略する場合がある．

c 治療区分

　子宮体がんの術後治療は，手術所見での，筋層浸潤，Grade分類，頸部浸潤，脈管侵襲などにより，再発低リスク，中リスク，高リスクに区分して計画する．

　低リスク群に対しては術後補助療法は不要である．

　中リスク群に対して，日本では術後補助薬物療法を単独で行う場合が多い．一方，海外では欧米を中心に放射線治療（あるいはCCRT）±薬物療法が行われる．

　高リスク群には，術後補助薬物療法が行われる．

206

術後補助薬物療法には，AP［ドキソルビシン（慣用名アドリアマイシン）＋シスプラチン］療法，あるいはTC療法（カルボプラチン＋パクリタキセル）が標準治療として使用される．

d 進行・再発がんに対する治療

腹膜播種によるⅣB期には，腫瘍減量手術を実施する場合がある．腹腔外の遠隔転移を伴う進行がん，再発がんには，薬物療法が主体となる．

薬物療法は，無治療とのRCTが行われていないため，薬物療法の延命効果は確かではない．進行例・白金製剤の投与既往のない再発症例には標準薬物療法として，AP療法あるいはTC療法が治療の選択肢となる．白金製剤の投与既往のある再発症例にはペムブロリズマブ＋レンバチニブ［マイクロサテライト不安定性検査で高頻度（MSI-H）と判定された場合には，ペムブロリズマブが単剤で用いられることもある］が用いられる．また，白金製剤の最終投与からの期間が長い場合には，白金製剤を再投与することもある．

ホルモン療法は，組織学的Grade 1，または，ホルモン受容体陽性の場合に適応となる．プロゲステロン製剤（medroxyprogesterone acetate：MPA 200 mg／日）が使用される．

腟断端再発には，放射線治療が選択される．

e 予後

5年生存率：Ⅰ期93.9％，Ⅱ期87.6％，Ⅲ期71.4％，Ⅳ期29.3％（日本産科婦人科学会治療年報，2015年治療開始症例）．

Ⅱ　各論　6　婦人科がん

2 卵巣がん，卵管がん，腹膜がん

summary わが国での死亡数は年々増加傾向にあり，婦人科がんの中では最多である．卵巣がんは，早期発見が難しく，進行がんで見つかることが多いがんであるが，一方で薬物療法に非常に感受性が高いがんである．PARP阻害薬の導入により，今後，進行症例の予後が大きく改善することが期待されている．

1) 概要

a 疫学

罹患数は13,388人（2019年）で，増加傾向である．死亡数は4,876人（2020年）である．好発年齢は50〜60歳代である．35歳以前の若年者に発生する卵巣腫瘍の多くは胚細胞腫瘍である．全上皮性卵巣がん症例のうち5〜10％が家族性に発生し，その大部分が*BRCA1*，*BRCA2*遺伝子の変異が関係しているとされる．

b 病態生理

早期症状に乏しく，診断時にⅢ／Ⅳ期が過半数を占め，卵巣がんはsilent killerと呼称される．有効な検診方法は確立されていない．

c 病理組織分類

卵巣腫瘍は，国際的に組織発生を重視したWHO分類（1973年）が広く用いられ，上皮性・間質性（以下，上皮性），性索間質性，胚細胞腫瘍に分類される．悪性腫瘍の中では，上皮性がんが90％以上を占める．上皮性卵巣がん，卵管がん，原発性腹膜がんは，ミューラー管を同じく発生母地とする腫瘍として，1つの疾患単位と扱われている．腹膜がんは，卵巣がんの10％程度である．腹膜播種で発見される，女性の原発不明がんも腹膜がんの範疇に入れられる．卵管がんは3％程度との報告がある．なお，従来上皮性卵巣がんとして取り扱われていた症例のうち1/2以上が卵管采発生であることが明らかになっている．悪性腫瘍の大半は腺がんであり，漿液性がん（42.1％），明細胞がん（20.9％），類内膜がん（15.7％），粘液性がん（7.3％）の順に多い（日本産科婦人科学会　患者年報2020年）．わが国では，明細胞がんが多いのが特徴である．

2) 臨床症状，診断

卵巣がんの約半数の症例がⅢ，Ⅳ期の進行がんで発見される．診断時に広汎ながん性腹膜炎を呈している症例も多い．診断にはCTやMRIなどの画像診断が行われるが，良悪性の鑑別診断，転移性がんな

のか，原発がんなのかの診断はしばしば困難である．確定診断には組織診断が必須である．手術不能で術前補助薬物療法（neoadjuvant chemotherapy：NAC）を予定する場合には，審査腹腔鏡，腹膜や大網腫瘤などからのCT，エコーガイド下での生検による診断を考慮する．腫瘍マーカーとしてはCA125が最も信頼性が高い．

3) 治療

a 病期

進展様式に準じたFIGO分が使用される（表1）．

b 治療法の選択

大半の症例は手術のみでは治癒は望めず，初発から再発まで薬物療法との複合療法として治療が組み立てられる．基本的には，まず初回腫瘍減量手術（primary debulking surgery：PDS）を実施し，手術摘出物病理組織検査および手術所見により決定された組織診断（組織型・分化度）と進行期に基づき，術後補助薬物療法の適応の有無と内容が選択される．しかし，全身状態の悪化や広汎ながん性腹膜炎のため，PDSの実施が困難な場合も多い．その場合には，審査腹腔鏡あるいはCT，エコーガイド下生検で診断を確定する（生検が不可能な場合には，腹水細胞診で悪性を確認することもある）．

① 外科療法

• **初回手術**：PDSの基本術式には両側付属器摘出術，子宮摘出術，大網切除術が含まれ，staging laparotomyとして腹水細胞診（腹腔洗浄細胞診）・腹膜生検，後腹膜リンパ節（骨盤・傍大動脈節）郭清術ないし生検が必要に応じて行われる．PDSは肉眼的な残存腫瘍のない状態の達成を目標に実施される．通常は6サイクル程度の術後補助薬物療法を追加する．

• **NAC＋interval debulking surgery（IDS）**：Ⅲ，Ⅳ期の進行卵巣がんで，PDSで基本術式が完遂できなかった症例や，審査腹腔鏡あるいはCT，エコーガイド下生検で診断を確定した症例（生検が不可能な場合には，腹水細胞診で悪性を確認することもあ

2 卵巣がん，卵管がん，腹膜がん

表1　手術進行期分類（日産婦2014，FIGO 2014）

Ⅰ期：卵巣あるいは卵管内限局発育
　ⅠA期：腫瘍が一側の卵巣（被膜破綻がない）あるいは卵管に限局し，被膜表面への浸潤が認められないもの．腹水または洗浄液の細胞診にて悪性細胞の認められないもの
　ⅠB期：腫瘍が両側の卵巣（被膜破綻がない）あるいは卵管に限局し，被膜表面への浸潤が認められないもの．腹水または洗浄液の細胞診にて悪性細胞の認められないもの
　ⅠC期：腫瘍が一側または両側の卵巣あるいは卵管に限局するが，以下のいずれかが認められるもの
　　ⅠC1期：手術操作による被膜破綻
　　ⅠC2期：自然被膜破綻あるいは被膜表面への浸潤
　　ⅠC3期：腹水または腹腔洗浄細胞診に悪性細胞が認められるもの
Ⅱ期：腫瘍が一側または両側の卵巣あるいは卵管に存在し，さらに骨盤内（小骨盤腔）への進展を認めるもの，あるいは原発性腹膜癌
　ⅡA期：進展ならびに/あるいは転移が子宮ならびに/あるいは卵管ならびに/あるいは卵巣に及ぶもの
　ⅡB期：他の骨盤部腹腔内臓器に進展するもの
Ⅲ期：腫瘍が一側または両側の卵巣あるいは卵管に存在し，あるいは原発性腹膜癌で，細胞学的あるいは組織学的に確認された骨盤外の腹膜播種ならびに/あるいは後腹膜リンパ節転移を認めるもの
　ⅢA1期：後腹膜リンパ節転移陽性のみを認めるもの（細胞学的あるいは組織学的に確認）
　　ⅢA1（ⅰ）期：転移巣最大径10 mm以下
　　ⅢA1（ⅱ）期：転移巣最大径10 mmをこえる
　ⅢA2期：後腹膜リンパ節転移の有無にかかわらず，骨盤外に顕微鏡的播種を認めるもの
　ⅢB期：後腹膜リンパ節転移の有無にかかわらず，最大径2 cm以下の腹腔内播種を認めるもの
　ⅢC期：後腹膜リンパ節転移の有無にかかわらず，最大径2 cmをこえる腹腔内播種を認めるもの（実質転移を伴わない肝および脾の被膜への進展を含む）
Ⅳ期：腹膜播種を除く遠隔転移
　ⅣA期：胸水中に悪性細胞を認める
　ⅣB期：実質転移ならびに腹腔外臓器（鼠径リンパ節ならびに腹腔外リンパ節を含む）に転移を認めるもの

［日本産科婦人科学会/日本病理学会（編）：卵巣腫瘍・卵管癌・腹膜癌取扱い規約，臨床編，第1版補訂版，金原出版，p.4-5，2023より許諾を得て転載］

る）では，薬物療法を3～5サイクル程度（NAC）施行した後にIDSを行う．IDSは，初回薬物療法中に行う完全切除の達成を目的とした二次的な腫瘍減量術である（**図1**）．通常は，術後さらに薬物療法を3サイクル程度追加する．初回手術後に薬物療法を行う方法と治療成績が大きくは変わらないため，Ⅳ期症例や広汎ながん性腹膜炎を呈しているⅢ期症例の治療の選択肢の1つである．

② 初回薬物療法

　カルボプラチン/パクリタキセル併用療法（TC療法：パクリタキセル175 mg/m^2/3h＋カルボプラチン AUC 5～6）が標準治療である．Ⅲ期以上の進行例にはベバシズマブの追加も考慮する．また，Ⅱ期以上には，dose-dense TC療法（TC療法のパクリタキセルを週1回投与にしたもの）も選択可能である．

③ 遺伝学的検査

　Ⅲ・Ⅳ期症例では，PDSあるいは薬物療法開始前の生検で得た組織（場合によってはIDS時の組織）をHRD検査（myChoice®）に提出する．この検査では，腫瘍の*BRCA1/2*遺伝子の病的バリアントの有無および相同組換え修復欠損（HRD）の有無の判定が可能である．PARP阻害薬のオラパリブ維持療法は*BRCA1/2*遺伝子の病的バリアントを有する腫瘍，オラパリブ＋ベバシズマブ併用維持療法は*HRD*陽性の腫瘍，ニラパリブ維持療法はⅢ・Ⅳ期症例すべてに保険適用がある．*BRCA1/2*遺伝子の病的バリアントが判明した症例は，HBOC症候群の可能性があるため生殖細胞系列の*BRCA1/2*遺伝子検査（BRACAnalysis®）提出を考慮する．

④ 進行期別治療法

- Ⅰ期：ⅠA・ⅠB期で，明細胞がんを除く高分化型がん（Grade 1）では，術後の薬物療法は省略される（low risk群）．一方，Grade 2・3のⅠA・ⅠB期，さらにすべてのⅠC期と明細胞がんに対しては術後補助薬物療法としてTC療法3～6サイクルが推奨される（high risk群）．
- Ⅱ期：PDSで標準術式を完遂できた場合には，術後補助薬物療法（TC療法）を6サイクル行う．一方，PDSで基本術式が完遂できなかった症例や生検で診断を確定した症例では，薬物療法（TC療法）3～5サイクル後の奏効例（不変例を含む）に対してIDSを行い，さらに術後補助薬物療法を3サイクル程度継続することが推奨される．明細胞がんや粘液性がん以外では，TC療法の代わりにdose-dense TC療法も選択可能である．
- Ⅲ～Ⅳ期：Ⅱ期と同様に，PDSで標準術式を完遂できた場合には術後補助薬物療法を6サイクル，PDSで基本術式が完遂できなかった症例や生検で診断を確定した症例では，薬物療法3～5サイクル後の奏効例（不変例を含む）にIDSを行い，さらに術後補助薬物療法を3サイクル程度継続することが推奨される．薬物療法が奏効した場合には，維持療法を考慮する．維持療法で使用する薬剤は，HRD検査（myChoice®）の結果に従って選択する．オラパリブ＋ベバシズマブ併用維持療法を選択する場合に

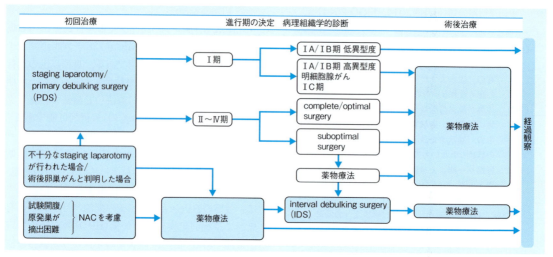

図1 卵巣がんの治療フローチャート
[日本婦人科腫瘍学会（編）：卵巣がん・卵管癌・腹膜癌治療ガイドライン2020年版，金原出版，p.19，2020より許諾を得て転載]

は，術後補助薬物療法としてTC療法＋ベバシズマブを実施する．明細胞がんや粘液性がん以外では，術後補助薬物療法としてdose-dense TC療法も選択可能である．

⑤ 再発卵巣がんの治療

卵巣がん全体で60％以上が再発する．再発卵巣がんの治療選択を考えるうえで，白金製剤無治療期間（最終白金製剤終了から再発するまでの期間：TFIp）が重視されてきた．しかし，ベバシズマブやPARP阻害薬を用いた維持療法が広く用いられるようになり，必ずしも有効に機能しなくなりつつある．従来，TFIpが6ヵ月を超えるか否かで機械的に白金製剤感受性を判定していたが，最近は3ヵ月を目安に症例ごとに検討する場合が多い．

- 白金製剤感受性再発に対する薬物療法：カルボプラチン＋パクリタキセル，カルボプラチン＋ゲムシタビン，カルボプラチン＋リポソーム化ドキソルビシンなどが選択肢となる．白金製剤含有レジメンに奏効した場合には，PARP阻害薬による維持療法を考慮する．ただし，初回治療後の維持療法でPARP阻害薬が使用された場合のPARP阻害薬再投与の意義は不明である．
- 白金製剤抵抗性再発に対する薬物療法：この状況は，卵巣がんのキードラッグである白金製剤に耐性となった対象であり，効果と予後はかなり限られている．無治療とのランダム化比較試験（RCT）は行われていないため，白金製剤抵抗性再発に対して，薬物療法の延命効果は示されていない．また，多剤併用療法と単剤療法のRCTでは，多剤併用療法のベネフィットはベバシズマブとの併用を除き証明されていないため，薬物療法を行う場合は単剤療法が原則である．薬剤選択の基本は初回治療と交叉耐性のないものを選択することである．ノギテカン，リポソーム化ドキソルビシン，ゲムシタビン，イリノテカン，weeklyパクリタキセル，ドセタキセル，エトポシドなどが選択されるが，いずれも奏効率20％前後であり，治療効果には限界がある．

4）予後

- 5年生存率：Ⅰ期91.4％，Ⅱ期80.5％，Ⅲ期51.4％，Ⅳ期41.0％（日本産科婦人科学会治療年報，2015年治療開始例）．

🔑 この項のキーポイント

- 卵巣腫瘍の約90％は上皮性がんである．
- 腹膜がんは，腹膜から発生するがんであり，卵巣がんに準じて治療が行われる．
- 白金製剤を中心に薬物療法が効きやすいがんである（PARP阻害薬の導入により予後の大幅な改善が期待されている）．

7 泌尿器がん

1 腎細胞がん

summary 腎細胞がんの罹患者数および死亡者数は全がん種のうち，それぞれ約2％，約1％を占め，男女比は約2：1である．発がんリスクとして確立しているものは肥満と喫煙である．近年は検診等による無症状の小径腎がんが多い．限局期に対する治療は外科療法が原則である．根治切除不能または転移性腎細胞がんに対しては，分子標的薬や免疫チェックポイント阻害薬による薬物療法が中心的役割を果たしている．

1）概要

a 罹患率と死亡率

罹患率および死亡率は成人がんのうち，それぞれ約2％，約1％を占める．年齢調整罹患率は人口10万人に対して男10.2，女3.8であり，また年齢調整死亡率は人口10万人に対して男2.6，女0.9である．

b 病因

肥満と喫煙が危険因子である．基礎疾患としてVon Hippel-Lindau病，Birt-Hogg-Dubé症候群や透析患者に発生する後天性多発嚢胞腎などが知られている．

c 組織分類

淡明細胞がん（頻度：70〜80％），乳頭状腎細胞がん（10〜15％），嫌色素性腎細胞がん（約5％），集合管がん（約1％）の4種類が代表的組織型である．

2）臨床症状

古典的三徴といわれる疼痛，血尿，側腹部腫瘤を認める症例は10％以下と少ない．超音波検査やCTにより無症状で発見される症例が全体の約70％を占める．腎細胞がんが産生する生理活性物質により発熱，体重減少，貧血，多血症，高カルシウム血症などが起こり，これらを契機に発見される場合もある．

3）診断

a 画像診断

ダイナミック造影CTが有用である．淡明細胞がんでは，早期動脈相から腫瘍の皮質は濃染し，実質相から排泄相では早期に造影効果の消失するパターンを呈する．遠隔転移の検索には，CTや骨シンチグラフィを行う．

b 病期診断

UICCのTNM分類（表1，2）を用いる．

c 転移例における予後因子とリスク分類

分子標的療法を受けた転移症例の解析結果から，PS不良，貧血，血小板数増加，好中球数増加，高カルシウム血症，初診断時から転移出現まで1年未満，の6つが独立した予後因子となり，これらの該当個数によるIMDC（International Metastatic Renal Cell Carcinoma Database Consortium）リスク分類が用いられている（表3）．

4）治療

a 病期Ⅰ，Ⅱ，Ⅲの治療

外科療法が原則である．腫瘍径の小さながんには腎部分切除術が行われ，ロボット支援腹腔鏡下手術が広く普及している．部分切除術が困難な場合には，腎摘除術を行う．病期Ⅰ，Ⅱに対しては，腹腔鏡下手術が行われる．

b 病期Ⅳの治療

① 分子標的薬

● **チロシンキナーゼ阻害薬**：VEGF受容体などを阻害する薬剤である．一次治療ではスニチニブやパゾパニブ，二次治療ではアキシチニブやカボザンチニブが単剤で使用される．最近では，免疫チェックポイント阻害薬との併用療法が一次治療として推奨されている．腎機能低下例や高齢者に対してはソラフェニブ単剤療法が使用されることもある．

● **mammalian target of rapamycin（mTOR）阻害薬**：エベロリムスとテムシロリムスがある．現在は使用機会が減少している．

② 免疫チェックポイント阻害薬

● **ニボルマブ**：抗PD-1抗体薬で，チロシンキナー

表1 腎がんのTNM分類

T	T0		原発腫瘍を認めない
	T1		最大径が7cm以下で，腎に限局する腫瘍
		T1a	最大径が4cm以下
		T1b	最大径が4cmをこえるが7cm以下
	T2		最大径が7cmをこえ，腎に限局する腫瘍
		T2a	最大径が7cmをこえるが10cm以下
		T2b	最大径が10cmをこえ，腎に限局する腫瘍
	T3		主静脈または腎周囲組織に浸潤するが，同側の副腎への進展がなくGerota筋膜をこえない腫瘍
		T3a	腎静脈やその区域静脈に進展する腫瘍，または腎盂腎杯システムに浸潤する腫瘍，または腎周囲および/または腎洞(腎盂周囲)脂肪組織に浸潤するが，Gerota筋膜をこえない腫瘍
		T3b	横隔膜下の大静脈内に進展する腫瘍
		T3c	横隔膜の大静脈内に進展，または大静脈壁に浸潤する腫瘍
	T4		Gerota筋膜をこえて浸潤する腫瘍(同側副腎への連続的進展を含む)
N	N0		領域リンパ節転移なし
	N1		領域リンパ節転移あり
M	M0		遠隔転移なし
	M1		遠隔転移あり

［UICC日本委員会TNM委員会(訳)：TNM悪性腫瘍の分類，第8版，日本語版，金原出版，p.199-200，2017より許諾を得て改変し転載］

表2 腎がんの病期

Ⅰ期	T1	N0	M0
Ⅱ期	T2	N0	M0
Ⅲ期	T3	N0	M0
	T1, T2, T3	N1	M0
Ⅳ期	T4	Nに関係なく	M0
	Tに関係なく	Nに関係なく	M1

［UICC日本委員会TNM委員会(訳)：TNM悪性腫瘍の分類，第8版，日本語版，金原出版，p.200，2017より許諾を得て改変し転載］

表3 転移例における予後因子とMSKCC・IMDCリスク分類

	予後予測分類	初診時から治療開始まで1年未満	Karnofsky performance status < 80%	貧血	補正カルシウム値上昇	LDH正常上限1.5倍超	好中球数増加	血小板数増加
MSKCC分類	0項目：favorable risk 1, 2項目：intermediate risk 3項目以上：poor risk	○	○	○	○	○		
IMDC分類	0項目：favorable risk 1, 2項目：intermediate risk 3項目以上：poor risk	○	○	○	○		○	○

［日本泌尿器科学会(編)：腎癌診療ガイドライン2017年版，メディカルレビュー社，p.33，2017より許諾を得て改変］
＊MSKCC分類は以前より使用されているリスク分類である．分子標的薬の普及以降，IMDC分類が広く用いられている．

ゼ阻害薬による治療後に単剤で使用される場合と，前治療歴のないすべてのIMDCリスク分類に対してカボザンチニブとの併用療法あるいはintermediateおよびpoor risk群に対して，イピリムマブとの併用療法がある．

● ペムブロリズマブ：抗PD-1抗体薬で，前治療歴のない根治切除不能または転移性の腎細胞がんに対して，アキシチニブあるいはレンバチニブと併用される．術後の再発リスクの高い症例に対しては術後補助薬物療法としても単剤で使用される．

● アベルマブ：抗PD-L1抗体薬で，前治療歴のない根治切除不能または転移性の腎細胞がんに対して，アキシチニブと併用される．

● イピリムマブ：抗CTLA-4抗体薬で，前治療歴のないIMDC分類intermediateおよびpoor risk群に対して，ニボルマブと併用される．ニボルマブ単独療法よりも免疫関連有害事象が著明となりやすい．

③ サイトカイン療法

インターフェロンαやインターロイキン2による治療のことで，現在は多くのガイドラインで推奨されていない．

🔑 この項の キーポイント

● 限局期の治療は外科療法が原則であり，近年増加している小径腎がんに対する腎部分切除術にはロボット支援腹腔鏡下手術が広く普及している．

● 根治切除不能または転移性腎細胞がんに対する治療の基本は免疫チェックポイント阻害薬や分子標的薬を併用した複合免疫療法である．

2 尿路上皮がん

summary 　尿路上皮がんは職業歴や生活習慣などの聴取が重要である．再発進展様式は，尿路腔内での多中心性再発と筋層浸潤がん/転移がんへの臨床的進展の2つがある．筋層非浸潤性膀胱がんにおいては，BCGの膀胱内注入療法が再発や進展に対して予防効果が高い．進行がんに対しては，白金製剤ベースの薬物療法が中心となるが，近年，免疫チェックポイント阻害薬や抗体薬物複合体の有用性が示されている．

1) 疫学

　膀胱がんの罹患率は，人口10万人あたり18.5人（男性28.5人，女性約9.1人）と報告されている．腎盂がんの発生頻度は全尿路上皮腫瘍のうちの5％，尿管がんはさらに低頻度である．化学薬品，喫煙，シクロホスファミド，骨盤内放射線照射などが危険因子である．

2) 病理学的分類

　病期はUICCのTNM分類（**表1**）で表記する．悪性度は低異型度と高異型度の2分類で評価される．

表1　膀胱がん，腎盂・尿管がんのTNM分類

a. 膀胱がん

T–原発腫瘍の壁内深達度	
TX	原発腫瘍の評価が不可能
T0	原発腫瘍を認めない
Ta	乳頭状非浸潤がん
Tis	上皮内がん：いわゆる"flat tumour"
T1	上皮下結合組織に浸潤する腫瘍
T2	固有筋層に浸潤する腫瘍
T2a	固有筋層浅層に浸潤する腫瘍（内側1/2）
T2b	固有筋層深層に浸潤する腫瘍（外側1/2）
T3	膀胱周囲脂肪組織に浸潤する腫瘍
T3a	顕微鏡的
T3b	肉眼的（膀胱外の腫瘤）
T4	次のいずれかに浸潤する腫瘍：前立腺間質，精嚢，子宮，腟，骨盤壁，腹壁
T4a	前立腺間質，精嚢，子宮または腟に浸潤する腫瘍
T4b	骨盤壁または腹壁に浸潤する腫瘍

N–領域リンパ節	
NX	領域リンパ節の評価が不可能
N0	領域リンパ節転移なし
N1	小骨盤内の単発性リンパ節転移（下腹，閉鎖リンパ，外腸骨または前仙骨リンパ節）
N2	小骨盤内の多発性領域リンパ節転移（下腹，閉鎖リンパ，外腸骨または前仙骨リンパ節）
N3	総腸骨リンパ節転移

M–遠隔転移	
M0	遠隔転移なし
M1	遠隔転移あり
M1a	領域外リンパ節転移
M1b	他の遠隔転移

b. 腎盂・尿管がん

T–原発腫瘍の壁内深達度	
TX	原発腫瘍の評価が不可能
T0	原発腫瘍を認めない
Ta	乳頭状非浸潤がん
Tis	上皮内がん
T1	上皮下結合組織に浸潤する腫瘍
T2	筋層に浸潤する腫瘍
T3	（腎盂）筋層をこえて腎盂周囲脂肪組織または腎実質に浸潤する腫瘍
	（尿管）筋層をこえて尿管周囲脂肪組織に浸潤する腫瘍
T4	隣接臓器に浸潤する，または腎をこえて腎周囲脂肪組織に浸潤する腫瘍

N–領域リンパ節	
NX	領域リンパ節への評価が不可能
N0	領域リンパ節転移なし
N1	最大径が2cm以下の単発性リンパ節転移
N2	最大径が2cmをこえる単発性リンパ節転移，または多発性リンパ節転移

M–遠隔転移	
M0	遠隔転移なし
M1	遠隔転移あり

［UICC日本委員会TNM委員会（訳）：TNM悪性腫瘍の分類，第8版，日本語版，金原出版，p.202-205，2017より許諾を得て転載］

3）診断

a 膀胱がんの診断

発見契機で最も多いのは無症候性肉眼的血尿である．その他，尿潜血や超音波で発見されることもある．最終的な確定診断は経尿道的腫瘍生検による病理診断でなされるが，それに先立つ膀胱鏡所見や尿細胞診も重要である．上皮内がん（carcinoma in situ：CIS）は内視鏡的には発赤病変として認められることが多いが，正常膀胱粘膜との鑑別が困難である．最近は蛍光膀胱鏡を用いた光線力学診断（photodynamic diagnosis：PDD）や狭帯域光観察（narrow band imaging：NBI）による腫瘍可視化技術が導入されている．進達度診断にはCTやMRIが用いられる．

b 腎盂・尿管がんの診断

腎盂・尿管がん（上部尿路がん）は無症候性肉眼的血尿のほか，水腎症に伴う側腹部痛もみられる．画像診断にはCT urographyが推奨される．尿管鏡検査による確定診断も重要である．膀胱がんと同様，尿細胞診も補助的に用いられ，進達度診断にはCTやMRIが用いられる．

4）治療

a 尿路上皮がんの外科療法

① 筋層非浸潤性膀胱がん（CISを除く）

経尿道的膀胱腫瘍切除（TURBT）が基本である．TURBTの際にPDDを行うことがある．TURBTで高異型度T1と診断された症例では再度TURBT（2nd TUR）を施行し，病期の確認と残存病変の除去を行う．

② 筋層浸潤性膀胱がん

膀胱全摘除術が標準治療で，ロボット支援手術が普及しつつある．新膀胱や回腸導管など尿路再建が必要となる．

③ 腎盂・尿管がん

腎尿管全摘除術が基本で，尿管口を完全に摘除するために膀胱の一部切除が行われる．ロボット支援腎尿管全摘除術が普及しつつある．

b 筋層非浸潤性膀胱がんに対する膀胱内注入療法

筋層非浸潤性膀胱がんは臨床病理学的因子をもとにリスクを評価し，治療方針が決定される．初発，単発，3 cm未満，Ta，低異型度，併発CISなしの

すべてを満たすものを低リスク群，T1，高異型度，CIS（併発CISを含む）のいずれかを満たすものを高リスク群，低・高リスク以外を中リスク群と定義されている．低リスク群に対しては，TURBT直後に抗がん薬（アントラサイクリン系やマイトマイシンC）単回膀注療法を行う．中リスク群に対しては，さらに抗がん薬の維持膀注療法の追加またはBCG膀注療法が推奨されている．高リスク群に対しては，BCG膀注療法が標準治療となる．

c 進行性尿路上皮がんに対する薬物療法

① 周術期薬物療法

膀胱がんに対する術前補助薬物療法は生存率への寄与が証明されている．術後補助薬物療法に関しては，抗PD-1抗体薬（ニボルマブ）による無病生存期間の延長が示されている．

② 一次薬物療法レジメン

シスプラチンfitかunfitによってGC（ゲムシタビン，シスプラチン）療法，MVAC（メトトレキサート，ビンブラスチン，ドキソルビシン，シスプラチン）の治療強度を高めたDD-MVAC療法あるいはGCarbo（ゲムシタビン，カルボプラチン）療法が標準レジメンとして使用される．治療効果判定で病勢進行がない場合は，抗PD-L1抗体薬（アベルマブ）による維持療法が推奨される．今後，GC＋ニボルマブ療法やペムブロリズマブ＋エンホルツマブ ベドチン療法が承認予定であり，大幅な全生存期間の延長が期待される．

③ 二次薬物療法レジメン

抗PD-1抗体薬（ペムブロリズマブ）による治療が二次薬物療法の標準である．

④ 三次薬物療法レジメン

抗体薬物複合体（エンホルツマブ ベドチン）による治療が三次薬物療法の標準である．

🔑 この項の キーポイント

- 筋層非浸潤性膀胱がんの再発や進展を予防する目的で，抗がん薬やBCG膀注療法が施行される．
- 膀胱上皮内がん（CIS）は筋層浸潤がんへの進展リスクが高く，BCG膀注療法が標準治療である．
- 尿路上皮がんに対する一次薬物療法は白金製剤を中心としたレジメンであるが，新規レジメンの登場により大きく変化する可能性がある．

3 前立腺がん

summary 前立腺がんは，PSA検診の普及や高齢化社会の影響もあり，わが国では罹患率が増加している．治療法は監視療法，外科療法，放射線療法，薬物療法と多岐にわたる．高齢者においては余命を考慮して治療法を選択する．

1）概要

a 罹患率と死亡率

世界における前立腺がん罹患数は，男性で肺がんに次ぎ，2番目に多い．わが国では，男性で最も多いがんが前立腺がんとなっている一方，年齢調整死亡率では10万人あたり6.7と，2005年をピークに緩やかな下降傾向となっている．

b 病因・危険因子

① 加齢

前立腺がんは年齢とともに増加し，80歳以上の剖検例では50～70％に検出される．

② 人種

前立腺がんの罹患率は，欧米で高く，アジアで低い．人種差のほか食生活などの環境因子も関与している．

③ 遺伝的素因

前立腺がんの兄弟がいる場合は3.4倍，父親がいる場合は2.2倍発症リスクが高まる．

c 病理組織

95％以上が腺がんであり，その他に神経内分泌がんなどがある．腺がんの組織学的悪性度の指標には，Gleasonスコアが用いられる．組織学的形態と浸潤増殖様式から1～5の5段階に分類し（Gleasonパターン）（図1），優勢な組織型と随伴する組織型を加算して2～10までのスコアで評価したものがGleasonスコアになる．最近，再発率とのより良好な相関を目的としてグレードグループ分類（グレード1：Gleasonスコア2～6，グレード2：Gleasonスコア3+4，グレード3：Gleasonスコア4+3，グレード4：Gleasonスコア4+4，グレード5：Gleasonスコア9～10）が提唱され，普及しつつある．

2）臨床症状

検診等で血清PSA（prostate-specific antigen：前立腺特異抗原）高値を契機として無症状で受診されることが多い．進行がんでは血尿や排尿困難を認め，骨転移例では骨痛や脊髄圧迫による下肢麻痺などを認めることがある．

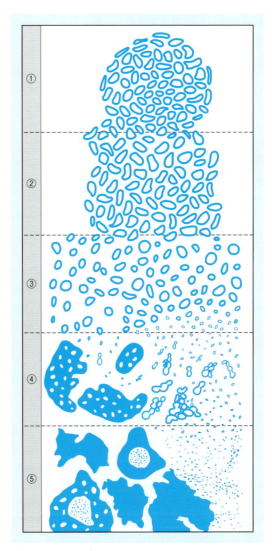

図1 Gleasonパターン
[Epstein JI：J Urol **183**：433-440, 2010より引用]

3）診断

a 直腸診

前立腺がんは70％が辺縁領域から発生し，直腸診で硬結の触知が可能である．しかし，硬結を触知できるのは全体の半数以下である．

215

b PSA

PSAは診断のみならず，治療方針の決定にも重要なマーカーである．一般に4 ng/mL以上の場合に生検が考慮される．前立腺肥大や前立腺炎でPSA値が上昇することもある．

c 前立腺生検

確定診断に必須の検査で，経直腸的超音波ガイド下に経直腸的または経会陰的に行われる．近年，超音波画像にMRI画像を融合した前立腺生検により診断効率が上昇している．

d 画像診断

T2強調画像と拡散強調画像やダイナミック造影像を加えたマルチパラメトリックMRIが，原発巣の診断に最も優れている．転移の診断には骨シンチグラフィやCTが用いられる．

4）治療

a 病期・リスク分類

病期はUICCのTNM分類を用いる．限局がんには，PSA値，Gleasonスコアを加味したリスク分類が用いられる（表1，2）．

b 治療

① 監視療法（active surveillance）

PSA10 ng/mL以下，Gleasonスコア6以下，臨床病期T2以下，生検陽性コア数1～2本，PSA濃度0.2または0.15 ng/mL/cm^{3}未満の患者は，前立腺がんの進行が緩徐である可能性が高い．このような低リスクがんには，定期的にPSA測定，直腸診，生検を行い，Gleasonスコアの上昇，陽性コア数の増加，臨床病期の進行が認められた場合にのみ根治的治療を行う監視療法が選択されることがある．

② 外科療法

期待余命が10年以上の限局性前立腺がんが適応となる．近年はロボット支援腹腔鏡下前立腺全摘除術が普及している．ロボット支援腹腔鏡下手術は，開放手術と比較して出血量が少なく，術後回復が早い利点があり，制がん効果や尿禁制および性機能温存効果は同等かそれ以上とされる．

③ 放射線療法

限局性および局所浸潤性前立腺がんに加えて，近年では少数転移を有する前立腺がんの原発巣にも適応が広がっている．低リスク症例を除き，内分泌療法の併用が推奨されている．

● **外照射**：3DCRTや強度変調放射線治療（IMRT）に加えて，近年，1回の線量を増やし治療回数を減らす寡分割照射も行われている．粒子線治療（陽子線，重粒子線治療）にも保険適用があるが，従来の

表1 前立腺がんのリスク分類（D'Amico）

	治療前 PSA値		Gleason スコア		臨床病期 （T）
低リスク	<10	&	<6	&	T1-T2a
中リスク	10.1～20	&/or	7	&/or	T2b
高リスク	20<	or	8<	or	T2c

（D'Amico AV, et al：JAMA **280**：969-974, 1998を参考に作成）

表2 前立腺腫瘍TNM分類

【原発腫瘍（T）】

TX：原発腫瘍の評価が不可能

T0：原発腫瘍を認めない

T1：触知不能で臨床的に明らかでない腫瘍
　T1a：組織学的に切除組織の5％以下の偶発的に発見される腫瘍
　T1b：組織学的に切除組織の5％をこえる偶発的に発見される腫瘍
　T1c：針生検により確認腫瘍が同定される腫瘍（例えば，PSAの上昇のため）

T2：触知可能で前立腺に限局する腫瘍
　T2a：片葉の1/2以内に進展する腫瘍
　T2b：片葉の1/2をこえ進展するが，両葉には及ばない腫瘍
　T2c：両葉へ進展する腫瘍

T3：前立腺被膜をこえて進展する腫瘍
　T3a：前立腺外へ進展する腫瘍（一側性，または両側性），顕微鏡的な膀胱頸部への浸潤を含む
　T3b：精嚢に浸潤する腫瘍

T4：精嚢以外の隣接構造（外括約筋，直腸，挙筋，および/または骨盤壁）に固定，または浸潤する腫瘍

【領域リンパ節（N）】

領域リンパ節は小骨盤リンパ節であり，総腸骨動脈分岐部以下の骨盤リンパ節である．

NX：領域リンパ節の評価が不可能

N0：領域リンパ節転移なし

N1：領域リンパ節転移あり

【遠隔転移（M）】

M0：遠隔転移なし

M1：遠隔転移あり
　M1a：領域リンパ節以外のリンパ節転移
　M1b：骨転移
　M1c：リンパ節，骨以外の転移

［UICC日本委員会TNM委員会（訳）：TNM悪性腫瘍の分類，第8版，日本語版，金原出版，p.191-192, 2017より許諾を得て改変し転載］

外照射に対する優位性は明確に示されていない．

● **組織内照射療法**：ヨウ素125シード線源を前立腺内に埋め込む永久挿入密封小線源療法と，前立腺に針を刺入し，イリジウム192を挿入して照射を行う

高線量率組織内照射がある.

④ 内分泌療法

前立腺がんのアンドロゲン依存性を利用して,テストステロンを去勢レベルに下げる治療が主体となる.転移がんには第一選択の治療であり,放射線治療の補助療法としても用いられる.

- **両側精巣摘除術**:安価で永続的にテストステロンを低下させられるが,身体的・精神的苦痛を伴う.
- **LH-RHアゴニスト(ゴセレリン,リュープロレリン)**:下垂体におけるLH-RH受容体を持続的に刺激し,結果的に受容体の感受性を低下させることでLHの分泌が抑制され,テストステロンの合成が阻害される.投与初期の一過性のテストステロン上昇(フレアアップ)が問題となることがあり,抗アンドロゲン薬により予防する.
- **LH-RHアンタゴニスト(デガレリクス)**:LH-RH受容体の直接阻害薬であり,速やかに血中テストステロン値を去勢レベルに低下させる.LH-RHアゴニストでみられるフレアアップが認められない.
- **抗アンドロゲン薬**:副腎などから産生されるアンドロゲンはテストステロンとなり,前立腺細胞内で5α還元酵素によってジヒドロテストステロン(DHT)に変換されてアンドロゲン受容体と結合し,細胞増殖に関与する.そこでアンドロゲン受容体を阻害する抗アンドロゲン薬をLH-RH製剤と併用するCAB(combined androgen blockade)療法がしばしば行われる.抗アンドロゲン薬はLH-RHアゴニストによるフレアアップ予防にも使用される.これらの用途には,ビカルタミドやフルタミドが用いられる.エンザルタミド,アパルタミド,ダロルタミドは新世代の抗アンドロゲン薬であり,アンドロゲン受容体の阻害作用が強力で,さらにジヒドロテストステロンと結合したアンドロゲン受容体の核内移行や核内でのDNA結合の阻害作用を有する.以前は,一次内分泌療法に抵抗性となったがん(去勢抵抗性前立腺がん)に主に用いられていたが,近年は転移を有する去勢感受性前立腺がん(mCSPC)の一次治療として用いられ,さらに後述するドセタキセルも併用する治療法がとくに腫瘍量の多い前立腺がんに導入されている.
- **CYP17阻害薬(アビラテロン)**:アンドロゲン合成に関わる主要な酵素(CYP17)を阻害することにより,精巣だけでなく副腎や前立腺のアンドロゲン合成も抑える機序を有する薬剤で,一次内分泌療法抵抗例に効果が期待できる.去勢抵抗性前立腺がんのほか,Gleasonスコア8以上,骨転移3ヵ所以上,内臓転移のうち2条件を有する高リスクの未治療転

移性前立腺がんに対しても用いられる.

⑤ 薬物療法

- **ドセタキセル**:主として転移を有する去勢抵抗性前立腺がんに用いられる.mCSPCに対しても内分泌療法にドセタキセルを併用することで予後が改善することが報告され,さらに最近では腫瘍量の多いmCSPCに対して,前述の新規抗アンドロゲン薬とLH-RH製剤の3剤併用療法を用いるようになっている.
- **カバジタキセル**:ドセタキセル抵抗性の去勢抵抗性前立腺がんに対して用いられる.発熱性好中球減少のリスクが高いため,G-CSFを一次予防で使用する.
- **オラパリブ**:PARP阻害薬で,DNA1本鎖切断の修復を阻害することで,*BRCA*に変異があると相同組換え修復機能が障害されているため細胞死に至る薬剤機序である.遺伝子検査で*BRCA*の遺伝子変異が確認された去勢抵抗性前立腺がんに対して用いられ,一次治療としてはアビラテロンと併用し,二次治療としてオラパリブ単独で用いられる.

⑥ ラジウム-223

骨代謝が亢進している部位に選択的に集積し,高エネルギーのα線を放出して腫瘍細胞のDNA二重鎖を切断する.このため骨転移例に対して適応があり,骨転移があっても内臓転移があれば使用されない.

c 予後

限局性かつGleasonスコア6以下の前立腺がんでは,がん特異的5年生存率は100%に近く,予後良好である.一方,遠隔転移を有する前立腺がんの5年生存率は50%程度である.

🔑 **この項の キーポイント**

- 限局がんに対する根治治療には,外科療法,放射線療法がある.また一部の低リスクがんでは,監視療法という選択肢がある.薬物療法では,アンドロゲンの除去を行い,前立腺がんの増殖を抑える内分泌療法が第一選択となり,近年,新規抗アンドロゲン薬やドセタキセルも併用されるなど治療の選択肢が広がっている.去勢抵抗性前立腺がんにはタキサン系抗がん薬やCYP17阻害薬,新規抗アンドロゲン薬,ラジウム-223のほか,*BRCA*遺伝子変異のある症例ではPARP阻害薬が使用される.

- 前立腺がん全体での予後は比較的良好であり,余命を十分に考慮した治療が必要である.一方,初診時で多発転移を有するなど予後不良のがんもあり,新規薬剤の積極的使用が推奨されている.

Ⅱ 各論

8 原発不明がん

summary 原発不明がんは，がん全体の5％程度を占め一般的には予後不良な疾患である．発症年齢中央値も50歳代後半と比較的若い世代に罹患者が多い．さまざまな腫瘍が混在しており病変の分布も多彩である．原発巣同定のために放射線診断医や病理医との連携のもと画像診断や病理検査を可及的速やかに行うべきだが，原発巣特定に必要以上固執せず，15～20％存在する特定の治療により長期生存が期待できるサブグループを見逃さないことが重要である．臓器横断的な修練を積んだ腫瘍内科医としての力量が問われる．

1）概要

a 定義

原発不明がんとは，一般的な全身検索（問診，身体診察，血液・尿検査，画像診断，病理診断など）を行っても，原発巣が確認できない転移性腫瘍であり，さまざまな腫瘍が混在した不均一な疾患グループである．特定の治療によって長期生存が認められるサブグループ（15～20％）が含まれる．

b 疫学

全国がん登録では，2017年の部位不明の罹患数（全がん罹患数に占める割合）は，男性3,741例（0.7％），女性3,497例（2.3％）であった．欧州の登録システムでは全悪性腫瘍中の2.3～7.8％とされており，決してめずらしい病気ではない．発症年齢の平均は50歳代半ばから後半である．死後の剖検により判明する原発巣で頻度が高い順に，肺，膵臓，肝臓・胆管，腎臓／副腎，大腸，生殖器，胃と報告されているが，剖検後も原発巣が同定されない症例が25％程度存在する．

2）臨床症状

診断時に半数以上は複数臓器への転移があり，その転移部位によってさまざまな症状が起こる．

3）診断

a 基本姿勢

特定の治療で長期生存や奏効が期待できる15～20％のサブグループを，いかに漏れなく効率よく抽出できるかが重要である．それ以外は予後不良であり遺伝子発現解析などを用いて原発巣を特定しても多くの場合，予後を改善することにはつながらないため，必要以上の検査により治療開始を遅くしないことが大切である．

b 初期にすべき検査

詳細な病歴聴取の後，初期にすべき検査は身体所見，末梢血球数，血液像，生化学，一般検尿，胸部X線検査，頸胸腹部骨盤CTである．泌尿器科，婦人科診察も行う．必要に応じて，腫瘍マーカー，FDG-PETおよび上下部消化管内視鏡検査を行う．詳細な身体診察を軽視してはならない．全身のリンパ節の触診，皮膚，乳腺，肛門，精巣の診察は忘れないようにする．

c 病理

① 生検

腫瘍生検は，体表から触知可能なリンパ節や皮膚結節など侵襲の少ない部位から行う．細胞診ではなく組織診を得る努力をすべきである．各種の免疫組織化学染色やマイクロサテライト不安定性（microsatellite instability：MSI）検査，がん遺伝子パネル検査に十分な検体の採取にも留意すべきである．

② 病理診断

臨床的に原発不明がんと診断された場合，免疫組織化学染色や遺伝子解析などの詳細な検討により原発巣が同定される場合があるため，臨床情報の提供など，病理診断医との連携が必須である．臨床医は生検の段階で，原発巣が特定されていないことを病理医に知らせるなど病理医との情報交換が重要である．病理医は組織学的形態から可能な限りの原発巣の推定を行う．さまざまな免疫組織化学染色が原発巣推定に汎用され，それらの組み合わせで原発巣推定ができることもある．

原発不明がんは，光学顕微鏡での病理学的分類で，①腺がん，②低・未分化がん，低・未分化腺がん，③未分化悪性腫瘍，④扁平上皮がん，⑤神経内分泌がんに分類可能である（図1）．最も頻度が高いのは腺がんだが，特定の治療が施行できるサブグループは少ない．原発臓器にかかわらず，ミスマッチ修復（MMR）機能欠損によって発症する高頻度マ

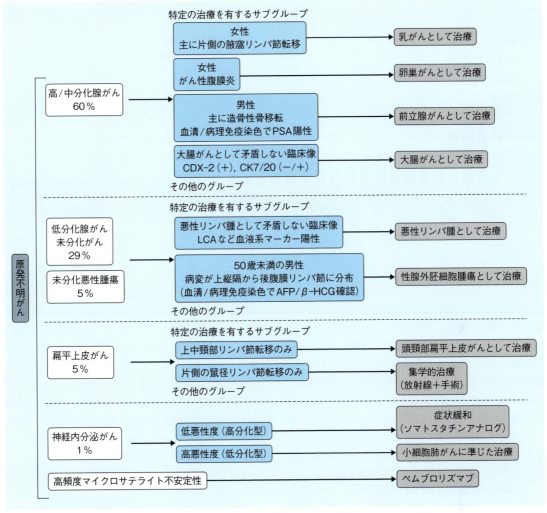

図1 原発不明がんの病理組織学的分類と治療
[日本臨床腫瘍学会（編）：新臨床腫瘍学，第7版，南江堂，p.559，2024を参考に作成]

イクロサテライト不安定性（MSI-H）固形がんに対して，免疫チェックポイント阻害薬であるペムブロリズマブが承認された．陽性頻度は高くないが（図2），治療オプションの1つとなる．

③ CT

CTは，病変の広がりの評価や生検部位の決定に有用であり，原発不明がんの診断過程で頻用される．約30％の症例で原発巣特定に有用であったとの報告がある．

④ FDG-PET

FDG-PETは，他の画像診断ではとらえられない原発巣の特定，転移巣の発見に有用である．

⑤ 腫瘍マーカー

血清中の腫瘍マーカーは多くの場合に特異度の低さから原発巣推定にはあまり有用ではないが，特定の組織型や病変部位によって血清腫瘍マーカーが有用なこともある．たとえば，低分化型上皮がんが縦隔リンパ節や後腹膜リンパ節に認められたときには，AFPやβ-hCGの上昇が胚細胞腫瘍の診断に役立つ．また中高齢男性で造骨性骨転移を伴う腺がんが認められた場合には，前立腺がんを疑いPSAを測定する．さらに女性の腹水に腺がんが認められた場合にはCA125の上昇が卵巣がんや原発性腹膜がんの診断に役立つ．

4）治療

特定のがんとしての治療を行うことで，予後の改善が大きく期待できるサブグループとそれ以外のサブグループを分けて考えることがポイントになる．

a 予後

後述する特定の治療を有するサブグループを除くと，一般的に予後不良である．特定の治療を有しな

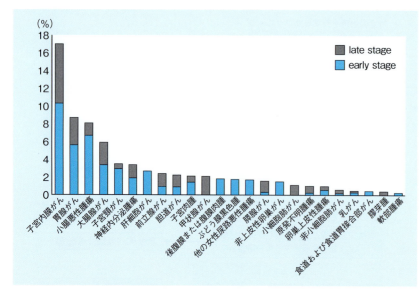

図2 12,019例（32がん種）におけるミスマッチ修復機能欠損検出割合

early stage：Stage Ⅰ～Ⅲ，late stage：Stage Ⅳ
［Le DT, et al：Science 357：409-413, 2017より引用］

いサブグループにおける予後良好因子としては，2個以下の臓器転移数，肝転移なし，PS0～1，血清LDH正常などがあげられている．これら予後良好因子をもたない場合の生存期間中央値は3～11ヵ月程度であり，状況により治療開始前からBSC(best supportive care)も選択肢になりうる．

b 特定の治療を有するサブグループ

① 根治を目指す治療

ⅰ) 50歳以下の男性，低・未分化(腺)がん，身体の中心部に位置するリンパ節病変(とくに縦隔，後腹膜リンパ節)の症例

胚細胞腫瘍を想定して検査を進める．精巣の詳細な診察を行う．AFPやβ-hCGの測定が診断の決め手となることもある．精巣に病変がない場合でも精巣外胚細胞腫瘍として根治を目指した治療戦略を練る．具体的にはブレオマイシン＋エトポシド＋シスプラチン(BEP療法)などの標準治療を4サイクル行う．腫瘍マーカーが正常化しても残存病変が存在する場合は，残存病変の切除を行う．

ⅱ) 女性で腺がん，腋窩リンパ節転移のみの症例

腋窩リンパ節転移陽性乳がんとして対処し，まずはマンモグラフィと超音波検査を行う．これら検査にて乳房内病変が同定できない場合でも乳房MRI(造影)で腫瘍性病変が検出できることも多い．原発巣を疑う乳房内病変は生検を行い，エストロゲン受容体(ER)，プロゲステロン受容体(PgR)およびHER2の免疫染色を行う．

MRIでも原発巣が見つからない場合，腋窩リンパ節転移陽性乳がん(T0 N1/2)として治療戦略を組み立てる．まず腋窩リンパ節郭清を行い，そのがん細胞陽性リンパ節の個数，ER，PgR，HER2染色結果，組織学的グレード分類，Ki-67 indexなどの結果により，術後補助薬物療法，補助ホルモン療法を施行する．腋窩リンパ節の転移巣が大きい場合や，周囲組織との固着があるような場合は，術前補助薬物療法を施行する場合もある．画像上，乳房内に明らかな腫瘍性病変を認めない場合でも約半数で経過観察中に乳がん発症が認められる．乳房切除または放射線治療などの局所治療が推奨される．

ⅲ) 女性で腺がん，がん性腹膜炎のみを認める症例

女性で上下部消化管内視鏡検査を含む全身検索の結果，腹膜播種病変のみで腺がんが検出された場合，原発性腹膜がんを想定して検査を進める．婦人科的診察，血清CA125測定を行う．

腹部～骨盤CTなどで卵巣に病変がない場合でも，Stage Ⅲの卵巣がんとして治療戦略を組み立てる．これは卵巣上皮が腹膜に由来し，原発性腹膜がんの病態も卵巣がんに酷似するためである．具体的には，白金製剤ベースの薬物療法と腫瘍減量を目的とした外科療法(子宮全摘出＋両側子宮付属器切除＋大網切除)を組み合わせる．薬物療法はカルボプラチン＋パクリタキセルまたはカルボプラチン＋ドセタキセルの6～8サイクルが標準治療である．腹水貯留が高度の場合に術前補助薬物療法を優先する場合もある．

ⅳ) 扁平上皮がんで，中上頸部リンパ節転移のみの症例

頭頸部がんを想定して検査を進める．原発巣が不明の頭頸部がんは約5％を占め，決してめずらしい

病態ではない．男性が女性の数倍多く，喫煙者，大量飲酒者が典型的である．頭頸部扁平上皮がんに準じて，薬物療法，放射線療法，外科療法（頸部リンパ節郭清）を組み合わせた集学的治療を行う．

v）限局するリンパ節転移のみの症例

切除可能なら外科療法，または放射線療法を行う．明らかな病変が片側鼠径リンパ節のみ（とくに扁平上皮がん）の場合には，皮膚，肛門，直腸，会陰，腟，子宮頸部，ペニス，陰嚢などを注意深く検索する．限局した鼠径リンパ節転移を認めた症例に対して，手術や放射線療法により5年を超えた長期生存例も報告されている．

② 特異的治療で奏効が期待できる

i）男性で腺がん，多発性骨転移（とくに造骨性），血清PSA高値または病理組織の免疫染色でPSA陽性の症例

これらの症例では，前立腺に明らかな病変が認められなくても，転移性の前立腺がんに準じて，ホルモン療法などを開始する．

ii）免疫染色プロファイルにより大腸がんが疑われる症例

CDX-2は，成人では主に小腸と大腸粘膜上皮の核内に発現している．CDX-2陽性かつCK7/20（-/+）は大腸がんに特徴的なパターンである．とくに腹腔リンパ節転移や肝転移，腹膜播種など進行大腸がんの臨床像を呈する場合には，大腸がんに準じた治療を行うことで奏効が期待できる．

iii）神経内分泌腫瘍

高分化型（neuroendocrine tumor）でホルモン過剰分泌によるカルチノイド症候群を呈する場合，ソマトスタチンアナログが症状緩和に用いられるが腫瘍縮小は期待しがたい．一方で分子標的薬エベロリムスによって2/3の症例で腫瘍縮小が得られ増悪リスクが半減する．細胞障害性（殺細胞性）抗がん薬の有効性は限定的である．増殖速度の速い低分化型（neuroendocrine carcinoma）では，小細胞肺がんに準じた白金製剤併用薬物療法が有効である．

iv）高頻度マイクロサテライト不安定性（MSI-H）を有する固形がん

DNAにはマイクロサテライトと呼ばれる1～数塩基の塩基配列の繰り返しが散在し，体細胞分裂におけるDNA複製時にエラーが生じやすい．ミスマッチ修復（MMR）機能が欠損すると通常MMRタンパク質によって正常に修復されるDNA複製時のエラーが蓄積され，マイクロサテライトが通常と異なる反復回数を示すことがあり，マイクロサテライ

ト不安定性（MSI）といわれるMMR機能欠損によりDNAのエラーが修復されず蓄積しがん化する場合があり，「MSI-H固形がん」と呼ばれる．標準的薬物療法歴のあるMSI-H固形がん患者対象のペムブロリズマブ単剤療法にて1/3の症例で，奏効と1年以上の病勢コントロールが得られている．

c それ以外の原発不明がん

特定の治療法が存在するサブグループに入る症例は少数で，15～20％にすぎない．その他の約80～85％の原発不明がんに対する確立した標準治療は存在しない．原発不明がんには，さまざまながん種が含まれることを反映して治療成績にはばらつきがあるが，おおむね奏効率は20～40％，生存期間中央値は7～10ヵ月である．組織型・PS・年齢などを参考に薬物療法のリスク/ベネフィットを考慮し，白金製剤（カルボプラチンまたはシスプラチン）を中心とした併用薬物療法を検討するが予後は不良であり，BSCのみの選択もありうる．近年，免疫チェックポイント阻害薬（抗PD-1抗体）のニボルマブ単剤療法による有効性が示され，承認されている．また，原発不明がんはがん遺伝子パネル検査の検査対象となるため，患者の全身状態や治療希望を考慮して，検査の適応を判断していく．「原発不明」であることは，患者を不安にさせるものであるので，患者の感情に配慮した診察・治療を行うことが大切である．

🔑 この項の キーポイント

- 原発不明がんは，がん全体の5％程度を占めるめずらしくない病気である．
- 病理検査は可及的速やかに行うべきで，病理医との連携が重要である．
- 特定の治療を施行でき比較的良好な予後が期待できる15～20％のサブグループを見逃さないことが重要である．
- それ以外のサブグループの予後は不良であり，白金製剤を中心とした併用薬物療法などを検討するが，緩和ケアのみの選択もありうる．
- 「原発不明」であることは，患者・医師双方にとっても不安であり，患者の感情に配慮した診察・治療を行う．

◉参考文献

1) 日本臨床腫瘍学会（編）：原発不明がん診療ガイドライン，第2版，南江堂，2018
2) 日本臨床腫瘍学会（編）：新臨床腫瘍学，第7版，南江堂，2024

Ⅱ 各論

9 胚細胞腫瘍

summary 胚細胞腫瘍とは，胎生期の多分化能をもつ原始胚細胞が腫瘍化したものである．きわめて進行が早いこと，転移があっても集学的治療により根治が望めることから，早期に適切な治療を施行する必要がある．一部の症例は難治例になることがあり，また，薬物療法後の残存腫瘍切除には高度の技術が要求されることから，経験豊富な施設で系統的な治療が行われることが望まれる疾患である．

1) 概要

a 疫学

胚細胞腫瘍の発生頻度は男性10万人に対して約1〜2人である．年齢階級別罹患率は，20歳代後半から30歳代にかけて最大のピークがあり，40歳代未満の罹患が全罹患数の約2/3を占める．胚細胞腫瘍の主な危険因子は，ヨーロッパ系人種，精巣がんの既往，停留精巣既往，精巣がんの家族歴と考えられている．疫学研究では，停留精巣既往がある男性の精巣がんになる相対危険率は2〜10倍と報告されている．

b 病理・分類

① 発生部位による分類

- 性腺原発(gonadal origin)：胚細胞腫瘍の95％が性腺原発である．
- 性腺外原発(extra-gonadal origin)：胚細胞腫瘍の2〜5％を占める．体の中心線上に発生し，発生部位は縦隔と後腹膜が多い．

② 組織学的分類

精巣原発では高位精巣摘除術による治療的診断を行う．縦隔，後腹膜などの性腺外原発胚細胞腫瘍が疑われる場合，CTガイド下などでの生検による組織診断を行う．わが国では表1に示す分類に従い分類する．

組織はセミノーマと非セミノーマに分類される．セミノーマ単一組織型以外の組織型および混合型のものは非セミノーマと分類する．セミノーマの割合は35〜50％で，性上皮細胞のみで構成され多臓器に転移しにくい．一方，非セミノーマは転移しやすく，胎児性がん，卵黄嚢腫，絨毛がん，奇形腫により構成され，これらの組織型が混在する混合型が30％に認められる．組織学的にセミノーマと診断されてもAFPの上昇を認める場合には，非セミノーマ成分が混在していると考えられるため非セミノーマに分類する．

表1 胚細胞腫瘍の組織分類

1) GCNIS由来胚細胞腫瘍(Germ cell tumors derived from germ cell neoplasia *in situ*)

　a)非浸潤性胚細胞腫瘍(Non-invasive germ cell neoplasia)
　　① GCNIS(Germ cell neoplasia *in situ*)
　　② 精細管内胚細胞腫瘍特異型(Specific form of intratubular germ cell neoplasia)
　b)単一型(Tumors of single histological type, pure forms)
　　① セミノーマ(Seminoma)
　　② 非セミノーマ性胚細胞腫瘍(Non-seminomatous germ cell tumors)
　　③ 複数の組織型を有する非セミノーマ性胚細胞腫瘍(Non-seminomatous germ cell tumors of more than one histological type)
　　④ 組織型不明な胚細胞腫瘍(Germ cell tumors of unknown type)

2) GCNIS非関連性胚細胞腫瘍(Germ cell tumors unrelated to germ cell neoplasia *in situ*)

　a)精母細胞性腫瘍(Spermatocytic tumor)
　b)奇形腫，思春期前型(Teratoma, prepubertal-type)
　c)奇形腫・卵黄嚢腫瘍混合型，思春期前型(Mixed teratoma and yolk sac tumor, prepubertal-type)
　d)卵黄嚢腫瘍，思春期前型(Yolk sac tumor, prepubertal-type)

[日本泌尿器科学会ほか(編)：精巣腫瘍取扱い規約，第4版，金原出版，2018を参考に作成]

2) 臨床症状と鑑別診断

a 臨床症状

精巣原発における陰嚢の症状としては片側陰嚢内容の無痛性腫大のことが多い．縦隔原発の主症状として代表的なものは呼吸困難，胸痛，咳である．後腹膜原発の主症状は，腹痛，背部痛，体重減少などである．

b 鑑別診断

陰嚢水瘤，精巣上体炎，精巣捻転，精液瘤などの陰嚢内疾患との鑑別が必要である．

3）診断

a 精巣腫瘍の存在診断

① 身体所見

触診では硬く腫大した陰嚢内容腫大を触知する．表面は不整なことが多く，圧痛はない．

② 超音波検査

最も有用な検査である．辺縁が不整な低エコー領域が認められたら，まず精巣腫瘍を疑う．局所の血流が評価可能なカラードプラ超音波検査が有用である．

③ 腫瘍マーカー

重要な腫瘍マーカーとして，AFP，HCG，LDHの3つがある．これらの腫瘍マーカーは治療効果のモニタリングにも用いられる．

AFPは胎児性がん，卵黄嚢腫瘍において高値を示すことが知られている．非セミノーマの40％に上昇を認めるが，セミノーマでは陽性とならない．AFPの血中半減期は約5～7日である．

HCGは絨毛がんにおいて非常に高値となるが，その他胎児性がんなどでも上昇する．セミノーマでも上昇することがあるが，これはセミノーマ組織内にあるsyncytiotrophoblastic giant cell（合胞体性巨細胞）から産生される．非セミノーマの40％，セミノーマの15～20％で陽性になる．HCGの血中半減期は1.5～3日である．

LDHは精巣腫瘍に特異的ではないが，腫瘍量と相関するといわれ，病勢を反映するマーカーとなりうる．セミノーマの40～60％，非セミノーマの40～60％で陽性となる．

b 性腺外胚細胞腫瘍の存在診断

① 身体所見

腹部膨満や表在リンパ節腫脹の有無を確認するが，身体所見を伴わない場合も多い．

② CT

性腺外胚細胞腫瘍の典型的な原発部位は正中線上（縦隔，腹膜後腔，松果体）である．空間分解能の高い造影CT検査が存在診断に有用である．

③ 腫瘍マーカー

精巣原発と同様である．

c Stage

AJCCによるTNM分類とStageを表2に示す．また，進行性胚細胞腫瘍（AJCCにおけるⅡC期以上）においては，International Germ Cell Cancer Collaborative Groupによるリスク分類（以下，IGCCCG分類，表3）が広く用いられている．

4）治療

AJCC分類に沿ってセミノーマおよび非セミノーマの治療方針を概説する．

a StageⅠA，ⅠB，ⅠSのセミノーマ

高位精巣摘除術後StageⅠのセミノーマに対する治療方法として，経過観察，予防的放射線治療，カルボプラチンによる補助薬物療法がある．これらの3つの方法において，長期生存成績に関していずれかが優れているという確固たるエビデンスは存在しない．経過観察で15～20％の患者が再発するが，再発後に治療を行うことで98～99％が完治する．予防的放射線治療およびカルボプラチンで再発率を5％以下に低下させることができる．

b StageⅠA，ⅠBの非セミノーマ

経過観察，後腹膜リンパ節郭清（retroperitoneal lymph node dissection：RPLND）および薬物療法がある．再発リスクである脈管浸潤がなければ経過観察されることが多い．脈管浸潤がある場合は薬物療法としてBEP（ブレオマイシン＋エトポシド＋シスプラチン）療法を2サイクル行う．薬物療法を希望しなければ経過観察またはRPLNDを行う．

c StageⅠSの非セミノーマ

精巣摘除術後も腫瘍マーカーが低下せず，正常化に至らないStageⅠSにはBEP療法3サイクルあるいはEP（エトポシド＋シスプラチン）療法4サイクルを行う．

d StageⅡA，ⅡBのセミノーマ

StageⅡA，ⅡBのセミノーマに対する標準治療は放射線治療とされている．高位精巣摘除術後に両側傍大動脈リンパ節＋患側骨盤リンパ節へ30～40Gyの放射線治療を行う．5年の無再発生存率は85～94％である．再発した場合はシスプラチンを含む薬物療法により90％以上の長期生存が得られる．放射線治療の代わりに薬物療法も選択可能であり，BEP療法3サイクル，あるいはEP療法4サイクルを行う．

e StageⅡA，ⅡBの非セミノーマ

StageⅡAの非セミノーマは精巣摘除術後に腫瘍マーカーが正常化するS0，正常化しないS1で治療方針を分ける．StageⅡA，S0は経過観察，RPLNDあるいは生検のいずれかが選択可能である．経過観察において腫瘍の増大・腫瘍マーカーの上昇があれば薬物療法やRPLNDを行う．薬物療法はBEP療法3サイクルあるいはEP療法4サイクルを行う．StageⅡA，S1またはStageⅡBは薬物療法（BEP療法3サイクルあるいはEP療法4サイクル）を行う．薬物療法後の残存腫瘍に対しては，

II　各論　9　胚細胞腫瘍

表2　精巣の胚細胞腫瘍のTNM分類とAJCCステージング

TNM臨床分類

T-原発腫瘍		分類上，根治的精巣摘除術を必須としないpTisとpT4を除き，原発腫瘍の広がりは根治的精巣摘除術後に分類する. pTを参照.　そのほか，根治的精巣摘除術が行われなかった場合にはTXの記号を用いる.
N-領域リンパ節	NX	領域リンパ節の評価が不可能
	N0	領域リンパ節転移なし
	N1	最大径が2cm以下の単発性または多発性リンパ節転移
	N2	最大径が2cmをこえるが，5cm以下の単発性または多発性リンパ節転移
	N3	最大径が5cmをこえるリンパ節転移
M-遠隔転移	M0	遠隔転移なし
	M1	遠隔転移あり
	M1a	領域リンパ節以外のリンパ節転移，または肺転移
	M1b	領域リンパ節以外のリンパ節転移と肺転移を除く遠隔転移

pTNM病理学的分類

pT-原発腫瘍	pTX	原発腫瘍の評価が不可能(T-原発腫瘍を参照)
	pT0	原発腫瘍を認めない(例えば，精巣における組織学的瘢痕)
	pTis	精細管内胚細胞腫瘍(上皮内癌)
	pTl	脈管侵襲を伴わない精巣および精巣上体に限局する腫瘍. 浸潤は白膜までで，鞘膜には浸潤していない腫瘍
	pT1a	セミノーマで直径が3cm以下
	pT1b	セミノーマで直径が3cmをこえる
	pT2	脈管侵襲を伴う精巣および精巣上体に限局する腫瘍. または白膜をこえ，鞘膜に進展する腫瘍
	pT3	脈管侵襲には関係なく，精索に浸潤する腫瘍
	pT4	脈管侵襲には関係なく，陰嚢に浸潤する腫瘍
pN-領域リンパ節	pNX	領域リンパ節の評価が不可能
	pN0	領域リンパ節転移なし
	pN1	最大径が2cm以下で，5個以下のリンパ節転移
	pN2	最大径が2cmをこえるが5cm以下のリンパ節転移，または最大径が5cm以下で，6個以上の多発性リンパ節転移，またはリンパ節外への進展
	pN3	最大径が5cmをこえるリンパ節転移
pM-遠隔転移	pM1	遠隔転移が顕微鏡的に確認される
	M1a	領域リンパ節以外のリンパ節転移あるいは肺転移を認める
	M1b	領域リンパ節以外のリンパ節転移と肺以外の臓器に転移を認める

S-血清腫瘍マーカー

SX	血清腫瘍マーカー検査が不明，または実施していない		
S0	血清腫瘍マーカー値が正常範囲内		
	LDH	HCG(mIU/mL)	AFP(ng/mL)
S1	<1.5×N	および<5,000	および1,000
S2	1.5-10×N	または5,000〜50,000	または1,000〜10,000
S3	>10×N	または>50,000	または>10,000

予後群

0期	pTis	N0	M0	S0
Ⅰ期	pT1-T4	N0	M0	SX
ⅠA期	pT1	N0	M0	S0
ⅠB期	pT2-T4	N0	M0	S0
ⅠS期	pT/TXに関係なく	N0	M0	S1-S3
Ⅱ期	pT/TXに関係なく	N1-N3	M0	SX
ⅡA期	pT/TXに関係なく	N1	M0	S0
	pT/TXに関係なく	N1	M0	S1
ⅡB期	pT/TXに関係なく	N2	M0	S0
	pT/TXに関係なく	N2	M0	S1
ⅡC期	pT/TXに関係なく	N3	M0	S0
	pT/TXに関係なく	N3	M0	S1
Ⅲ期	pT/TXに関係なく	Nに関係なく	M1a	SX
ⅢA期	pT/TXに関係なく	Nに関係なく	M1a	S0
	pT/TXに関係なく	Nに関係なく	M1a	S1
ⅢB期	pT/TXに関係なく	N1-N3	M0	S2
	pT/TXに関係なく	Nに関係なく	M1a	S2
ⅢC期	pT/TXに関係なく	N1-N3	M0	S3
	pT/TXに関係なく	Nに関係なく	M1a	S3
	pT/TXに関係なく	Nに関係なく	M1b	Sに関係なく

[UICC日本委員会TNM委員会(訳)：TNM悪性腫瘍の分類，第8版，日本語版，金原出版，p.196-198，2018より許諾を得て改変し転載]

表3 IGCCCGによる分類

risk	セミノーマ	非セミノーマ
good	肺以外の臓器転移なし	以下のすべてを満たす AFP<1,000 ng/mL HCG<5,000 mIU/mL LDH<正常上限×1.5 肺以外の臓器転移なし 性腺または後腹膜原発
intermediate	肺以外の臓器転移あり	以下のいずれかを満たす AFP 1,000〜10,000 ng/mL HCG 5,000〜50,000 mIU/mL LDH 正常上限×1.5〜10 肺以外の臓器転移なし 性腺または後腹膜原発
poor	―	以下のいずれかを満たす AFP>10,000 ng/mL HCG>50,000 mIU/mL LDH>正常上限×10 肺以外の臓器転移あり 縦隔原発

RPLNDか経過観察が選択肢であるが，CTで1cm以上の残存腫瘍がある場合はRPLNDが推奨される．

f 進行性胚細胞腫瘍（Stage ⅡC, ⅢA, ⅢB, ⅢC）

ⅡC以上の胚細胞腫瘍における基本的な治療方針は，まず薬物療法を施行し，腫瘍マーカーの正常化が得られたら残存した腫瘍を切除する．IGCCCG分類のgood risk群ではBEP療法3サイクルあるいはEP療法4サイクルが標準治療であり，intermediate群あるいはpoor risk群においてはBEP療法4サイクルが標準治療である．

g 薬物療法後の残存腫瘍の切除

セミノーマにおいて，薬物療法終了後の残存腫瘍について，3cm未満であればviable cellが残存している確率は3%程度であり経過観察のみでよいが，3cm以上の場合は30%程度でviable cellが残存していると考えられ，外科的に切除を行うか，あるいは慎重に経過観察することが必要であるviable cellの有無の判断にはPET検査が推奨される．

非セミノーマにおいて，薬物療法にて腫瘍が完全に消失すれば手術は省略可能であるが，腫瘍マーカーが陰性化し残存腫瘍を認めれば切除を行う．残存腫瘍の組織が壊死あるいは奇形腫であれば，そのまま経過観察とする．切除した組織にviable cellが認められた場合には，薬物療法[EP療法，VeIP（ビンブラスチン，イホスファミド，シスプラチン）療法，VIP（エトポシド，イホスファミド，シスプラチン）療法またはTIP（パクリタキセル，イホスファ

ミド，シスプラチン）療法]を2サイクル追加する．

h 再発および治療抵抗性胚細胞腫瘍

初回薬物療法無効例，および薬物療法により寛解が得られた後の再発例に対しては救済薬物療法が施行される．VIP療法，VeIP療法あるいはTIP療法が用いられる．VIP療法，VeIP療法，TIP療法でいずれが最も有効かというエビデンスはない．これらの救済薬物療法で根治が得られない場合，予後は不良である．

5）予後と晩期毒性

IGCCCG分類でセミノーマのgood riskの5年無増悪生存率は89%であり，inermediate riskの5年無増悪生存率は79%である．非セミノーマのgood riskの5年無増悪生存率は90%であり，intermediate riskの5年無増悪生存率は78%，poor riskの5年無増悪生存率は54%である．

胚細胞腫瘍は罹患年齢が若く，シスプラチン併用薬物療法の導入により長期生存者が得られるため，晩期毒性が問題となる．

a 二次性発がん

悪性中皮腫，肺がん，大腸がん，膀胱がん，膵がん，胃がんなどの固形がん発症が増加すると報告されている．また，エトポシドに関連する二次性白血病がある．エトポシドの総投与量が1,000 mg/m²（2サイクル以下）であれば発症率は0.5%未満であり，1,500〜2,000 mg/m²（3〜4サイクル）であれば1%未満，3,000 mg/m²以上であれば6%以上に達すると報告されている．

b 不妊

胚細胞腫瘍治療後に子どもを作ることができる確率は治療内容による．高位精巣摘除後の経過観察のみであれば81%，RPLNDであれば77%，放射線治療であれば65%，薬物療法であれば62%の確率で子どもを作ることができる．そして，患者が挙児を希望する際には，薬物療法または放射線治療前に精子保存のインフォームド・コンセントを行うべきである．

c 心血管毒性

薬物療法や放射線治療により，心血管疾患が起こるリスクが2〜7倍高くなると報告されている．

6）卵巣原発胚細胞腫瘍

卵巣原発胚細胞腫瘍は10〜20歳の若年女性に好発し卵巣腫瘍の約4%を占める．多くは片側性であり，健側卵巣の温存が可能である．初回手術後にBEP療法を3〜4サイクル行う．

Ⅱ　各論　9　胚細胞腫瘍

この項の キーポイント

- 胚細胞腫瘍は青壮年に好発し，進行例であっても根治が期待できるため，早期に適切な治療を開始することが重要である．
- 治療方針は原発巣の組織型により異なり，転移しにくいセミノーマと転移しやすい非セミノーマに分けて決定する．
- Stage Ⅰのセミノーマの治療は，高位精巣摘除術施行後に経過観察，予防的放射線治療，またはカルボプラチンによる補助薬物療法である．
- Stage Ⅰの非セミノーマの治療は，高位精巣摘

除術施行後に経過観察，後腹膜リンパ節郭清（RPLND）および薬物療法である．
- 進行性の胚細胞腫瘍における基本的な治療方針は，性腺原発の場合は高位精巣摘除術を行い，その後，薬物療法を行う．性腺外胚細胞腫瘍の場合にはまず薬物療法を行う．そして腫瘍マーカーの正常化が得られたら，残存した腫瘍の切除を行う．第一選択の薬物療法はBEP療法3～4サイクルである．
- 救済薬物療法のレジメンはVIP療法，VeIP療法またはTIP療法である．

10 その他

1 骨・軟部腫瘍

summary 　骨・軟部腫瘍は適切な初期治療が患者の予後を決定するため，正確な病理組織学的診断が重要である．治療は，外科的切除を基本とするが，患者の年齢，腫瘍の組織型や進行度などに応じて，薬物療法，放射線療法の併用も検討する．四肢発生の場合，患肢温存が原則であり，腫瘍用人工関節などを用いた機能再建が必要となる症例も多い．

1）概要

a　分類

　骨腫瘍は「放射線診断学あるいは病理組織学的事実に基づいた骨組織に発生する腫瘍あるいは腫瘍類似性の状態」と定義されている．一方，軟部腫瘍は，「中胚葉由来の骨格筋組織，平滑筋組織，脂肪組織，線維性組織，血管，あるいは神経外胚葉由来の末梢神経などの分化傾向を示す腫瘍」と定義されている．WHO分類第5版（2020年）からは，「軟部腫瘍」，「骨軟部の未分化小円形細胞腫瘍」，「骨腫瘍」の3群に分類されることになった（表1〜3）．

b　罹患率と死亡率

　原発性悪性骨腫瘍はまれな疾患である．好発年齢は，骨肉腫およびユーイング（Ewing）肉腫は10歳代の学童期，青少年期であるが，軟骨肉腫は中高年に発症することが多い．悪性骨腫瘍の罹患率・死亡率は，人口10万人あたりそれぞれ1人，0.5人である．

　軟部肉腫の発生頻度は原発性に比べると高いが，やはりまれな疾患である．横紋筋肉腫は15歳ぐらいまでの小児に多く，滑膜肉腫は10歳代後半から20歳代に多い．また脂肪肉腫，平滑筋肉腫や未分化多形肉腫は40歳以降の中高年に多い．軟部肉腫の罹患率・死亡率は人口10万人あたりそれぞれ3.4人，1.3人である．

c　病因

　いくつかの腫瘍で明らかな遺伝学的要因がある．*RB1*遺伝子をヘテロに欠失する網膜芽細胞腫患者では，学童期以降に骨肉腫に高頻度に罹患する．また*TP53*遺伝子が欠失するリ・フラウメニ（Li-Fraumeni）症候群では骨肉腫が発生することがある．*WRN*遺伝子に変異を有するウェルナー（Werner）症候群ではしばしば肉腫を発症することが知られている．*NF1*遺伝子が欠失する神経線維腫症I型の患者には神経線維腫が多発するが，時に一部が悪性転化して悪性末梢神経鞘腫瘍が発生する．遺伝性多発性外骨腫では原因遺伝子として*EXT1*，*EXT2*が同定されているが，軟骨肉腫が発生することがある．多発性内軟骨腫症［オリエール（Ollier病）やマフッチ（Maffucci）症候群］からまれに軟骨肉腫が発生する．またパジェット（Paget）病や骨梗塞，線維性骨異形成からは骨肉腫が発生することがある．慢性骨髄炎や放射線照射部位からも肉腫が発生することがある．約1/3の肉腫で転座型染色体異常を同定されているが，発がんに至るメカニズムは不明な点が多い．

2）臨床症状，診断

　骨軟部腫瘍の診断はまず臨床症状，現病歴，既往歴，家族歴などを詳しく聴取し，身体所見を丁寧にとることから始まる．次に適切な画像検査と血液検査を行う．悪性腫瘍が少しでも疑われる際には，生検により診断を確定する．

a　臨床症状

　骨軟部組織の腫脹・腫瘤を形成する疾患は多く，腫瘍性疾患のほかにも，外傷，炎症性疾患なども想定しなければならないが，数ヵ月で増大する5cmを超えるサイズの弾性硬の軟部腫瘍は悪性腫瘍の可能性がある．

b　血液・尿検査

　悪性骨軟部腫瘍は検査データに異常値を示さないことが多いが，患者の全身状態を知るうえで血液・尿検査は行うべきである．また転移性腫瘍やリンパ腫，骨髄腫などの疾患を疑うときは，想定する疾患に応じた血液検査を行う．

227

Ⅱ 各論 10 その他

表1 軟部腫瘍のWHO分類（2020年）

	良性	中間	悪性
脂肪性腫瘍	脂肪腫（1960） 血管脂肪腫（45）	異型脂肪腫様腫瘍*	高分化脂肪肉腫* 脱分化脂肪肉腫* 粘液型脂肪肉腫* 多形型脂肪肉腫*
線維芽細胞および筋線維芽細胞腫瘍	結節性筋膜炎（68） 増殖性筋膜炎（7） 弾性線維腫（74）	局所侵襲性 　孤在性線維性腫瘍（45） 　手掌/足底型線維腫症（11） 　デスモイド型線維腫症（148） 低頻度転移性 　隆起性皮膚線維肉腫（57） 　孤立性線維性腫瘍（45） 　乳児型線維肉腫	線維肉腫（26） 粘液線維肉腫（257） 低悪性線維粘液肉腫（15）
いわゆる線維組織球性腫瘍	腱鞘滑膜巨細胞腫（421）	軟部巨細胞腫（1）	悪性腱鞘滑膜巨細胞腫（2）
脈管性腫瘍	血管腫（592） リンパ管腫（12）	局所侵襲性 　Kaposi肉腫様血管内皮腫 低頻度転移性 　Kaposi肉腫	類上皮血管内皮腫 血管肉腫（22）
血管周皮性腫瘍	グロームス腫瘍（59）		悪性グロームス腫瘍（0）
平滑筋性腫瘍	平滑筋腫（105）		平滑筋肉腫（159）
骨格筋性腫瘍	横紋筋腫（2）		胎児型横紋筋肉腫 胞巣型横紋筋肉腫　｝　（52） 多形型横紋筋肉腫
消化管間質腫瘍			
軟骨および骨形成性腫瘍	軟骨腫（21）		骨外性骨肉腫（19）
末梢神経腫瘍	神経鞘腫（1060） 神経線維腫（98） 顆粒細胞腫 髄膜腫		悪性末梢神経鞘腫瘍（80）
分化不明腫瘍	粘液腫（101）	筋上皮腫	滑膜肉腫（70） 類上皮肉腫（25） 胞巣状軟部肉腫（12） 明細胞肉腫（11） 骨外性粘液型軟骨肉腫 未分化多形肉腫（297）

［（　）内はわが国での発生数［全国軟部腫瘍登録一覧表（令和3年度），日本整形外科学会骨軟部腫瘍委員会編より］．*脂肪肉腫として818例が登録されている．
［WHO Classification of Tumours Editorial Board：Soft Tissue and Bone Tumours WHO Classification of Tumours, 5th ed, World Health Organization, p.2-3, 2020を基に作成．軟部腫瘍のうち比較的頻度の高いものだけを記載した］

c　画像診断

① 単純Ｘ線

骨腫瘍では単純Ｘ線の診断的価値は大きい．腫瘍の占拠部位とその広がり，骨破壊の程度，骨膜反応の状態を読みとる．

② MRI

病変の範囲，内部構造，神経血管との関係などをかなりの正確さで判断できる．現在では骨軟部腫瘍領域では不可欠な検査である．

表2　骨・軟部組織発生の未分化小円形細胞腫瘍（WHO分類2020年）

悪性
ユーイング肉腫（55）
EWSR1-非ETS融合を有する円形細胞肉腫*
*CIC*遺伝子再構成肉腫*
*BCOR*遺伝子異常を有する肉腫*

［（　）内はわが国での発生数［全国骨腫瘍登録一覧表（令和3年度）および全国軟部腫瘍登録一覧表（令和3年度），日本整形外科学会骨軟部腫瘍委員会編より］．*正確な発生数は不明．
［WHO Classification of Tumours Editorial Board: Soft Tissue and Bone Tumours WHO Classification of Tumours, 5th ed, World Health Organization, p.322, 2020を基に作成］

1 骨・軟部腫瘍

表3 骨腫瘍のWHO分類（2020年）

	良性	中間	悪性
軟骨形成性腫瘍	内軟骨腫（508） 骨軟骨腫（437） 軟骨芽細胞腫（37）	滑膜軟骨腫症 中心性異型軟骨腫瘍*	中心性軟骨肉腫* 淡明細胞型軟骨肉腫* 間葉性軟骨肉腫* 脱分化型軟骨肉腫*
骨形成性腫瘍	類骨骨腫（102）	骨芽細胞腫（10）	骨肉腫（177）
線維形成性腫瘍	類腱線維腫（2）		線維肉腫（2）
血管性腫瘍	血管腫（98）	類上皮血管腫	血管肉腫
破骨細胞型巨細胞に富む腫瘍	動脈瘤様骨嚢腫（59） 非骨化性線維腫（217）	骨巨細胞腫（154）	悪性骨巨細胞腫（9）
脊索性腫瘍	良性脊索細胞腫		脊索腫（34）
その他の間葉系腫瘍	骨線維性異形成（35） 単純性骨嚢腫（224） 線維性骨異形成（266） 脂肪腫（61）	線維軟骨性間葉腫	長管骨のアダマンチノーマ（4） 平滑筋肉腫（5） 未分化多形肉腫（14） 転移性骨腫瘍（1816）
骨の造血系腫瘍	孤立性形質細胞腫（67） 骨原発のリンパ腫（92） ランゲルハンス細胞組織球症（32）		

［（　）内はわが国での発生数［全国骨腫瘍登録一覧表［令和3年度］，日本整形外科学会骨軟部腫瘍委員会編より］．＊軟骨肉腫として134例が登録されている．
［WHO Classification of Tumours Editorial Board: Soft Tissue and Bone Tumours WHO Classification of Tumours, 5th ed, World Health Organization, p.338, 2020を基に作成．骨腫瘍のうち比較的頻度の高いものだけを記載した］

③ CTスキャン

腫瘍の石灰化または骨化の有無，皮質骨や海綿骨の骨破壊の状態，微細な骨膜反応，病巣の辺縁の骨硬化の状態などの評価に適している．

④ シンチグラフィ

骨シンチグラフィは骨形成が盛んな部位に放射性医薬品が集積することを利用する．病変が多発性であるかどうかの検索や，原発性悪性骨腫瘍のスキップ転移の診断に重要である．ただし脊索腫，骨髄腫／形質細胞腫などでは集積を示さないことがある．タリウムシンチグラフィは，骨軟部腫瘍の良悪性の鑑別にある程度有効である．

⑤ FDG-PET

FDG-PETは，低悪性度腫瘍では集積を認めないことがあるが，高悪性度腫瘍の場合には通常集積し，遠隔転移の検索にも有用である．また，薬物療法の効果判定にも有用との報告がある．

⑥ 生検

骨軟部腫瘍において臨床所見，画像所見で悪性を疑うとき，あるいは診断が得られない場合は生検を行う．針生検と切開生検があるが，確実に診断できるサンプルを採取することが重要である．脊椎・骨盤病変のように解剖学的に病変への到達が困難な病変にはCTガイド下針生検が有用である．可能な限

り，遺伝子診断用サンプルも同時に採取し，−80℃以下で凍結保存する．

3）治療

a 病期分類と予後

病期分類は，局所における腫瘍の広がり，組織学的悪性度，遠隔転移の有無などから決定され，UICC/AJCCによるTNM分類が使用される（表4）．

骨肉腫の治療成績は，1980年頃より導入された薬物療法の進歩により飛躍的に向上してきた．初診時遠隔転移のない四肢原発骨肉腫の累積5年生存率は70％程度にまで改善している．軟骨肉腫の累積5年生存率は70％で，ユーイング肉腫の生存率は50％程度である．

軟部肉腫の予後は組織型，遠隔転移の有無，悪性度により大きく異なるが，非小円形細胞肉腫（平滑筋肉腫，線維肉腫，滑膜肉腫など）の累積5年生存率は50％程度である．

b 治療戦略

切除可能病変は，原則として外科的切除を行う．四肢発生の場合は，可能な限り患肢温存手術を行う．薬物療法が有効な腫瘍では，手術前後に薬物療法を検討する．手術で十分な切除縁が確保できなかった症例には，補助療法として術後放射線治療を

229

Ⅱ 各論 10 その他

表4 四肢・体幹発生の軟部肉腫の病期分類（UICC/AJCCによるTNM分類 第8版）

病期分類	原発腫瘍 (T)	所属リンパ節 (N)	遠隔転移 (M)	悪性度 (G)
Stage ⅠA	T1	N0	M0	G1, GX
Stage ⅠB	T2, T3, T4	N0	M0	G1, GX
Stage Ⅱ	T1	N0	M0	G2, G3
Stage ⅢA	T2	N0	M0	G2, G3
Stage ⅢB	T3, T4	N0	M0	G2, G3
Stage Ⅳ	Any T	N1	M0	Any G
Stage Ⅳ	Any T	Any N	M1	Any G

原発腫瘍(T)

TX	原発腫瘍を評価できない
T0	原発腫瘍が認められない
T1	腫瘍の最大径：≦5 cm
T2	腫瘍の最大径：>5 cm, ≦10 cm
T3	腫瘍の最大径：>10 cm, ≦15 cm
T4	腫瘍の最大径：>15 cm

所属リンパ節(N)

N0	所属リンパ節転移がないまたは不明
N1	所属リンパ節への転移がある

遠隔転移(M)

M0	遠隔転移がない
M1	遠隔転移がある

病理組織学的悪性度(G)*

GX	悪性度を評価できない
G1	FNCLCC histologic grade が2〜3点
G2	FNCLCC histologic grade が4〜5点
G3	FNCLCC histologic grade が6〜8点

UICC: The Union for International Cancer Control, AJCC: American Joint Committee on Cancer, FNCLCC：Fédération Nationale des Centres de Lutte Contre le Cancer
第8版では，第7版までと異なり，頭頸部，四肢・体幹，胸腹部臓器，の部位別に病期分類されている．ここでは，四肢・体幹発生の軟部肉腫の病期分類のみ示す．
病理組織学的悪性度(G)＊：腫瘍分化度，壊死の程度，核分裂数をもとに評価する(Guillou L, et al：J Clin Oncol15:350-362,1997).
[Yoon SS, et al：Soft Tissue Sarcoma of the Trunk and Extremities. AJCC Cancer Staging Manua, Aminn MB, et al(eds), 8th ed, Springer, p.507-515, 2016 を基に作成]

表5 悪性骨・軟部腫瘍のキードラッグ

骨肉腫	MTX, DXR, CDDP, IFM
ユーイング肉腫	VCR, DXR, CPA, IFM, ETP, Act-D, イリノテカン＋テモゾロミド（難治性/再発）
乳児型線維肉腫（*NTRK*融合遺伝子陽性進行・再発例）	エヌトレクチニブ，ラロトレクチニブ
横紋筋肉腫	VCR, DXR, CPA, IFM, ETP, Act-D
非円形細胞型軟部肉腫*	DXR, IFM, GEM＋DTX，エリブリン，トラベクテジン，パゾパニブ，PTX（血管肉腫）

MTX：メトトレキサート，DXR：ドキソルビシン，CDDP：シスプラチン，IFM：イホスファミド，VCR：ビンクリスチン，CPA：シクロホスファミド，ETP：エトポシド，ACT-D：アクチノマイシンD，GEM：ゲムシタビン，DTX：ドセタキセル，PTX：パクリタキセル．
非円形細胞型軟部肉腫*：平滑筋肉腫，線維肉腫，滑膜肉腫，未分化多形細胞肉腫など，紡錘形の細胞形態をもつ軟部肉腫の総称．

検討する．切除不能病変に対しては，薬物療法や放射線治療を検討する．

c 薬物療法

① 悪性骨腫瘍に対する薬物療法

骨肉腫とユーイング（Ewing）肉腫に対する薬物療法の有用性は確立されており，術前・術後に薬物療法を行う集学的治療が標準となっており多剤併用療法が原則である（表5）．軟骨肉腫，傍骨性骨肉腫，脊索腫などでは薬物療法は無効である．

② 軟部肉腫に対する薬物療法

軟部肉腫の中でも横紋筋肉腫，骨外性ユーイング肉腫など小円形細胞肉腫には薬物療法が有効である．

一方，非円形細胞肉腫の薬物療法の有効性に関して明らかなエビデンスを有している抗がん薬はドキソルビシン（DXR）のみであり，DXR単剤投与またはAI療法［DXR（慣用名アドリアマイシン）＋IFM］が行われることが多い（表5）．進行・再発軟部肉腫に対してエリブリン，トラベクテジン，パゾパニブが承認されている．固形腫瘍に対する遺伝子パネル検査が2019年に承認された．現在のところ治療につながる変異は，数％の症例で見つかる程度であるが，がん遺伝子パネル検査の改良と，治療薬開発の進歩により，これらの課題が改善されることが期待されている．

d 外科療法

悪性骨・軟部腫瘍に対して最も有効な治療手段は外科的切除であり，患肢温存手術が原則となっている．腫瘍の反応層より外側で切除する広範切除縁以上の切除縁を確保する．しかし，患肢温存に必要な切除縁が確保できない場合には切断術・離断術を選択する．悪性骨腫瘍切除後の広範囲な骨欠損に対しては再建が必要であり，腫瘍用人工関節による再建が行われることが多い．

e 放射線治療

原発性悪性骨腫瘍の中ではユーイング肉腫が高い

放射線感受性を有する．切除不能病変，切除縁に腫瘍残存の可能性がある症例，薬物療法の反応性が悪い症例には，放射線照射を検討する．

骨肉腫においては，切除不能病変や再発例では放射線治療の適応となる場合がある．軟骨肉腫は放射線感受性が低いため，通常放射線治療の適応にはならない．

軟部肉腫の中でも小円形細胞型肉腫（横紋筋肉腫，骨外性ユーイング肉腫）は放射線感受性が高いので，切除後の術後照射や，切除不能病変に対する根治照射を検討する．非小円形細胞肉腫においては，外科療法だけでは再発をきたす可能性が高い症例では，術前または術後照射を検討する（再発リスクが軽減することが報告されている）．

切除不能な骨腫瘍に対して2016年に重粒子線治療が，2018年に陽子線治療が保険収載された．軟骨肉腫や脊索腫のような通常の放射線治療では効果の少ない肉腫に対しても高い治療効果を有する．脊椎や骨盤発生の肉腫が最もよい適応とされている．

f　その他

2022年，標準治療に不適・不応の悪性骨・軟部腫瘍や肉腫の転移巣に対してラジオ波焼灼術が保険収載された．

🔑 この項の キーポイント

- 骨や軟部組織に発生する腫瘍を骨軟部腫瘍と総称する．WHO分類では発生起原あるいは分化傾向をもとに分類されている．
- 切除可能な悪性骨・軟部腫瘍は，原則として広範切除術を行う．悪性骨腫瘍の切除後には腫瘍用人工関節などを用いた再建を要することが多い．
- 必要に応じて薬物療法を併用する．骨肉腫，ユーイング肉腫，横紋筋肉腫は薬物療法が有効な腫瘍である．
- 非小円形細胞肉腫では組織型，悪性度，病期分類など考慮して，薬物療法の併用を検討する．

◉参考文献

1) Cancer Stat Facts：Bone and Joint Cancer <https://seer.cancer.gov/statfacts/html/bones.html>［2023年11月閲覧］
2) Cancer Stat Facts：Soft Tissue including Heart Cancer <https://seer.cancer.gov/statfacts/html/soft.html>［2023年11月閲覧］

Ⅱ　各論　10　その他

2　悪性黒色腫，非黒色腫皮膚がん

summary　皮膚に発生する主な悪性腫瘍は，悪性黒色腫，基底細胞がん，有棘細胞がん，乳房外パジェット病，メルケル細胞がん，悪性リンパ腫である．年間の皮膚がん患者数は2005年には約1万人であったが，2020年は約26,000人と激増している．ほとんどの症例は手術のみで根治するが，年間約1,700人が皮膚がんで死亡している．国内では2014年以後，抗PD-1抗体，抗CTLA-4抗体，抗PD-L1抗体，BRAF阻害薬，MEK阻害薬が承認され，とくに悪性黒色腫とメルケル細胞がんの薬物療法が先行しているが，そのほかの皮膚がんに対しても新規薬剤の治験が行われている．

Ⅰ　悪性黒色腫

1）概要

a　疫学

メラノサイト系細胞の悪性腫瘍である．わが国の罹患率は10万人あたり1.0〜1.5人で，年間死亡数は600人前後を推移している．皮膚がんによる年間死亡数（約1,700人）の40％を占める．

b　病因・発がん因子

露光部に発症する症例は紫外線，日本人に多い掌蹠や爪発症例は物理的な刺激が原因として疑われている．

c　病型分類，分子生物学的な異常

クラーク分類（悪性黒子型，表在拡大型，結節型，末端黒子型）に加えて粘膜型，ブドウ膜型の6病型に分類されてきたが，『WHO Classification of Skin Tumours（第4版）』（2018年）では発症母地，紫外線の関与，分子生物学的な異常に基づく分類が提案された（表1）．慢性長期の紫外線照射部位（high-CSD）

である顔面などに生じた病変（悪性黒子型など）にはNF1やNRAS変異が多く，全病型の中では体細胞変異量が最も多い．間欠的な紫外線照射を受ける（low-CSD）被髪頭部，体幹四肢に生じた病変（表在拡大型など）にはBRAF変異が数十％以上検出され，体細胞変異量は2番目に多い．日本人の症例は紫外線の関与のない掌蹠，爪，粘膜型が半数を占めるため，悪性黒色腫（メラノーマ）全体のBRAF変異率は20〜30％程度である．紫外線と関係のない掌蹠，爪，粘膜の病変ではKIT変異が10％前後に検出されるが，分子生物化学的には多様性を示す（AJCC病期分類は皮膚原発，頭頸部の粘膜原発，ブドウ膜原発の3つがある）．

2）臨床症状

早期病変は6〜7mm以上の盛り上がらない色素斑で気づくことが多い．多くは1年以内に形の変化やいびつな増大，色の複雑化を呈する．95％は成人発症である．日本人症例の半数は手足に発生する．爪症例の多くは黒い線として始まり，周囲皮膚に色素斑を伴うことが多い．粘膜型の比率は10％

表1　悪性黒色腫の代表的な臨床病型と遺伝子異常

	High-CSD	Low-CSD	Acral/mucosal	Uveal
クラーク分類	悪性黒子型など	表在拡大型など	末端黒子型など	
日本人患者における割合	8％（悪性黒子型）+α	20％（表在拡大型）+α	40％/10％	1％
MAPK経路	NF1（loss），NRAS，BRAF（non-p.V600E），KIT	BRAF（p.V600E），NRAS	NRAS, KIT, NF1（loss），SPRED1（loss），BRAF（p.V600E），CCND1（amplification）; kinase fusions of ALK, ROS1, RET, NTRK1	GNAQ, GNA11, CYSLTR2, PLCB4
Mutation Burden	Very high	High	Low	Very low

CSD：日光曝露の累積量（cumulative sun damage）
［WHO Classification of Skin Tumours 2018, Fujisawa Y, et al：Cancer Med, 2019（Epub）より引用］

232

程度であるが，予後が不良であり，薬物療法を要する進行期症例の30～40％を占める．

3）診断

思春期以後に気づいた色素斑で鉛筆（径が7～7.5 mm）を当ててはみ出せば皮膚科への受診を勧める．悪性黒色腫は成人の疾患であるが，小児期より存在したという病歴をもつ症例が数％存在する．なお，生下時から存在する大型の母斑（成人換算で20 cm超）は病巣内に悪性黒色腫が発生することがある．爪の黒い線（色素線条）のほとんどすべては母斑であるが，1本の指趾に限局し，爪の先端に比べて，基部が太く色が濃い場合や爪周囲の皮膚にしみだしがあれば皮膚科受診を勧める．

偏光下で色調パターンを詳細に観察できる非侵襲的な検査法（ダーモスコピー）が確立され，皮膚腫瘍の診断精度が格段に向上した．

生検の基本は全切除である．困難な場合は部分生検を行ってもよいが，生検後速やかに根治術を行う必要がある．生検前には臨床写真が必須である．

4）治療

a 原発巣

表皮内病変では3～5 mm，原発巣の厚さが2 mm以下では1 cm程度，2 mmを超える場合は2 cm程度のマージンをとって切除する．

b センチネルリンパ節生検，所属リンパ節転移

センチネルリンパ節の転移の有無は術後補助療法を選択する際の指標となる．従来，センチネルリンパ節に転移が認められれば根治的郭清を行ってきたが，追加郭清自体は予後を改善せず，わが国のガイドラインでは弱い推奨度で施行を勧めていない．

c 切除不能や遠隔転移例

薬物療法の第一選択は，抗PD-1抗体のニボルマブかペムブロリズマブの単剤，ニボルマブとイピリムマブの併用，ダブラフェニブ・トラメチニブあるいはエンコラフェニブ・ビニメチニブ（*BRAF*変異がある場合）である．放射線療法は脳転移に対する定位照射，鎮痛などの緩和目的，鼻腔内病巣に対する粒子線療法が行われる．*NTRK*融合遺伝子陽性率および高頻度マイクロサテライト不安定性（MSI-H）症例は1％未満である．

d 経過観察

3～6ヵ月ごとの診察と画像検査，血清LDH値，メラニン代謝産物である血清5-S-システイニルドーパ（5-S-CD）値で経過をみる．新規に転移が発生した場合は脳MRIとPET/CT検査を行う．

Ⅱ 非黒色腫皮膚がん

1）有棘細胞がん（squamous cell carcinoma：SCC）

a 概要

① 疫学

表皮角化細胞のがんであり，高齢者（中央値は80歳代）の露光部に好発する．患者数が増加している．日光角化症とボーエン（Bowen）病は表皮内がんである．

② 病因・発がん因子

紫外線が最も重要な原因である．紫外線以外では，熱傷や外傷後の瘢痕，放射線皮膚炎に発生することが多い．また，頻度は低いが，ヒ素，温熱刺激，機械油やタール曝露後，色素性乾皮症，エリテマトーデス，脊損患者の褥瘡に発生することがある．

③ 病理組織所見と病型分類，分子生物学

遺伝子異常は雑多である．体細胞性変異は多い．

b 臨床症状と診断

頭部顔面手背などの露出部，とくに耳前部に好発する．表皮内がんである日光角化症は萎縮した紅色斑に黄色の角化物を付着する．進行すると，角化を伴う肉芽様結節や潰瘍病変となる．瘢痕に発生した場合は外傷性の潰瘍や肉芽と間違えやすいので，定期的な生検が必要である．

c 治療

① 表皮内がん

切除，イミキモド，液体窒素による凍結療法が行われることが多い．そのほか，外用療法として，フルオロウラシル（5-FU）外用薬，光線力学的治療（日本では保険適用外）がある．

② 浸潤した原発巣

最低限6 mmのマージンをとって切除する．再発に関連するリスクが低い場合は切除マージンを4 mm以上と縮小することができる．再発の危険性が高いと判断した場合は，術後に放射線療法を追加する．

③ 所属リンパ節転移

外科療法が第一選択となる．切除不能な場合は放射線療法を行う．

④ 遠隔転移，根治術不能

放射線療法や薬物療法や両者の併用が行われる．2023年2月よりTMB 10以上であればペムブロリズマブが使用できるようになった．2024年2月よりTMBなどの条件なしでニボルマブが承認された．

また，細胞障害性（殺細胞性）抗がん薬として白金製剤，タキサン製剤，イリノテカン，S-1などの単独あるいは併用療法がある．

2）基底細胞がん（basal cell carcinoma： BCC）

a 概要と臨床症状

最も多い皮膚がんで，増加している．転移はきわめてまれであるが，放置すると際限なく増大浸潤し，局所破壊を起こす．顔の中心部に好発する．表面が平滑で透明感のある灰黒色結節で真珠様光沢を示す．数mm以下の小型の病変でも，しばしば中央部が潰瘍化して出血を繰り返す．

b 診断と治療

ダーモスコピーと生検で診断し，3mm以上のマージンをとって切除する．切除不能な場合は放射線照射を行う．2012年にヘッジホッグ信号伝達経路を阻害するvismodegibが基底細胞がんに対する初めての治療薬としてFDAに承認された（日本未承認）．

3）乳房外パジェット病（extramammary Paget disease）

a 概要と臨床症状

高齢者の外陰部，腋窩，肛門周囲，臍周囲などの表皮内に発生する腺がんである．早期は淡紅色の斑で，褐色の色素沈着や色素脱失を伴うことがある．進行すると表面が潰瘍化し，一部が隆起してくる．

b 診断と治療

本症の早期病変は，真菌症，湿疹，おむつ皮膚炎と鑑別が難しい．外用を行っても数ヵ月以上続く形が変化しない陰部の紅色の斑やびらんは積極的に生検する．外科療法が基本であり，1cm以上離して切除する．放射線療法は切除不能例に対する緩和を目的として行われる．進行例には，ニボルマブ（条件なし），ペムブロリズマブ（TMB 10以上）が保険適用となっている．白金製剤とフルオロウラシルやタキサン系が用いられることが多かったが，細胞障害性抗がん薬の有効性については確定していない．

4）メルケル細胞がん（Merkel cell carcinoma）

a 概要と臨床症状

高齢者の顔面に好発し，通常単発で，半球状に隆起する紅色結節や皮下結節として認められる．メルケル細胞ポリオーマウイルスが同定される症例がある．

b 診断と治療

小細胞肺がんの皮膚転移と鑑別するためにCK20，TTF-1抗体による免疫染色を行う．手術が基本であるが，放射線に対する感受性も高い．手術不能例の第一選択薬は抗PD-L1抗体薬のアベルマブである．アベルマブが使えない場合は，シスプラチン（カルボプラチン）とエトポシドの併用やノギテカンなどが推奨される．海外では抗PD-1抗体のペムブロリズマブやニボルマブも推奨されているが，わが国では適応外である．

🔑 この項の キーポイント

- 皮膚がん患者数が激増している．
- 悪性黒色腫を疑う所見は成人で7mm以上に増大した色素斑や根本が先端より太い爪の黒色線条である．
- 有棘細胞がんは高齢者の顔（とくに耳前部）に好発し，その早期病変は赤い斑状皮疹である．
- 基底細胞がんは顔の中心部にできる表面のつるつるした黒色の小さい病変で，しばしば中央がびらん潰瘍化して出血を繰り返す．
- 乳房外パジェット病は陰部に好発し，真菌症やおむつかぶれと間違えやすい．
- 切除不能な悪性黒色腫，上皮系には免疫チェックポイント阻害薬が承認されている．

3 中枢神経腫瘍

summary 脳腫瘍は，頭蓋内に発生する腫瘍の総称であり，原発性脳腫瘍と転移性脳腫瘍に分けられる．原発性脳腫瘍は，人口10万人あたり年間10～12人前後発生するが，脳実質内より発生する星細胞腫，乏突起膠腫，上衣腫，膠芽腫，髄芽腫，悪性リンパ腫，胚細胞腫瘍などの悪性腫瘍と脳実質外組織から発生する髄膜腫，下垂体神経内分泌腫瘍，神経鞘腫や頭蓋咽頭腫などの良性腫瘍に大別される．脳腫瘍の臨床症状には，頭蓋内圧亢進(頭痛，悪心・嘔吐，うっ血乳頭)や痙攣発作などの発生部位によらない一般症候と，発生部位に特徴的な局所症候があり，ともに進行性に増悪する．治療の基本は，手術による最大限の摘出で，脳実質外の良性腫瘍では全摘出できれば治癒可能である．一方，脳実質内発生の悪性腫瘍では，肉眼的境界を越えて腫瘍細胞が浸潤するため，摘出後に組織型や遺伝子変異に応じた薬物療法や放射線療法を追加する必要がある．

1) 概要

a 定義

中枢神経腫瘍は，脳腫瘍と脊髄腫瘍に大別される．このうち大多数を占める脳腫瘍は，頭蓋内(頭蓋骨に囲まれた領域内)に発生する腫瘍の総称で，原発性脳腫瘍と転移性脳腫瘍よりなる．原発性脳腫瘍は，脳そのものから発生する神経膠腫(グリオーマなど)以外に，髄膜由来(髄膜腫)，脳神経由来(神経鞘腫)，下垂体由来の腫瘍(下垂体神経内分泌腫瘍)を含む(図1)．近年，中枢神経系原発の悪性リンパ腫の発生が急増している．一方，転移性脳腫瘍は，全身臓器のがんの原発巣より血行性に転移したものであるが，約半数は肺がんからの転移である．

b 罹患率

わが国においても人口10万人あたり年間10～12人前後の患者が新たに原発性脳腫瘍と診断される．

c 病因

宿主因子として，がん抑制遺伝子の変異による家族性脳腫瘍や免疫低下状態があげられる．一方，環境因子としては，放射線治療後の二次性発がん，電磁波，農薬や化学物質の職業的曝露，食品としてハム・ベーコンなどに多く含まれるニトロソ化合物の過剰摂取などが脳腫瘍の発生率を上げる可能性が報告されている．逆に，ビタミン類を多く含む野菜の摂取は脳腫瘍の発生を低下させる．

d 発がん・分子生物学

脳腫瘍の発生に関連するがん抑制遺伝子としては，*TP53*，*NF1*，*NF2*，*VHL*などが知られており，生殖細胞系列変異(germline mutation)により家族性脳腫瘍が発症する．また，膠芽腫では，共通の遺伝子異常の頻度は高くないものの，シグナル伝達系のレベルで考えると3つの経路内に遺伝子変異が集

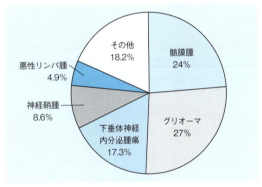

図1 原発性脳腫瘍の組織別頻度
[Report of brain tumor registry of Japan(2005-2008), 14th ed, 2017より引用]

中している．第1の経路はphosphoinositide 3-kinase (PI3K) 経路で，*EGFR*，*PDGFR*，*PI3K*，*NF1*，*PTEN*などの変異が多い．第2の経路は，*TP53*がん抑制経路で，*TP53*，*MDM2*などの変異がある．第3の経路はRB経路であり*CDKN2A*，*CDKN2B*，*RB1*などの変異がある．また，びまん性神経膠腫は従来形態学的に星細胞腫と乏突起膠腫に分類されていたが，最近の研究から*IDH*変異がグリオーマ発生過程の初期段階で生じる共通の重要な遺伝子変異であることが示された．その後1p/19qの共欠失を生じた場合は，乏突起膠腫を，*TP53/ATRX*変異をきたした場合は星細胞腫を生じる．一方，*IDH*変異を認めない腫瘍は形態学的特徴にかかわらず，*IDH*変異を伴うグループに比べ予後が悪く，膠芽腫と類似の臨床経過を示す．

e 組織・病理

原発性脳腫瘍は，大別して脳実質内より発生するものと脳実質外組織から発生するものに分かれる(表1)．実質外腫瘍の大部分は良性であり，一方，

Ⅱ 各論 10 その他

表1 原発性脳腫瘍の発生母地による分類

脳実質内	グリア由来（神経膠腫）	星細胞腫，乏突起膠腫，上衣腫，膠芽腫
	神経細胞由来	神経節細胞腫，中枢性神経細胞腫
	未熟な神経上皮由来	髄芽腫
	その他	悪性リンパ腫，胚細胞腫瘍，血管芽腫
脳実質外	くも膜細胞由来	髄膜腫
	脳神経由来	神経鞘腫
	下垂体前葉由来	下垂体神経内分泌腫瘍
	胎生期遺残組織由来	頭蓋咽頭腫

表2 分子遺伝学的分類が重要な脳腫瘍

カテゴリー	含まれる腫瘍型	分子診断に必要な分子マーカー
成人浸潤性グリオーマ	星細胞腫，乏突起膠腫，膠芽腫	IDH mut, 1p/19q co-deletion, p53, ATRX
その他グリオーマ	毛様細胞性星細胞腫	BRAF fusion, BRAF mutation
	diffuse midline glioma	H3 K27M
小児脳腫瘍	上衣腫	RELA fusion, YAP1 fusion, NF2 mutation
	髄芽腫	WNT, SHH
	非定型奇形種様/ラブドイド腫瘍（AT/RT）	INI1
髄膜由来	SFT（solitary fibrous tumor），HPC（hemangiopericytoma）	NAB2-STAT6 fusion

表3 脳腫瘍の局所徴候

テント上腫瘍	前頭葉	精神機能の低下，性格変化，対側の片麻痺，運動性失語
	側頭葉	感覚性失語，視野障害，側頭葉てんかん
	頭頂葉	失認，失書，失行
	後頭葉	対側の同名半盲
	トルコ鞍近傍	両耳側半盲，下垂体機能低下
テント下腫瘍	小脳橋角部	聴力低下，顔面神経麻痺，顔面感覚の低下
	脳幹部	眼球運動障害，交代性片麻痺
	第四脳室	閉塞性水頭症
	小脳半球	同側の運動失調
	小脳虫部	平衡障害

表4 脳腫瘍の好発部位

大脳半球	グリオーマ，髄膜腫，転移性脳腫瘍
下垂体近傍	下垂体神経内分泌腫瘍，頭蓋咽頭腫＞髄膜腫，胚細胞腫瘍，視神経膠腫
小脳，第四脳室	星細胞腫，上衣腫，髄芽腫，血管芽腫
小脳橋角部	神経鞘腫＞髄膜腫，類上皮腫

表5 脳腫瘍の好発年齢

小児	星細胞腫，髄芽腫，胚細胞腫瘍，頭蓋咽頭腫，上衣腫
成人	髄膜腫，神経鞘腫，星細胞腫，膠芽腫，乏突起膠腫，下垂体神経内分泌腫瘍，リンパ腫，転移性脳腫瘍

脳実質内腫瘍は一部の例外を除いて，すべて悪性腫瘍である．

病理学的悪性度は腫瘍細胞の形態から，発生由来と分化成熟度，細胞分裂像，壊死および腫瘍血管の形態などをもとにしたWHO分類があり，改訂を加えながら広く用いられてきた．しかし，最新の2021年の第5版では，従来の形態学による診断より遺伝子異常やエピジェネティックな変化による分子遺伝学的分類が重要視されるようになった（表2）．

2）臨床症状・所見

脳腫瘍の臨床症状には，腫瘍の発生部位に特徴的な局所症候（表3）と頭蓋内圧亢進や痙攣発作などの発生部位によらない一般症候がある．

一般症候は腫瘍の増大と周囲に広がる浮腫により頭蓋内圧が高まり，頭痛，悪心・嘔吐，うっ血乳頭などの症状を認めるようになる．さらに進行する

と，テント切痕ヘルニアへと進展して動眼神経麻痺や意識障害をきたすようになり，最終的に小脳扁桃ヘルニアを起こし呼吸停止に至る．

3）診断

脳腫瘍の診断は，これら発生部位（表4）や患者の年齢（表5），性別による絞り込みに加え，病歴，神経症状やCT，MRIなどの画像情報を加味することで，大部分の診断は予測できる．最終的には，手術による組織診断（および分子診断）が必要であるが，一部の悪性胚細胞腫瘍では血清，髄液中にAFP，β-HCGなどの特異的腫瘍マーカーの上昇を検出できれば臨床的に診断できる．

4）治療

a 良性脳腫瘍の治療

局所的に発育する腫瘍であるため，重大な神経症

状を残さない限りは手術による摘出が原則である. 髄膜腫や神経鞘腫などの実質外良性腫瘍の場合, 全摘出により治癒が期待できる. 頭蓋底腫瘍など全摘出が困難な腫瘍や明らかな残存腫瘍がある場合は, 局所に放射線照射を行うこともある. プロラクチン細胞下垂体腫瘍(ドパミン拮抗薬)や小さな神経鞘腫(経過観察または定位的放射線照射)のように手術以外の治療法が第一選択となることもある.

b 悪性脳腫瘍の治療

中枢神経系悪性腫瘍は, 他臓器がんと比較していくつかの異なる生物学的特徴を有する.

1)血行性, リンパ行性による全身臓器への遠隔転移は例外的であるが, 髄芽腫などは髄液を介した髄腔内播種を起こしやすい.

2)周囲への浸潤性格が強いため, 正常組織内でのマージンをとった全摘出は困難である.

3)言語野や運動野など摘出困難な機能的重要領域に腫瘍がある場合は, 摘出領域そのものが制限される.

4)血液脳関門により, 他臓器がんで有効な薬剤の大部分は腫瘍局所まで到達しない.

これらの諸要因が, 中枢神経腫瘍の治療を困難にしている.

① 外科療法

浸潤性格をもつ悪性グリオーマなどの脳実質内腫瘍では, 手術のみでは根治できないが, 原則として神経症状を悪化させない範囲で可及的な腫瘍摘出を行う. とくに言語野などの機能重要領域の手術では覚醒下手術が導入される. 近年, 5-ALA を用いた術中蛍光診断の併用により腫瘍の摘出度を上げることで, 生存期間の有意な延長が示された. また, 悪性グリオーマにおいては, 手術時に併用する局所療法として, 摘出した腫瘍断端に留置するカルムスチン(BCNU)をポリマー基剤に含んだ留置用徐放製剤やレザフィリンを投与し腫瘍細胞に集積させレーザー光照射で腫瘍細胞を殺傷する光線力学的治療(photodynamic therapy:PDT)が保険適用となった. 薬物療法が著効を示す悪性リンパ腫や胚腫では, 組織生検にとどめてもよい. 悪性胚細胞腫瘍においては, 腫瘍マーカーによる臨床診断後, 術前補助療法として放射線・薬物療法を先行させ, 縮小した残存腫瘍を摘出することで播種のリスクを軽減させつつ, 治療効果を上げることができる.

② 放射線療法

膠芽腫などの浸潤性格が強いものは拡大局所照射が基本であり, 脳の耐容線量60 Gy を基準に照射される. ただし, 高齢者においては線量の減量と照射期間の短縮(40 Gy/15回)を考慮する. 髄芽腫など髄腔内播種の頻度が高いものは全脳・全脊髄照射を行う. 転移性脳腫瘍では, 全脳照射または定位的放射線照射が行われるが, 予後は原発巣の制御に規定される. 神経系が発達段階にある3歳以下の小児においては放射線照射による障害が大きいため, 薬物療法を先行させる. また, 高齢者において広範な照射は高次脳機能障害が必発するので注意が必要である.

③ 薬物療法

原則として放射線との併用で行われる. 悪性グリオーマに対してはテモゾロミドが標準治療薬として用いられる. この際, 薬剤耐性遺伝子*MGMT*の転写調節領域のメチル化の有無が生存期間に相関する予後因子として重要である. また, 全生存期間の延長はないものの, 分子標的薬ベバシズマブ(抗VEGF抗体)が膠芽腫患者の無増悪生存期間を延長することが示されており, 認知機能やQOLの改善を目的として投与を行うことがある. 乏突起膠腫に関してはテモゾロミド以外にもニトロソウレアを中心にした多剤併用療法:PCV療法[プロカルバジン+ロムスチン(CCNU)+ビンクリスチン;わが国ではCCNUの代わりにニムスチン(ACNU)を代替]が用いられる. 髄芽腫・胚細胞腫瘍に関しては, 白金製剤が中心となる. 悪性リンパ腫ではメトトレキサートの大量療法が標準治療である. 従来, 地固め療法として全脳照射が併用されてきたが, 照射後の認知機能障害の発生率が高く, 近年大量薬物療法や分子標的薬のチラブルチニブ(ブルトン型チロシンキナーゼ阻害薬)が併用されるようになった.

また, 結節性硬化症に合併する上衣下巨細胞性星細胞腫(subependymal giant cell astrocytoma:SEGA)に対して, 分子標的薬であるエベロリムス(mTOR阻害薬)が承認された.

④ 電場腫瘍治療

頭皮上に貼付した電極により発生させた低周波の交流電場により, 腫瘍細胞の分裂を阻害する治療法である. 最近, テモゾロミドとの併用で生存期間の延長を示す新たな治療として保険承認された.

c 予後

実質外腫瘍は良性のものが多く, 手術で摘出できれば長期予後は一般に良好である. 一方, 実質内腫瘍は悪性であり, 一部の放射線療法, 薬物療法に対する感受性が高いものを除き, その予後はWHO分類に伴って悪くなる. 「2017年版脳腫瘍全国集計調査報告(2005-2008)」による主要悪性脳腫瘍の5年生存率は, 星細胞腫77.2%, 退形成星細胞腫41.1%,

膠芽腫15.5％, 乏突起膠腫91.0％, 上衣腫77.8％, 悪性リンパ腫47.8％, 髄芽腫71.2％などである.

この項の キーポイント

- 脳腫瘍は, 頭蓋内（頭蓋骨に囲まれた領域内）に発生する腫瘍の総称であるが, 原発性脳腫瘍と転移性脳腫瘍に分けられる.
- 転移性脳腫瘍は, 全身臓器のがんの原発巣より血行性に転移したものであり, 約半数は肺がんからの転移である.
- 臨床症状には, 頭蓋内圧亢進症状や痙攣発作などの一般症候と, 腫瘍の発生部位に特徴的な局所症候があり, 進行性に増悪する.
- 実質外腫瘍の大部分は良性であり, 手術により全摘出できれば治癒可能である.

- 脳実質内腫瘍は, 例外を除いて, 基本的にすべて悪性腫瘍であり, 手術のほかに放射線療法や薬物療法の併用が必須である. 最近, 悪性グリオーマにおいていくつかの新規治療法が保険承認された.

●参考文献

1) WHO Classification of Tumours Editorial Board : Central nervous system tumours. WHO Classification of Tumours, 5th ed, International Agency for Research on Cancer, 2021

4 神経内分泌腫瘍

summary 神経内分泌腫瘍（NEN）は内分泌細胞および神経細胞から発生する腫瘍の総称で，腫瘍が過剰分泌するホルモンにより特徴的な症状が発現する機能性腫瘍とホルモン症状がない非機能性腫瘍に分類される．最近，膵・消化管NENに対する日本での疫学調査が行われ，その実態が明らかとなってきた．診断においてはWHO分類に基づいた病理診断が最も重要である．治療においては，新しい薬物療法が保険適用となり治療の選択肢は増え，さらに最近ではソマトスタチン受容体を標的としたペプチド受容体放射性核種療法（PRRT）も登場してきた．進行性NENの治療では，患者の状態（performance status）および合併症，腫瘍の分化度，腫瘍量，増殖の進行速度を考慮した集学的治療が必要である．

1）概要

神経内分泌腫瘍（neuroendocrine neoplasm：NEN）は内分泌細胞や神経細胞から発症する腫瘍の総称である．NENは，高分化型神経内分泌腫瘍はNET（neuroendocrine tumor），低分化型神経内分泌腫瘍はNEC（neuroendocrine carcinoma）に分類される．日本では膵・消化管NENの全国疫学調査が2005年と2010年の患者を対象に施行され，欧米との相違なども知り得てきた．消化管NENの2010年の年間受療者数は8,088人と推定され，2005年の約1.8倍に増加している．2010年の人口10万人あたりの有病者数は6.42人，新規発症数は3.51人であった．前腸由来（食道，胃，十二指腸）が26.1％，中腸由来（空腸，回腸，虫垂）が3.6％，後腸由来（大腸，結腸）が70.3％で欧米に比べ中腸由来の頻度は少ない．一方，膵NENの2010年の年間受療者数は3,379人と推定され，2005年の約1.2倍に増加している．2010年の有病者数は2.69人，新規発症数は1.27人であった．非機能性NENは全体で65.5％と多くを占め，次いでインスリノーマ（20.9％），ガストリノーマ（8.2％）であった．さらに，最近施行されたレジストリーを使ったコホート研究により，徐々に日本でのNEN疾患の特徴もわかってきた．とくに膵NENでは診断時に41.9％に転移を認める．主な転移部位は肝臓であり，リンパ節転移率の2倍であったと報告されている．

2）臨床症状

機能性NENは腫瘍が過剰に放出するホルモン症状，転移性のものは悪性腫瘍として生命予後に関わる．膵・消化管NENでは約35％が機能性であり，**表1**のようにさまざまな過剰分泌したホルモン症状を示す．非機能性では特異的症状を呈さず，腫瘍増大による症状や遠隔転移によって発見されることが多い．

3）診断

症状や画像よりNENが疑われた場合，各種膵ホルモンの基礎値を測定する．NETの血中バイオマーカーとしてクラモグラニンAの有用性が報告されているが，日本では保険適用はなく，神経特異的エノラーゼ（NSE）の測定を行っている．遺伝性疾患の合併が約10％に認められ，とくにMEN-1鑑別のために，初診時に血清Caおよび副甲状腺ホルモンを測定する．画像診断では超音波検査，CT，

表1 膵・消化管神経内分泌腫瘍の症状

腫瘍	症状
消化管神経内分泌腫瘍（主にセロトニンを分泌）	潮紅，下痢などのカルチノイド症候
インスリノーマ（インスリン）	低血糖症状：発汗，めまい，動悸，振戦，意識障害，食事による症状回復
ガストリノーマ（ガストリン）	Zollinger-Ellison症候群（難治性消化性潰瘍，下痢）
グルカゴノーマ（グルカゴン）	遊走性壊死性紅斑，体重減少，糖尿病，口内炎，下痢
VIPオーマ（VIP）	WDHA syndrome（頻回の水様下痢，低カリウム血症）
ソマトスタチノーマ（ソマトスタチン）	胆石症，体重減少，下痢，脂肪便，糖尿病
非機能性	膵腫瘍や肝転移による症状

表2 膵・消化管神経内分泌腫瘍のWHO分類（2019）

	Ki-67 index（％）	Mitotic index（/2 mm²）
Well-differentiated NEN（WD-NEN）		
NET G1	＜3	＜2
NET G2	3～20	2～20
NET G3	＞20	＞20
Poorly differentiated NEN（PD-NEN）		
NEC	＞20	＞20
Small cell type		
Large cell type		

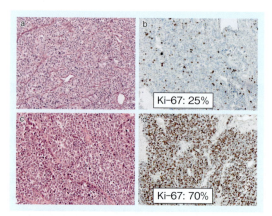

図1　NET G3およびNECの組織像と免疫組織化学染色像

高分化型のNET G3（a, b）および低分化型のNEC（c, d）の組織像と免疫組織化学染色像を示す．通常，Ki-67はNET G3では50％を超すことはなく，通常は20～40％である．一方NECでは多くの症例で壊死像を呈しKi-67は50％を超える（写真はミュンヘン工科大学病理科 笠島敦子先生提供）．

MRI，超音波内視鏡（EUS），ソマトスタチン受容体シンチグラフィ（SRS）などを組み合わせる．また，選択的動脈内カルシウム注入法（SASI試験）は機能性NENの局在を判定する方法で描出困難な腫瘍の存在領域診断が可能である．

なお，診断においては病理診断が最も重要である．EUSの普及により，膵・消化管NENにEUS下穿刺吸引法（EUS-FNA）が施行されるようになり，正確な病理診断および組織に見合った治療が可能となってきた．また，多くのNETにはソマトスタチン受容体（SSTR）-2が発現しており，それを利用したSRSが日本でも承認され，NETの局在診断，遠隔転移の検索，治療効果判定などにおいて有用である．

4）病期分類（表2）

消化管NENにおいては2010年に改訂がなされ，NENはすべて悪性疾患であると定義された．その後，2017年に膵NEN，2019年に消化管NENにおいてWHO分類が改訂された．高分化型のNETはG1（Grade 1：NET G1）とNET G2およびNET G3に細分類された．増殖タンパクであるKi-67指数でGrade（悪性度）を決定する．3％未満をNET G1，3％を超えて20％までをNET G2，20％を超える場合にNET G3と分類された．一方，低分化型のNECは20％を下回ることはない．NET G3は時にNECとの鑑別が困難な場合がある．NET G3の病理像は基本的にNET G1やG2と同様で，境界明瞭な髄様性・膨張性の充実性腫瘍を形成し，比較的緩徐な発育を示し，細胞異型は軽度～中等度である．一方，NECは境界不明瞭な髄様性腫瘍を形成し，急速な発育を示し，組織学的に高度異型細胞が大型胞巣状～シート状の増殖を示す．ともにKi-67指数は20％を超えるが，NECでは通常50％を超え高頻度に壊死巣が認められるのに対し，NET G3では50％を越えることはまれで，壊死巣もまれである．SSTRの発現はNET G3では陽性である場合が多い．また，NECではp53過剰発現，Rbタンパク欠失がみられNET G3とNEC G3の鑑別に有用である．図1にNET G3の典型的な組織像を提示する．

5）膵・消化管NETの治療

a　新規分子標的薬

近年，NETに対するさまざまな分子標的薬を用いた臨床試験が行われ，mTOR阻害薬であるエベロリムスが肺，消化管および膵NETに，マルチキナーゼ阻害薬であるスニチニブが進行性膵NETに対する有効性が示された．

① エベロリムス

進行性膵NETを対象として第Ⅲ相臨床試験（RADIANT-3）が施行された．プラセボと比較して無増悪生存期間（PFS）の中央値を4.6ヵ月から11.0ヵ月に延長し，進行リスクを65％減少した．有害事象としては皮疹，口内炎，脂質異常症，血小板減少，白血球減少などが報告された．また，日本人サブグループ解析において臨床的有効性が得られ，その忍容性も良好であることが実証された．さらに，進行性消化管・肺非機能性NET患者を対象とした第Ⅲ相臨床試験（RADIANT-4）が施行され，プラセボと比較してPFSの中央値を3.9ヵ月から11.0ヵ月に延長し，進行リスクを52％減少させた．現在高分化型の膵・消化管および肺NETに保険適用がある．

② スニチニブ

進行性膵NETに対して第Ⅲ相臨床試験が行われ，

PFSの中央値はスニチニブ群 vs プラセボ群で，11.4ヵ月 vs 5.5ヵ月で有意にスニチニブ群がPFSを延長した．有害事象としては，好中球減少，血小板減少，高血圧や手足症候群などが報告されている．国内第Ⅱ相試験でも膵NETに対する効果が報告され日本でも承認された．現在，日本では高分化型の膵NETのみに保険適用がある．

b 全身薬物療法

膵・消化管NETに対するストレプトゾシン（STZ）の国内第Ⅰ/Ⅱ相試験が行われ国内で使用が可能になった．最近，日本の多施設共同研究によりSTZはKi-67指数5％以上の症例でより有効性を認めたとの報告がある．

c ソマトスタチンアナログ療法

ソマトスタチンアナログのオクトレオチドはNETの内分泌症状を改善する目的で用いられてきた．中腸由来の転移性高分化型消化管NET患者を対象に第Ⅲ相臨床試験（PROMID試験）によるオクトレオチド徐放性製剤（LAR）の抗腫瘍効果が実証され，日本でも消化管NETに承認された．さらに，CLARINET試験および国内第Ⅱ相試験の結果より，ランレオチドが膵・消化管NETに対して承認された．今後，分子標的薬との併用療法の可能性も期待できる．

d 局所療法

NENの肝転移を伴った症例においては治癒切除困難例が多い．予後向上には肝転移巣の制御が重要であり，局所療法は内分泌症状のコントロールにおいても有用である．

NENの肝転移は血流が豊富なものが多く，腫瘍への血流は90％以上肝動脈から供給されており，肝細胞がんと同様に肝動脈塞栓術や肝動脈化学塞栓療法（TACE）がNENの肝転移（とくに高腫瘍量）の局所治療として有用である．胆道再建術後，門脈腫瘍塞栓や腹水が存在する場合は適応としない．胆管拡張症例や門脈閉塞症例はTACE後の肝壊死のリスクが高いとされる．一方，切除不能の肝転移巣を有する症例に対して，腫瘍焼灼が有用との報告もある．一般にラジオ波焼灼術（RFA）が用いられるが，経皮的もしくは開腹下・腹腔鏡下に施行される．現在，多くの薬物療法が選択肢となっており，局所療法は集学的治療の一環として考慮される．

e ペプチド受容体放射性核種療法

2021年6月にペプチド受容体放射性核種療法（peptide receptor radionuclide therapy：PRRT）が日本でNET全般において保険収載された．PRRTは，腫瘍細胞表面に発現しているソマトスタチン受容体を標的とし，体内に放射性同位元素であるβ線を出すルテチウム（^{177}Lu）を投与し腫瘍を破壊する治療である．PRRTはSRSでSSTR陽性のNETに対して，二次治療以降の他剤無効例に対する代替治療として推奨されている．

6）膵・消化管NECの治療

膵・消化管NECは悪性度が高い腫瘍であり，とくに遠隔転移を認める場合はきわめて予後が不良である．膵・消化管NECでは一次治療として白金製剤をベースとする併用療法を用いる．病理学的・臨床的に類似である小細胞肺がんでのエビデンスに準じ，エトポシド＋シスプラチン，イリノテカン＋シスプラチンのレジメンが推奨されている．二次治療に関しては一次治療に使用されなかったレジメンが使用される機会が多いが，膵・消化管NECに対して推奨される二次治療は確立していない．

🔑 この項の キーポイント

- NENは内分泌細胞や神経細胞から発生する腫瘍であり，患者数は増加傾向にある．
- NENの診断はWHO分類によって組織による分化度（高分化型NET，低分化型NEC）およびKi-67指数の判定が重要である．膵・消化管NENに関して2017年および2019年にWHO分類が改訂されている．
- EUSの普及により正確な病理診断および組織に見合った治療が可能となってきた．
- SRSが承認され，NENの局在診断，遠隔転移の検索，治療効果判定などに有用である．
- 進行性・切除不能NENに対する薬物の選択肢が増えた．患者の状態および合併症，腫瘍の分化度，腫瘍量，増殖の進行速度を考えての集学的治療が必要である．

◉参考文献

1) Ito T, et al：Epidemiological trends of pancreatic and gastrointestinal neuroendocrine tumors in Japan：a nationwide survey analysis. J Gastroenterol **50**(1)：58-64, 2015
2) Gill A, et al：Tumors of the pancreas. WHO Classification of Tumors：Digestive System Tumours, 5th ed, International Agency for Research on Cancer, 2019
3) 日本神経内分泌腫瘍研究会（JNETS）（編）：膵・消化管神経内分泌腫瘍（NEN）診療ガイドライン 2019年版，第2版，金原出版，2019

Ⅱ 各論 10 その他

5

小児がん，思春期がん

summary　小児がん・思春期がんは乳幼児期に好発する「胎児性がん」と思春期に好発する「肉腫」に分類される．いずれも発症時症状は発熱や疼痛など非特異的である．診断には画像診断や腫瘍マーカーに加え，病理診断や特異的キメラ遺伝子などの分子生物学的診断が重要である．小児がんは抗がん薬や放射線の感受性が高く，外科療法を組み合わせた集学的治療が有効である．治療成績の向上により小児がんの治癒率は高くなっており，晩期合併症を含めた長期フォローアップが重要である．

　小児がんの約40％は白血病を中心とする血液疾患であり，残り約60％は固形腫瘍である．胎児性がんの代表としては，神経芽腫，腎芽種，肝芽腫，網膜芽種などがあり，骨軟部肉腫としては，ユーイング(Ewing)肉腫，横紋筋肉腫など多数のがん種が存在し，本項では代表的な小児がんの一部を紹介し，その臨床的特徴を表1に示した．

Ⅰ 神経芽腫

1) 概要

　神経芽腫群腫瘍には分化段階順に，①神経芽腫，②神経節芽腫，③神経節腫があり，悪性腫瘍の①②をまとめて神経芽腫と呼ぶ．副腎髄質や交感神経節を原発として発生する．わが国では年間250人前後の発生と推定されている．好発年齢は0歳と3歳前後である．急速に増殖転移をきたす悪性度の高い腫瘍から，自然退縮や分化傾向を示す悪性度の低い腫瘍まで，腫瘍動態はさまざまである．

2) 臨床症状・所見

　症状は，発熱，貧血，全身倦怠感，腹部腫瘤，眼瞼出血など非特異的である．ホルネル(Horner)症候群は頸部や縦隔発生の腫瘍でみられ，眼瞼下垂や発汗の異常が特徴的である．また，交感神経節からの発生例では脊椎への浸潤をきたし，神経症状を呈することがある．まれではあるが眼球運動障害・小脳失調を呈するオプソミオクローヌス症候群を伴うことがある．

3) 診断

　腫瘍マーカーとしては尿中のバニルマンデル酸

表1 代表的な小児がんの特徴

	好発年齢	病期分類	診断	予後不良因子
神経芽腫	0〜3歳	INRGSS；L1，L2，M，MS	尿中VMA，HVA 血中NSE MIBGシンチグラフィ 組織INPC分類	月齢18ヵ月以上 *MYCN*増幅 病理組織予後不良 11qLOH 病期M
腎芽種	0〜5歳	NWTS分類；Ⅰ，Ⅱ，Ⅲ，Ⅳ，Ⅴ	特異的腫瘍マーカーなし *WT1*遺伝子異常を伴うことあり 合併奇形あり 組織診断	病理組織退形成性 1p，16qのLOH 病期Ⅳ
肝芽腫	0〜3歳	PRETEXT；Ⅰ，Ⅱ，Ⅲ，Ⅳ 肝内限局例，遠隔転移例	血中AFP 組織診断	AFP100 IU/L以下 病期Ⅲ，Ⅳ，遠隔転移例 手術摘出不能
ユーイング肉腫	思春期	限局例，遠隔転移例	血中NSE，LDH 特異的キメラ遺伝子 (*EWS::FLI1*，*EWS::ERG*など)	年齢15歳以上 体幹・骨盤発症 腫瘍体積100 mL以上 遠隔転移例

242

（vanillylmandelic acid：VMA），ホモバニリン酸（homovanillic acid：HVA）と血中神経特異エノラーゼ（neuron-specific enolase：NSE）が有用であり，画像診断ではMIBG（meta-iodobenzylguanidine）シンチグラフィが有用である．骨髄転移の検索に穿刺骨髄検査が必要である．

　画像検査によって，国際神経芽腫グループ（INRG）による国際病期分類International Neuroblastoma Risk Group Staging System（INRGSS）を決定する．L1は限局例で手術危険因子（他臓器への浸潤）なし，L2は限局例で手術危険因子（他臓器への浸潤）あり，Mは遠隔転移あり，MSはL1，L2の腫瘍に骨髄，皮膚，肝臓への転移のみに限局する月齢18ヵ月未満，の4つに分類される．

　INRGによるリスク分類のInternational Neuroblastoma Risk Group Risk（INRGR）では，予後因子はINRGSS，月齢が18ヵ月未満か，病理，*MYCN*増幅の有無，11番染色体長腕の異常の有無，DNA ploidyが用いられる．

4）治療

a　低リスク腫瘍

　低リスク腫瘍（L1，MS）のほとんどの治療は，手術のみである．一期的な腫瘍摘出手術が不可能な症例においてのみ，低用量の薬物療法を施行し二期的に手術摘出を行う．一部の乳児期症例では自然退縮や分化を期待して，無治療で経過観察を行う試みがなされている．低リスク腫瘍の5年生存率は，90～100％と良好である．

b　中間リスク腫瘍

　中間リスク腫瘍は予後不良因子を有さないL2腫瘍と，乳児の*MYCN*非増幅の病期M症例である．初期治療としてシスプラチン，シクロホスファミド，ドキソルビシン，カルボプラチン，エトポシドなどの多剤併用薬物療法を施行し，その後二期的手術にて原発巣の摘出を行う．中間リスク腫瘍の5年生存率は80～95％と良好である．

c　高リスク腫瘍

　高リスク腫瘍（Mまたは*MYCN*増幅などの予後不良因子を有する）に対する治療は，多剤併用の寛解導入療法と，手術摘出および放射線治療からなる局所療法，自己造血幹細胞移植を併用した大量治療を行う強化療法，その後のレチノイン酸および抗GD2抗体治療からなる分化免疫療法を行う集学的治療が一般的である．欧米では，*ALK*変異のある症例に対するALK阻害薬の併用，[131]I-MIBG治療，2回の大量治療などが試みられている．しかし，高リスク腫瘍の5年生存率は50～60％といまだ予後不良である．

Ⅱ　腎臓腫瘍

1）概要

　小児の腎臓腫瘍の80％は腎芽腫［ウィルムス（Wilms）腫瘍］が占め，他に腎明細胞肉腫，ラブドイド腫瘍（rhabdoid tumor of the kidney：RTK），腎細胞がん，先天性間葉芽腎腫などが存在し，乳幼児期の発症がほとんどである．ウィルムス腫瘍は，わが国では年間60人前後の発生と推定される．*WT1*は泌尿生殖器の発生分化に関連し，転写調節因子として細胞増殖を制御している．無光彩症やデニス・ドラッシュ（Denys-Drash）症候群では，*WT1*の異常がみられ，一定の確率でウィルムス腫瘍を発症することから，原因遺伝子の1つと考えられている．ウィルムス腫瘍は約90％の5年生存率であるが，退形成性を伴うものや，腎明細胞肉腫，RTKは予後不良である．先天性間葉芽腎腫は出生前の胎児超音波検査や生後1～2ヵ月頃に腹部腫瘤で発見され，その予後は良好である．

2）臨床症状・所見

　血尿や腹部膨満，腹部腫瘤で発見されることが多い．

3）診断

　画像診断と，生検組織による病理学的診断が重要である．転移部位としては肺が最も多い．病期診断は北米のNational Wilms Tumor Study Group（NWTS）の病期分類（病期Ⅰ～Ⅴ）が一般的に用いられる．

4）治療

　ウィルムス腫瘍の治療方針は欧州と前述のNWTSとで異なり，欧州は薬物療法を先行し，腫瘍の縮小後に腫瘍摘出術を試みている．NWTSは腫瘍摘出術後に病理診断と病期診断をもとにリスク分類を行い，薬物療法と放射線治療を行っている．病期Ⅰ，Ⅱで予後良好組織型腫瘍に対してはビンクリスチン，アクチノマイシンDを用いた薬物療法を行い，5年生存率は90％以上となっている．病期Ⅲ，Ⅳの予後良好組織型および病期Ⅱ，Ⅲ，Ⅳの退形成を示す腫瘍は放射線治療とドキソルビシンを加え薬物療法を行う．病期Ⅱ以上の退形成および腎明細胞

肉腫に対しては，放射線治療とさらに強力な薬物療法を行う．両側性の病期Ⅴの症例の生命予後は良好であるが，腎機能の悪化を防ぐために腫瘍の部分切除と非腫瘍部分の温存を行う治療方針が試みられている．悪性ラブドイド腫瘍（MRTK）は集学的治療を行っても，5年生存率が15％前後と予後不良な腫瘍である．先天性間葉芽腎腫は腎摘出術にてその5年生存率は97％前後と良好である．

Ⅲ 肝臓腫瘍

1）概要

　小児に発生する肝臓腫瘍の90％は肝芽腫で，他に肝細胞がん，未分化肉腫がある．肝芽腫は新生児から3歳までの乳幼児期が好発年齢であり，肝細胞がんは学童期以上の年齢に多くみられる．肝芽腫はわが国で年間40例程度の発生と推定されるまれな腫瘍である．早産児や低出生体重児，18トリソミーなどの染色体異常児は肝芽腫のハイリスクである．

2）臨床症状・所見

　特異的な症状はみられないが，腹部膨満や腹部腫瘤で発見されることが多く，腹痛，嘔吐や発熱の精査で発見される場合もある．

3）診断

　腫瘍マーカーとしてのα-フェトプロテイン（AFP）の上昇は特徴的である．遠隔転移としては肺，脳，骨，骨髄などがある．病期分類ではPRETEXT（Pretreatment Extent of Disease System）が一般的に用いられる．Ⅰ，Ⅱを標準リスク群，Ⅳおよび肺などの遠隔転移例を高リスク群に層別化している．

4）治療

　標準リスク腫瘍の治療は術前補助薬物療法として，シスプラチンとドキソルビシンを組み合わせた治療を行い，腫瘍の縮小後に腫瘍切除術を行い，術後補助薬物療法を施行する．標準リスク群の5年生存率は90％前後と予後良好である．近年は晩期合併症の軽減の目的で，シスプラチン単独の臨床試験が行われている．

　高リスク群に対する薬物療法は，シスプラチンとドキソルビシンに加えて，フルオロウラシルやイホスファミド，エトポシドなどの併用が試みられ，腫瘍縮小後に外科療法を行う．外科療法後は，術後補

助薬物療法を施行する．原発腫瘍の切除が不能な場合には肝移植が考慮される．転移巣のないPRETEXT Ⅳ症例の5年生存率は60％前後，肺転移例は40％前後と予後不良である．

Ⅳ ユーイング肉腫

1）概要

　ユーイング肉腫は10歳代から思春期にかけて好発する骨・軟部組織に発生する肉腫で，わが国では年間30例前後の発生と推定される．発症部位は四肢が最も多く，次いで骨盤，胸壁の順である．

2）臨床症状・所見

　初期症状は疼痛が最も多く，進行に伴い腫瘤を形成する．発熱や炎症所見の上昇を伴い骨髄炎と初期診断される症例もある．

3）診断

　血液検査では非特異的な炎症所見の上昇や血清LDHやNSEなどの高値がみられる．転移部位としては，肺，骨，骨髄が多い．確定診断は病理診断であるが，免疫組織CD99，NSEなどが有用である．特異的キメラ遺伝子（*EWS::FLI1*，*EWS::ERG*など）が同定されており，重要な分子生物学的診断法となっている．病期分類は限局例と遠隔転移例に分けられる．予後不良因子として，体幹・骨盤発症，年齢15歳以上，腫瘍体積100 mL以上があげられている．

4）治療

　限局例では，ビンクリスチン，ドキソルビシン，シクロホスファミド（VDC療法）と，イホスファミド，エトポシド（IE療法）の交替療法後に，手術摘出および放射線治療を行い，さらに術後補助薬物療法を行う．放射線治療は一般的に機能温存手術が不可能な場合や，腫瘍切除後に腫瘍断端が陽性の場合に実施される．限局例の5年生存率は70％前後である．転移例の5年生存率は30％前後であり，さらなる治療法の開発が必要である．

🔑 この項の キーポイント

〈神経芽腫〉
● 神経芽腫の診断には腫瘍マーカーとして尿中のVMA，HVA，画像診断ではMIBGシンチグラフィが有用である．

- 国際病期分類 INRGSS では L1，L2，M，MS に分類されている．
- 予後因子として病期，年齢，病理，*MYCN*の増幅，11番染色体長腕の欠失が重要である．
- 低リスク腫瘍の治療は手術摘出のみ，中間リスク腫瘍は多剤併用の薬物療法と二期的摘出術が行われる．高リスク腫瘍は多剤併用療法に，放射線治療，手術摘出，造血幹細胞移植を併用した大量治療と分化免疫療法を行う．

〈腎臓腫瘍〉
- 小児の腎臓腫瘍の80％はウィルムス腫瘍である．
- 腎腫瘍はさまざまな奇形症候群に合併することがある．
- 病期はⅠ〜Ⅴに分類され，転移臓器としては肺が多い．
- 病期と組織型によって，手術摘出に加え，薬物療法の強度と放射線治療の適応が決定する．

〈肝臓腫瘍〉
- 小児に発生する肝臓腫瘍の90％は肝芽腫である．
- 低出生体重児や18トリソミー児は肝芽腫のハイリスクである．

- 肝芽腫の腫瘍マーカーとしてα-フェトプロテイン（AFP）が有用である．
- 病期分類としてPRETEXTが用いられる．
- シスプラチンを中心とした薬物療法が施行され，外科療法が行われる．

〈ユーイング肉腫〉
- ユーイング肉腫ファミリー腫瘍は10歳代から思春期にかけて好発する．
- 骨・軟部組織に発生する小円形細胞腫瘍で，特異的キメラ遺伝子（*EWS::FLI1*，*EWS::ERG*など）が同定されている．
- 予後不良因子として，体幹・骨盤発症，発症年齢15歳以上，腫瘍体積100 mL以上がある．
- 薬物療法と外科療法，放射線治療を組み合わせた集学的治療が有用である．

◉ 参考文献
1) 日本病理学会小児腫瘍組織分類委員会（編）：小児腫瘍組織カラーアトラス，第2巻，神経芽腫群腫瘍—国際分類INPCによる，金原出版，2004
2) 日本整形外科学会骨・軟部腫瘍委員会（編）：整形外科・病理 悪性軟部腫瘍取扱い規約，第3版，金原出版，2002

Ⅱ　各論

11 造血器腫瘍

1 白血病

A 顆粒球系白血病

summary　顆粒球系白血病は急性骨髄性白血病（acute myeloid leukemia：AML）と慢性骨髄性白血病（chronic myeloid leukemia：CML）に大別される．AMLは未分化な性質をもつ腫瘍細胞が無秩序に増殖し，正常造血の抑制により白血球減少，赤血球減少，血小板減少による症状で発症する．寛解導入療法としてアントラサイクリン系薬剤とシタラビンのセット療法が行われる．寛解に到達した後は，染色体異常と遺伝子変異の結果で予後良好，中間，不良の3群に層別化し，予後良好群は薬物療法単独，中間および不良群に対しては同種造血幹細胞移植が寛解後療法として選択される．CMLは多能性造血幹細胞を起源とする骨髄増殖性腫瘍である．顆粒球や血小板の増殖を主体とする慢性期，顆粒球の分化異常が進行する移行期，そして未分化な芽球が増殖してAML様の病態を呈する急性転化期に進展する．CMLはt(9;22)(q34;q11)によるフィラデルフィア（Ph）染色体が形成され，BCR-ABLチロシンキナーゼが活性化し白血病細胞の増殖に関与する．そしてチロシンキナーゼ阻害薬（TKI）の登場により，CMLの予後は劇的に改善している．

1）概要

19世紀半ば，ドイツの病理学者Rudolf Virchow（1821-1902）が，巨大な脾腫と著明な白血球の増加を伴い死亡した患者（今でいう慢性骨髄性白血病）を報告したのが白血病の最初の認知と考えられている．その後，ドイツのPaul Ehillch（1854-1915）による三価酸染色法の開発や，スイスのOtto Naegeli（1871-1938）によるmyeloblastの発見（1900）によって急性白血病には骨髄性（顆粒球系）およびリンパ性の2種類あることが明らかとなった．白血病は，患者の血液が白っぽくなっていたため，ギリシャ語の白い（λευκος）と血（αιμα）をラテン文字へ換字したleukosとhaimaから造語してleukemiaと名付けられた．

a　AML

分化・成熟能が障害された幼若骨髄系細胞がクローナルに増殖し，正常造血の阻害により白血球減少による感染症，赤血球減少による貧血，血小板減少による出血などさまざまな症状を呈する．急性白血病の年間発症率は10万人あたり4人で，2/3がAMLである．

b　CML

多能性造血幹細胞の異常により発生する白血病で，Ph染色体を特徴とする．年間発症率は10万人あたり1～2人である．

2）臨床症状と検査所見

a　AML

① 臨床症状

正常造血の抑制により感染，貧血，出血による症状を呈する．白血病細胞の臓器浸潤による症状として，肝脾腫，リンパ節腫脹，骨関節痛，歯肉腫脹，中枢神経浸潤による頭痛，項部硬直，神経症状が出現する場合がある．

② 検査所見

末梢血は，白血病細胞の出現による白血球増多をきたす場合が多いが，とくに急性前骨髄球性白血病（acute promyelocytic leukemia：APL）では減少の場合が多い．その他，貧血，血小板減少を伴う．生化学検査では，LDH，尿酸の上昇，重篤例では腎障害を認める．単球性白血病では血中・尿中リゾチーム増加を認める．播種性血管内凝固症候群の併発も少なくなく，フィブリノゲンの低下，FDPや

Dダイマーの上昇を呈する.

b CML

① 臨床症状

慢性期で新規に診断された半数近くは無症状で，健診などで白血球数増多を契機に発見されることも多い．脾腫をきたす場合もある．移行期・急性転化期では，巨脾，髄外腫瘤をきたす場合がある．

② 検査所見

慢性期では，末梢血で好中球を主体とする白血球増多をきたし，好塩基球および好酸球増多を認める．また好中球アルカリホスファターゼが低下する．血小板数は正常か100万／μL以上に増加する．移行期では末梢血で15〜29％の芽球の増加，血小板減少，重篤な貧血，急性転化では末梢血で30％以上の芽球増加がみられる．

3）診断・病型診断

a AML

① 診断

AMLが疑われる場合は骨髄検査を実施し，芽球割合が20％以上で，芽球の3％以上がミエロペルオキシダーゼ(MPO)染色陽性であればAMLと診断する．ただし最未分化型(M0)，単球性(M5)，巨核(M7)芽球性ではMPO陰性となるため，エステラーゼ染色，細胞表面マーカー解析での診断が必要である．骨髄検査では染色体検査，遺伝子検査を同時に実施し，結果により予後良好群，中間群，不良群に属するか判定し，治療戦略を決定する．

② 病型診断

WHO分類に基づいて行われる(**表1**)．WHO分類では発症背景，腫瘍細胞の形態，細胞表面形質，染色体や遺伝子検査，治療反応性や予後を含む臨床像を総括して規定されている．

b CML

① 診断

CMLが疑われる場合は骨髄検査を実施し，染色体検査でPh染色体，遺伝子検査で*BCR::ABL*融合遺伝子が検出されたら診断が確定する．

② 病型診断

CML患者の多く(85％)は慢性期で診断され，治療効果が不十分な場合，移行期を経て急性転化期に移行する．また一部移行期・急性転化期で発見される例がある．移行期・急性転化期の診断基準を**表2**に示す．

表1　AMLのWHO分類(第5版)

遺伝子異常で定義されるAML
*PML::RARA*融合を伴う急性前骨髄球性白血病
*RUNX1::RUNX1T1*融合を伴うAML
*CBFB::MYH11*融合を伴うAML
*DEK::NUP214*融合を伴うAML
*RBM15::MRTFA*融合を伴うAML
*BCR::ABL1*融合を伴うAML
*KMT2A*再構成を伴うAML
*MECOM*再構成を伴うAML
*NUP98*再構成を伴うAML
*NPM1*変異を伴うAML
*CEBPA*変異を伴うAML
AML，骨髄異形成関連
他の明確な遺伝子変化を伴うAML
分化段階で定義されるAML
最未分化型AML
未分化型AML
分化型AML
急性好塩基性白血病
急性骨髄単球性白血病
急性単球性白血病
急性赤白血
急性巨核芽球性白血病
骨髄肉腫
骨髄肉腫

[WHO Classification of Tumours Editorial Board：WHO Classification of Tumours, 5th ed. Vol.11 (Haematolymphoid Tumours), World Health Organization, p17-18, 2024より引用，翻訳は筆者]

4）治療方針

a AML(APLを除く)

① 寛解導入療法

初発AMLに対してイダルビシン(IDAR)またはダウノルビシン(DNR)とシタラビン(Ara-C)との併用療法が標準的に実施され，完全寛解率は約60〜80％である．高齢者(65歳以上)では，全身状態によって治療強度の減弱を検討する．

② 寛解後療法

完全寛解が得られたら，ELN(European Leukemia Net)2022予後層別化システム(**表3**)に基づいて寛解後療法を選択する．予後良好群では大量Ara-C療法，または中等量Ara-C療法を実施し，寛解を維持すれば同種移植は第一選択として施行しない．予後中間群と不良群に対しては，適切なドナーが得られれば同種移植を施行することが推奨される．同種移植実施までの間，または同種移植を実施しない場合は，アントラサイクリン系薬剤を用いた多剤併

表2　CMLの病期分類（ELN分類）

移行期（accelerated phase）

以下のいずれか1つに該当するもの

- 末梢血あるいは骨髄における芽球割合15〜29％，または芽球と前骨髄球が30％以上
- 末梢血における好塩基球割合≧20％
- 治療に無関係の血小板減少（10万/μL未満）
- 染色体異常　治療中の付加的な染色体異常の出現（major route: second Ph, trisomy 8, isochromosome 17q, trisomy 19）

急性転化期（blastic crisis）

以下のいずれか1つに該当するもの

- 末梢血あるいは骨髄における芽球割合≧30％
- 髄外浸潤，髄外病変の出現（脾臓を除く）

[Baccarani M, et al：Blood **122**（6）：872-884, 2013 より引用，翻訳は筆者]

表3　ELN（2022）によるAMLの層別化システム

リスク分類	遺伝子異常
予後良好群	t(8;21)(q22;q22.1)/*RUNX1*::*RNNX1T1* inv(16)(p13.1q22)または t(16;16)(p13.1;q22)/*CBFB*::*MYH11* *FLT3*-ITD を伴わない *NPM1* 変異 bZIP領域の in-frame での挿入・欠失変異を伴う *CEBPA*
予後中間群	*FLT3*-ITD を伴う *NPM1* 変異 *FLT3*-ITD を伴う *NPM1* with *FLT3*-ITD t(9;11)(q21.3;q23.3)/*MLLT3*::*KMT2A* 予後良好あるいは不良群に分類されない染色体かつ/または遺伝子異常
予後不良群	t(6;9)(p23;q34.1)/*DEK*::*KUP214* t(v;11q23.3)/*KMT2A* 再構成 t(9;22)(q34.1;q11.2)/*BCR*::*ABL1* t(8;16)(p11;p13)/*KAT6A*::*CREBBP* inv(3)(q21.3q26.2)または t(3;3)(q21.3;26.2)/*GATA2, MECOM*(*EVI1*) t(3q26.2;v)/*MECOM*(*EVI1*)再構成 15 or del(5q); −7; −17/*abn*(17p) 複雑核型, monosomal karyotype *ASX1, BCOR, EZH2, SF3B1, SRSF2, STAG2, U2AF1, or ZRSR2* 変異 *TP53* 変異

[Döhner H et al：Blood **140**：1345, 2022 より引用，翻訳は筆者]

用薬物療法，もしくは先に記した大量 Ara-C 療法または中等量 Ara-C 療法が推奨される．また *FLT3*-ITD 変異陽性 AML に対しては，寛解後療法として FLT3 阻害薬キザルチニブ併用大量 Ara-C 療法が推奨される．

b　APL

APL に対しては，*PML*::*RARA* 融合遺伝子に作用するレチノイン酸（ATRA）による分化誘導療法により 90％以上の完全寛解が得られ，全生存率も劇的に向上した．

① 寛解導入療法

ATRA の経口と治療前白血球数と末梢血 APL 細胞数によってアントラサイクリン系薬剤（IDAR もしくは DNR）を中心とした薬物療法の併用療法を実施する．ATRA と亜ヒ酸（ATO）併用療法の有用性が報告され欧米を中心とした諸外国で標準治療となっているが，国内保険未承認である．播種性血管内凝固症候群（DIC）による出血，APL 分化症候群などの合併症に対する支持療法も重要である．

② 寛解後療法

寛解後療法は短期間の地固め療法とその後に実施される維持療法に分けられる．地固め療法としては，3サイクルのアントラサイクリン系薬剤と Ara-C の併用療法が推奨される．国外では ATRA と ATO 併用療法による寛解導入療法後，寛解後療法としても継続されているが，国内保険未承認である．維持療法については，治療法，必要性について評価は定まっていない．治療前白血球数 10,000/μL 以上の高リスク例では，ATRA 単剤やこれにメトトレキサート・メルカプトプリンを併用した療法，

タミバロテン単独による維持療法が考慮される．

c　CML

初発 CML 慢性期の治療としては，第一世代チロシンキナーゼ阻害薬（TKI）イマチニブまたは第二世代 TKI ニロチニブ，ダサチニブ，ボスチニブのいずれかが選択される．効果判定には，国際指標で補正した *BCR*::*ABL1* 定量 PCR により，TKI 治療開始前と治療後3ヵ月ごとにモニタリングを行う．

🔑 この項の キーポイント

- AML の病型分類は WHO 分類に基づいて行われる．
- APL 以外の AML は多剤併用薬物療法，APL は ATRA を中心とする寛解導入療法が行われる．
- AML では，ELN 2022 予後層別化システムに基づいて寛解後療法を選択する．
- CML は骨髄染色体検査で Ph 染色体，遺伝子検査で *BCR*::*ABL* 融合遺伝子の検出で診断が確定する．
- CML は TKI による治療で良好な予後が得られる．

B リンパ球系白血病

summary 急性リンパ性白血病（acute lymphoblastic leukemia：ALL）はリンパ球系前駆細胞を，慢性リンパ性白血病（chronic lymphocytic leukemia：CLL）は分化したリンパ球を発生母地とする腫瘍性疾患である．前者は短期間に増悪し，無治療だと数日〜数ヵ月で致死的となる一方，薬物療法で根治が得られる可能性がある．後者は経過が長く，無治療でも問題ないことが多い．小児ALLの治療成績は良好で，80％以上の長期生存が得られるのに比して，成人ALLの治療成績は不良である．フィラデルフィア染色体（Ph）陽性ALLは，チロシンキナーゼ阻害薬（TKI）併用薬物療法が有用である．進行期CLLはブルトン型チロシンキナーゼ（BTK）阻害薬が標準治療である．

1) 概要

急性リンパ性白血病（ALL）は，骨髄を主座としてリンパ球への分化が方向づけられたリンパ球前駆細胞（リンパ芽球）が，幼弱なまま増殖する腫瘍性疾患である．WHO分類第5版において，ALLは骨髄を主病変とするリンパ系悪性腫瘍で，①特定された遺伝子異常を伴わないBリンパ芽球性白血病／リンパ腫（B-ALL/LBL），②特定された遺伝子異常を伴うB-ALL/LBL，③他の特定された遺伝子異常を伴うB-ALL/LBL，④特定された遺伝子異常を伴わないTリンパ芽球性白血病／リンパ腫（T-ALL/LBL），⑤early T-precursor ALL/LBLに分類される（表1）．ALLの罹患率は年間10万人あたり約1人と推定される．6歳未満の小児期に3/4が発症し，高齢者で再度増加する．B細胞性とT細胞性の比率は，約3〜4：1である．

慢性リンパ性白血病（CLL）は，成熟Bリンパ球が，末梢血，骨髄，リンパ節，脾臓に浸潤，増加する．欧米では白血病の中で最も頻度が高い（罹患率が年間10万人あたり5人）が，国内ではその約1/10と少ない．

2) 臨床症状・検査所見

a 臨床症状

① ALL

白血病細胞により正常造血が抑制され，貧血による倦怠感や息切れ，好中球減少による易感染性，血小板減少による出血傾向などが主な初発症状である．白血病細胞の増殖・浸潤による骨痛や関節痛，リンパ節腫大，肝脾腫，T-ALLでは縦隔腫大などがある．中枢神経浸潤による頭痛，項部硬直や意識障害もある．

② CLL

無症状で末梢血中リンパ球増加を検診等で指摘さ

れ診断されることが多い．進行するとリンパ節腫脹，肝脾腫や，骨髄浸潤からの貧血や血小板減少，好中球減少などが出現し，関連した症状が出現する．自己免疫性溶血性貧血や血小板減少性紫斑病，両者を合併したエヴァンス（Evans）症候群などの自己免疫性血球減少をしばしば合併する．2〜4％は悪性度の高いリンパ腫に形質転換する［リヒター（Richter）症候群］．

b 検査所見

① ALL

芽球の増加により末梢血中の白血球数が増加していることが多く，約1/3の症例で3万／μL以上の高値を示すが，逆に1万／μL以下と増加していないものが40％，末梢血に芽球を認めない症例が10％程度ある．貧血と血小板減少を認めることが多い．

② CLL

成熟小型リンパ球の形態をしたBリンパ球が増加（≧5,000/μL）している．その他の血球数は診断時保たれていることが多いが，進行に伴い貧血，血小板減少，肝脾腫，リンパ節腫大，低γグロブリン血症が出現する．

3) 診断

① ALL

確定診断は，骨髄穿刺および生検により行う．FAB分類では，ミエロペルオキシダーゼ（MPO）陰性のリンパ芽球が骨髄有核細胞の30％以上，WHO分類では25％以上を占める場合，ALLと診断する．形態像，フローサイトメーターによる細胞表面および細胞内抗原検討，染色体・遺伝子検査により総合的に判断する．フィラデルフィア染色体（Ph）陽性と，Ph陰性では異なる薬物療法を用いるため，骨髄染色体検査だけでなく，急性白血病関連キメラ遺伝子に関するスクリーニング検査などを行う．

Ⅱ　各論　11　造血器腫瘍

表1　ALLのWHO分類（第5版）と頻度・予後

Bリンパ芽球性白血病/リンパ腫（B-ALL/LBL）（小児ALLの85％，成人ALLの75％）

分類	染色体・関連遺伝子	頻度（%）		予後
		小児	成人	
特定された遺伝子異常を伴わないB-ALL/LBL		5〜10％		さまざま
特定された遺伝子異常を伴うB-ALL/LBL				
高2倍体（染色体数＞50）	51〜65染色体，RAS pathway（*KRAS*，*NRAS*，*FLT3*，*PTPN11*），*CREBBP*変異	25〜35％	7〜8％	良好
低2倍体（染色体数24〜43）	低2倍体（24〜31）：RTK/RAS pathway変異（*NF1*），*IKZF3*欠失	小児：＜1％ AYA：5％	＞10％	不良
	準低2倍体（32〜39）：*RB1*，*CDKN2A/B*，*IKZF2*欠失，*TP53*変異	＜2％	まれ	不良
iAMP21	21番染色体コピー数，再構成	2％	まれ	不良
BCR::*ABL1* fusion	t(9;22)(q34.1;q11.2)	小児：2〜4％ AYA：10％	40〜49歳：25％ ＞50歳：20〜40％	不良→改善傾向；*IKZF1*-再構成例は不良
BCR::*ABL1*-like features	ABL-class融合，JAK/STAT異常	小児：10〜15％ AYA：25〜30％	20〜25％	不良
KMT2A rearrangement	t(v;11q23.3)，*KMT2A*のパートナーは*AFF1*（*AF4*），*MLLT3*，*MLLT1*，*MLLT10*，*MLLT6*が一般的	乳児：70〜80％ 小児：2％	2％	不良
ETV6::*RUNX1* fusion	t(12;21)(p13.2;q22.1)	25％	＜3％	良好
ETV6::*RUNX1*-like features	*ETV6*，*ERG*，*FLI1*，*IKZF*，*TCF3*を含む融合やコピー数異常が一般的	1〜3％		不良
TCF3::*PBX1* fusion	t(1;19)(q23;p13.3)	5％	まれ	中間〜良好
IGH::*IL3* fusion	t(5;14)(q31.1;q32.3)	＜1％		不明
TCF3::*HLF* fusion	t(17;19)(q22;p13)	＜1％	まれ	不良
他の特定された遺伝子異常を伴うB-ALL/LBL	*DUX4*・*MEF2D*・*ZNF384*・*NUTM1*再構成，IG::*MYC*融合，*PAX5*alt・*PAX5* p.P80R異常	10〜15％	20〜35％	さまざま

Tリンパ芽球性白血病/リンパ腫（T-ALL/LBL）（小児ALLの15％，成人ALLの25％）

分類	免疫表現型	頻度（%）		予後
		小児	成人	
特定された遺伝子異常を伴わないT-ALL/LBL				
early T-precursor ALL/LBL	cytoplasmic CD3$^+$，MPO$^-$，CD1a$^-$，CD8$^-$，芽球の＞25％が幹細胞/骨髄系マーカー（CD34，KIT，CD13，CD33，CD11b，HLA-DR）の少なくとも1つを発現，CD5$^{dim〜-}$（芽球の＜75％が陽性）	12〜17％	22〜40％	不良

［WHO Classification of Tumours Editorial Board：WHO Classification of Tumours，5th ed，Vol.11（Haematolymphoid Tumours），World Health Organization，2024より作成］

② CLL

　末梢血中に3ヵ月以上持続して成熟小型リンパ球の形態をしたBリンパ球が5,000/μL以上と高値で，表面抗原上B細胞マーカー（CD19，CD20，CD22）に加えてCD5とCD23を発現し，免疫グロブリン軽鎖（κかλ）が一方に偏っていることで診断する．一部に他のB細胞リンパ腫（前リンパ球性白血病，有毛細胞白血病，マントル細胞リンパ腫，濾胞性リンパ腫，脾辺縁帯リンパ腫など）と鑑別困難な場合がある．白血化を示さず，リンパ節腫大，脾腫，あるいはその他の髄外病変のみの場合は小細胞性リンパ腫と診断される．腫瘍性Bリンパ球は増加しているが，末梢血中にBリンパ球数が5,000/μL未満でCLLの診断基準を満たさない例をモノクローナルB

リンパ球増加症(MBL)と呼ぶ.

4) 経過・予後

① ALL

無治療では数日〜数週間以内に死亡する.治療前の予後不良因子として,年齢(35歳以上),白血球数高値(B細胞性≧3万/μL,T細胞性≧10万/μL),染色体低2倍体(染色体数<44本),t(4;11),*BCR::ABL1*-like(Ph-like),*IKZF1*変異などがある.*BCR::ABL1*(Ph)は予後不良とされたが,チロシンキナーゼ阻害薬(TKI)治療により予後が改善している.治療反応性が重要な予後因子で,初回寛解導入療法で寛解導入不能,寛解導入療法後に微小残存病変(minimal/measurable residual disease:MRD)の残存が予後不良因子である.小児ALLでは,90%以上の完全寛解率,80%程度の長期生存が得られるのに比し,成人ALLの治療成績は,完全寛解率約80%,長期生存率40〜50%と不良である.

② CLL

多くは無治療で緩徐な経過であるが,一部進行が早く予後不良なものがみられる.予後予測因子で重症なのは病期(欧州でBinet分類,米国でRai分類),遺伝子異常(*TP53*変異あり,*IGHV*変異なし),PS(performance status)があり,それらを組み合わせた4段階の予後予測スコア(CLL-IPI,5年OSがlowリスクで93.2%,very highリスクで23.3%)も提唱されている.

5) 治療

① Ph陰性ALL

Ph陰性ALLでは多剤併用薬物療法を行う.治療は,寛解導入療法,地固め療法,維持療法からなる.寛解導入療法は,白血病細胞の減少と正常造血の回復[完全寛解(complete remission:CR)]を目的に行われ,ビンクリスチン,プレドニゾロン(VP療法)を中心とした多剤併用療法を行う.地固め療法は,白血病細胞のさらなる減少のため,強力な多剤併用療法を数サイクル行う.CNSへの浸潤・再発予防のため,血液脳関門を通過する薬剤の投与,メトトレキサートの髄腔内投与が行われる.その後,外来治療に移行し,6-メルカプトプリン,メトトレキサート内服およびVP療法などによる維持療法を2年間継続する.CR達成しているが薬物療法による治癒の可能性が少ない場合は,同種造血幹細胞移植を行う.思春期および若年成人(adolescents and young adult:AYA)のALLは,成人ではなく小児プロト

コールによる治療を行うことで,予後が改善する.

② Ph陽性ALL

Ph陽性ALLは加齢とともに増加し,予後不良の白血病であったが,イマチニブなどのTKIの出現でその短期的な予後は劇的に改善した.現在では,TKI単独もしくは薬物療法の併用により90%以上の症例がCR達成する.根治には同種造血幹細胞移植が必要とされてきたが,TKIを中心とした薬物療法のみでの長期生存例も存在する.

③ CLL

活動性病変のない早期(改訂Rai分類の低・中間リスク,Binet分類のAまたはB期)では治療は行わない.進行期やCLLに起因する全身症状や血球減少,症候性,進行性の肝脾腫やリンパ節腫脹,急速なリンパ球増加,ステロイド抵抗性自己免疫性血球減少症などが出現したら治療を開始する.初回治療は年齢や予後因子の有無にかかわらずBTK阻害薬(イブルチニブやアカラブルチニブ)が推奨されている.再発時はBCL-2阻害薬ベネトクラクスとリツキシマブが使用される.組織学的形質転換(リヒター症候群)をきたした場合は急激に進行するため,アグレッシブB細胞リンパ腫に対する多剤併用薬物療法を実施する.同種造血細胞移植は唯一の根治的治療であるが,移植関連死亡の危険が高く,非共有結合型BTK阻害薬やCAR-T細胞療法などの新規治療の開発状況を踏まえて,実施タイミングを検討する.

🔑 この項の **キーポイント**

< ALL >
- Ph陽性とPh陰性ALLで治療方針が大きく異なり,診断後早期にPhの有無を判定する.
- 予後因子として,年齢,初診時白血球数,遺伝子・染色体異常,寛解導入療法に対する治療反応性,治療後のMRDの有無が重要である.
- Ph陽性ALLは,高齢者でも,TKIを使用することにより,高率に完全寛解に導入できる.
- Ph陰性ALLは,多剤併用薬物療法を行う.
- 思春期・若年成人ALLは,小児プロトコールで治療することが望ましい.

< CLL >
- 末梢血中にCD19,CD20,CD5,CD23を発現するクローナルなBリンパ球≧5,000/μLで診断される.
- 無症状で,早期の場合は無治療経過観察をする.
- 年齢や予後因子の有無にかかわらず初回治療はBTK阻害薬(イブルチニブやアカラブルチニブ)を使用する.

Ⅱ 各論 11 造血器腫瘍

2 骨髄増殖性腫瘍，骨髄異形成腫瘍

summary 骨髄増殖性腫瘍（myeloproliferative neoplasms：MPN）と骨髄異形成腫瘍（myelodysplastic neoplasms：MDS）は造血幹細胞に生じた遺伝子変異による骨髄性腫瘍である．MPNは骨髄系細胞の過剰な増殖を主徴とする．MDSは骨髄系細胞の形態異常（異形成）を特徴とし，分化障害による血球減少と一定の芽球（腫瘍性）増殖を呈する．MDS，MPNは経過とともに遺伝子変異が蓄積し，急性骨髄性白血病（acute myeloid leukemia：AML）に至るリスクが高まる．臨床像は症例により異なり，予後はAMLへの移行や合併症による．

1）概要

骨髄増殖性腫瘍（MPN）と骨髄異形成腫瘍（MDS）は造血幹細胞に生じた遺伝子変異による骨髄性腫瘍で，急性骨髄性白血病（AML）に至るリスクを伴う．

MPNは骨髄系細胞の過剰な増殖，髄外造血，血栓・出血などの血管性合併症を呈し，真性多血症（polycythemia vera：PV），本態性血小板血症（essential thrombocythemia：ET），骨髄線維症（myelofibrosis：MF）を含む．MFには原発性（primary）MF（PMF）とPVやETからの二次性MFがある．MDSは血球の減少と形態異常（異形成）を伴い，腫瘍性の芽球がある程度まで増殖した骨髄性腫瘍の集団である．MDSとMPNの両者の特徴（例：白血球増加と貧血）をもつMDS/MPNもみられる．

本項では，典型的なMPNとMDSについて述べるが，MPNに含まれる*BCR::ABL*陽性慢性骨髄性白血病（chronic myeloid leukemia：CML）の詳細はp.246「各論11-1-A．顆粒球系白血病」を参照されたい．

a 歴史

1845年に白血球増加と脾腫を伴った症例（CMLの発見），1879年には骨髄線維化と髄外造血をきたした症例（MF）が報告された．1900年，大球性貧血から急性白血病へと至る症例（MDS）の報告があり，前白血病と呼ばれるようになった．

1951年，DameshekはET，PV，MF，CML，赤白血病（MDSを含む）を骨髄増殖性疾患（myeloproliferative disorders：MPD）と定義し，造血刺激物質による疾患群と推測した．その後ET，PV，MFが古典的MPDとされた．1970年代，前白血病らしい症例が必ずしも白血化しないことが認識され，1982年MDSのFrench-American-British（FAB）分類が発表された．さまざまな染色体異常の発見などにより疾患概念が整理され，2001年WHO分類第3版で骨髄性腫瘍が網羅的に定義された．2005年，

*JAK2*変異（*JAK2* V617F）が発見され，2008年WHO分類第4版においてMPDの名称がMPNへ変更された「疾患（diseases）から腫瘍（neoplasms）」．さらに解析技術の向上により遺伝子変異が多数発見され，2017年WHO分類第4版が改訂された．

近年，一般集団に遺伝子変異が検出されるクローン性造血が示され，MPN，MDSを含む骨髄性腫瘍の要因と想定されている．2014年，変異アレル頻度が2％以上の関連変異をもつ血液疾患未発症者，clonal hematopoiesis of indeterminate potential（CHIP）が加齢とともに増加し，高齢者（≧70歳）では10％を超えることが報告された．CHIPはクローン性を伴うが，MDSの診断基準を満たす異形成のない血球減少症を指す，clonal cytopenia of undetermined significance（CCUS）を含む．2022年に発表されたWHO分類第5版の論文では，クローン性造血が骨髄性腫瘍の前駆状態として記載され，MDSの名称が変更された［骨髄異形成症候群（myelodysplastic syndromes）から骨髄異形成腫瘍（myelodysplastic neoplasms），略称はMDSを継承］．

b 疫学

MPNのうち，わが国のPVの年間発症率は人口10万人あたり約2人で男性にやや多く，年齢中央値は約60歳である．ETは10万人あたり年間1〜2.5人の発症で女性にやや多く年齢中央値は50〜60歳代だが，若年女性にも比較的多くみられる．PMFは年間10万人あたり1人程度とまれで，男性に多く年齢中央値は60歳代とされている．

MDSは中高年者に好発するが，まれに若年者にもみられる．1993〜2008年の地域がん登録データの解析によれば，罹患率は人口10万人あたり男性3.8人，女性2.4人で，診断年齢中央値は76歳であった．

c 病因・病態

MPN，MDSの病因は造血幹細胞の遺伝子変異である．変異する遺伝子はMPN，MDSのみならず

252

CHIPにも多数が共通している．このことから，多くのMPN，MDSがCHIPを背景として生じると考えられる．CHIPドライバー変異を生じうる遺伝子をおよその頻度順に10個あげると，*DNMT3A*，*TET2*，*ASXL1*，*JAK2*，*TP53*，*SF3B1*，*PPM1D*，*SRSF2*，*ZBTB33*，*IDH1*である．疾患の表現型はこうした変異の種類やアレル頻度，変異の起こった順番などに影響を受け，遺伝子変異の蓄積が進行性病態の要因となり，AMLへ至ると推測されている．

MPNの造血細胞は分化能を保ったまま過剰に増殖するが，MFでは血球減少もみられる．これに対し，MDSでは血球減少や芽球の増加（20％未満），血球の形態異常といった，造血の分化障害による症候が認められる．遺伝子変異をもつ血液細胞は機能的にも異常で，炎症や血栓を惹起する．骨髄性腫瘍未発症のCHIPでも，心血管疾患など，変異した造血細胞が関与する疾患が増加する．

① MPN

MPNの血球増加は，造血因子非依存性のJAK-STAT系活性化による．たとえばPVでは，エリスロポエチン非依存性の赤芽球系細胞増殖を認める．MPNのドライバー変異として*JAK2* V617Fが最多であり，PVの95％以上，ET，PMFの約半数に認められる．また，ET，PMFの20～30％に*CALR*変異，5％以下に*MPL*変異がみられる．それらはトロンボポエチン受容体MPLを介する病態であり，PVは起こさない．

ドライバー変異以外の異常はPVやETよりもMFで認められることが多く，病態の促進に関わる．*ASXL1*，*EZH2*，*IDH1/2*，*SRSF2*の遺伝子変異や，-7，i(17q)の染色体異常などは，MFの予後不良因子である．MFでは巨核球から分泌されるサイトカインの骨髄間質細胞への作用により骨髄線維化，骨硬化が促進され，脾腫など髄外造血も顕著になる．

② MDS

MDSにおいては，エピジェネティクス，スプライシング，細胞の増殖・分化，アポトーシスなどに関連する遺伝子の変異やさまざまな染色体異常が知られ，予後とも相関する．特異的な異常（染色体5q欠失，*SF3B1*変異，*TP53*の両アレル不活）はMDS分類に用いられている（**表1**）．病態の進展は，①造血幹細胞に変異が発生してクローン性増殖が始まり，正常造血を抑制しながら進行する（CHIP，CCUS），②分化障害や異形成所見を示す低リスクMDSに至る，③一部の細胞に新たな変異が発生し，より増殖の旺盛なクローンが出現・拡大して高リスクMDSやAMLへ移行する，という多段階の進行が想定される．

2）臨床症状・所見

① MPN

血球増加，血管性合併症（血栓，出血），髄外造血が認められる．PVでは循環赤血球量と血液粘稠度の上昇による顔面・手掌の紅潮，血管運動症状（頭痛，めまい，耳鳴り）がみられる．ETは血栓（動脈血栓＞静脈血栓）や出血の合併が多い．PMFでは倦怠感，貧血症状，脾腫（ときに巨脾），腹部症状（腹満，腹痛など），体重減少，発熱が多い．末梢の血球数は病期により増加と減少がみられるが，貧血の頻度が高い（約7割）．涙滴赤血球，白赤芽球症がみられ，PVやETよりもAML発症リスクが高い．10～20％程度のPVやETも長期間の経過後二次性MFやAMLへ移行する．

② MDS

MDSでは造血の障害による血球減少が主体となる症例，芽球増加が主体となる症例があり，臨床像は幅広い．症候性貧血，血小板減少による出血症状，白血球減少・機能異常に伴う感染症や発熱などはすべての病期において認められる．芽球増加を伴う高リスク例はAMLへの移行が多く予後不良である．

3）診断・病型分類

2022年，WHO分類第5版とInternational Consensus Classification（ICC）が提唱された．多くの腫瘍でWHO分類が広く使用されることを鑑み，WHO分類第5版について述べる（**表1**）．MPNでは従来の分類がほぼ踏襲された．MPNのほとんどは慢性期（chronic phase：CP）として診断され，その後，芽球期（blast phase：BP）に至ることが記載されている．MDSの分類には芽球比率と特定の染色体異常・遺伝子変異（MDS with defining genetic abnormalities），および形態学的な診断（MDS, morphologically defined）が用いられている．また，CCUSを含むCHIPが骨髄性腫瘍の前駆状態と明記された．

① MPN

MPNは増殖する血球，ドライバー変異，骨髄生検像において増殖している細胞の種類や骨髄線維化の程度などにより診断される．ET，PMF症例の約10％ではドライバー変異が同定されないが，巨核球の増加や骨髄の線維化は炎症などによる二次性の変化としても観察されるため，診断に際し注意する．

表1　WHO分類第5版におけるMPNとMDS

Myeloproliferative neoplasms（MPN）	
Chronic myeloid leukemia	
Chronic neutrophilic leukemia	
Chronic eosinophilic leukemia	
Polycythemia vera	
Essential thrombocythemia	
Primary myelofibrosis	
Juvenile myelomonocytic leukemia	
Myeloproliferative neoplasms, not otherwise specified	

Myelodysplastic neoplasms（MDS）	Blasts
MDS with defining genetic abnormalities	
MDS with low blasts and 5q deletion（MDS-5q）	＜5％ BM and ＜2％ PB
MDS with low blasts and *SF3B1* mutation（MDS-*SF3B1*）*	
MDS with biallelic *TP53* inactivation（MDS-bi*TP53*）	＜20％ BM and PB
MDS, morphologically defined	
MDS with low blasts（MDS-LB）	＜5％ BM and ＜2％ PB
MDS, hypoplastic（MDS-h）	
MDS with increased blasts（MDS-IB）	
MDS-IB1	5〜9％ BM and／or 2〜4％ PB
MDS-IB2	10〜19％ BM and／or 5〜19％ PB or Auer rods
MDS with fibrosis（MDS-f）	5〜19％ BM and／or 2〜19％ PB

BM：骨髄，PB：末梢血
＊：環状鉄芽球≧15％の場合は *SF3B1* 変異の確認不要．ただしその場合 MDS with low blasts and ring sideroblasts と呼ぶ．
［WHO Classification of Tumours Editorial Board：WHO Classification of Tumours, 5th ed, Vol.11（Haematolymphoid Tumours）, World Health Organization, p.17, p.74, 2024 より作成］

② MDS

MDSの診断基準はWHO分類と厚生労働科学研究・特発性造血障害に関する調査研究班によって提唱されている．以下の①，②を満たすことで診断される．

① 1系統以上の血球減少
② 1系統以上の有意な異形成（≧10％），MDSに特徴的な染色体異常，芽球増加（骨髄芽球：5〜19％，末梢血芽球：1〜19％，あるいはアウエル小体の存在）のいずれかを満たす

異形成が10％未満の場合は「異形成なし」と判断する．この場合，他疾患が除外される血球減少症は，CCUSまたはidiopathic cytopenia of undetermined significance（ICUS，遺伝子変異未検出の症例）と診断される．

WHO分類第5版では，芽球比率と特定の染色体異常・遺伝子変異（MDS with defining genetic abnormalities），あるいは形態学的な診断（MDS, morphologically defined）の2群に大別されている．

4）治療

MPNとMDSは慢性に経過し，最終的な臨床像はAMLへの移行である．芽球の少ない病期においては，予後の予測と合併症に対する予防・対処が重要である．芽球が増殖した病期には，抗腫瘍薬が使用される．近年，メチル化阻害薬のアザシチジンやBCL-2阻害薬のベネトクラクスなどの治療選択肢が増えてきたが，依然として唯一の根治療法は造血幹細胞移植である．

① MPN

PVとETに対しては，血栓の予防が主な治療目標となり，アスピリン投与，PVの場合には瀉血が行われる．血栓リスクが高い場合（年齢≧60歳もしくは血栓の既往がある），細胞減少療法が行われ，治療不耐容・抵抗性のPVに対してはJAK阻害薬も用いられる．最近PVに対し承認されたロペグインターフェロンは，血液学的効果に加え *JAK2* V617F アレル頻度を減少させることから，BPやMFへの移行の予防も期待される．

PMF，二次性MFは予後不良だが，生存期間には幅があるため，診断時と経過中に適宜予後予測を行う．巨脾や全身症状にはJAK阻害薬を用いる．BPに対する薬物療法は確立しておらず，高リスクMDSと同様の治療が行われることが多い．高リスクMFやBPでは造血幹細胞移植を検討する．

② MDS

MDSの予後は症例により異なるため，治療方針の決定には予後の予測が重要である．低リスクMDSでは輸血を含む血球減少への対処が治療の主体となる．輸血依存など，造血幹細胞移植を検討する場合もあるが，その適応は限られる．高リスク

MDSでは芽球増加，AMLへの移行が問題となり，予後はきわめて不良である．近年，アザシチジン，ベネトクラクスなど治療選択肢が増えてきているが，根治的な治療は造血幹細胞移植のみである．

> 🔑 **この項の キーポイント**
>
> ● MPN，MDSは遺伝子変異による骨髄性腫瘍であり，AMLに移行するリスクがある．
> ● MPNにはPV，ET，PMFが含まれ，髄外造血や血栓リスクを伴う．
> ● MDSは血球減少，異形成，芽球比率，染色体異常，遺伝子変異より診断・分類される．

Ⅱ　各論　11　造血器腫瘍

3 悪性リンパ腫

summary　悪性リンパ腫の診断には，適時に適切な部位の生検を行うことが必須である．病理組織学的な診断によってホジキンリンパ腫（Hodgkin lymphoma：HL）と非ホジキンリンパ腫（non-Hodgkin lymphoma：NHL）に分類したうえで，さらに詳細な亜型を確定するとともに，病変部位を同定し病期を決定する．とくにNHLは病理学的な亜型によって低悪性度，高悪性度，超高悪性度に分類され，それぞれ治療開始の緊急性，標準治療，治療の目標が異なる．悪性リンパ腫は低悪性度リンパ腫を除くと治癒の可能性のある疾患群であり，それらに対しては診断がついたら速やかに標準治療を開始し，治療強度を安易に低下させることなく完遂することを目指す．

1）概要

a　歴史と疫学

　悪性リンパ腫の歴史は Thomas Hodgkin（1798-1866）の1832年の報告に始まる．1900年代に入り，Reed-Sternberg（RS）型巨細胞が特徴のホジキン病は良性か悪性かの論争の後，悪性腫瘍（悪性リンパ腫）と認知され，それ以外の悪性リンパ腫（非ホジキンリンパ腫）と区別されるようになった．その後，T/B/NK細胞の分類が確立され，非ホジキンリンパ腫（NHL）はさらに細分化され現在に至っている．

　2019年の地域がん登録全国推計によるがん罹患データによると，悪性リンパ腫の部位別がん罹患数，罹患率，生涯がん罹患リスクはそれぞれ男性が19,311人，31.4人，2.3％，女性が17,325人，26.8人，2.1％であった．日本ではHLの頻度は低く，悪性リンパ腫の9割以上がNHLである．さらに世界的にみてもヒトT細胞白血病ウイルスⅠ型（human T-cell leukemia virus type-Ⅰ：HTLV-1）感染者が多く，成人T細胞白血病／リンパ腫（adult T-cell leukemia/lymphoma：ATL）が多く発生している．

b　分類

　病理組織学的にCD30陽性の単核および多核の大型の腫瘍細胞（RS細胞）を有するHLとそれ以外のNHLに二分される．HLは病理組織学的に古典的HL（classical Hodgkin lymphoma：CHL）と結節性リンパ球優位型HL（nodular lymphocyte predominant Hodgkin lymphoma：NLPHL）に分類される．CHLは結節硬化型CHL（nodular sclerosis CHL：NS），リンパ球豊富型CHL（lymphocyte-rich CHL），混合細胞型CHL（mixed cellularity CHL：MC），リンパ球減少型CHL（lymphocyte-depleted CHL：LD）の4つの疾患単位に分類される．若年層においては，NSの割合がより高い傾向にある．

　NHLは低悪性度，高悪性度，超高悪性度に分けられ，代表的な組織型がそれぞれ濾胞性リンパ腫（follicular lymphoma：FL），びまん性大細胞型B細胞リンパ腫（diffuse large B-cell lymphoma：DLBCL），バーキットリンパ腫（Burkitt lymphoma：BL）である．NHLの一部は免疫不全，慢性炎症，感染が病因となる．免疫不全としては加齢やHIV感染，あるいは関節リウマチなどの自己免疫疾患に対する免疫抑制薬の使用が原因となり，EBV（Epstein-Barr virus）の再活性化を伴っていることが多い．免疫抑制薬の使用が原因で発生した悪性リンパ腫は，原因薬剤の中止によっておよそ半数の症例は寛解となる．慢性炎症としては自己免疫疾患，慢性甲状腺炎によるもののほか，感染に伴う慢性炎症によって引き起こされるものとして *Helicobacter pylori*（*H. pylori*）による胃MALT（mucosa-associated lymphoid tissue）リンパ腫，*Chlamydia psittaci* による眼付属器MALTリンパ腫がある．一方でウイルスが腫瘍化に直接関係していると考えられるものとして，HTLV-1によるATLのほか，赤道アフリカで発生するEBVによるエンデミック型BL，HHV-8（human herpes virus 8）による原発性滲出液リンパ腫がある．

2）臨床症状・所見

　HLでは，多くの場合無痛性のリンパ節腫脹で発症する．60～80％は頸部，鎖骨上窩リンパ節腫脹，50～60％では縦隔病変を認める．健診の胸部X線撮影で偶然発見される症例もある．血液検査所見では，白血球増加，リンパ球減少，好酸球増多，CRP高値，赤血球沈降速度亢進などを認め，進行すると，発熱，寝汗，体重減少，皮疹，瘙痒などの全身症状を示す．研究グループごとに若干異なるが，限局期CHLにおける予後不良の危険因子として，①縦隔病変（胸郭横径比1/3以上），②赤沈亢進，③3あるいは4ヵ所以上のリンパ節領域，④節外病変，⑤年

256

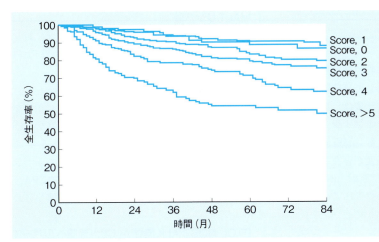

図1 進行期ホジキンリンパ腫における国際予後スコア（IPS）
予後不良因子にあてはまる項目数をスコアとして，予後を分類する．

齢（50歳以上など），⑥10 cmを超える病変，などがある．進行期CHLにおける予後予測モデル（international prognostic index：IPS）を図1に示す．

NHLでは，中悪性度リンパ腫と高悪性度リンパ腫（BLなど）では，亜急性もしくは急性に進行し，増大傾向の明らかな腫瘍性病変やB症状（発熱，盗汗，体重減少）のほか，LDHや可溶性インターロイキン2受容体上昇がみられることが多い．尿酸の上昇，高カルシウム血症がみられる場合もある．一方，低悪性度リンパ腫（FLなど）では，リンパ節腫大や臓器腫大は緩徐に進行し，自覚症状に乏しい．血管内大細胞リンパ腫では，発熱，LDH上昇，血球貪食症候群，神経症状，皮膚病変等を呈し，リンパ節腫大はないことから，リンパ腫が鑑別診断から外れやすいことに留意する．

病期分類はHL，NHLともAnn Arbor分類が用いられてきたが，NHLではLugano分類に移行しつつある．いずれもⅠ～Ⅳ期に分類し，Ⅰ～Ⅱ期は限局期，Ⅲ～Ⅳ期は進行期とされる．

3) 診断

a 確定診断の進め方

直径1.5 cm以上，4～6週以上持続，増大傾向持続のいずれか1つを満たすリンパ節腫大があり，他の非侵襲的な検査でリンパ腫以外の疾患の診断に至らない場合には生検を行う．非特異的腫大の多い鼠径部リンパ節は避け，可能な限り鎖骨上や頸部・腋窩のリンパ節で1.5 cm以上のものを生検する．生検後は，免疫染色を含む病理組織学的な検査のほか，ホルマリン固定せずにただちに処理しフローサイト

表1 非ホジキンリンパ腫に特徴的な染色体異常，遺伝子異常

	染色体異常	遺伝子異常
濾胞性リンパ腫	t(14;18)(q32;q21)	IGH::BCL2
マントル細胞リンパ腫	t(11;14)(q13;q32)	CCND1::IGH
バーキットリンパ腫	t(8;14)(q24;q32) t(2;8)(p12;q24) t(8;22)(q24;q11)	MYC::IGH IGκ::MYC MYC::Igλ
ALK陽性未分化大細胞リンパ腫	t(2;5)(p23;q35)	NPM::ALK

メトリーによる細胞表面抗原検査，染色体検査やFISH（fluorescence in situ hybridization）法に提出する．典型的な病理像を呈さず診断が容易でない場合に，免疫グロブリン重鎖やT細胞受容体遺伝子の再構成等の詳細な解析を行うために遺伝子検査用の細胞を保存する．表1にNHLに特徴的な染色体・遺伝子異常を示す．

b 診断から治療開始までに行うべきこと

悪性リンパ腫の治療戦略の決定と予後予測のためには病期決定が必須で，とくに病変がStageⅠあるいはⅡの場合は病変が同一放射線照射野にとどまるか否かを見極める必要がある．

病変の検出のためには，PET/CTが最も有用であるが，低悪性度リンパ腫ではFDG avidityが低い．浸潤を疑うような症状や所見がある場合には，それぞれ消化管内視鏡検査や髄液検査，頭部MRIを行う．リンパ腫病変に伴う尿管閉塞による水腎症や消化管閉塞の有無も同時に確認する．

4）治療

a HL

標準治療は，限局期に対しては薬物療法と局所放射線治療との併用治療，進行期に対しては薬物療法単独である．薬物療法における標準治療は，ABVD療法［ドキソルビシン（DXR），ブレオマイシン，ビンブラスチン，ダカルバジン］である．局所放射線治療の方法として，薬物療法前に病変が存在したリンパ節または腫瘍部位に限局した照射（involved site radiation therapy：ISRT）が推奨されている．初発進行期CHLに対しては，ブレオマイシンを抗CD30抗体に抗がん薬を付加したブレンツキシマブベドチン（BV）に変更したBV併用AVD療法が推奨される．最近では免疫チェックポイント阻害薬の臨床応用も開始されている．長期生存が期待される疾患であり，二次発がんなどの晩期合併症を減らすことを目指し，病期や予後不良因子，初期治療の反応性による層別化治療の試みが進んでいる．

b DLBCL

診断後早急に治癒を目指した治療を開始する．

① 限局期（Ⅰ期またはⅡ期）

リツキシマブ（R）併用CHOP療法［シクロホスファミド（CPA）＋DXR＋ビンクリスチン（VCR）＋プレドニゾロン（PSL）］，あるいは回数を減じたR併用CHOP療法とISRTである．IPIスコア2点以上ではポラツズマブ ベドチン併用R-CHP療法も選択可能である．

② 進行期

R併用CHOP療法を実施する．IPIスコア2点以上ではポラツズマブ ベドチン併用R-CHP療法も選択可能である．なお，*MYC*遺伝子と*BCL-6*遺伝子の再構成を伴う大細胞型リンパ腫は高悪性度B細胞リンパ腫（high-grade B-cell lymphoma）と分類され，BLに準じた強力な薬物療法が推奨される．

c FL

① 限局期（Ⅰ期またはⅡ期）

病巣部に放射線療法を行う．

② 進行期

早期治療介入が全生存期間（OS）の延長をもたらさないことから，無治療経過観察も標準治療である．薬物療法を行う場合には，高腫瘍量ではR併用CHOP療法やR併用ベンダムスチン療法を行う．Rをオビヌツズマブに変更することによって，無増悪生存期間（PFS）の延長が期待できる．低腫瘍量ではR単剤療法も選択しうる．

d MALTリンパ腫

*H. pylori*陽性の限局期胃MALTリンパ腫に対しては，*H. pylori*除菌療法を行う．それ以外はFLに準じた治療を行う．

e BL

進行がきわめて速いので，診断後ただちに治癒を目指した治療を開始する．治療強度の高いCODOX-M/IVAC［CPA，VCR，DXR，メトトレキサート（MTX）／イホスファミド（IFM），エトポシド（ETP）］療法，もしくはR-hyper CVAD（CPA，VCR，DXR，デキサメタゾン）療法などが実施される．

f PTCL NOS，ALK陰性ALCL，濾胞ヘルパーT細胞リンパ腫［血管免疫芽球性T細胞リンパ腫（angioimmunoblastic T-cell lymphoma：AITL）］など

CHOP療法のほか，CD30陽性例ではBV併用CHP療法も選択可能である．

g ALK陽性ALCL

T細胞リンパ腫中最も予後がよい．BV併用CHP療法が推奨される．IPI 0～1の場合は，CHOP療法も選択可能である．

h ATL

VCAP-VMP-VECP（VCR＋CPA＋DXR＋PSL/DXR＋ラニムスチン＋PSL/ビンデシン＋ETP＋イリノテカン＋カルボプラチン）療法やCHOP療法が行われる．若年者の寛解例に対しては引き続いて同種造血幹細胞移植を実施する．なお，抗CCR4抗体モガムリズマブは他の抗がん薬との併用が可能であるが，移植後の移植片対宿主病（graft versus host disease：GVHD）を増強することから移植を予定している患者には慎重に使用する．

🔑 この項の キーポイント

- 悪性リンパ腫の診断には生検が必須で，形態診断のほか，細胞表面形質，染色体・遺伝子異常の検査が必要である．
- 組織型によって，病勢進行のスピードや治療の目標が異なる．治療が望める病型に対しては，診断がついたら速やかに治療を開始し，治癒を目指して遅滞なく標準治療を開始し，安易に強度を下げることなく完遂することが重要である．
- 悪性リンパ腫は若年層にも発症する疾患でもあり，とくに若年者においては晩期毒性，妊孕性温存（治療内容によっては精子や卵子の保存を含む）を念頭に入れた個々の治療計画を策定する．

4 形質細胞腫瘍

summary 形質細胞腫瘍は単クローン性免疫グロブリン(M蛋白)の産生を特徴とし,単クローン性免疫グロブリン血症(monoclonal gammopathy of undetermined significance:MGUS)から,くすぶり型多発性骨髄腫,多発性骨髄腫,髄外形質細胞腫,形質細胞白血病に至る幅広いスペクトラムを呈する疾患である.高カルシウム血症,腎不全,貧血,骨病変(CRAB)や悪性のバイオマーカー(SLiM)を有する場合に多発性骨髄腫と診断され,治療適応となる.従来,多発性骨髄腫は難治性であったが,近年の新規薬剤の進歩に伴い治療成績は著明に向上しており,的確な病型診断とともに治療法の選択が重要である.

1) 疾患の歴史

1844年,ロンドン聖トーマス病院のSamuel Sollyは背部痛と多発骨折をきたした39歳女性をmollities ossium(osteomalacia,骨軟化症)として報告したが,剖検にて骨髄の赤色腫瘤は核小体を有する楕円形の細胞との記載から,多発性骨髄腫の最初の文献例と考えられている.1848年,ロンドン聖ジョージ病院のHenry Bence Jonesはmollities ossium患者の尿が56℃に加熱すると白濁沈殿を生じ,さらに加熱すると再溶解する性質に着目し,その蛋白を"hydrated deutoxide of albumen"と報告し,以来,Bence Jones protein(BJP)と呼ばれるようになった.

Multiples Myelom(multiple myeloma)という病名は1873年にvon Recklinghausen病理解剖学研究所のJ. von Rustizkyにより初めて提唱された.1889年,プラハ・カレル大学のOtto Kahlerは多発骨痛,高度の脊柱後弯症,貧血をきたしたBJP陽性の症例をmultiple myelomaとして詳細に報告したことから,本症はKahler's diseaseと呼ばれた.1900年,マサチューセッツ総合病院のJames H. Wrightによりmultiple myelomaが病理学的にplasma cellの悪性腫瘍であることが報告された.1962年,ロックフェラー研究所のG. M. EdelmanとJ. A. GallyによりBJPは免疫グロブリンL鎖であることが明らかにされた.

このように,multiple myelomaの名称は髄外進展をきたした多発骨髄腫瘍の臨床所見に由来し,最終的に免疫グロブリンを産生する形質細胞腫瘍であると解明されるに至った.

2) 病型分類

形質細胞腫瘍はM蛋白量,腫瘍の量や局在に基づく国際骨髄腫作業部会(International Myeloma Working Group:IMWG)基準により,単クローン性免疫グロブリン血症(MGUS),くすぶり型多発性骨髄腫,多発性骨髄腫,非分泌型多発性骨髄腫,孤立性形質細胞腫,骨外性(髄外)形質細胞腫,形質細胞白血病に分類される(**表1**).

MGUSは無症候性で,血清M蛋白<3 g/dLまたは尿中M蛋白<0.5 g/日,骨髄単クローン性形質細胞<10％と腫瘍量は少ない.くすぶり型多発性骨髄腫は血清M蛋白≧3 g/dLまたは尿中M蛋白≧0.5 g/日,骨髄単クローン性形質細胞10〜60％であるが,骨髄腫診断事象(myeloma defining events:MDE)やアミロイドーシスを有しない.

多発性骨髄腫は骨髄単クローン性形質細胞≧10％または病理学的な形質細胞腫瘍の診断に加え,骨髄腫診断事象として骨髄腫関連の臓器障害[CRAB;高カルシウム血症(hyperCalcemia),腎不全(Renal failure),貧血(Anemia),骨病変(Bone lesions)]や,悪性のバイオマーカー[SLiM;骨髄単クローン性形質細胞≧60％(Sixty),血清free light chain(FLC)M蛋白型/非M蛋白型比≧100(Light chain),MRIによる複数の巣状病変(MRI)]を1つ以上有する.従来,CRABを有する症候性多発性骨髄腫が治療対象で,CRABを伴わない例はくすぶり型として経過観察されていたが,無症候性でもSLiMを有する例は2年以内に約80％が症候性へ進展することから,治療適応の多発性骨髄腫と診断される.

ほかにはM蛋白を認めない非分泌型骨髄腫や,形質細胞が末梢血中に出現する形質細胞白血病がある.POEMS症候群や全身性ALアミロイドーシスもM蛋白を有することから形質細胞腫瘍に含まれるが,それぞれ特徴的な臨床所見や病理所見により診断する.

3) 疫学

多発性骨髄腫は70歳以上の高齢者に多く,わが

表1 形質細胞腫瘍の病型分類［国際骨髄腫作業部会（IMWG），2014年］

病型	M蛋白 血清・尿	骨髄の 形質細胞	骨髄腫診断 事象（MDE）	腫瘤形成	末梢血の 形質細胞
意義不明の単クローン性免疫グロブリン血症（MGUS）	＜3 g/dL ＜0.5 g/日	＜10％	−	−	−
くすぶり型多発性骨髄腫	≧3 g/dL ≧0.5 g/日	10〜60％	−	−	−
多発性骨髄腫	＋	≧10％	＋	＋/−	−
非分泌型骨髄腫	−	≧10％	＋	＋/−	−
骨孤立性形質細胞腫	＋/−	−	−	骨1ヵ所	−
骨外性（髄外）形質細胞腫	＋/−	−	−	骨髄外	−
形質細胞白血病	＋/−	＋	＋/−	＋/−	≧2000/μL ≧20％

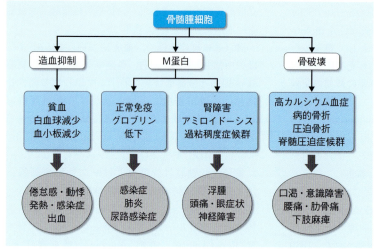

図1 多発性骨髄腫の病態と症状

国における人口10万対の罹患率は6.0（男性6.6，女性5.5）で，高齢化に伴い増加傾向にある．死亡率も上昇傾向であったが，近年は3.4（男性3.6，女性3.3）でほぼ安定し，年齢調整死亡率は低下している．

MGUSとくすぶり型多発性骨髄腫についてはアイスランドで大規模な調査が行われ，有病率はMGUS 4.5％，くすぶり型多発性骨髄腫0.53％で，いずれも高齢男性に多い．

4）病態と症状

骨髄腫細胞は骨髄で主に赤血球造血を抑制することから，貧血による倦怠感や動悸が出現する（図1）．M蛋白は腎に沈着し，軽鎖沈着症や円柱腎症をきたす．M蛋白がアミロイド原性を有すると，心，腎，皮膚，消化管，神経などに沈着し，ALアミロイドーシスを引き起こす．M蛋白により血清の粘稠度が亢進すると，頭痛やめまいなどの過粘稠度症候群を

きたす．一方，正常免疫グロブリンは著明に抑制され，易感染性を呈する．

骨髄腫細胞は骨髄間質細胞とともにRANKLを発現し破骨細胞を活性化させる一方で骨芽細胞を抑制する．このため，骨破壊の周囲に骨形成機転が働かず，punched-out lesionsと呼ばれる著明な骨破壊性病変が形成される．進行例では病的骨折や高カルシウム血症による意識障害，脊髄圧迫症候群による下肢麻痺などの症状をきたす．

5）診断と病期分類

骨病変や腫瘤性病変の検出には単純X線検査のほか，CT，MRI，PET検査が活用される．M蛋白は血清・尿の蛋白分画で確認し，検出された場合は免疫固定法（immunofixation）によりH鎖クラス（IgG, IgA, IgM, IgD, IgE）とL鎖タイプ（κ，λ）を同定する．血清FLC検査では骨髄腫細胞から過剰

産生されるL鎖により，κ/λ比はM蛋白型優位に大きく偏る．

骨髄における骨髄腫細胞の同定や単クローン性の診断にはフローサイトメトリーが用いられる．骨髄腫細胞をCD38 gatingにて同定し，細胞質内κ鎖とλ鎖の偏りにより単クローン性を判定する．骨髄腫細胞は分裂像が得られにくいため，染色体異常の検出にはFISH法が用いられる．

病期診断は改訂国際病期分類（Revised International Staging System：R-ISS）による．病期Iはアルブミン$\geqq 3.5$ g/dL，β_2ミクログロブリン（β_2MG）< 3.5 mg/L，LDH正常，高リスク染色体異常［t(4;14)，t(14;16)，del(17p)］なしのすべてを満たす例，病期IIIはβ_2MG$\geqq 5.5$ mg/LかつLDH高値または高リスク染色体異常のいずれかを有する例，これらに該当しない例は病期IIとされる（表2）.

6）形質細胞腫瘍の治療

1970年代にはメルファラン，シクロホスファミドなどの抗がん薬が用いられていたが，効果は乏しく予後不良であった．1990年代になり65歳未満の若年例に対しては自家末梢血幹細胞移植が施行されるようになり，奏効率の向上や生存期間の延長がもたらされた．1999年にサリドマイドの有効性が報告されると，その誘導体であるレナリドミドやポマリドミド（免疫調節薬），ボルテゾミブやカルフィルゾミブ，イキサゾミブなどのプロテアソーム阻害薬，CD38を標的としたダラツムマブやイサツキシマブ，SLAMF7を標的としたエロツズマブなどのモノクローナル抗体薬が次々と開発され，近年の治療成績は著明に向上している．最近ではBCMAを標的とした免疫療法の研究が進行し，CAR-T細胞療法や二重特異性抗体が適用されている．なお，高リスクの染色体異常や髄外病変を有する例，形質細胞白血病に対しては，タンデム自家移植を含む治療強度の増強が推奨される．

抗腫瘍療法とともに貧血や骨病変に対する支持療法も重要であり，輸血や感染予防対策のほか，骨病変に対してはゾレドロン酸水和物やRANKL抗体薬が用いられる．疼痛を伴う骨病変や腫瘤性病変に対しては局所放射線療法が行われる．

特殊な病型として孤立性形質細胞腫があり，骨以外にも鼻腔，副鼻腔，消化管，肺，甲状腺，眼窩，リンパ節などの軟部組織に発生する．軟部組織の孤立性形質細胞腫の進行は緩徐であり，多発性骨髄腫への進展リスクは低い．局所療法として放射線療法や外科的切除が行われる．

表2 多発性骨髄腫のRevised ISS病期分類［国際骨髄腫作業部会（IMWG），2015年］

Revised ISS	アルブミン	β_2MG	LDH	高リスク染色体異常*
I	$\geqq 3.5$ g/dL	< 3.5 mg/L	正常	なし
II		IでもIIIでもない		
III	任意	$\geqq 5.5$ mg/L	高値	あり

*高リスク染色体異常：t(4;14)，t(14;16)，del(17p)

🔑 この項の キーポイント

- 形質細胞腫瘍はMGUSからくすぶり型多発性骨髄腫，多発性骨髄腫，形質細胞白血病へと進展をきたす疾患である．
- CRAB症候や悪性のバイオマーカー（SLiM）を有する場合に多発性骨髄腫と診断され，治療適応となる．
- 多発性骨髄腫はがん全体の約1％とまれな疾患であるが，超高齢化社会を迎え，今後も増加が予想される．
- 最新の治療は飛躍的に進歩しており，患者因子や疾患因子に基づく最適な治療選択により，さらなる治療成績の向上が期待される．

参考文献

1) Kyle RA：Multiple myeloma：an odyssey of discovery. Br J Haematol 111：1035-1044, 2000
2) Cowan AJ, et al：Diagnosis and management of multiple myeloma：A review. JAMA 327：464-477, 2022
3) Rajkumar SV, et al：International Myeloma Working Group updated criteria for the diagnosis of multiple myeloma. Lancet Oncol 15：e538-e548, 2014
4) Palumbo A, et al：Revised International Staging System for multiple myeloma：A report from International Myeloma Working Group. J Clin Oncol 33：2863-2869, 2015

Ⅱ　各論

12 腫瘍随伴症候群

1 内分泌症候群

summary　腫瘍随伴内分泌症候群は腫瘍細胞から分泌される生理活性物質による症状を呈するが，原因となる悪性腫瘍は全身ほぼあらゆる臓器から発生しうる（表1）．したがって原発臓器はもともとの内分泌臓器とは限らない．神経内分泌腫瘍（neuroendocrine tumor：NET）も内分泌症候群を生じることがあり，機能性NETに分類される．内分泌症候群として頻度の高いものに高カルシウム血症，抗利尿ホルモン不適合分泌症候群（syndrome of inappropriate secretion of antidiuretic hormone：SIADH）による低ナトリウム血症，異所性副腎皮質刺激ホルモン（adrenocorticotropic hormone：ACTH）症候群があげられる．腫瘍随伴内分泌症候群の中では有効な治療法がある場合が多く，特徴的な症状や検査所見をみた場合には迅速な診断と治療が重要である．

腫瘍細胞から分泌されるペプチドホルモン，ホルモン前駆体，サイトカイン，ステロイドの活性体物質などに，生理活性物質により腫瘍や転移部位から離れた部位で症状を引き起こすものを悪性腫瘍に伴う内分泌症候群という．原因となる悪性腫瘍は全身ほぼあらゆる臓器から発生しうる（表1）．したがって原発臓器はもともとの内分泌臓器とは限らない．神経内分泌腫瘍（NET）も内分泌症候群を生じることがあり，機能性NETに分類される．頻度が高いものに高カルシウム血症，抗利尿ホルモン不適合分泌症候群（SIADH），異所性ACTH症候群がある．

1）悪性腫瘍に伴う高カルシウム血症

a　概要

内分泌症候群の中で最も頻度の高いものとされ，

進行悪性腫瘍の10〜20％にみられるとされる．発症機序により，腫瘍が産生する全身性ホルモン様因子を介したHHM（humoral hypercalcemia of malignancy）と骨転移が融解し高カルシウム血症が生じるLOH（local osteolytic hypercalcemia）に大別される．また，高カルシウム血症を呈した患者は予後不良とされ，平均生存期間は1〜3ヵ月と報告されている．

b　臨床症状・所見

腫瘍随伴高カルシウム血症の80％はHHMの主因である副甲状腺ホルモン関連タンパク質（parathyroid hormone-related protein：PTHrP）の産生による．血清カルシウム値は，アルブミンが4 g/dL未満の場合補正が必要であり，実際には補正カルシウム値（mg/dL）＝実測カルシウム値（mg/dL）＋[4 −

表1　内分泌症候群を引き起こす主な腫瘍

	主な内分泌症候群	腫瘍
高頻度	悪性腫瘍に伴う高カルシウム血症	扁平上皮がん（頭頸部，肺，皮膚），乳腺，生殖泌尿器（卵巣，精巣），リンパ腫，腎，多発性骨髄腫，慢性リンパ性白血病，肺（小細胞肺がん），大腸，消化管NET
	抗利尿ホルモン不適合分泌症候群（SIADH）	肺（扁平上皮がん，小細胞肺がん，大細胞肺がん，気管支カルチノイド），前立腺，乳房，副腎，消化管
	異所性ACTH症候群	肺（小細胞肺がん，気管支カルチノイド，大細胞がん），胸腺，甲状腺髄様がん，膵NET，褐色細胞腫，傍神経節腫，神経芽細胞腫
低頻度	非β細胞性腫瘍に伴う低血糖	間葉系腫瘍（肉腫，消化管間質腫瘍），上皮系腫瘍（肝細胞がん，副腎腫瘍）
	女性化乳房	肺（小細胞肺がん，気管支カルチノイド），生殖器腫瘍（セミノーマ，過誤腫，絨毛がん，卵黄嚢腫），膵NET
まれ	先端巨大症	膵NET，肺（気管支カルチノイド），過誤腫，神経膠腫，神経節細胞腫

実測血清アルブミン値（g/dL）]の式を用い，補正カルシウム値が11 mg/dLを超えると臨床症状が現れることが多い．高カルシウム血症による症状は必ずしも血清カルシウムの値だけではなく，その上昇速度や患者自身の神経状態，腎機能にも依存する．重度の高カルシウム血症の代表的症状は意識障害であるが，軽度の高カルシウム血症では，全身倦怠感，食欲低下，脱水，悪心のみのこともある．

c 治療

高カルシウム血症の治療の原則を表2に示す．治療の基本は尿中カルシウム排泄の促進と骨吸収の抑制である．生理食塩水の点滴静注による水分補給と状況に応じて，利尿薬やビスホスホネート製剤，エルカトニンが用いられる．

表2　腫瘍に合併する高カルシウム血症の治療

生理食塩水の点滴静注
300〜400 mL/時　3〜4時間　1〜4 L/日の補液
1. ループ利尿薬（フロセミド）
利尿がつかないとき，あるいは過剰な水分貯留時のみ
2. ビスホスホネート製剤（ゾレドロン酸，パミドロン酸）の点滴静注
有症状例に対して 　① ゾレドロン酸　4 mg/15分 　② パミドロン酸　30〜45 mg/4時間
3. エルカトニン
1回40単位，1日2回朝夜筋注または1〜2時間かけて点滴静注

2）悪性腫瘍に伴う低ナトリウム血症：抗利尿ホルモン不適合分泌症候群（SIADH）

a 概要

抗利尿ホルモン（antidiuretic hormone：ADH）であるバソプレシンは通常，脱水時や高ナトリウム血症時に下垂体後葉から分泌され，腎集合管での水再吸収を促すことにより脱水，高ナトリウム血症を是正する．腫瘍細胞からADHの分泌が続くと，腎集合管の水再吸収が亢進し循環中の水分量が過剰となり，低ナトリウム血症，低浸透圧血症（< 280 mOsm/kg），尿浸透圧の保持，尿中ナトリウム濃度の保持（> 20 mEq/L）の状態となる．この病態をSIADHと呼ぶ．

b 臨床症状

低ナトリウム血症ではしばしば無症候性であるが，症状が出現すると虚脱感や疲労感，悪心，食思不振から重症では痙攣，昏睡状態となる．ただし症状は血清ナトリウム値の絶対値だけではなく，その低下速度とも相関がある．

c 治療

治療は水制限が第一である．神経症状が出現している場合には高張食塩水の点滴を行うが，急速なナトリウム補正は中心性橋脱髄の可能性があるため10 mEq/24時間の補正を目安とする．かつてSIADH専用の治療薬として経口バソプレシンV_2受容体拮抗薬モザバプタン錠が存在したが，2022年より販売中止となっている．

3）異所性ACTH症候群

a 概要

下垂体ホルモンである副腎皮質刺激ホルモン（ACTH）が腫瘍組織より過剰産生されて生じるクッシング（Cushing）症候群である．クッシング症候群の10％は異所性ACTH産生腫瘍によるとされる．肺の神経内分泌腫瘍である小細胞がん，大細胞がん，カルチノイドの頻度が高いが，消化管や膵臓の神経内分泌腫瘍によるクッシング症候群も報告されている．

b 臨床症状

症状は副腎皮質ホルモンの過剰による．すなわち，外因性ホルモン療法の副作用と同様で，低カリウム血症，高血糖，浮腫，筋力低下，高血圧等を呈する．肥満や満月様顔貌を認めることもある．

c 治療

治療は原疾患の治療が優先されるが，副腎皮質ステロイド産生抑制薬であるミトタン，メチラポンが用いられる．

4）その他

a 非β細胞性腫瘍による低血糖

診断に苦慮する低血糖をみた場合には，通常はインスリノーマを疑うが，間葉系腫瘍（線維肉腫，横紋筋肉腫，平滑筋肉腫，中皮腫，神経線維腫，リンパ肉腫など）と上皮系腫瘍（肝細胞がん，副腎腫瘍など）でも低血糖を合併することが知られており，non-islet cell tumor-induced hypoglycemia（NICTH）といわれている．巨大腫瘍に併発することが多い．基本病態は腫瘍でのインスリン様活性物質の産生と末梢での糖の過剰消費である．最近，腫瘍が産生する分子量の大きいIGF-Ⅱが原因物質であることが明らかになった．治療は腫瘍の外科的摘出，薬物療法，ソマトスタチン誘導体などである．

b 女性化乳房

男性において片側もしくは両側の乳房が病的に腫大した状態をいう．基本病態はエストロゲンとアンドロゲンの不均衡や乳腺組織のエストロゲン感受性亢進である．精巣腫瘍やHCG産生腫瘍（異所性絨毛がんなど），肝がんなどに合併することがある．

c 先端肥大症

下垂体成長ホルモン（GH）産生腫瘍によるGH過剰分泌のために，軟部組織，骨，臓器の異常な発育と代謝異常をきたす疾患である．99％以上は下垂体腫瘍であるが，きわめてまれに気管支や膵カルチノイドによってGHRH（GH放出ホルモン）産生分泌による二次性の下垂体過形成で生じることがある．

🔑 この項の キーポイント

- 内分泌症候群は腫瘍随伴症候群の中で頻度の高いものであり，とくに高頻度の3つ（高カルシウム血症，SIADH，異所性ACTH症候群）の病態を理解する必要がある．
- 特徴的な症状や所見から腫瘍の存在を意識して，早期の診断・治療が行えるかがカギである．
- 腫瘍随伴内分泌症候群は特徴的な症状や所見を呈することも多く，併発するがんの存在を意識して精査を行い，早期の診断・治療が患者のQOLの極端な低下を防ぐことにつながる．

2 血液学的随伴症候群

summary 腫瘍随伴症候群（paraneoplastic syndrome：PNS）とは，腫瘍から産生されるホルモンなどの因子や腫瘍に対する免疫反応から生じる，全身症状あるいは遠隔症状である．血液系に異常をきたしたものを，血液学的随伴症候群と呼んでいる．血液学的随伴症状は，血球系細胞に対する自己抗体産生や腫瘍から産生される造血因子，サイトカインなど［エリスロポエチン，顆粒球コロニー刺激因子（G-CSF），インターロイキン6，トロンボポエチン］によって引き起こされることが多い．これらを疑う場合には血清中の造血因子活性を測定する．一方，腫瘍に合併する播種性血管内凝固症候群（disseminated intravascular coagulation：DIC）もよく遭遇するPNSである．血栓症や，出血傾向をきたすため，oncologic emergencyとしての対応が必要となる．治療は腫瘍に対する治療に加え，血栓症であれば抗凝固薬，自己抗体産生によるものであれば免疫抑制療法など，それぞれの病態に応じた対応が必要である．

1）概要

血液学的随伴症候群（**表1**）は腫瘍によって間接的に血液が変化してくる．赤血球，白血球，血小板，それぞれが増加，減少のいずれも起こしうるので，検査値を確認するときには時系列で動きを把握し，異常の場合にはその原因について十分な検索と鑑別診断が必要である．また腫瘍に関連する播種性血管内凝固症候群（DIC）を含め，これら血液学的随伴症候群はoncologic emergencyとしての対応が必要な状態もあるため，病態と鑑別診断を十分に行い，適切な治療介入が必要である．以下に血液成分ごとに病態や症状，治療について解説する．

a 赤血球

悪性腫瘍患者では，出血，溶血，赤血球の産生低下などさまざまな要因で貧血をきたすことが多い．「がん性貧血」と一言で片付けられている場合も少なくないが，原因検索を行うことは重要である．悪性腫瘍だけでなく，感染や自己免疫疾患でも合併する「慢性炎症性貧血」では鉄の利用障害［インターロイキン（IL）-6，ヘプシジンを介したマクロファージに

ある貯蔵鉄放出抑制と腸管での鉄吸収抑制］によって，血清鉄低下，フェリチン正常〜高値，総鉄結合能（TIBC）正常〜低値，トランスフェリン低値，エリスロポエチン（EPO）低値，ヘプシジン高値となる．腫瘍が原因であるDICでは，血栓形成によって機械的な刺激が赤血球に加わり微小血管性溶血性貧血（microangiopathic hemolytic anemia）が引き起こされると，貧血を生じてくる．自己免疫性溶血性貧血（autoimmune hemolytic anemia：AIHA）もリンパ腫様悪性腫瘍（慢性リンパ性白血病，悪性リンパ腫など），奇形腫，卵巣嚢腫，卵巣がんなどによって生じることがある．AIHAは，赤血球に対する自己抗体が産生される病態である．これらの自己抗体は腫瘍性リンパ球による産生も報告されているが，一方では隣接する非腫瘍性リンパ球によって自己抗体が産生されるという報告も多い．赤血球に対する自己抗体をクームス試験で証明できれば診断可能である．

腫瘍随伴赤血球増多症は腫瘍から産生される異所性EPOの増加によって生じる．頻度の高いがん種として肝細胞がん，腎細胞がん，血管芽腫，褐色細

表1 血液学的随伴症候群のまとめ

血液学的随伴症候群		主な因子	引き起こされる病態	原疾患に対する治療以外の治療対応
赤血球	増加	EPO	血栓症	瀉血，抗凝固薬，抗血小板剤
	減少	鉄の利用障害，溶血	高拍出性心不全	輸血，溶血の原因に対する治療
白血球	増加	G-CSF，GM-CSF	白血球塞栓による組織の低酸素状態	補液，白血球アフェレーシス（除去）
	減少	腫瘍の骨髄浸潤	易感染性	G-CSF投与，感染症の予防・治療
血小板	増加	IL-6→TPO	血栓症	抗凝固薬，抗血小板剤，血小板アフェレーシス（除去）
	減少	DIC，自己抗体	出血傾向	DICに対する治療，免疫抑制療法，輸血など

胞腫，子宮平滑筋腫などが知られている．鑑別診断は*JAK2* V617F変異を伴う真性多血症と，低酸素状態，内分泌障害，腎嚢胞，男性ホルモンの使用などである．血中・尿中のEPO（活性）の増加，あるいは腫瘍組織内のEPO mRNA発現を確認すれば確定的である．治療としては，腫瘍に対する治療に加えて瀉血（献血と同じ要領で200〜400 mLの血液を採血して捨てる），抗血小板薬の予防投与，血栓症をきたした場合には抗凝固薬を使用する．

b 白血球

白血球増多，とくに好中球増多は，腫瘍から産生される異所性G-CSFや顆粒球マクロファージコロニー刺激因子（GM-CSF）によって生じる．ほぼすべての固形がんにおいて報告があり，腫瘍量の多い症例に生じやすく，予後は不良といわれている．感染症との鑑別は重要であり，常に感染症に対する治療介入が遅れないように注意が必要である．血中G-CSFの高値あるいは腫瘍組織内のG-CSF mRNA発現を確認すれば確定的である．

また好酸球増多はアレルギー，寄生虫存在下で認められるが，慢性骨髄性白血病，悪性リンパ腫，とくにT細胞リンパ腫，ホジキンリンパ腫にも認めることがある．異常なクローナルT細胞が，IL-3，IL-5，GM-CSFを産生，放出して，好酸球増多を起こしていると考えられる．好塩基球増多症は，慢性骨髄性白血病などの骨髄増殖性腫瘍に合併することがあり，これらの疾患を疑うきっかけとなりうるので血液検査の際には白血球分画を確認することが重要である．好中球減少症は，血液悪性疾患や固形がんの骨髄浸潤などによって好中球産生が抑制されて生じることがある．もちろん，好中球減少の原因として圧倒的に薬剤性が多いのでこれらの原因を鑑別，除外する必要がある．

c 血小板

血小板減少は慢性リンパ性白血病などの疾患で，血小板に対する自己抗体を産生して，いわゆる免疫性（特発性）血小板減少性紫斑病（immune/idiopathic thrombocytopenic purpura：ITP）様の血小板減少を引き起こす場合がある．疑う場合には血小板関連IgGや抗血小板抗体を測定する．悪性腫瘍に合併するDICでは，消費性に血小板減少を認める．後者は上皮系腫瘍，白血病（とくに急性前骨髄球性白血病）や悪性リンパ腫で起こる．経過とともに血小板数は減少する．治療介入前などのポイントでDダイマーなどの凝固系検査を確認することが重要である．血小板増多症は慢性炎症や感染などにより血小板産生を調節する造血因子であるトロンボポエチン（TPO）が過剰となって引き起こされる．固形がんでは通常TPOを発現しないが，とくにIL-6をはじめとするサイトカインによって肝臓でのTPO産生が促進されて血小板増多となることがある．鑑別診断は*JAK2*変異，*CALR*変異，*MPL*変異などを伴う本態性血小板増加症である．血小板増多自体がさまざまなメカニズムにより腫瘍の増大に影響することが知られており，一般に予後不良である．

d 凝固・線溶系

悪性腫瘍によるDICでは血管内微小血栓による臓器障害をきたし，血栓形成により消費性に血小板減少と凝固因子欠乏をきたし，できた血栓を溶かすために線溶系が亢進することと相まって出血傾向をきたしうる．一般にトルソー（Trousseau）症候群とは，悪性腫瘍に合併する凝固能亢進状態あるいはDICとそれに伴う静脈血栓症を指す．とくに脳血栓症を多く認めるが，これは脳にはプロトロンビンをトロンビンに変える作用をもつトロンボプラスチンが豊富である一方，トロンビンの拮抗因子であるトロンボモジュリンが乏しいためである．固形腫瘍に合併が多く，膵がんをはじめ種々の腺がんなどに合併する．治療としては，原疾患の治療とともに血栓を作らないようにするためにヘパリン，低分子ヘパリン，直接作用型経口抗凝固薬（direct oral anticoagulants：DOAC）などを用いる．

> ### 🔑 この項の キーポイント
>
> - 腫瘍随伴症候群のうち，血液系に異常がみられる場合を血液学的随伴症候群という．
> - 血球増加，減少のいずれも起こりうるため，その原因検索と鑑別診断が重要である．
> - 血液学的随伴症候群のうち，赤血球増多は腫瘍から産生される異所性EPOによる．
> - 白血球増多のうち，とくに好中球増多は腫瘍から産生されるG-CSFによる．感染症との鑑別は重要である．
> - 血小板減少は腫瘍に伴うDICの経過中に認められる．
> - トルソー症候群は，悪性腫瘍に伴う血液凝固促進により引き起こされる血栓症のことをいう．

3 神経・筋腫瘍随伴症候群

summary 　神経・筋腫瘍随伴症候群は，担がん患者に免疫学的機序により生じる神経・筋症候群で，中枢神経，末梢神経，神経筋接合部，筋のいずれも標的となり，さまざまな病型を呈する．神経・筋症状は急性・亜急性に出現し，短期間で高度障害に至る．神経症状発現時には，合併腫瘍が発見できないことが多く，早期診断が難しい．病型と腫瘍の組み合わせに対応する自己抗体*が診断マーカーになる．近年，腫瘍治療に免疫チェックポイント阻害薬の使用が増え，自己免疫性，神経・筋腫瘍随伴症候群が増加している．

1）概要

　神経・筋腫瘍随伴症候群（paraneoplastic neurologic syndrome：PNS）は，腫瘍の直接浸潤や腫瘍治療に伴う合併症がなく，急性・亜急性に神経・筋症状を呈する一群で，発症頻度は1/10万人/年（がん患者での罹患頻度は1/300人）程度とされる．腫瘍と神経の共通抗原に対する免疫反応と考えられ，さまざまな病型を呈する．60〜70％は，神経・筋症状発現時に腫瘍は発見されず，数ヵ月〜4年程度遅れて腫瘍が顕在化する．肺，卵巣，乳がんなどが多く，小細胞肺がん（small cell lung cancer：SCLC）ではその10％にPNSを合併する．

　PNSでは，腫瘍と神経症候に関連する自己抗体が検出され，神経症状の診断および潜在腫瘍の早期発見に役立つ．抗体は，細胞内タンパクや細胞膜のシナプス関連受容体などが標的になる．抗原の局在により，抗体の病態への関与や治療反応性，腫瘍合併の頻度も異なる（表1）．抗体陰性でもPNSは否定できないため，臨床的判断が重要である．抗体と腫瘍の直接的関連は不明であり，患者側要因として，HLAなどの遺伝免疫学的背景，感染症や腸内細菌叢などの環境要因，腫瘍の特性など多方面からの研究がある．また，近年，免疫チェックポイント阻害薬投与例が増加し，PNSの報告が増えている．

2）代表的な症候群

a 傍腫瘍性小脳変性症/急速進行性小脳失調症（paraneoplastic cerebellar degeneration：PCD/rapidly progressive cerebellar ataxia：PCA）

　高度の小脳性運動失調が亜急性に進行し，めまい，眼振，構音障害などを呈する．初期の頭部MRIは異常なく，中高年女性の場合，乳がん・子宮がん・卵巣がん・卵管がんを合併し，Yo抗体が検出される．男性ではSCLCにHu抗体を合併することが多い．ホジキン（Hodgkin）病にmGluR1抗体を生じる例，ランバート・イートン（Lambert-Eaton）筋無力症候群にSCLCとVGCC抗体を伴う例，異常眼球運動（オプソクローヌス）を伴い，乳がんとRi抗体を生じる例もある．

b 傍腫瘍性辺縁系脳炎（paraneoplastic limbic encephalitis：PLE）

　頻度が高い病型で，急性・亜急性に記銘障害，痙攣，精神症状などを呈する．多くは，頭部MRIで両側側頭葉内側に異常信号を認め，脳脊髄液の細胞増加，脳波での発作波がみられる．SCLCが最も多く，Hu抗体やCRMP5抗体の頻度が高い．辺縁系を含み特徴的な症候を呈するNMDAR脳炎は，若年女性に多く，精神症状・記銘障害・痙攣・不随意運動・自律神経症状などを呈し，卵巣奇形腫の合併が多い．重篤な経過をたどるが，長期的には社会復帰可能となる例が多い．そのほか，痙攣重積を呈しGABA$_B$R抗体とSCLCを伴う例，精神症状や痙攣

---

*　本項で使用する略語：CRMP5: collapsin response-mediator protein 5, DNER: delta/notch-like epidermal growth factor-related receptor, AMPAR: α-amino-3-hydroxy-5-methyl-4-isoxazolepropionic acid receptor, GABA$_B$R: gamma-aminobutyric-acid B receptor, mGluR 1/5: metabotropic glutamate receptor1/5, VGCC: voltage-gated calcium channel, LEMS: Lambert-Eaton myasthenic syndrome, CASPR2: contactin-associated protein-like 2, NMDAR: N-methyl-D-aspartate receptor, LGI1: leucine-rich glioma-inactivated 1, DPPX: dipeptidyl-peptidase-like protein 6, GlyR: glycine receptor, GFAP: glial fibrillary acidic protein, GAD65: glutamic acid decarboxylase 65, SRP: signal recognition particle, HMGCR:3-hydroxy-3-methylglutaryl-CoA reductase, CTLA-4: cytotoxic T-lymphocyte-associated protein-4, PD1: programmed cell death receptor 1, PD-L1:programmed cell death ligand 1

Ⅱ　各論　12　腫瘍随伴症候群

表1　腫瘍合併リスクを考慮したPNSの分類

	抗体	神経症候	合併腫瘍
High-risk抗体 (70％以上に腫瘍を合併)	Hu	脳脊髄炎，辺縁系脳炎 感覚性ニューロパチー 偽性胃腸閉塞	小細胞肺がん
	Yo	急性小脳失調症	卵巣，子宮，乳がん
	CV2/CRMP5	脳脊髄炎	小細胞肺がん 胸腺腫
	Ma2	辺縁系脳炎 間脳・脳幹脳炎	精巣腫瘍 非小細胞肺がん
	Ri	脳幹脳炎 小脳失調症 オプソクローヌス・ミオクローヌス	乳がん，肺がん
	Amphiphysin	多発性神経根炎 ポリニューロパチー 脳脊髄炎 スティッフ・パーソン症候群	小細胞肺がん 乳がん
	Tr(DNER)	急性小脳失調症	ホジキンリンパ腫
	SOX1	LEMS（＋小脳失調）	小細胞肺がん
Intermediate-risk抗体 (30～70％に腫瘍合併)	AMPAR	辺縁系脳炎	小細胞肺がん 悪性胸腺腫
	GABA$_B$R	辺縁系脳炎	小細胞肺がん
	mGluR5	脳炎	ホジキンリンパ腫
	P/Q VGCC	ランバート・イートン筋無力症候群 急性小脳失調症	小細胞肺がん
	CASPR2	モルヴァン症候群	悪性胸腺腫
	NMDAR	NMDAR脳炎	奇形腫
Lower-risk抗体 (腫瘍合併は30％>)	LGI1	辺縁系脳炎	悪性胸腺腫
	mGluR1	小脳失調症	血液がん
	GABA$_A$R	脳炎	悪性胸腺腫
	DPPX	PERM*	血液がん
	GlyR	辺縁系脳炎 PERM	悪性胸腺腫 ホジキンリンパ腫
	GFAP	髄膜脳炎	卵巣奇形腫 腺がん
	GAD65	辺縁系脳炎 小脳失調 スティッフ・パーソン症候群	小細胞肺がん 神経内分泌腫瘍 悪性胸腺腫

各抗体のフルスペルはp.267の脚注参照.
* PERM：progressive encephalomyelitis with rigidity and myoclonus

に，AMPAR抗体，肺がん，胸腺腫，乳がん，卵巣がんを伴う例がある．ホジキン病と辺縁系脳炎にmGluR5抗体が検出される例もある．

c　傍腫瘍性脳脊髄炎(paraneoplastic encephalomyelitis：PEM)

　神経系の複数の部位(海馬・小脳・脳幹・後根神経節・脊髄・自律神経節)に起因する症候を呈する．

記銘障害・精神症状・痙攣にSCLC，Hu抗体陽性となる例，間脳・脳幹症状に，精巣腫瘍とMa2抗体が生じる例，運動異常症や感覚失調型ニューロパチーにSCLCや胸腺腫を合併し，CV2/CRMP5抗体が検出される例などがある．

d 傍腫瘍性ニューロパチー（paraneoplastic neuropathy）

PNSとして代表的なニューロパチーは，後根神経節細胞が標的となる亜急性感覚失調型ニューロパチー（subacute sensory neuronopathy：SSN）があり，四肢・体幹に非対称性に生じる高度の深部感覚障害を生じる．強い疼痛，自律神経障害が主徴となる例もある．SCLCにHu抗体，CV2/CRMP5抗体，amphiphysin抗体が検出される．血管炎による多発単神経障害を呈する例もある．多くは進行性の経過をとる．

体幹・四肢の筋硬直を呈するstiff person症候群，末梢神経の過剰興奮によるニューロミオトニアに痙攣・自律神経症状などを伴うモルヴァン（Morvan）症候群は，胸腺腫合併が多く，LGI1抗体やCASPR2抗体が陽性になる．

e ランバート・イートン筋無力症候群（Lambert-Eaton myasthenic syndrome：LEMS）

LEMSでは，下肢近位筋の筋力低下により起立・歩行障害，腱反射低下，易疲労性が主症状となり，四肢遠位筋，顔面筋群の症状が加わる例もある．多様な自律神経症状を合併する．血清中にP/Q型VGCC抗体が検出され，筋電図で複合筋活動電位（compound muscle action potential：CMAP）の低下，高頻度反復刺激試験でCMAP波高が100％以上に増大，筋活動後の波高増大などが診断に有用である．LEMSの50〜60％にSCLCを合併する．SOX1抗体が検出される場合は腫瘍合併の頻度が高い．

f 皮膚筋炎（dermatomyositis）

皮膚筋炎は，皮膚の特徴的な症候に四肢近位筋筋力低下を伴い，約15％に悪性腫瘍を合併する．SRP抗体やHMGCR抗体陽性の壊死性筋炎では，その10％に悪性腫瘍（とくに消化器腺がん）を合併することが多い．

3）診断・治療

診断に有用な自己抗体は腫瘍合併頻度で分類され，高リスク群では，細胞内抗原（Yo,Hu,Ri,CRMP5,amphiphysinなど）に対する抗体を生じることが多く，神経傷害にはCD8$^+$細胞障害性T細胞が関わる．一般に免疫療法（メチルプレドニゾロンパルス療法，血液浄化療法，免疫グロブリン大量投与，リツキシマブなどのB細胞標的療法）は効果が乏しく，早期の腫瘍治療で神経症状が改善することが多い．一方，中〜低リスクの抗体は，細胞表面の受容体やチャネルの機能を阻害し，神経症状に直接関与する場合が多い．SCLC，胸腺腫やホジキン病合併が多い．本群では，免疫療法による抗体除去や産生抑制が有効である．

4）免疫チェックポイント阻害薬（immune checkpoint inhibitor：ICI）

CTLA-4やPD-1/PD-L1などのICIを投与された例の約3％に自己免疫性神経疾患を生じる．PD-1抗体では重症筋無力症や自己免疫性脳炎の報告があり，CTLA-4抗体投与例でギラン・バレー（Guillain-Barré）症候群や髄膜炎が多い．ICI投与によりPNSの発症が誘導・顕在化する可能性も指摘されている．Ma2/Hu/CRMP5/Ri抗体陽性のPNSが報告されている．治療は，ICIを休薬し免疫療法を行う．神経症状が軽快し，ICIの再投与が必要な場合は，経口プレドニゾロン投与を2〜8週継続した後に慎重に再開する．

🔑 この項の キーポイント

- 神経学的腫瘍随伴症候群とは，担がん患者に免疫学的機序により生じる多様な神経・筋障害の総称である
- 腫瘍の発見に先立って神経症状が現れることが多く，がんの診断の契機になる．
- 腫瘍と神経症候に関連して検出される抗神経自己抗体が診断に寄与する．
- 腫瘍に対する治療と免疫学的治療が主たる治療であるが，抗体種により治療効果が異なる．
- 免疫チェックポイント阻害薬の使用で，傍腫瘍性神経症候群を含めた自己免疫性神経疾患が増加している．

◉ 参考文献

1) Graus F, et al：Updated diagnostic criteria for paraneoplastic neurologic syndromes. Neurol Neuroimmunol Neuroinflamm 8(4)：e1014, 2021

Ⅱ　各論

13 Oncologic emergency

1 心血管系

summary　がん患者の死因として，がん死に次ぐ第2位は感染症と同頻度で血栓塞栓症が約1割を占める．がん患者の血栓塞栓症はトルソー（Trousseau）症候群として，その存在が1865年には知られていた．がん患者の血栓塞栓症による循環不全は急性に発症し，致死率が高い．肺血栓塞栓症，上大静脈症候群，心タンポナーデのほかにも，突然の心停止，不整脈，腫瘍出血，脾破裂などがある．

Ⅰ 肺血栓塞栓症

1）概要

a 病因

　腫瘍由来の組織因子は凝固系を活性化し，血栓塞栓症を起こす．近年，中心静脈カテーテルなどによる非腫瘍性のものも少なくない．外来のがん患者の3％に肺血栓塞栓症を認めるという．中枢神経系の悪性腫瘍，膵がん，上部消化管がん，肺がんに多い．

b 病態

　血栓や血管内の腫瘍細胞などが肺動脈を閉塞する．広範な肺血栓塞栓症が生じると呼吸不全や肺血管抵抗の上昇による右心負荷から右心不全を生じる．

2）臨床症状

　肺動脈の閉塞状態によって無症状から致命的なものまでさまざまである．急性のものは突然の呼吸困難，胸痛，血痰，チアノーゼ，失神，ショック状態などを呈する．

3）診断

　臨床的確率の評価にWellsスコアリングがある（表1）．スクリーニングとして胸部X線，心電図，血液ガス分析，Dダイマー，重症度判定にBNP，トロポニンIおよびT，心エコーがある．CT検査は陰性的中率が96％と高く，肺シンチグラフィに劣らない．肺シンチグラフィや肺動脈造影は緊急検査には向かない．MRIもモニターが装着された重症例に適さない．肺血栓塞栓症の重症度の判定法として肺塞栓症重症度指数（Pulmonary Embolism Severity Index：PESI）がある（表2）．

表1　Wellsスコア

肺血栓塞栓症や深部静脈血栓症の既往	+1
最近の手術あるいは長期臥床	+1
がん	+1
深部静脈血栓症の臨床的徴候	+1
心拍数＞100/分	+1
肺血栓塞栓症以外の可能性が低い	+1
血痰	+1
臨床的確率	
合計スコア　0〜1	低い
合計スコア　2以上	高い

4）治療・予後

a 治療

　心停止があれば経皮的心肺補助装置を用いる．酸素吸入でSpO$_2$が90％以下では人工換気を開始する．循環管理としての容量負荷は推奨できない．低血圧がなければドパミン，ドブタミン，ショックの場合にはドブタミン，ノルアドレナリンを使用する．血栓塞栓症には抗凝固療法および血栓溶解療法を行う．重症例では両者の併用，さらに外科的，またはカテーテルによる血栓摘除を行う．中リスク以下では抗凝固療法のみでよい．抗凝固療法には未分画ヘパリンと経口抗凝固薬ワルファリン，エドキサバン，リバーロキサバン，アピキサバンがある．

　未分画ヘパリンは活性化部分トロンボプラスチン時間を指標に維持する．ワルファリンを同時に開始し，プロトロンビン時間国際標準化比が目標に達したら，未分画ヘパリンを中止する．経口抗凝固薬を最初から投与する方法もある．注意すべき有害事象は出血である．適応のある血栓溶解剤にはモンテプ

270

表2 PESIスコア

	ポイント
年齢	＋年齢
男性	＋10
がん	＋30
慢性心不全	＋10
慢性肺疾患	＋10
心拍数110/分以上	＋20
収縮期血圧100 mmHg未満	＋30
呼吸数30回/分以上	＋20
体温36℃未満	＋20
精神状態の変化	＋60
SpO₂ 90％未満	＋20
30日間死亡リスク	％
ポイント　65以下	0〜1.6
66〜85	1.7〜3.5
86〜105	3.2〜7.1
106〜125	4.0〜11.4
125以上	10.0〜23.9

ラーゼがある.

b 予後

広範囲の梗塞は致命的である. がん患者の場合, 再発の危険性も高く, 抗凝固療法を継続する.

II 上大静脈症候群

1) 概要

a 病因

腫瘍による上大静脈の圧迫, 浸潤とそれらによる血栓塞栓形成, 線維化などで起きる. 発生頻度は0.03〜0.2％である. 原因は原発性肺がん, 非ホジキンリンパ腫, 転移性腫瘍の順である.

放射線治療や薬物療法による線維化や中心静脈カテーテルなど非腫瘍性のものも40％を占める.

b 病態

上大静脈から右房への静脈血流の阻害で生じる. 静脈還流阻害は奇静脈や内胸静脈などを介した側副路を下大静脈との間に形成する. 側副血行路が形成されると症状は緩徐となる.

2) 臨床症状

頸部, 顔面, 舌, 上肢の浮腫, 呼吸困難, 脳圧亢進症状などがある.

3) 診断

血管造影, 造影CTにより圧迫の部位が判明する. ドプラエコーは血栓性病変を描出する. 予後は腫瘍の組織型によって異なり, 抗がん薬に高感受性の場合は治癒も見込まれる.

4) 治療・予後

a 治療

酸素吸入や上半身の挙上, 鎮静などは静脈圧を下げ心拍出量を下げる. 抗凝固療法は血栓症がある場合に有効である. しかし, 脳出血などのリスクがあり, 使用は血栓が認められる場合に限られる. 薬物療法や放射線治療に感受性があれば適応となる. 血管内留置物による塞栓は抗凝固療法や血栓溶解療法を行いつつ, 留置物を抜去する. その他, カテーテルを介した血栓摘出術, 静脈形成術, 静脈ステント挿入を考慮する.

b 予後

致命的なことは少ないが, 急速に進行すると脳浮腫, 脳血栓, 脳出血で時に致命的である.

III 心タンポナーデ

1) 概要

a 病因

転移性腫瘍によるリンパ還流の阻害や腫瘍結節からの体液成分の心膜腔への流出, 貯留によって生じる. 悪性腫瘍の10％に認められ, 肺がん, 乳がん, 悪性リンパ腫などに多い. 食道がんの化学放射線療法後など胸部への照射の晩期有害事象として認められることもある.

b 病態

心囊液の貯留は心膜腔内圧の上昇, 心室の拡張障害をきたし, 心拍出量が低下する.

2) 臨床症状

症状の発現は心囊液量と貯溜速度による. 呼吸促迫, 咳, 胸痛, 起坐呼吸, 発熱, 浮腫, 動悸, 全身倦怠感などだが, 2/3以上の症例で緩徐に進行する. 心タンポナーデが進行すれば, 心拍出量の低下からショック状態になる場合もある.

3) 診断

頻脈, 心音の低下, 頸静脈の怒張, 末梢の浮腫, 心膜摩擦音などを認める. 吸気時収縮期血圧の低下

II 各論 13 Oncologic emergency

が10 mmHg以上となる奇脈は心タンポナーデに特徴的な所見である．胸部X線撮影では巾着型の心陰影の拡大を認める．心電図では低電位，電気的交互脈を認める．CTやMRI検査では心囊液貯留を認める．心エコー検査が有用で，右房や右室の虚脱状態やドプラエコーにより血行動態を観察する．

4）治療・予後

a 治療

軽症例で抗がん薬や放射線治療に感受性があれば，これらを検討する．しかし，血圧低下が進行している場合は，まず右室圧を上げて心拍出量を確保するために生理食塩水か乳酸リンゲル液の補液を行い，心タンポナーデに対しては緊急にエコーガイド下で心囊液ドレナージを行う．

b 予後

がん種によって異なるが，一般に予後は不良である．

🔑 この項の キーポイント

〈肺血栓塞栓症〉
● 未分画ヘパリンの血中半減期は60分と短い．未分画ヘパリンではヘパリン起因性血小板減少症を生じることがあり，投与中は血小板数をモニターする．

〈上大静脈症候群〉
● 中心静脈カテーテルなど非腫瘍性の上大静脈症候群も増えている．

〈心タンポナーデ〉
● 再貯留を繰り返す場合，カテーテルの留置や経皮的バルーン心膜切開術を検討する．また，抗がん薬や癒着剤によって心膜腔を癒着させることもある．

2 呼吸器系

> **summary** 　呼吸器系腫瘍緊急症には，気道狭窄，がん性リンパ管症，喀血などがあり，いずれも薬物療法，放射線療法などで腫瘍そのものを縮小させることによる治療法と，緩和治療を組み合わせることが重要であるが，がん治療に対する反応性，全身状態などにより治療方針が異なる．気道狭窄には気管支ステント挿入など，喀血に対してはバルーンによる気管支閉塞術，動脈塞栓術などのインターベンショナル・ラジオロジー（interventional radiology：IVR）が適応になる場合もある．喀血は，薬物療法，放射線療法，一部の分子標的薬の有害事象として生じることもある．終末期の患者においては，これらの病態を改善するだけでは生存期間延長やQOLの改善に結びつかないこともあり，全身的評価による治療方針の決定が重要である．

I　気道狭窄

1）概要

　原発巣そのもの（肺がん，甲状腺がん，食道がんの場合），または縦隔リンパ節転移巣により気管〜中枢気管支が狭窄し，高度になれば換気障害をきたす．がん組織による外部からの圧迫のみで気道粘膜が保たれている場合（外圧型）と気道粘膜への浸潤による狭窄の場合（内腔型），および両者が混合する場合（複合型）がある．原因疾患は原発性肺がんが圧倒的に多く，食道がん，甲状腺がん，乳がんなどでも比較的高頻度に認める．換気障害を伴う中枢気道狭窄では窒息が切迫しており，緊急に処置が必要である．

2）臨床症状・所見と鑑別診断

　労作時呼吸困難，咳嗽，血痰，胸痛などを認め，重症になれば安静時呼吸困難を自覚する．理学的にはストライダー（喘鳴）が特徴的であり，チアノーゼ，低酸素血症を呈する．高炭酸ガス血症は換気障害が高度であることを意味し，意識障害，死亡のリスクが切迫している徴候である．フローボリュームカーブではピークを欠く中枢気道狭窄パターンを示し，重症度判定，治療効果判定に有用である．

　呼吸困難をきたす他の原因[*1]との鑑別が重要であるが，複数の病態が合併していることが多いので，呼吸困難の主因を正確に分析することが有効な治療方針決定にきわめて重要である．

表1　気道狭窄に対する治療方針決定のために必要な情報

確認項目	対応する臨床判断
1．がんの種類	A
2．未治療症例か既治療症例か	A
3．自他覚所見による重症度	B
4．気道狭窄の進行速度	B
5．狭窄の部位・範囲	C
6．狭窄部位より末梢肺の機能は保たれているか	C
7．外からの圧迫，内腔へのがん浸潤のいずれか	D
8．気道狭窄以外に呼吸困難をきたす要因はないか	C, E
9．換気障害以外の障害はないか（全身状態）	C, E
臨床判断	
A．薬物療法・放射線療法感受性判定	
B．治療の緊急性判定	
C．気管支インターベンションの適応判定	
D．気管支インターベンションの種類判定	
E．緩和的対応の適応判定	

3）診断

　自覚症状，身体所見に加え，CTによる画像診断，気管支鏡による診断が重要である．気管支鏡検査では狭窄の程度を直接観察可能であるが，狭窄が強い場合にはそれよりも末梢側の観察ができないという欠点もある．

4）治療

　気道狭窄の治療方針はさまざまな要因により異なる．治療方針決定のための評価項目を**表1**に示す．

---

*1　大量胸水貯留，心嚢水貯留，がん性リンパ管症，肺感染症，気道内分泌物貯留など．

この中で緊急性の有無を評価することが最も重要である.

a 薬物療法，放射線療法

肺がん，悪性リンパ腫，乳がんなど薬物療法，放射線療法に感受性が高い疾患で，とくに未治療例であればこれらの治療により比較的短期間に腫瘍縮小が得られると期待される．それ以上に緊急性が高いと判断される場合は，気管支インターベンションにより気道を確保したうえで薬物療法，放射線療法を行う必要がある．また行うにあたっては，治療開始初期に浮腫による一過性の悪化が起こりうることを念頭に置く必要がある．

b 気管支インターベンション

緊急性の高い場合，および薬物療法や放射線療法に対する感受性が低いと予想される場合に気管支インターベンション[*2]の適応を検討する．一般に気管支インターベンションは致死的合併症を含めリスクの高い手技であり，慎重な適応判断が重要である．気道狭窄が多発する場合，気道狭窄以外の換気障害の原因を合併している場合，換気障害以外にも全身状態の悪化など，QOLを低下させる別の要因が存在すれば気管支インターベンションの臨床的意義は小さい．

c 緩和治療

薬物療法，放射線療法，インターベンションの適応がない場合は，症状緩和を行う．低酸素血症がある場合，酸素投与により呼吸困難が緩和される．オピオイドは中枢性に呼吸困難感を抑制することが期待される．咳嗽は呼吸困難感を増強し，また胸腔内圧上昇による気道虚脱をきたす可能性があり，鎮咳薬，オピオイドにより可能な限り抑制すべきである．副腎皮質ステロイド薬の有用性は未証明ではあるが，気道浮腫を低減させる可能性があると想像される．

不安の強い患者にはロラゼパムなど抗不安薬を投与する．以上の治療によってもなお呼吸困難，窒息感の強い場合は鎮静剤の投与による苦痛の除去が必要な場合もある．

Ⅱ がん性リンパ管症

1) 概要

がんが肺間質組織のリンパ管に沿って散布されるものであり，進行・終末期症例に認められる．悪性

腫瘍剖検例の35％に認められたとする報告がある．肺がん（とくに腺がん，小細胞がん），乳がん，胃がん，膵がん，前立腺がんに多い．典型的には両側びまん性に認められる．肺間質浮腫を伴う場合や末梢気管支粘膜へのびまん性浸潤は換気障害の原因となり，呼吸困難，低酸素血症などをきたし，QOLを大きく損なう．

2) 臨床症状・所見と鑑別診断

呼吸困難，咳嗽などの非特異的な症状が多い．早期のものは無症状で，定期的経過観察中に胸部X線，CTなどで疑われることもある．多発肺転移，肺感染症，肺血栓塞栓症などとの鑑別が必要である．がんそのものが未診断の症例では，気管支喘息などと間違って診断される可能性がある．

3) 診断

胸部CT検査，とくに高分解能CT検査で特徴的な所見が認められる．経気管支的肺生検により確定診断が可能であるが，このような侵襲的診断はそれが治療方針決定に重要である場合に限定すべきである．

4) 治療

がん性リンパ管症の存在は進行期であることを意味し，しばしば終末期の患者に認められ重篤な病態を示す．しかし，全身状態の悪化により薬物療法の適応が制限される場合を除けば，がん性リンパ管症があることによって標準治療を変更する必要はない．したがって狭義の"oncologic emergency"には分類しないことが多い．

a 薬物療法

がん薬物療法に比較的感受性の高い腫瘍で，患者の全身状態が許せば，その疾患の標準的薬物療法を行うことにより，改善が期待できる．

b 緩和治療

前項，「気道狭窄」に対する緩和治療と同様，酸素投与，オピオイドなどによる症状緩和を行う．肺間質浮腫が強く，低粘稠性の気道分泌物が多い場合には，スコポラミン，アトロピンなどの副交感神経遮断薬[*3]で分泌抑制を期待できる．副腎皮質ステロイド薬も浮腫軽減を目的に用いられることが多いが十分なエビデンスはなく，有効だとしてもその効果は限定的で一時的である．

[*2] ステント（金属，シリコン，ハイブリット型がある）の挿入，デバルキング，スネアリング，レーザー焼灼などがある．
[*3] スコポラミン，アトロピンは気道分泌を強力に抑制するため，死前喘鳴にも用いられる．緩和ケアにとって重要な薬剤である．

2 呼吸器系

Ⅲ 喀血

1）概要

　少量喀血と大量喀血[*4]に分類した場合，それにより原疾患の頻度が異なる．少量喀血は時に大量喀血の前兆となるため，適切な評価，対策により，致死的転帰の予防が可能となることもある．原発性肺がん，他臓器がんからの肺転移そのものからの出血，気管・気管支，大血管系への浸潤による出血のほか，合併する肺結核，気管支拡張症，アスペルギローマ，肺化膿症，肺梗塞などが原因となる．腫瘍そのものからの出血の場合，空洞を有する病変や肺門に近い病変では大量喀血の頻度が高い．一部の分子標的薬[*5]の副作用としても喀血は重要であり，これらをがん薬物療法として用いている患者では注意が必要である．その他，血栓溶解療法，抗凝固療法施行中，抗血小板薬使用中では喀血の頻度が高くなる．

2）臨床症状・所見と鑑別診断

　喀血との鑑別を要するのは，鼻出血，咽頭や喉頭からの出血，吐血であるが，とくに少量の場合は，患者が鼻出血を喀血と勘違いして申告することが多いので，十分な問診が必要である．

3）診断

　喀血の原因，および出血部位を特定することが重要であり，胸部CT，気管支鏡検査が有用である．肺内や気管支内に病変が多発している場合は，可能であれば出血の部位も特定することで治療方針決定に役立つことがある．

4）治療

　少量であれば，抗がん薬，放射線照射による効果も期待できる一方，これら治療により腫瘍壊死をきたし，喀血の原因になることもある点には留意する．肺・気管支の安静も重要であり，咳嗽が強い場合はオピオイドを含めた鎮咳薬を投与する．

　大量喀血により窒息が切迫している場合には，出血側を下にしたTrendelenburg体位（骨盤高位）での側臥位（これが無理なら側臥位でもよい）をとらせることにより，健側肺の換気を確保する．経気管支的バルーンカテーテルによる出血側気管支閉塞，健側肺への片肺挿管などのインターベンションが適応になることもある．

🔑 この項の キーポイント

- 気管～中枢気管支の狭窄による気道狭窄は，肺がん，甲状腺がん，食道がんなどで高頻度に認められる．
- 気道狭窄には，薬物療法，放射線療法などのほか，ステント，レーザー焼灼などの気管支インターベンションが有効である．
- がん性リンパ管症はがんの進行期，終末期に認められ，原疾患としては乳がん，胃がん，肺がんなどが多い．
- がん性リンパ管症の治療は緩和的治療が中心となるが，一部の症例では薬物療法の効果が期待できる．
- 喀血は肺がん，他臓器がんの肺転移のほか，治療による腫瘍壊死や一部の分子標的薬など，治療に関連したものもある．
- いずれの場合も，がんに対する治療と緩和治療を組み合わせることが重要である．
- 全身的な評価により，緩和治療のみを行う患者を同定することも重要である．

[*4] 一般に100 mL/日以上を大量喀血とするが，正確な喀血量の推定が困難なことが多く，あくまでも目安である．

[*5] ベバシズマブ（血管内皮細胞増殖因子に対するモノクローナル抗体）および，血管新生に関わる増殖因子受容体のチロシンキナーゼ阻害薬の一部．

275

Ⅱ 各論 13 Oncologic emergency

3 消化器系（腔閉鎖，瘻孔形成など）

summary 　腫瘍の進展に伴い，管腔臓器では狭窄や閉塞あるいは深い潰瘍による周囲臓器への穿破（穿通や穿孔）が起こり，臓器間に瘻孔を形成することがある．こうした腔閉鎖や瘻孔形成は，時に突然で急激な臨床症状として出現することがありoncologic emergencyの範疇となる．日常臨床で時に経験するこうしたがんの救急病態の代表的な臓器としては，大腸がんによる大腸閉塞，腹膜播種による小腸閉塞，後腹膜浸潤による尿管閉塞，黄疸症状を引き起こす膵管・胆管閉塞などがよく知られている．近年，内視鏡技術の進歩により，ステント留置など観血的手技が回避され，より生体への侵襲が少ない治療法の選択が可能となっている．

Ⅰ 消化管の狭窄・閉塞（食道・胃・小腸・大腸）

1）病態と原因

　管腔臓器である，食道・胃・小腸・大腸に発生した腫瘍，あるいは腹膜播種などによるがんの進行に伴う腫瘍の直接浸潤や癒着性変化等で，管腔内に狭窄や閉塞が起こっている病態は，oncologic emergencyの病態であり，適切な対応が必要となる．

2）臨床症状

　食道の狭窄や閉塞を除き，通常腹痛，悪心・嘔吐，腹部膨満感などの症状が出現する．食道病変では食物の通過障害により，つかえ感や嘔吐等の症状が主体となる．身体所見上，腹部管腔臓器の閉塞では腹部に圧痛が認められ，腫瘤が触知されることもある．小腸や大腸での狭窄・閉塞では，聴診上金属性の腸雑音が聴取される．腹部臓器の手術既往があれば，術後癒着性変化による単純性イレウス，もしくは再発性がん性腹膜炎によるイレウス発症を考慮したい．腹痛や悪心・嘔吐など腹部症状がより高度で，血圧低下や尿流減少などを伴う急なバイタルの悪化は血行障害を伴う絞扼性イレウスを念頭に対応する必要がある．

3）診断

　小腸や大腸の腸閉塞は，立位腹部単純X線において腸管の拡張とニボーの形成が認められれば診断は容易で，腸管拡張の範囲により閉塞部位の推定はおおむね可能である．X線検査と併せてCT検査を実施することで，閉塞部位とその周囲臓器の詳細が明らかとなる．血行障害が疑われる場合には，とくに造影CTが有用である．血液生化学的検査上炎症所見の検査値の異常，さらに発熱症状を伴いより重篤な感染症や敗血症の存在を疑う場合には，血液培養や血漿プロカルシトニン検査，ひいては播種性血管内凝固症候群（DIC）病態を想定し線溶系採血も実施する．

4）治療

　保存的経過観察の際には，絶飲・絶食とし，補液を行いながら，減圧目的に経鼻胃管の留置や下部消化管の閉塞にはイレウス管留置を考慮する．血行障害を有する絞扼性イレウス病態や保存的にイレウス解除が困難と判断した際には，観血的に小腸切除等を伴う外科的解除を行う．閉塞部位が複数認められ，閉塞部位の切除再建が困難な際には，小腸人工肛門造設やバイパス術を考慮する．手術適応のない複数小腸閉塞（がん性腹膜炎病態など）の際には，消化管ホルモン抑制効果による腸液減少を目的にオクトレオチドの使用を考慮する．大腸の高度狭窄では大腸ステントの留置も考慮する．技術的要因や部位によりステント留置が困難な場合には，人工肛門造設を考慮する．食道，胃や十二指腸の狭窄はステント留置の適応である．ただし，食道がんによる狭窄・閉塞には，高い放射線感受性を考慮し化学放射線療法が優先されることもある．

Ⅱ 胆道の狭窄・閉塞

　胆管の狭窄・閉塞の病態に，胆管炎や肝膿瘍などの重篤な感染や炎症を伴っている場合，oncologic emergencyの範疇となり，内視鏡的逆行性胆道ドレナージ（endoscopic retrograde biliary drainage：ERBD）や経皮的胆道ドレナージ（percutaneous transhepatic drainage：PTCD）など迅速で適切なドレナージを行う必要がある．

1) 病態と原因

胆道閉塞の原因には，原発性の胆管がん，胆嚢がん，膵がん，十二指腸乳頭がんや十二指腸がん自体によるもののほか，転移性肝胆道腫瘍，胆道周囲リンパ節転移や腹膜播種性による肝門部狭窄形成などがある．

2) 臨床症状

胆道閉塞により，腹痛，悪心・嘔吐，食欲不振，全身倦怠感を自覚することが多い．身体所見上，黄疸が認められ，右季肋部に叩打痛を認めることもある．胆管炎を合併すると39℃を超える高度な発熱や悪寒を認める．胆道閉塞が解除されないと重篤な急性化膿性閉塞性胆管炎に移行し，敗血症合併の高リスクとなる．

3) 診断

まず，腹部超音波検査が有用である．閉塞部位より上流の胆管拡張が確認できる．閉塞の原因と想定される胆管がん，膵がん，肝転移などの病態の特定も可能である．造影CT検査では，閉塞の原因や原発巣の特定がさらに詳細に明らかとなるが，特定が困難な際にはMRI検査が有用なこともある．腫瘍マーカーでは，膵胆道系がん病態に関連が深いマーカーとしてCA19-9が知られているが，胆汁うっ滞の影響を受けやすいので留意が必要である．

4) 治療

重症急性胆管炎の診断のもと，十分な補液，抗菌薬の投与，鎮痛薬投与などの初期治療を開始するとともに，緊急で胆道ドレナージによる閉塞解除を行う必要がある．胆道ドレナージには，先に述べた，内瘻化ステント術であるERBD，外瘻術であるPTCDや内視鏡的経乳頭的胆管ドレナージ（endoscopic nasobiliary drainage：ENBD）等の処置がある．より低侵襲なERBDかENBDが選択されることが多い．PTCDは上記低侵襲手技の救済治療法として位置づけられる．ステントの種類には，プラスチックステントと金属ステントがあり，金属ステントはさらにカバータイプとカバーなしの2つに分類される．まずは，プラスチックステントを留置し，炎症や黄疸の軽快を待って，開存期間の長い金属ステントへの交換が推奨される．tumor ingrowthやtumor overgrowth予防目的に選択されるカバータイプの金属ステントは，胆管の分枝や胆嚢管の閉塞の原因ともなるため，病態に合わせたステントの選択が肝要である．

Ⅲ 尿道の狭窄・閉塞

上部ならびに下部尿路の閉塞が知られている．一般に，下部尿路閉塞の頻度が高い．その原因として，膀胱がん，前立腺がん，尿路上皮がん，隣接臓器がんからの直接浸潤が代表的で，さらに手術による骨盤神経損傷や骨転移による神経障害等でも神経因性膀胱から尿閉をきたすこともある．

1) 病態と原因

上部尿閉の原因として，腎盂尿管がん，腹腔内や後腹膜腔における悪性腫瘍の播種や直接浸潤があげられる．通常，一方のみの障害では全身への影響は少ないが，水腎症による腎不全病態から，尿毒症，肺水腫，高カリウム血症など緊急性の病態に移行するリスクがある．下部尿閉では，とくに乏尿や無尿から急性の腎後性腎不全を生じるリスクが高い．

2) 臨床症状

下部尿道の急性の尿閉では，高度な尿意と下腹部膨隆，下腹部痛を訴え，苦悶状態となる．上部の尿閉では，両側性でなければ，一般に尿量や腎機能は保たれるため無症状のことが多い．上部尿閉からの腎後性腎不全では，水腎症の併発による背部痛の出現，尿路感染症合併による発熱やまれに高度な場合はショック症状を呈する．

3) 診断

尿閉の原因検索には，迅速かつ正確に閉塞部位を診断することが重要で，腹部超音波検査やCT検査が有用である．下部の尿閉では，急性の腎後性腎不全を生じるため早急な尿路確保が必要となる．

4) 治療

上部尿閉では，尿管ステント（double-J カテーテル）留置あるいは経皮的腎瘻造設術のいずれかが選択される．前者は留置時の侵襲が低く，内瘻化で体外へのカテーテルの露出がないためQOLがよく，留置の際の出血等の重篤な合併症が少ないなどの利点がある．一方，腎瘻に比べてドレナージ効率が低く，膀胱刺激症状がある．下部尿閉では尿道カテーテル留置が選択される．閉塞が高度で留置困難な際には膀胱瘻の適応となる．神経因性膀胱では長期の留置が必要となることが多く，膀胱瘻のほうがカテーテルトラブルが少ない．

Ⅳ 穿孔・穿通・瘻孔形成

気道，消化管，胆道や尿道などの管腔臓器において，上記の狭窄・閉塞症状のほかにも，穿孔・穿通・瘻孔形成等の病態の発生があげられる．

1）病態と原因

代表的病態として，食道がんによる食道気管支穿通からの瘻孔形成，致死率が高い大動脈穿通・穿破，胃がんの穿孔，大腸がんの穿孔（原発部位および口側拡張腸管部位）のほか，がん性腹膜炎を背景に難治性縫合不全や膿瘍形成による腸管皮膚瘻孔形成，直腸腟瘻，胆管十二指腸穿通による瘻孔形成，下部尿路での膀胱腟瘻や下部尿管腟瘻など，がんの進展に伴い発症することもまれではない．放射線治療や手術後の合併症として，食道気管支瘻，膀胱腟瘻，直腸腟瘻が起こることもある．そのほか，ベバシズマブやレンバチニブなどの血管新生阻害作用を有する分子標的薬の副作用として消化管穿孔や瘻孔形成の報告がある．

2）臨床症状

瘻孔形成部位により症状はさまざまである．食道気管支瘻では，食物が気管内へ入ることで咳反射が起こり誤嚥性肺炎を発症する．大動脈穿孔では大量吐血が契機で発見されることがある．膀胱腟瘻や直腸腟瘻では，腟からの尿排出が不随意に起こる．膀胱炎症状の持続悪化から敗血症へと進展することが

ある．

3）診断

造影剤を用いた瘻孔の確認が一般的だが，各種内視鏡観察から瘻孔の存在診断，さらには治療が実施されることも多い．CT検査による瘻孔の確認も可能である．

4）治療

食道気管支瘻では，処置の緊急性はないが，気管ステント（カバータイプ）を使用することで経口摂取を再開できることが多い．食道大動脈瘻には，大動脈内への血管ステント留置を行う．尿管腟瘻では尿管ステント留置を，膀胱腟瘻には原則的に外科療法を検討する．がんの原因病巣の治癒切除が可能であれば，切除とともに瘻孔修復術を検討する．

🔑 この項の キーポイント

- 腔閉塞や瘻孔形成は，がんの進展に伴い日常臨床でよく経験するoncologic emergencyであり，正確で迅速な診断と治療方針の決定からリスク回避判断が求められる．
- 病態の正確な診断や必要な治療処置について，日頃より専門診療科との密接な連携を構築しておくことは肝要である．
- 管腔臓器の腫瘍では，進行に伴いこれらoncologic emergencyが発症しうるリスクを常に念頭に置き，診療にあたることが重要である．

4 中枢神経系
（頭蓋内圧亢進，脊髄圧迫，がん性髄膜炎）

summary　本項ではがんの経過中にただちに対処しないと全身状態やQOLを悪化させ，場合によっては死亡に至り，緊急治療を必要とするoncologic emergencyの中で中枢神経系と関係する3病態を概説する．頭蓋内圧亢進は主に転移性脳腫瘍によって生じ，頭痛や悪心・嘔吐の原因となる．適切に対応しないと意識障害を呈したり，不可逆的な脳ヘルニアに進行したりする．早期の抗浮腫療法が重要である．脊髄圧迫は主に骨転移による脊髄の圧迫により生じる．不可逆的な麻痺になる前に早期診断し，適切な対応を行うことが重要である．がん性髄膜炎は難治性の病態で，放射線治療や髄腔内薬物療法が行われる場合もある．全身薬物療法の効果は限定的であるが，いわゆるがんのドライバー遺伝子変異陽性例では分子標的薬の効果が期待される．これらの病態の対応には診療科横断的なチーム医療が必要とされる．

I 頭蓋内圧亢進

1) 概要

転移性脳腫瘍，脳内出血による頭蓋内占拠性病変，血液脳関門の破綻によって血管透過性が亢進することによる脳浮腫（血管性浮腫）などが原因となり，頭蓋内圧の亢進を生じる．頭蓋内圧亢進が続くと不可逆的な脳ヘルニアに進行するため緊急処置が必要である．原疾患としては肺がん，乳がんの頻度が高い．脳浮腫は放射線治療後の放射線脳壊死に伴うこともある．

2) 臨床症状

頭痛，悪心・嘔吐，うっ血乳頭，視覚障害，意識障害を認める．睡眠中には$PaCO_2$が上昇するため血管が拡張し頭蓋内圧が高くなるため，頭痛は睡眠中や起床時に強く，突発的な嘔吐を認めることがある．頭蓋内圧亢進が続くと意識障害や瞳孔不同，外転神経麻痺などをきたし，さらに不可逆的な脳ヘルニアに進行する．また，占拠性病変がある場合は巣症状，痙攣発作，高次機能障害と精神症状が出現する．転移性脳腫瘍以外にトルソー（Trousseau）症候群としての脳梗塞や，腫瘍からの出血により症状が発現する場合もあり注意が必要である．

3) 診断

神経学的症状が急激に発生した場合，緊急の単純CTで頭蓋内出血，急性水頭症，脳ヘルニアなどの正確な状況を把握しなければならない．臨床所見から脳転移による頭蓋内圧亢進を疑った場合には，速やかに頭部造影CT検査を実施し，占拠性病変の有無，正中偏位や脳室の圧排所見の有無を確認する．単純CTも同時に実施すると脳出血・脳梗塞との鑑別に有用である．鑑別診断，治療適応の判断には頭部のCTよりもMRIの感度が優れており，腫瘍の性状や脳浮腫の範囲に関する情報が得られる．脳転移に特徴的な画像所見は，T1強調画像で低信号，T2強調画像で高信号を呈し，周囲に広範な浮腫を認める．

4) 治療

脳浮腫の軽減が急務となる．脳浮腫に対しては，鉱質コルチコイド作用の少ないデキサメタゾンが一般的に使用され，さらに緊急時には浸透圧利尿薬も用いられる．明らかな頭蓋内圧亢進や神経症状がない状態では，ステロイドや浸透圧利尿薬の使用は勧められない．ステロイドの使用に際しては，消化管出血，糖尿病や日和見感染などの合併症に注意し，長期に使用することは避け，脳圧亢進の経過をみながら漸減・中止を検討する．なお，中枢神経系原発悪性リンパ腫が疑われる場合には，病理診断前のステロイドの使用は勧められない．デキサメタゾンの投与量について明確なコンセンサスはないが，一般的には4〜8 mg/日で開始されることが多い．頭蓋内圧亢進や意識障害を呈する場合には16 mg/日あるいはそれ以上の投与量も考慮する．症状の改善後3〜4日ごとに減量し漸減・中止する．浸透圧利尿薬の使用に際しては，電解質異常，利尿による脱水と腎機能障害，中止後の反跳現象に注意する．外科手術による局所制御に関しては，開頭腫瘍摘出術によって神経障害の回復が見込める場合には，脳外科医と協議を行い検討する．摘出が困難な嚢胞性腫瘍の場合には内容液の穿刺排液や植込み型脳脊髄液リザーバー（Ommayaリザーバー）の留置も選択肢と

なる．手術適応がない症例では放射線治療が実施されることが多いが，放射線治療医と協議して治療方針を決定する．治療抵抗性の脳浮腫に対しては抗脳浮腫療法としての保険適用はないが，抗VEGF（血管内皮細胞増殖因子）阻害薬であるベバシズマブが有効なことがある．同じく放射線脳壊死の脳浮腫に対してもベバシズマブの有用性が示されている．

Ⅱ 脊髄圧迫

1）概要

脊椎転移による脊髄圧迫とそれによる麻痺は，がんの運動器障害の中で，最も避けるべき状態である．脊髄圧迫による麻痺を生じると，程度によっては早急な処置を行っても回復しないことも多く，日常生活動作が著しく障害され，がんの全身治療の継続も困難となり，結果として予後を悪化させることにつながる．

a 頻度

がんに罹患する患者の約10〜15％に臨床的に問題となる骨転移が発生する．骨転移の中で脊椎転移は，四肢や骨盤，その他の骨転移との重複を含めると，おおよそ2/3〜3/4程度の頻度がある．がん種では，肺がん，乳がん，前立腺がんで半数程度を占めるが，多発性骨髄腫などの血液がん，消化器がんや頭頸部がんなどからの転移も決して少なくはない．溶骨が主体なもの，造骨が主体なもの，骨梁間が主体なもの，混合性のものがある．部位は胸椎が60％程度を占め，腰椎が30％，頸椎が10％程度とされる．

b 病態

脊髄圧迫はがん患者の5％程度に発生するといわれ，脊椎転移が原因となる場合は硬膜外からの脊髄への圧迫であり，metastatic epidural spinal cord compression（MESCC）と呼ばれる．脊髄転移や硬膜内転移からの麻痺もあるが，本項では脊椎転移によるものについて述べる．脊椎転移による麻痺はがんの転移が直接硬膜外から圧迫して起こるものと，脊椎の骨を破壊して圧潰させ，その骨成分が硬膜外から圧迫して起こる場合がある．両者が混合している場合も多い．これに脊柱の不安定性が加わり，とくに動作時の疼痛や麻痺の病態を悪化させる．

2）臨床症状

背部痛，腰痛などの疼痛を訴えることが圧倒的に多い．疼痛は，局所の疼痛と脊髄や神経根の圧迫によるものが原因となるが，その他に神経症状として筋力低下，運動麻痺，感覚障害，膀胱直腸障害などを呈する．長引く疼痛や悪化する疼痛には注意が必要であり，痛みの検索をせずに鎮痛薬投与を行うことは慎むべきと考える．しびれや感覚障害も痛みに伴って出てくることが多いが，痛みよりもしびれを主体とすることもある．

3）診断

痛みやしびれなどの症状から脊椎転移を予測し，画像診断で確認する．下記にあげるさまざまな各画像検査の特徴を知ってオーダーをすることが肝要である．それぞれの画像で何を見ているのか，症状と合うのかなどの検討が，誤診を防ぐために必要である．画像診断医や整形外科医へのコンサルトを躊躇せず行うことも大切である．原発不明の場合などは組織検査も必要となる．

a FDG-PET/CT

骨転移や脊椎転移の有無は，最近ではFDG-PET/CTを用いてスクリーニングを行うことが多くなっている．グルコース代謝を表すこの検査は感度も高く，多くのがんに対して有用である．ただし，一部の肝細胞がんや腎細胞がんからの転移には集積が弱く，骨・軟骨や粘液基質を多く産生する腫瘍の骨転移も不明瞭になることが多い．また，脊柱管内への病変の進展具合などを細かくみることはできない．

b 骨シンチグラフィ

骨シンチグラフィも同様にスクリーニングには適しているが，骨梁間型や，骨破壊が少ない骨転移ではとらえにくい側面があり，感度もFDG-PET/CTよりやや劣るとされている．

c CT

単純CTは，骨の強度や骨破壊の程度をみることに適しているが，骨破壊が少ない場合は病変をとらえにくい．造影CTで脊椎を水平断（axial）と矢状断（sagittal）の両者でみると骨外病変もよくみえるので，脊髄圧迫の所見がとらえやすい．骨破壊は骨条件，腫瘍の進展は軟部条件でみるとわかりやすい．

d MRI

MRIは病変の描出には最も優れている．病変が複数の椎体に非連続性に存在する場合もあるため，撮像範囲は全脊椎であることが望まれるが，全身型MRIはまださほど普及しておらず，部位を選んで行うことが多い．体内金属の存在や閉所恐怖症で撮像できない場合もある．

e 鑑別診断

鑑別診断としては，骨粗鬆症による脊椎圧迫骨折や良性の骨腫瘍，椎体椎間板炎があり，椎体の後方膨隆，棘突起などの後方成分の病変，椎間板を中心としない病変の進展などが脊椎転移の特徴となるが，経過観察が必要となることも少なくない．

4）治療

症状が出る前の脊椎転移の段階であれば，内科的治療と骨修飾薬投与で経過をみてもよい場合もある．疼痛などの症状が出てきたら，速やかに放射線治療や外科療法も検討する．麻痺症状が出てきた場合は，緊急の放射線治療・外科療法の適応判断が必要となる．麻痺の回復は予測困難であるが，対処が早いほど回復の可能性が高い．また完全麻痺から48時間以上経過した場合は神経障害が改善される見込みが低いため，迅速な診断，治療が望まれる．

a 薬物療法

鎮痛薬投与は疼痛コントロールのために必須だが，前述したように骨転移によるものかどうかの判断が必要である．全身治療である薬物療法，ホルモン治療，分子標的薬は薬剤感受性の高いがんで骨転移に対しても有効である．悪性リンパ腫，多発性骨髄腫，乳がん，前立腺がんなどでは，麻痺症状が起きていなければ全身治療のみでも麻痺の回避が可能なことが多い．ただし，強い疼痛や切迫麻痺の場合には，他の治療の併用や変更も考慮すべきである．ステロイドは麻痺や切迫麻痺のときに使用され，デキサメタゾンの投与で一時的な麻痺の回復，切迫麻痺の回避などの効果がみられる．多くの場合，放射線治療や他の治療との併用で用いられるが，高用量の場合は有害事象にも注意が必要である．16 mg/日や8 mg/日から開始して漸減する．骨修飾薬投与は，骨転移の進行抑制という意味で行うことが望ましいが，顎骨壊死や低カルシウム血症，大腿骨の非定型骨折などの有害事象に注意しつつ投与する．骨修飾薬としてはビスホスホネート剤のゾレドロン酸とRANKL阻害薬のデノスマブがある．顎骨壊死の危険因子としては，口腔内衛生不良，抜歯，インプラント埋入など骨への侵襲的な歯科治療があり，骨修飾薬導入前に適切な口腔衛生管理と予防的歯科処置の実施が推奨される．

b 放射線治療

除痛，病的骨折の予防，脊髄圧迫症状の改善目的に行われる．脊柱不安定性が少ない場合，疼痛のみで麻痺症状がまだ出ていない場合，症状は乏しいが画像上で切迫麻痺あるいはそれに近い状態の場合が適応となる．通常は総線量30 Gyで10分割の外照射が一般的だが，8 Gy 1回などの短期照射も，予後が短い場合などに行われる．麻痺をきたした場合，できるだけ早期の放射線治療が望まれるが，歩行が完全に不可能になった症例では回復は厳しい．脊柱不安定性を有する症例では除痛効果は限定的で後述の外科療法と併用することがある．保険適用となった体幹部定位照射は放射線抵抗性のがん種や手術との組み合わせ，再照射などで検討されるが，可能な施設も限られ，通常照射との比較においても明確な結論を得ていない．

c 外科療法

圧迫された脊髄の除圧と脊柱支持性の維持・獲得が目的である．脊髄圧迫の程度や脊柱不安定性の評価，放射線や薬物療法の効果と予後予測，全身状態および合併症などを考慮して，複数の専門家間で適応を検討する．脊椎骨の安定性の評価としてはSpine Instability Neoplastic Score（SINS）を，脊髄圧迫の程度は epidural spinal cord compression（ESCC）scale を用いることが多い．麻痺をきたして歩行困難となった場合には，放射線治療単独よりも金属を用いた後方からの除圧固定術と術後放射線治療の組み合わせのほうが歩行獲得には有利である．とくに脊柱の不安定性が著明で，放射線や薬物療法の効果が期待できない場合には早急な外科療法を積極的に考えるべきである．最近では，最小侵襲脊椎安定術（minimally invasive spine stabilization：MISt）が普及して，後方固定を短時間に小さな皮膚切開から侵襲も少なくできるようになった．一方，腎細胞がんや甲状腺がんなどの放射線治療抵抗性で単発転移の場合，全身状態がよければ長期予後を見込んで，転移腫瘍を椎体ごと切除する腫瘍脊椎全摘術（total en bloc spondylectomy：TES）の適応も検討される．

d 画像下治療

椎体への骨セメント注入による経皮的椎体形成術は即時の除痛効果が期待されるが，どの施設でも行えるわけではなく，熟練した医師のもとで行われるべきである．合併症として椎体外へのセメント漏出や肺塞栓の報告がある．

e リハビリテーション

手術や放射線の前後に適切な安静度の設定と，筋力訓練や動作指導を行うことによって，疼痛の軽減や，麻痺のリスクを減少させることが可能となる．コルセットの装着もエビデンスはないが，臨床的によく使用される．また，麻痺が完成した場合でも，残存機能の維持や向上，環境整備や社会資源の導入

Ⅱ　各論　13　Oncologic emergency

なども含めて，在宅など患者のニーズに合わせた
ゴール設定を行い，QOLの維持・向上を目指すこ
とは大切なことである．

Ⅲ　がん性髄膜炎

1）概要

　髄腔とは脳脊髄液が灌流するスペースであり，こ
こに悪性腫瘍細胞が直接，あるいは血行性に進展し
て，脳表，脳室・脳槽内，または脊髄表面にびまん
性に広がる腫瘍を形成した場合に「がん性髄膜炎」あ
るいは「髄膜がん腫症」と呼ばれ，oncologic emer-
gencyの1つとなる．固形がん，血液腫瘍のいずれ
も生じるが，固形がんでは乳がん，肺がん，悪性黒
色腫が多い．

2）臨床症状

　髄膜刺激症状と頭蓋内圧亢進症状としての頭痛，
悪心・嘔吐が主たる症状である．項部硬直を認める
こともある．重症例では精神症状や意識障害を認め
る．その他に神経巣症状や，脳神経に播種すると複
視などの神経症状，脊髄に播種すると神経根症状や
背部痛を認めることがある．馬尾症候群としての膀
胱直腸障害は患者のQOLを低下させ，精神的な苦
痛が大きい．

3）診断

　造影MRI検査と髄液検査が重要で，両者を行う
ことで診断精度が上昇する．

a　造影MRI検査

　造影MRI検査は，1回の脳脊髄液検査と比べ感度
は高いが特異度は低い．脳と脊髄のくも膜下腔の評
価のためには造影T1画像とFLAIR画像が有用であ
る．脳MRIでは脳表に沿って造影効果を認めたり，
脳表に多数の小結節病変を認めたりする．同様に脊
髄MRIでも脊髄表面に線状の造影効果を認めたり，
小結節病変がみられたりする．水頭症は髄液吸収障
害や播種病変によるくも膜下腔の閉塞によって生
じ，脳室拡大所見が認められる．

b　髄液検査

　髄液検査を行い，細胞診で悪性細胞を確認するこ
とで診断は確定するが，1回の検査では診断率は50
〜60％程度のため，細胞診のための検体量を10 mL
以上採取し，検体はただちにエタノールベースの固
定液で固定．既知の軟髄膜病変の部位より穿刺する
（脳神経症状がある場合は頸椎より穿刺，脊髄根障

害の場合は腰椎穿刺を行う）などの工夫が必要であ
る．また，複数回の検査で感度は上昇する．髄液の
検査所見は，穿刺時初圧の上昇，糖濃度低下，タン
パク質濃度上昇，リンパ球優位の細胞数上昇などが
あげられる．髄液での*EGFR*遺伝子変異などのド
ライバー遺伝子変異陽性所見は診断の補助や治療の
参考となる．

4）治療

　血液腫瘍では髄腔内薬物療法による予防が積極的
に行われる．固形がんでは期待される予後が短いこ
となどから延命，症状緩和が目的となる．しかし，
全身状態が不良の場合でも，小細胞肺がんや乳が
ん，悪性リンパ腫といった薬物療法や放射線治療に
感受性の高い腫瘍では積極的治療が検討される．基
本的には放射線治療，髄腔内薬物療法，全身薬物療
法の3つの治療戦略を検討する．ステロイドや浸透
圧利尿薬の使用は頭蓋内圧亢進の治療に準拠する．

a　放射線治療

　全脳全脊髄照射が候補にあがるが，現実的にリス
クベネフィットの観点から固形がんにおいて行われ
ることはほとんどない．髄腔内に空間占拠性病変が
存在し，髄液還流障害や疼痛などの症状を呈する場
合には，局所の放射線治療を検討する．全脳照射は，
頭蓋底，脚間脳槽，C2椎体骨を含む範囲に，1回
3 Gyで30〜36 Gyの照射が行われるが，予後の延
長は期待できない．全脳照射を髄腔内薬物療法や全
身薬物療法［とくにメトトレキサート（MTX）］と併
用して行った場合に白質脳症が出現しやすい．照射
により症状が改善しない場合や交通性水頭症の場合
は，髄液ドレナージのために脳室腹腔シャント
（ventriculo-peritoneal shunt：V-Pシャント）を施
行することがある．

b　髄腔内薬物療法

　MRIで空間占拠性病変がなく線状の造影効果の
みを呈し，局所的な神経症状を示さない場合は，髄
腔内薬物療法が検討される．しかし，固形がんでは
効果は限定的である．薬剤はMTXとシタラビンが
よく使用される．投与方法は，側脳室内に留置した
Ommayaリザーバーを用いて脳室内に投与するの
と，腰椎穿刺によりくも膜下腔内に投与する方法が
ある．Ommaya リザーバーはくも膜下腔への薬物
注入が確実にできるだけでなく，髄液中の薬物濃度
を安定させることができるとされるが，リザーバー
造設の煩雑さはある．腰椎穿刺の場合，硬膜外や硬
膜下に薬剤が誤注入される可能性があり，穿刺後の
疼痛や感染の危険もある．

c 全身薬物療法

　がん性髄膜炎の場合，血液脳関門の存在により細胞障害性（殺細胞性）抗がん薬の有効性は限定的であるが，至適な量を投与すれば脳脊髄液中の濃度が治療域に達する薬剤がいくつかある．MTXの大量投与が最も広く使用されているが，その効果は一定していない．MTX大量投与時には副作用予防のためロイコボリンによるレスキューが推奨される．がんのドライバー遺伝子変異陽性例では分子標的薬の効果が期待され，一部の薬剤では髄液移行性のよいことが示されている．*EGFR*遺伝子変異陽性の肺がんでのオシメルチニブ，*ALK*融合遺伝子陽性肺がんでのアレクチニブやロルラチニブの著効例が報告されている．

🔑 この項の キーポイント

● 頭蓋内圧亢進は画像診断による原因精査を行いつつ，ステロイドと浸透圧利尿薬で脳浮腫の軽減を図り，局所制御について検討が必要である．なお，原発の組織が未診断の場合は，全身状態と検査の負荷を考慮しつつ，迅速な組織診断方法を検討する．

● 脊髄圧迫は早期に診断，対処し麻痺を未然に防ぐことが重要である．患者教育と医療者の気付きが重要であり，外科療法，放射線治療，薬物療法を組み合わせ，職種・診療科横断的なチーム医療を実践することが，脊髄麻痺の予防・対処には不可欠であると考える．

● がん性髄膜炎は症状，画像から疑い，髄液の細胞診で悪性細胞を確認することで診断は確定する．治療は髄圧亢進の軽減を図るとともに放射線治療と髄腔内薬物療法，全身薬物療法の3つの治療戦略について検討を行う．分子標的薬の使用により，PSの改善，予後の改善が期待できる場合もあるため，治療の機会を失わないようにすることも重要である．

Ⅱ　各論　13　Oncologic emergency

5　感染症

summary　がん患者は，原疾患，合併症およびがん薬物療法を原因とした免疫不全のため，健常人に比べ感染症に罹患しやすい．さらに，近年は外来でがん薬物療法を受ける患者が増え，市中の感染症曝露機会が多くなっていること，新規機序の抗がん薬投与に伴う免疫不全病態，免疫チェックポイント阻害薬による免疫関連有害事象（immune-related adverse events：irAE）対応に伴う日和見感染など，さまざまな状況下での感染症発生リスクが高まっている．そのため，がん患者の病態，治療の有害事象について理解し，適切な処置を迅速に開始することが重要である．とくに，発熱性好中球減少症（febrile neutropenia：FN）はoncologic emergencyであり，診察および適切な検査実施後，病態に応じた治療を迅速に開始する．また，感染症リスクを軽減するため，適切な感染対策を行うことも重要である．

1）概要

　感染症診療の基本は，①原因となる病原体を特定，②適切な抗微生物薬を選択，③適切な期間，抗微生物薬を投与することである（標的治療，definitive therapy）．どの臓器に感染症を起こしているかに基づき，原因となる病原体を想定，病原体検査を行いつつ，予想される病原体に対する有効な抗微生物薬を開始する（経験的治療，empiric therapy）．その後の臨床経過，得られた病原体結果をもとに抗微生物薬の継続，変更等を考慮し，標的治療に移行する（デ・エスカレーション，de-escalation）する．これら感染症診療の基本は，がん患者の感染症診療においても変わらない．また，がん患者では，長期間，好中球減少が予測される患者への抗菌薬予防投与や，分子標的薬投与時のB型肝炎再活性化に対する先制攻撃的治療など，内因性感染予防も重要な対策である．
　本項では，がん患者の特殊性について解説するとともに，発熱性好中球減少症への対処，感染対策について述べる．

a　腫瘍と易感染性

　がん患者は感染症に罹患しやすい．この原因は，原疾患そのものによるもの，合併症およびがん薬物療法による影響である．感染症はがん治療の障害になり，時には致死的になりうる．がん患者の診療においては，これらの危険因子を把握すること，可能な限りリスクを減らすことが重要である．**表1**に，がん種，病態別の免疫不全の種類，感染症の主な病原体についてまとめた．

①　腫瘍，病態による危険因子

ⅰ）液性免疫不全

　リンパ球（B細胞），形質細胞が産生する抗体や，補体の質や量の異常，脾機能低下により起こる免疫不全である．好中球やマクロファージなどの食細胞に結合して食作用を受けやすくする血清因子（抗体や補体など）をオプソニンと呼ぶ．オプソニンが細菌の抗原に結合することをオプソニン化という．液性免疫不全ではオプソニン化を受けられないため，莢膜（細胞壁の外側に位置する皮膜状の構造物．食細胞による排除を回避する役割をもつ）を有する細菌（肺炎球菌，インフルエンザ菌b型，髄膜炎菌など）に対する免疫が低下する．

ⅱ）細胞性免疫不全

　リンパ球中，主にCD8陽性細胞障害性Tリンパ球（cytotoxic T lymphocytes：CTLs）やCD4陽性ヘルパーT細胞（Th）の障害により起こる免疫不全をいう．CTLsはウイルスに対する免疫を，Thは細胞内寄生微生物や寄生虫，細胞外細菌，真菌などへの感染防御を担っている．T細胞性リンパ腫やステロイド（副腎皮質ホルモン）長期投与時，HIV/AIDS合併時が代表的な疾患，病態である．

ⅲ）好中球減少

　好中球は貪食能，殺菌能を有し，細菌や真菌などに対する感染防御の中心的役割を担っている．感染症のリスクが高まるのは，好中球数500/μL以下とされる．細胞障害性（殺細胞性）抗がん薬投与後に発生した好中球減少時に発熱を認めた病態を発熱性好中球減少症（FN）といい，緊急な対応を要するoncologic emergencyの状態である．好中球減少時に問題となる特殊な感染症として，好中球減少性腸炎や肛門周囲膿瘍がある．ドレナージの適応を含め外科医との連携を要する．

ⅳ）皮膚・粘膜バリアの障害

　皮膚や粘膜のバリアが障害されると，感染症リスクが高まる．血管内カテーテル留置後，皮膚の表皮

284

5　感染症

表1　感染防御能の低下と易感染性となる主な病原体

免疫不全の種類・障害の部位	起こしやすい病態	代表的な病原体の種類			
		細菌	ウイルス	真菌	原虫
好中球減少	細胞障害性抗がん薬投与，放射線照射，骨髄形成症候群（機能性好中球減少として扱う）など	グラム陰性桿菌（腸内細菌目細菌，緑膿菌），グラム陽性球菌（黄色ブドウ球菌，コアグラーゼ陰性ブドウ球菌，レンサ球菌，腸球菌など）		アスペルギルス属，カンジダ属，接合菌など	
細胞性免疫障害（T細胞）	T細胞性リンパ腫患者，造血幹細胞移植後の移植片対宿主病患者，ステロイド投与，カルシニューリン阻害薬，mTOR阻害薬，プリンアナログ，抗ヒト胸腺細胞ウサギ・ウマ免疫グロブリン，分子標的薬（アレムツズマブ等）など	抗酸菌（結核，非結核性抗酸菌），リステリア，非チフス性サルモネラ，レジオネラ，ノカルジアなど	ヘルペスウイルス属（単純ヘルペスウイルス，水痘・帯状疱疹ウイルス，サイトメガロウイルス，EBウイルスなど），呼吸器ウイルス（アデノウイルスなど），HBV	カンジダ属，ニューモシスチス・イロベチイ，クリプトコックス属，アスペルギルス，輸入真菌症（ヒストプラズマなど）	トキソプラズマ，クリプトスポリジウムなど
液性免疫障害（B細胞）	多発性骨髄腫や慢性リンパ性白血病，低ガンマグロブリン血症，分子標的薬（リツキシマブなど），造血幹細胞移植後の移植片対宿主病患者など	莢膜保有細菌（肺炎球菌，インフルエンザ菌b型，髄膜炎菌）			
皮膚・粘膜バリア障害	血管内カテーテル留置，Ommayaリザーバー留置，薬剤の副作用等による広範囲の皮膚・口腔・消化管粘膜障害（代謝拮抗薬，アルキル化薬，白金製剤，ビンカアルカロイド，タキサン，アントラサイクリン系，シタラビン，mTOR阻害薬，モガムリズマブ等）など，造血幹細胞移植後の皮膚移植片対宿主病患者など	グラム陽性球菌（コアグラーゼ陰性ブドウ球菌，黄色ブドウ球菌，口腔内レンサ球菌，腸球菌など），グラム陰性桿菌（腸内細菌目細菌，緑膿菌，アシネトバクター，ステノトロフォモナス・マルトフィリア），コリネバクテリウム，カプノサイトファーガ，フゾバクテリウムなど	ヘルペスウイルス	カンジダ	

HBV：hepatitis B virus，mTOR：mammalian target of rapamycin

ブドウ球菌やカンジダが侵入し，カテーテル関連血流感染症（catheter-related blood stream infections：CRBSI）が発症する．腸管粘膜のバリアが破綻すると，常在する腸内細菌がbacterial translocation（腸内に生息する細菌が腸管上皮を通過して腸管以外の臓器に移行する現象）を引き起こし，感染症を引き起こしやすくなる．また，抗菌薬や抗がん薬などの投与を受け，腸内細菌叢が攪乱されると，クロストリジオイデス・ディフィシルが消化管内で増殖し，感染症（*Clostridioides difficile* infection：

CDI）を引き起こす．バリア障害はCRBSI，CDI以外にもカテーテル関連尿路感染症，手術部位感染，院内肺炎・人工呼吸器関連肺炎などの医療関連感染発生の高リスクとなるため，不要なカテーテル留置や抗菌薬投与を避けることが重要である．
　肺がんでは，気管支の狭窄，閉塞に伴い，閉塞性肺炎，肺膿瘍を発症する場合がある．尿管，胆管，腸管の通過障害を伴うと感染のリスクが高くなる．また，中枢神経疾患，反回神経麻痺に伴う嗄声，食道狭窄等では誤嚥性肺炎を発症しやすくなる．異所

性ACTH産生腫瘍によるクッシング(Cushing)症候群ではコルチゾール過剰のため易感染性となる。これら感染症発生リスクについて、治療開始前に評価しておくことで、感染症の覚知・対応が可能となる。

② 合併症による危険因子

がん患者は喫煙歴を有する場合が多く、口腔内感染症、慢性気道炎症、慢性閉塞性肺疾患(COPD)、間質性肺炎等を合併する頻度が高い。自己免疫疾患などに対し長期ステロイド投与を受けている患者、あるいは脳転移による浮腫軽減目的にステロイド投与を受けている患者も感染のリスクが高くなる。脳転移があっても無症状の場合はステロイドの投与を避けるなど、感染症併発リスクを考慮した対応が必要である。がん薬物療法時の制吐薬として使用されるステロイドは、短期間使用の安全性は許容範囲内とされている。制吐療法においては、ステロイドの副作用について十分理解したうえで、ガイドライン推奨を超えるステロイド投与、とくにレスキューとしての投与(予防投与以外に悪心・嘔吐発現時の投与)を避けることが重要である。

また免疫チェックポイント阻害薬(immune checkpoint inhibitor:ICI)による免疫関連有害事象(irAE)対応に伴う日和見感染にも注意を払う必要がある。irAEに対する治療はグレードに応じてICIの中止、ステロイドの投与のほか、難治症例にはインフリキシマブなど免疫抑制薬投与が推奨されている。これらの免疫抑制薬には、細菌、真菌、ウイルス、抗酸菌など、多彩な病原体に関する高い感染症併発リスクがあるため、十分な対策のもと、irAEに対する治療を行うべきである。

③ 治療による感染リスク

がん薬物療法、とくに細胞障害性抗がん薬による好中球減少やそれに伴うFNは、治療による感染リスクとして最も問題となる。抗菌薬等による治療や入院が必要になるなど、患者のQOL低下や、抗がん薬休薬・減量の必要から治療効果減弱の可能性もあるなど、その影響は大きい。また、好中球減少時に発熱を認めた場合は、敗血症を含め細菌感染症を合併していることが多く、適切な抗菌薬を速やかに開始しないと重症化し、致死的となる可能性も高い。そのため、治療開始前はそのつどFN発症リスク評価を行い、高リスク患者には適切な対策を講じることが重要である。

また、がん薬物療法後のB型肝炎ウイルス(hepatitis B virus:HBV)の再活性化も臨床上問題となる。造血器腫瘍に対するがん薬物療法中あるいは終了後に、HBs抗原陽性あるいはHBs抗原陰性例の一部において、HBV再活性化によりB型肝炎が発症、その中には劇症化する症例があることが知られている。とくに悪性リンパ腫に対するリツキシマブ、mTOR阻害薬であるテムシロリムス、エベロリムス使用時には注意を要する。『B型肝炎治療ガイドライン』『免疫抑制・化学療法により発症するB型肝炎対策ガイドライン』(日本肝臓学会編)では、がん薬物療法開始前に、HBs抗原、HBc抗体およびHBs抗体のスクリーニングを行い、HBs抗原が陽性のキャリアか、HBs抗原が陰性でHBs抗体、HBc抗体のいずれか、あるいは両者が陽性の既往感染かを判断することを推奨している。いずれかが陽性であれば治療開始前のHBV-DNA量を調べ、核酸アナログ投与の必要性を検討する。HBs抗原陽性例、また、すべての症例において核酸アナログの投与開始ならびに終了にあたって肝臓専門医にコンサルトすることが望ましい。

b 好中球減少と感染症

がん薬物療法のレジメンごとに好中球減少、FN発症率が報告されており、薬物療法施行時は必ず把握しておく。患者側因子として、原疾患、高齢、全身状態(performance status:PS)不良、血清アルブミン低値、複数の合併症、curativeかpalliativeかの治療目的などがあげられる。FNは、がん薬物療法の治療間隔の延長や、抗がん薬減量に伴う用量強度(dose intensity)低下による効果減弱の可能性につながるため、治療開始前は、そのつどFN発症リスクの評価を行い、高リスク患者には対策を講じることが重要である。

① FN時に行う処置

FNは、わが国では「好中球数500/μL未満、1,000/μL未満で48時間以内に500/μL未満に減少すると予測される状態で、腋下温37.5℃以上の発熱を生じた場合」と定義されている。重症度別にFNのマネジメントは異なる。外来治療の対象となるFN患者を識別するためのリスク評価スコアとして、国際がんサポーティブケア学会(Multinational Association of Supportive Care in Cancer:MASCC)スコアが広く用いられている(表2)。がん薬物療法中に発熱を呈した患者の診療においては、以下の診察、検査を行う。

- **症状の把握**:感染を疑う症状とともに薬物療法の有害事象についても把握する。
- **病歴の聴取**:薬物療法のレジメン、投与日を把握する。一般に薬物療法開始後8〜14日に好中球値が最低値となる。通常より早期の好中球数低値は重症の徴候の1つであり、注意が必要である。その他、

表2 Multinational Association for Supportive Care in Cancer（MASCC）のリスク・インデックスによるリスク評価

項目		スコア
臨床症状（重症度）	無症状・軽症	+5
	中等症	+3
	重症	0
血圧低下なし		+4
慢性閉塞性肺疾患なし		+4
固形がんまたは血液腫瘍で真菌感染の既往なし		+4
脱水なし		+3
外来管理中の発熱		+3
60歳未満		+2

合計点数　21未満：高リスク，21以上：低リスク

合併症，内服歴（ステロイドや免疫抑制薬投与の有無）について把握する．

- バイタルサイン：きわめて重要である．
- 身体診察（口腔粘膜，う歯，胸部聴診，腹部，肛門周囲，皮疹，中心静脈カテーテルの有無）．
- 血液検査（血液像を含む血算），生化学とともに有症状時は尿検査も行う．
- 胸部X線写真等の画像検査．
- 血液培養：抗微生物薬開始前に，左右上腕など異なる部位から2セット（嫌気・好気ボトル各1本）以上の培養検体を採取する．
- 症状がある場合は，喀痰培養・尿培養など，感染部位に応じた病原体検査を行う．

② FNの治療

FNはoncologic emergencyであり，前述した「b-①」の処置後，培養検査結果を待たず，速やかに治療を開始する．FN初期治療では，抗緑膿菌作用を有するβラクタム系薬による治療が推奨される．MASCCスコアをもとに低リスクと高リスクに分け，抗菌薬を選択する．

MASCCスコア21点以上の低リスク患者に対しては，経口抗菌薬のシプロフロキサシンとアモキシシリン／クラブラン酸併用療法やレボフロキサシン投与が推奨される．重症化リスクが低いFN患者に対して，経口抗菌薬治療は可能であるが，慎重に重症化リスクを評価し，注意深く経過観察する条件下で治療を行う．

MASCCスコア20以下の高リスク患者においては，入院のうえ，抗菌薬点滴静注を開始する．各施設の分離菌アンチバイオグラムや，患者の過去の培養結果も参考に抗菌薬を選択する．セフェピム，メ

ロペネム，タゾバクタム・ピペラシリン配合薬などが選択肢となる．FNに対する初期治療として，抗MRSA薬やアミノグリコシド系薬を併用することは推奨されない．抗菌薬開始後48〜72時間に再評価し，発熱が持続する場合，とくに造血器腫瘍では真菌症，メチシリン耐性黄色ブドウ球菌（methicillin-resistant *Staphylococcus aureus*：MRSA）感染を考慮する．培養結果，薬剤感受性検査が判明後，有効な抗菌薬の中で最も狭い抗菌スペクトラムの薬剤に変更する（de-escalation）．

近年，基質特異性拡張型βラクタマーゼ（extended-spectrum β-lactamase：ESBL）産生菌や，カルバペネム耐性グラム陰性桿菌，多剤耐性アシネトバクターや緑膿菌など，薬剤耐性菌の増加が問題となっている．経験的治療開始の際，薬剤耐性菌を考慮した抗菌薬投与を行うか否かの判断は，感染症の重症度や過去の薬剤耐性菌検出状況などを総合的に判断することが重要である．抗菌薬適正使用支援チーム（Antimicrobial Stewardship Team：AST）など，施設内の感染対策部門の支援を受けることも考慮する．

③ 顆粒球コロニー刺激因子（granulocyte-colony stimulating factor：G-CSF）

G-CSF投与には，がん薬物療法開始後，好中球数によらずFN発症を防ぐ目的で，薬剤投与後24時間以降にG-CSFの投与を開始し，好中球の最低値［血球数最低時期（nadir）］を超えるまで継続する「一次予防投与」，がん薬物療法の前サイクル投与によりFNまたは高度な好中球減少をきたした場合に，次サイクル投与後にFN発症を防ぐ目的で投与を開始する「二次予防投与」，FNまたは高度な好中球減少が確認された際の治療として投与する「治療投与」の3つの考え方がある．

『FN診療ガイドライン（改訂第3版）』（日本臨床腫瘍学会編）では，FN発症頻度が10〜20％のがん薬物療法を施行する場合に，一次予防投与としてのG-CSF使用を推奨している．リツキシマブなどの抗体薬を併用するレジメンでは，FN発症リスクが高くなるため，一次予防投与を行う．FN発症頻度が低いがん薬物療法を行う場合，G-CSFの一次予防投与は推奨されない．『G-CSF適正使用ガイドライン（2022年改訂第2版）』（日本癌治療学会編）では，G-CSF投与推奨は相対用量強度（relative dose intensity：RDI）を下げないほうがよいと考えられる疾患に限定するなど，がん種別に推奨を示している．最新のガイドラインを参照のうえ，G-CSF適正使用を検討されたい．

先行する薬物療法によるFN，あるいは遷延する好中球減少時に，次サイクルから予防的にG-CSFを投与することを二次予防投与という．しかし，薬物療法の用量強度（dose intensity）を維持することが重要でない場合は，G-CSFを使用する代わりに薬物療法の減量を考慮すべきとしている．しかし，治癒を含む十分な効果が期待でき，RDIを下げないほうがよいと考えられる固形腫瘍患者（例：早期乳がんや胚細胞腫瘍など）においては，G-CSFの二次予防を「弱く推奨する」とされている．

発熱がない好中球減少（無熱性好中球減少症）患者に対しては，G-CSFをルーチンで治療投与しないことが弱く推奨されている．また，がん薬物療法中に発症したFN患者に対してG-CSFのルーチンの治療投与は推奨されない．米国臨床腫瘍学会（American Society of Clinical Oncology：ASCO）ガイドラインでは，ルーチンの使用は推奨されていないが，感染関連合併症のリスクが高い患者や重篤化を予測する予後因子を有する患者など，高リスクの場合は投与を考慮するとしている．

④ 抗菌薬予防投与

高度な好中球減少が長期間（好中球数100/μL未満が7日を超えて）持続することが予想される場合には抗菌薬（フルオロキノロン）の予防的投与が推奨されている．フルオロキノロン予防投与では，血流感染やFN発症率を有意に下げることが示されているが，その一方，薬剤耐性菌への増加が懸念される．そのため，欧州臨床腫瘍学会（European Society for Medical Oncology：ESMO）ガイドラインでは，一律にフルオロキノロン予防投与の推奨をしていない．固形腫瘍や悪性リンパ腫の標準治療など，好中球減少が軽度（減少期間が7日未満）と予想される患者には，一律に抗菌薬予防投与を行わないことが推奨される．フルオロキノロン予防投与は，急性白血病の治療中など，高度な好中球減少が長期間続く患者などに限定的に適用するとともに，各施設の薬剤耐性菌検出状況を注意深く観察し，抗菌薬の適正使用に努めるべきである．

c 感染予防対策

① 口腔ケア

がん治療中の患者では，口腔粘膜炎（口内炎），免疫抑制・骨髄抑制による歯性感染症，味覚異常，口腔カンジダ症，頭頸部がんに対する放射線化学療法中の口腔内有害事象など，多彩な有害事象が発生する．その予防には口腔ケアが重要である．歯垢や歯石の付着，歯肉の出血や炎症，未治療のう歯，義歯の清掃・消毒の不足，舌苔の付着，口腔内乾燥が，骨髄抑制期の粘膜炎症部への口腔内細菌感染を引き起こし，口腔粘膜炎が悪化しやすくなる．したがって，歯のブラッシング（歯磨き）を適切に行い，物理的にプラークを除去することが必要である．このような口腔ケア，その他の口腔内の歯科疾患の治療のため，薬物療法を受ける予定の患者は，なるべく早く歯科受診することが勧められる．米国ガイドラインでは，がん薬物療法施行2週間以上前には歯科受診を済ませることとしている．口腔内精査，リスクのある歯や義歯の処置，セルフケア方法の指導などを行うことにより，がん治療の副作用を軽減し，患者のQOLを上げることにもつながる．がん支持療法としての口腔管理を行うためには患者，家族，さまざまな職種を含めたチーム医療，医科歯科連携の推進は欠かせない対応である．

② 環境整備

外因性感染予防対策として，空気，水回りなどの環境整備が重要である．高度な好中球減少患者では深在性真菌感染症，とくにアスペルギルスなどの糸状菌曝露を避けるよう注意する．アスペルギルス属は環境中に広く存在するため，高度な好中球減少リスクの患者ではアスペルギルス胞子を吸い込まないような環境で治療を行う必要がある．医療機関で建築，改築，解体工事が行われると，侵襲性アスペルギルス症が増えることが知られている．工事計画段階から，適切な真菌に対する空気対策を行うことが重要である．建築・改築・解体工事着工前リスクアセスメント（preconstruction risk assessment：PCRA）を参考に，工事に伴って起こりうる医療環境への影響を評価，対策計画を立案することが望ましい．

水回りには，細菌，真菌，抗酸菌，ウイルスなど，多種多様な病原体が存在している．近年，水回り環境中の病原体による院内感染事象が多く報告されており，水回り環境の整備は重要である．伝播経路には，シンク，蛇口など施設内の配管すべて，貯水・貯湯槽，人工心肺，人工呼吸器，ネブライザーなどの医療機器などがある．病原体の定着・増殖を防ぐため，使用しない水道・水回り環境を作らない，水道は常時フラッシングを行う，温度管理（25℃以下，45℃以上が目安）を行う，適正な塩素濃度を保つことなどが，現実可能な対応策である．また，水道使用時の水しぶきなどによる病原体飛散を防ぐため，跳ね返りの少ないシンクの形状，排水口からの逆流が少ない排水口の検討も行うとよい．

③ 食事

食事由来の病原体摂取防止のため，好中球減少時

には「生もの」を含まない「無菌食」と呼ばれる食事制限が行われてきた．無菌食は，患者の食事の楽しみなどのQOLを低下させ，食欲減退による低栄養にもつながること，無菌食の意義を支持するエビデンスが乏しいことなどから，無菌食を緩和する流れがある．よく洗った生フルーツや生野菜（ただし，トマト，種，穀物は除く）の摂取は問題ないなどのデータはあるが，多くの研究は海外で行われており，食文化の異なる日本の食生活にそのまま当てはめることができるかどうか，注意深く検討する必要がある．

④ ワクチン

インフルエンザウイルスや肺炎球菌などに対するワクチン接種も重要である．とくに液性免疫不全の患者には強く推奨される．薬物療法開始の2週間前までに接種を済ませることがよいとされている．米国感染症学会による免疫不全者に対するワクチンガイドラインでは，①がん薬物療法，放射線治療など免疫を抑制する治療前のワクチン接種は，不活化ワクチンは2週間以上前，生ワクチンは4週間以上前に行う，②がん薬物療法中はワクチンに起因する感染症のリスクがあるため，生ワクチンの接種は原則禁忌，③不活化ワクチンは，がん薬物療法中は免疫不全により十分な効果が期待できないことが予想されるため推奨されない，もし接種した場合，抗体の測定が可能な場合はワクチンの効果を確認するため抗体価を測定のうえ，結果に応じ，免疫が回復した後に再接種を考慮する，④がん薬物療法による完全寛解後，免疫機能が改善する時期を待ち，不活化ワクチンは3〜6ヵ月後，生ワクチンの場合は早くとも6〜12ヵ月後を目安として接種することなどが推奨されている．ワクチン接種は患者本人のみならず，家族等周囲の人々へも積極的に推奨する．

2) 患者とのコミュニケーション

とくに外来でのがん薬物療法では，患者とその家族へ，FNならびに感染症に関する症状と対処に関する情報提供を行い，理解を確認することが必須である．理解の確認には，「X日頃に熱が出たらどうしますか？」などと患者に質問することが有用である．自宅でも体温を定時に測定するよう指示する．必要事項をわかりやすく記載したものを渡しておくとよい．適切な指導が患者や家族のQOL向上に重要である．

🔑 この項の キーポイント

● がん患者の病態，治療に伴う感染症リスクについて把握しておく．
● FN は oncologic emergency であり，リスクに応じた迅速な治療開始が必要である．
● 感染症予防のための歯科受診，口腔ケア，環境整備等の指導をがん薬物治療開始前に行う．
● FN 発症予防の G-CSF 投与，食事指導などは，エビデンスに基づいた対処を行う．

● 参考文献

1) 日本臨床腫瘍学会（編）：発熱性好中球減少症（FN）診療ガイドライン，改訂第3版，南江堂，2024
2) 日本癌治療学会：G-CSF 適正使用ガイドライン 2022年改訂第2版，金原出版株式会社，2022
3) 日本肝臓学会：B型肝炎治療ガイドライン　免疫抑制・化学療法により発症するB型肝炎対策ガイドライン <https://www.jsh.or.jp/medical/guidelines/jsh_guidlines/hepatitis_b.html>［2024年11月閲覧］
4) Taplitz RA, et al：Outpatient Management of Fever and Neutropenia in Adults Treated for Malignancy：American Society of Clinical Oncology and Infectious Diseases Society of America Clinical Practice Guideline Update. J Clin Oncol 36：1443-1453, 2018
5) Donnelly JP, et al：Infections in the Immunocompromised Host: General Principles. Mandell, Douglas, and Bennett's Principles and Practice of Infectious Diseases, 8th ed, vol. 2, Benett JE, et al（eds），Churchill Livingstone, p.3383-3394, 2015

Ⅱ 各論 13 Oncologic emergency

6 腫瘍崩壊症候群

summary 腫瘍崩壊症候群(tumor lysis syndrome：TLS)は，がん細胞の急激な崩壊により，高尿酸血症，高カリウム血症，高リン血症，低カルシウム血症，腎障害，不整脈を生じる現象である．血液腫瘍や一部の固形がんなど薬物療法に感受性の高い腫瘍で起こりやすいが，近年の新規抗がん薬の開発に伴い，従来はリスクが低かった腫瘍においてもTLSの発症に注意を要することが増えている．本来必要ながん薬物療法を継続するため，TLSを生じさせないように予防することが最も重要であり，補液，高尿酸血症・高カリウム血症・高リン血症の管理を行う．

1) 概要

腫瘍崩壊症候群(TLS)は，がん細胞を治療によって急速に崩壊させることにより高尿酸血症，高カリウム血症，高リン血症，低カルシウム血症，腎障害などが引き起こされる現象をいう．不整脈，腎不全という致死的な転帰をとりうることを理解しておく必要がある．

2) 臨床症状

a 病態・臨床像

基本的には悪性腫瘍に対する薬物療法・放射線療法に関連して起こる合併症であるが，バーキット(Burkitt)リンパ腫など増殖が非常に速い悪性腫瘍では，治療前からすでにTLSがみられることもある．がん細胞が急激に破壊されると，細胞内の核酸，カリウム，リン，サイトカインが一気に血中へ放出される．これらの代謝産物が尿中排泄能を超えるほど大量に放出されると，高尿酸血症，高カリウム血症，高リン血症・低カルシウム血症，高サイトカイン血症となって，TLSのさまざまな病態が生じることになる．

① 高カリウム血症

がん細胞中のカリウム放出だけでなく，急性腎障害により高カリウム血症が助長される．脱力感，筋痙攣などの神経筋症状が生じ，高カリウム血症が高度になると心室頻拍，心室細動，心停止などの致死的な不整脈を起こしうる．

② 高リン血症および低カルシウム血症

がん細胞は正常細胞よりも多くのリンを含んでおり，その崩壊によって高リン血症となる．尿中のリン濃度も上昇するため，カルシウムと結合したリン酸カルシウムが尿細管で析出することで腎障害が生じる．また，二次的な低カルシウム血症により，テタニーなどの神経筋症状，心不全，QT延長などの心電図変化が引き起こされる．

③ 高尿酸血症

がん細胞から放出された核酸は尿酸へと代謝されるため，高尿酸血症をきたす．尿酸は尿細管や集合管で析出し，尿細管閉塞性の腎障害を引き起こす．

b 発症・病態悪化の危険因子

TLSは増殖が速く薬物療法の効果が高い腫瘍に生じやすいため，急性白血病とバーキットリンパ腫においては，薬物療法開始前・開始後ともに注意が必要である．従来，慢性リンパ性白血病と多発性骨髄腫はTLSの低リスク疾患であったが，近年の新規抗がん薬の開発に伴い，腫瘍量と抗がん薬の種類によってはTLSの発症頻度が高まる．固形がんの多くはTLSのリスクが低いが，神経芽腫，胚細胞腫瘍，小細胞肺がんなど薬物療法高感受性の腫瘍ではリスクが高くなる．また，がん薬物療法開始時点ですでに腎障害が存在する場合，あるいは腎毒性のある抗がん薬使用時ではTLSの発症リスクが高まることに留意する．

3) 診断

TLSの診断基準を**表1**に示す．血液検査で高尿酸血症，高カリウム血症，高リン血症のうち2つ以上を満たす場合はTLSと診断する．腎障害，不整脈または突然死，痙攣が臨床所見の定義に含まれる．

4) 予防と治療

TLSを発症すると，本来必要ながん治療の継続が困難になったり，延期が必要になったりする可能性があるため，TLSの発症リスクを評価し，適切に予防することが最も重要である．TLSのリスクが高いと判断される場合は，大量補液を行ったうえで，高尿酸血症，高カリウム血症，高リン血症の管理を行う．治療開始後にTLSを発症した場合もこれらの予防法に準じた治療を行い，尿量が維持できないときは利尿薬を用いる．TLSに伴って腎不全，高カリウム血症による不整脈が生じる可能性がある

290

6　腫瘍崩壊症候群

表1　TLSの診断基準

血液検査所見

薬物療法開始3日前から開始7日後までに，下記のうち2つ以上を認める
- 高尿酸血症：基準値上限を超える
- 高カリウム血症：基準値上限を超える
- 高リン血症：基準値上限を超える

臨床所見

上記血液検査所見に加えて，下記のうち1つ以上を認める
- 腎障害：血清クレアチニンが基準値上限の1.5倍以上
- 不整脈，突然死
- 痙攣

場合は腎機能代行療法を考慮する．

a　大量補液

　生理食塩水などカリウムおよびリン酸を含まない補液剤を用いる．

b　利尿薬

　尿量が確保できない場合は，脱水と腫瘍による尿路閉塞がないことを確認したうえで，ループ利尿薬あるいは浸透圧利尿薬を用いる．

c　高尿酸血症の治療

　尿酸生成阻害薬であるフェブキソスタットとアロプリノール，尿酸分解酵素薬であるラスブリカーゼが用いられる．フェブキソスタットはキサンチンオキシダーゼ阻害薬であり，すでに生成された尿酸を減少させる効果はないため，薬物療法開始前から投与する必要がある．血液腫瘍患者を対象とした臨床試験では，アロプリノールよりも尿酸値を低下させる効果に優れていた．ラスブリカーゼは遺伝子組換え型尿酸オキシダーゼであり，尿酸を速やかにアラントインに代謝し，血中尿酸濃度を急速に低下させる．血液腫瘍患者を対象とした臨床試験では，ラス

ブリカーゼはアロプリノールと比較して尿酸値のコントロール成功率が有意に優れていた．尿のアルカリ化は，尿pHの上昇によってリン酸カルシウムの沈着を誘発し，腎障害のリスクを高める可能性があるためTLSの予防および治療には推奨されない．

d　高リン血症・低カルシウム血症の治療

　補液が必要な場合はリン酸を含まない製剤を用い，高リン血症に対してはリン酸結合剤の投与を考慮する．高リン血症が高度であり早急な改善が必要な場合は，腎機能代行療法を選択する．高リン血症の治療によって低カルシウム血症も是正されることが多いが，テタニーなどの症状を伴う場合は最小限のカルシウムを投与する．

e　高カリウム血症の治療

　ポリスチレンスルホン酸ナトリウムの投与やグルコース・インスリン療法を行う．高カリウム血症が高度な場合は，致死的な不整脈を避けるためにグルコン酸カルシウムを静脈内投与する．急速に血清カリウム値が上昇する場合は腎機能代行療法を行う．

🔑 この項の キーポイント

- TLSは，主として薬物療法に伴う急速ながん細胞の崩壊と，血中への細胞内成分の大量放出により電解質異常と腎障害をきたす病態である．
- 急性白血病やバーキットリンパ腫など，増殖が速く薬物療法への感受性が高い腫瘍に起こりやすい．
- TLSを発症すると，本来必要ながん治療の中止，遅延を招く可能性があるため，高リスクの患者に対しては予防が最も重要となる．補液，高尿酸血症・高カリウム血症・高リン血症の管理を行う．
- 致死的な不整脈や腎不全を生じる可能性が出た場合は腎機能代行療法を選択する．

291

Ⅱ 各論　13 Oncologic emergency

7 免疫関連有害事象（irAE）

summary 免疫チェックポイント阻害薬は，各種の免疫チェックポイント分子を標的とすることで，T細胞を中心とした抗腫瘍免疫を活性化するが，一方で過剰な免疫活性の亢進に起因する免疫関連有害事象（immune-related adverse events：irAE）をきたすことが知られている．irAEとして，皮膚障害，肺障害，消化管障害，肝障害，内分泌障害，代謝異常，重症筋無力症等の全身の臓器に関わる副作用が報告されている．投与開始後54～76％の患者に何らかのirAEが発症し，死亡に至る場合もある．早期発見と投与の休止・中止，ステロイド等の免疫抑制療法により重篤化を防ぐ必要がある．

1）概要

　免疫チェックポイント阻害薬は，PD-1，PD-L1およびCTLA-4といった免疫抑制系のチェックポイント分子を抗体等により阻害し，がん細胞に対する免疫応答を増強させ，抗腫瘍効果を発揮する（p.115「総論5-6-C．免疫チェックポイント阻害薬」参照）．その結果，さまざまながん種において一定の割合で腫瘍増殖が制御され，長期生存例も報告されている．一方，投与された薬剤は，腫瘍の微小環境だけでなく，全身の免疫システムにおける免疫抑制系分子も抑制し，T細胞を中心とした免疫全般を過剰に活性化してさまざまなirAEを起こす．PD-1，PD-L1，CTLA-4等を標的とした免疫チェックポイント阻害薬の投与例の60％以上にいずれかのirAEが報告されている．抗PD-1抗体，抗CTLA-4抗体の併用例ではirAEは単剤投与よりも高頻度に認められる傾向にある．irAEでは，全身の多様な臓器に炎症性の自己免疫反応が発現し，皮膚障害，間質性肺炎，腸炎，肝炎，下垂体炎，甲状腺機能障害，1型糖尿病，重症筋無力症などのほか，副腎不全，腎炎，末梢神経障害，脳炎，筋炎，ぶどう膜炎等が発症するが，標的分子により若干異なり，また，自然発症の自己免疫疾患と異なる臨床像を示すことがある．irAEの発症時期はさまざまであるが，投与終了後に発症することもある．一部のirAEではその出現と奏効率や生存率との相関が報告されている．irAEを早期に診断し，有害事象の種類とGradeに基づいた治療により，適切に病勢をコントロールする必要がある．

2）irAEの早期診断に向けた留意点

　重篤化を防ぐため，早期に発見し，迅速に治療を開始する必要があり，免疫チェックポイント阻害薬（以下，治療薬とする）投与前後のスクリーニングは重要である．あらかじめ患者や家族にirAEについて説明し，患者情報や症状のチェックシートを用いて，投与前後の期間でirAEに関わる可能性のある情報や症状を収集するとともに，治療に関係する多職種で情報共有する．自己免疫疾患，間質性肺炎の合併，既往歴がある場合や肝機能障害がある場合はirAEが増悪しやすいため，慎重な判断が必要である．投与中は，定期的なモニタリング検査に加えて，常にirAEによる症状を念頭に置き情報収集し対応する．

3）治療

　irAEが発症した際は，Common Terminology Criteria for Adverse Events（CTCAE）を用いて重症度を評価し，Grade2以上では，治療薬の投与休止・中止とステロイド等の全身投与による免疫抑制療法を検討するが，副作用の種類によりGrade別の対応も異なる．多くのirAEは，投与見合わせとステロイド投与により，6～12週以内に改善する．ステロイド治療に抵抗性の場合は，免疫抑制薬［TNF-α阻害薬（インフリキシマブ），アザチオプリン，ミコフェノール酸モフェチル製剤（MMF）］の投与が考慮される（現状，irAEへの使用は保険適用外）．有害事象の関連領域に精通した専門医や多職種との連携を介したチーム医療による対応が求められる．

4）代表的なirAE各論

　以下，各種の臓器障害に関わるirAEを概説する．各薬剤について，適正使用ガイドライン等を参照して対応する必要がある．

a 皮膚障害

　投与開始後数週間で発症することが多い．皮膚障害は抗PD-1抗体では30～40％，Grade 3以上は3％以下と報告されている．紅斑は24％，瘙痒感は0～10％，白斑は抗CTLA-4抗体の投与で～35％

程度認める．Grade3以上の皮膚障害はまれであるが，悪性黒色腫患者に投与した場合に多い（15〜19％）．

①症状：皮疹，発疹，皮膚炎，瘙痒症，紅斑，丘疹，白斑，脱毛症，乾燥肌等．

②治療：軽症では，局所のステロイドや鎮痒薬が用いられ，重症例では皮膚生検による精査とステロイドの全身投与が検討される．

b 間質性肺炎

投与開始後4〜8週に発症することが多い．1〜5％程度に認めるが，死亡例もあり，十分な注意が必要である．抗PD-1抗体投与後にEGFR阻害薬を使用した症例において間質性肺炎発症の増加が報告されており，抗PD-1抗体の前治療歴の有無による間質性肺炎発症のリスクは4.6倍とされている．10〜13％の頻度で死亡例が報告されており，抗PD-1抗体の治療歴がある症例にEGFR阻害薬を使用する際は十分に留意する必要がある．抗PD-L1抗体と比べて，抗PD-1抗体のほうが間質性肺炎の頻度は高いという報告もある．

①症状：咳嗽，呼吸困難，発熱等．

②診断：胸部CT，血液検査が有効．画像所見のみを認め，無症状の場合もあるため注意が必要である．胸部CTで非区域性の陰影分布で両側びまん性または広い範囲の浸潤影やスリガラス陰影を認める．血液検査でKL-6，WBC，CRP，LDHなどが上昇する．

③治療：治療薬の投与を中止し，改善しなければステロイドを投与する．ステロイドが無効であれば，その他の免疫抑制薬（インフリキシマブ等）を考慮する．

c 自己免疫性腸炎

投与開始後4〜8週間に発症することが多い．抗CTLA-4抗体で出現頻度が高い（23〜33％）．抗CTLA-4抗体と抗PD-1抗体の併用療法では腸炎の頻度（15〜44％），重症度（Grade 3〜4が1〜9％）が高くなる．

①症状：腹痛，下痢，下血等．

②診断：腹部CT，下部消化管内視鏡検査が有効．便培養，血液検査で感染性腸炎を否定する．腹部CTで腸管壁の肥厚，腸間膜怒張，下部消化管内視鏡検査で陰窩炎を伴う炎症所見を認める．

③治療：下痢の回数により，Grade分けされ，ベースラインに比較して4〜6回／日の排便数増加，腹痛，粘血便などが認められればGrade 2となり，治療薬投与は延期し，そのまま回復すれば再開可能であるが，症状が継続するときはステロイド（経口プレドニゾロン）を投与する．Grade 3以上の場合はインフリキシマブ等の免疫抑制薬の投与を考慮する．

d 自己免疫性肝炎

典型例では投与開始から約8〜12週後に肝酵素の上昇を認めるが，2年以上経過して発症することもある．頻度は1〜15％である．

①症状：無症状のことが多く，血液検査で判明することが多い．

②診断：血液生化学検査（AST，ALT等）により診断する．ウイルス性肝炎（A，B，C，E型），サイトメガロウイルス感染症を鑑別する．腹部CT，腹部エコーで肝腫大，門脈周囲の浮腫を認めるが，併せてがんの転移の鑑別も行う．肝生検で小葉へのびまん性のT細胞浸潤，類洞への組織球浸潤を認め診断される．

③治療：ALT，ASTが基準値上限の3倍以下の場合は肝機能モニタリング下に投与を継続し，3〜5倍以下の場合は治療薬の投与を中止する．ALT，ASTが基準値上限の5倍〜となれば，ステロイド投与を開始する．ステロイドが無効な場合には，自己免疫性肝炎の治療にならい，アザチオプリンやMMF等の投与が検討される．

e 下垂体炎

投与開始後6〜13週に発症することが多い．頻度は抗CTLA-4抗体で8〜10％，抗PD-1抗体で1％未満である．種々の下垂体ホルモン（ACTH，TSH，FSH，LH，成長ホルモン，プロラクチン）が低下する．ACTH分泌低下症の頻度が最も高い．

①症状：倦怠感，関節痛，性欲低下等．無症状のこともある．

②診断：MRIで下垂体の腫脹，不均一性を認める．血液検査で下垂体ホルモンに対する自己抗体が検出される．

③治療：治療薬の投与を休止し，高用量ステロイドの投与，ホルモン補充療法を行う．

f 甲状腺機能障害

投与直後から2年近くまで幅広い時期に発症する．頻度は抗PD-1抗体で4〜10％，抗CTLA-4抗体では2〜4％である．甲状腺機能障害の発現パターンは，一過性に甲状腺機能亢進症を呈した後，甲状腺機能低下に至る場合と，徐々に甲状腺機能低下症が進行する場合があり，甲状腺機能低下症として発見されることが多い．投与前に抗TPO抗体あるいは抗Tg抗体が陽性である場合に甲状腺機能異常の発生頻度が高いとされ，投与前に測定を検討する．

治療：ホルモン補充療法により，治療薬の継続投与が可能となる．定期的に甲状腺機能検査（TSH，FT_3，FT_4等）を実施する．

g　1型糖尿病

劇症1型糖尿病では，投与開始後，数日の経過で超急性に発症することもあるが，10ヵ月後での発症，投与中止後の発症もあり幅広い．頻度は0.3～3.5％である．膵島β細胞の破壊によるインスリン分泌の低下が関係していると考えられており，血糖値の著しい増加やケトアシドーシスを伴うことがある．

①症状：全身倦怠感，体重減少，口渇，多飲，多尿等．無症状のこともある．

②診断：血糖値，HbA1cをモニタリングする．治療薬の投与前に血糖値・HbA1cを測定し，ベースラインと比較できるようにしておく．

③治療：インスリン治療が必要となる．

h　重症筋無力症

投与初期（4週頃まで）に発症することが多い．頻度は0.24％である．筋肉側の受容体が自己抗体により破壊または減少し，刺激伝達障害が生じる．重症筋無力症患者では抗アセチルコリン受容体抗体陽性が約80～85％，抗筋特異的受容体型チロシンキナーゼ抗体陽性が5～10％を占める．いずれも陰性の場合もある．

①症状：骨格筋の易疲労性を伴う筋力低下とその日内変動性等．初発症状としては眼瞼下垂や複視等の眼症状が最も多く，頸部や四肢の筋力低下，球症状（構音障害，嚥下障害等），呼吸困難などが出現する．

②対応：治療薬の投与中，投与終了後にバイタルサインを測定する．重症な場合は，ステロイド投与，ガンマグロブリン大量投与，血漿交換，他の免疫抑制薬等を考慮する．

i　副腎不全（副腎皮質機能低下症）

投与初期（1～数ヵ月後）に発症することが多い．頻度は0.7～0.9％．

①症状：全身倦怠感，筋力低下，体重減少，食欲不振，悪心，嘔吐，下痢などの消化器症状，低血圧，精神症状（無気力，不安，うつ）．

②検査：ACTH値正常～上昇を伴ったコルチゾールの低下，迅速ACTH負荷試験におけるコルチゾール反応性低下，CRH負荷試験におけるACTHの増加反応，レニン活性の上昇，低ナトリウム血症，高カリウム血症，低血糖，腹部CTで両側副腎腫大，FDG-PETで両側副腎の取り込み亢進（原発がんの副腎転移との鑑別が必要）．

③治療：ヒドロコルチゾンの補充療法が必要．補充療法によって全身状態が安定するまで治療薬は休薬する．

j　腎障害

投与から9～42週に発症する．頻度は2～5％程度．プロトンポンプ阻害薬の服用，先行する腎障害の合併，腎障害を起こしうる薬剤（細胞障害性抗がん薬や血管新生阻害薬など）と免疫チェックポイント阻害薬併用等が危険因子である．腎生検では間質性腎炎（最も頻度が高い），糸球体腎炎，ループス腎炎など多彩な病理所見を呈する．irAE腎障害は50～87％で他臓器のirAE（皮膚，甲状腺，大腸等）を合併する．

①症状：末梢浮腫，発熱，疲労，発疹，尿量減少，血尿等．発症早期は無症状のことも多い．

②検査：血清クレアチニン上昇，タンパク尿（多くは中等度まで），尿中白血球，血尿等を認める．臨床所見だけでの鑑別は困難で，診断確定のためには腎生検を行う．治療薬以外の原因を指摘できず，腎生検のリスクが高い場合には侵襲性の高い腎生検を実施せずステロイドを投与する場合もある．

③治療：他の腎障害の原因（脱水，感染症，尿路閉塞，他の抗がん薬投与，造影剤の使用）を除外したうえで治療薬を休薬し，重症な場合はステロイド投与，免疫抑制薬等を考慮する．

k　末梢神経障害

神経障害として最も頻度の多いirAEである．投与1～618日（中央値33日）に発症することが多い．頻度は1～4％程度．過去に使用してきた薬物療法の副作用の可能性もある．

①症状：多くは手袋・靴下型の感覚神経障害．

②治療：感覚神経障害のみであれば治療薬は継続可能であることが多い．重症な場合はステロイド投与を考慮する．

l　眼症状

投与初期（1～72週）に発症する．頻度は1％程度．ぶどう膜炎，ドライアイ，強膜炎など種々報告されている．

①症状：眼痛，充血，羞明，視力低下，霧視．

②治療：症状を認めた場合は，眼科を受診する．多くの場合はステロイドの点眼でコントロールされるが，ステロイド内服が必要な場合もある．

m　サイトカイン放出症候群（cytokine releasing syndrome：CRS）

CRSは多くのリンパ球（B細胞，T細胞）や，マクロファージの活性化によりIFN-γ，TNF-αやIL-6といった炎症性サイトカインが大量に放出され発熱

や多臓器不全を呈する状態である．重症化を防ぐためにも早期に発見し，治療介入が必要である．

①症状：発熱，倦怠感，頻呼吸，頭痛，頻脈，低血圧，皮疹，低酸素症などがあり，初期症状はインフルエンザ様の症状に類似する．免疫チェックポイント阻害薬によるCRSは，CAR-T療法によるものと比べると軽症にとどまることが多い．

②診断：抗PD-1抗体薬や抗CTLA-4抗体薬による有害事象としてはまれである（0.1％未満）．

③治療：ただちに免疫チェックポイント阻害薬の投与を中断し，解熱薬などの対症療法を行う．トシリズマブ（CRSの中心的メディエーターとされるIL-6作用を抑制して急性期の炎症を抑制する）などの投与も検討される（アナフィラキシーショック，肺炎，B型肝炎，結核などの感染症が悪化する可能性がある）．全身ステロイド療法も効果が不十分の場合に検討される．

🔑 この項の キーポイント

- irAEは多様な臓器に生じ，重篤化や死亡に至ることがある．
- 免疫チェックポイント阻害薬の投与開始前後のスクリーニングにより発症リスクを確認し，慎重に投与可否や継続を判断する．
- 治療中の定期的なモニタリング検査に加えて，irAEについての十分な説明に基づいた患者のセルフマネジメントやチェックシート等を併用し，医療者間で情報共有することによりirAEの早期発見を心がけ，速やかに治療を開始する．

- irAEの重症度は有害事象の種類ごとにCTCAEを用いて評価し，薬剤について適正使用ガイドライン等を参照して治療薬の投与休止や中止，ステロイド投与，免疫抑制薬の投与を考慮する．
- irAEのコントロールには，発症予防と早期診断・治療に向けて，投与直後から長期にわたるモニタリングが必要であり，有害事象の関連領域に精通した専門医や多職種との連携を介したチーム医療による対応が求められる．

◉ 参考文献

1) Xu C, et al：Comparative safety of immune checkpoing inhibitors in cancer. Systematic review and network metaanalysis. BMJ **363**：k4226, 2018
2) Geisler AN, et al：Immunecheckpoint inhibitorrelated dermatologic adverse events. J Am Acad Dermatol **83**(5)：1255-1268, 2020
3) Michot JM, et al：Immune-related adverse events with immune checkpoint blockade：a comprehensive review. Eur J Cancer **54**(201)139-148, 2016
4) Spain L, et al：Management of toxicities of immune checkpoint inhibitors. Cancer Treat Rev **44**：51-60, 2016
5) Fajgenbaum DC, June CH：Cytokine storm. N Engl J Med **383**：2255-2273, 2020
6) 日本臨床腫瘍学会（編）：がん免疫療法ガイドライン，第3版，金原出版，2023
7) 厚生労働省：免疫チェックポイント阻害薬による免疫関連有害事象対策マニュアル，<https://www.mhlw.go.jp/topics/2006/11/dl/tp11221q05.pdf>［2024年11月閲覧］

Ⅱ　各論

14 転移がん

1 悪性胸水，悪性腹水

summary 　悪性胸水，悪性腹水は，がんの胸膜・腹膜への浸潤・転移により胸腔内・腹腔内に体液貯留をきたす病態である．悪性胸水と悪性腹水は類似の病態ではあるがさまざまな原因に由来し，「なぜそこに体液が貯留しているか」という病態を念頭に置いた鑑別診断が重要である．胸水・腹水の鑑別診断においては，画像診断後に体腔液穿刺による細胞数や分画・生化学・細胞診・細菌培養等の検査が必須であり，治療に直結する．治療方針は，それぞれの病態，患者の状態に応じて決定される．

Ⅰ 悪性胸水

1）病態

　正常では，血漿とほぼ同様の10〜15 mLのわずかな胸水が臓側胸膜と壁側胸膜のスペースに薄く広がっている．このスペースを介して5〜10 L/日の胸水が，壁側胸膜の毛細血管から胸膜腔に入り，臓側胸膜の小孔およびリンパ管から吸収され循環している．このバランスが崩れると胸水が貯留し，200 mL以上の貯留があれば胸部X線で胸骨横隔膜の鈍化を認める．胸水は病態により滲出性（exudate）と漏出性（transudate）に大別される．滲出性胸水は悪性胸水や感染症などで毛細血管透過性亢進を引き起こす局所的変化が原因で，一方，漏出性胸水は心不全や肝硬変・低アルブミン血症による静水圧上昇および血漿膠質浸透圧低下が原因となる．さらに，悪性胸水は，①胸膜浸潤による胸膜毛細血管透過性亢進（産生亢進），②広範な胸膜播種によるリンパ流の閉塞（吸収障害），③混合型の病態に分けられる．

2）臨床像

　症状を有して初回受診する悪性腫瘍患者の約10％に悪性胸水が存在するとされ，原因疾患は多い順に，肺がん（37.5％），乳がん（16.8％），悪性リンパ腫（11.5％）となり，これに卵巣がん，胃がんなどが加わる．
　悪性胸水は無症状なことも多いが，初期には胸膜へのがんの炎症により患部の鈍痛や吸気時に増悪す

る痛みおよび横隔膜刺激による肩の放散痛を伴うことがある．初期の胸水が少量の場合は胸膜摩擦音等を聴取できる．胸水が大量になると，労作時呼吸困難や圧迫感を自覚することが多く，呼吸音減弱や声音振盪音の減弱・打診上の濁音を認める．

3）診断

　胸水の存在を疑った場合，まず胸部X線や胸部CT検査にて存在診断を行う．「なぜそこに体液が貯留しているか」という病態を念頭に置いた鑑別診断が重要である．次に，出血傾向および超音波検査で穿刺ルートを確認後，肋骨上縁から胸水穿刺を実施する．緊急性がなければ診断のための胸水採取か一時的ドレナージとする．胸水検査は細胞数をはじめ分画・生化学・細胞診・細菌培養等の検査が必須である．さらに，組織診および免疫染色や遺伝子解析等のバイオマーカーにて確定診断が必要な場合は，採取胸水を遠沈してセルブロック標本を作製する．また，白血病や悪性リンパ腫による胸水を疑う場合は，細胞診が有効でない場合も多く，フローサイトメトリー分析や遺伝子解析を追加する．
　滲出性胸水と漏出性胸水の鑑別のポイントは，一般にLightの基準が用いられる．
　下記の1つ以上該当すれば滲出性胸水と診断できる（感度98％，特異度83％）．

- 胸水TP/血清TP＞0.5　（感度86％，特異度84％）
- 胸水LDH/血清LDH＞0.6　（感度90％，特異度83％）
- 胸水LDH＞血清LDHの正常値上限の2/3　（感度82％，特異度89％）

4) 治療

悪性胸水の存在はがんの進行期の状態を意味し，治療目的は症状緩和となる．少量で症状を伴わない胸水は経過観察し，悪性リンパ腫・小細胞肺がんなどの薬物療法高感受性の場合は原疾患の治療を優先する．しかし，大量胸水を有する場合は，白金製剤やメトトレキサート等の抗がん薬は胸水中移行による分布容積の増大を認め，薬物動態に影響を与え有害事象が増強される可能性があり，胸水ドレナージ後に薬物療法を開始する．一般に，呼吸困難や圧迫感を自覚する悪性胸水患者に対しては，症状緩和のために胸腔穿刺後にドレナージが有効であるが，再膨張性肺水腫予防のために急速な排液は避け，成人で1日1L程度とする．

悪性胸水の再貯留でコントロール不良の場合は，ドレナージチューブ（ダブルルーメンが望ましい）を留置し，胸水を排液した後に肺の十分な再膨張を確認してから胸膜癒着術を行う．胸膜癒着術は，臓側胸膜と壁側胸膜を薬剤で癒着させる方法であり，コントロール不良の悪性胸水に対し有効な治療法である．ただし，ドレナージ後に肺の再膨張が不良な症例には無効なことが多く，症例選択には注意が必要である．胸膜癒着剤には，タルク・OK-432やミノサイクリンがあるが，近年では効果や合併症の面からタルクが使用されることが多い．胸膜癒着の主な合併症として胸痛・発熱があり，まれに急性呼吸窮迫症候群や肺臓炎を起こすことがある．投与後は胸水排液が150 mL/日以下になれば，なるべく早期にチューブを抜去する．

Ⅱ 悪性腹水

1) 病態

腹水は胸水と比較すると，その発生機序は複雑で解明されていない部分も多い．なかでも悪性腹水に関しては，①腹腔内の腫瘍細胞から産生される血管内皮細胞成長因子（vascular endothelial growth factor：VEGFなど）による腹膜血管新生や透過性亢進に由来する滲出液の腹腔内貯留（exudates），②肝転移や門脈腫瘍塞栓および肝門部リンパ節転移にて門脈閉塞あるいは狭窄をきたし門脈圧亢進による漏出液の腹腔内貯留（transudates），③リンパ腫瘍などによるリンパ管閉塞により貯留する乳び腹水（chylous ascites）に分けられる．

2) 臨床像

悪性腹水は全腹水患者の10％程度で，卵巣がんが最も多く半数近くを占め，次いで大腸・胃・膵・子宮がんが多い．腹腔外臓器のがんとしては乳がん，肺がん，悪性リンパ腫などがあげられる．少量の腹水は無症状なことも多いが，中等量以上で腹囲および体重増加を認め，大量になると腹部膨満感や腹痛・食欲不振・便通異常を自覚するようになる．身体所見としては，体位変換による濁音界の移動や波動を触れる．

3) 診断

腹水の存在を疑った場合，まず腹部X線や超音波検査・CT検査にて存在診断を行う．胸水と同様に「なぜそこに体液が貯留しているか」という病態を念頭に置いた鑑別診断が重要である．次に，確定診断のための腹腔穿刺が必須であるが，出血傾向および腹腔内臓器損傷の可能性が最も低いエコーフリースペースを見つけて穿刺する．肉眼的性状が血性であればがん性腹膜炎の可能性が高く，一方，門脈圧亢進症による漏出液は淡黄色のことが多い．腹水検査は細胞数はじめ分画・生化学・細胞診・細菌培養等の検査を行う．がん性腹膜炎による滲出性腹水では，血清腹水アルブミン濃度勾配（SAAG＝血清Alb－腹水Alb）＜1.1 g/dLを示すことが多く，また，LDH値（腹水LDH/血清LDH＞0.6）も高くなり鑑別に有用である．

4) 治療

悪性腹水の病態に応じて治療方針を決定する．大量腹水による腹部膨満感や腹痛等の症状がある場合は，症状緩和目的の対症療法を行う．簡便な対症療法として腹水穿刺や利尿薬投与がある．大量の腹水を短時間で排液すると腹腔内の急な圧力変化により，循環不全をきたす可能性があるが，1回の穿刺で5Lまでであれば比較的安全に排液できる．利尿薬は転移性腫瘍による門脈圧亢進合併例において有効である．悪性腹水の場合は全身薬物療法や腹腔内薬物療法（IP療法）が考慮される．IP療法に関してのエビデンスは，卵巣がんや腹膜がんのランダム化比較試験で有効という報告がある．とくに卵巣がんの場合は，薬物療法と外科療法の集学的治療が行われ減量手術も許容される．また，腹膜播種による大量腹水の場合は，胆管閉塞・腸管閉塞や尿路閉塞を合併していることも多く注意が必要である．

門脈圧亢進症を伴う悪性腹水に対しては，経静脈

的肝内門脈静脈シャント造設術(transjugular intra-hepatic portosystemic shunt：TIPS)にて門脈圧を減圧する方法もあるが施設限定的である．また，繰り返しの腹水排液にて低アルブミン血症をきたす場合，排液腹水を濾過器フィルターで除水してアルブミンを濃縮して再静注を行う腹水濾過濃縮再静注法(cell-free and concentrated ascites reinfusion therapy：CART)が保険適用となっているが，滲出性腹水には効果は限定的で，今後，さらなる検討が必要である．

この項の キーポイント

- 胸水・腹水貯留例に対しては，「なぜそこに体液が貯留しているか」という病態を念頭に置いた鑑別診断が重要である．

- 胸水・腹水の鑑別診断には，画像診断後に体腔液穿刺による細胞数や分画・生化学・細胞診・細菌培養等の検査が必須であり，治療に直結する．
- 悪性胸水の病態は①胸膜毛細血管透過性亢進(産生亢進)，②リンパ流の閉塞(吸収障害)，③混合型に分けられる．
- 悪性腹水の病態は①がん性腹膜炎(exudates)，②門脈圧亢進症(transudates)，③chylous ascitesに分けられる．
- 治療方針は，それぞれの病態，患者の状態に応じて決定される．

2 転移性骨腫瘍

summary 骨転移は病的骨折や脊髄圧迫を起こすと生活の質を落とすが，デノスマブやゾレドロン酸はこれらや放射線・外科療法の必要性を減らす．病的骨折や脊髄圧迫の危険が高いときは放射線治療や手術を施行する．鎮痛薬で除痛が不十分なときは放射線治療を行うが，分割照射と1回照射の鎮痛効果は同等である．脊髄圧迫を生じたときはただちに手術で腫瘍を切除し脊柱を安定化させ，副腎皮質ホルモンと放射線治療を行う．

1) 概要

前立腺がん，乳がんでは2/3〜3/4の患者に骨転移が生じ，肺がん，腎がんでも30〜40％の患者にみられる（**表1**）．骨転移は骨折，脊髄圧迫，高カルシウム血症などを引き起こし生活の質を落とす．これら合併症を予防することが重要である．

骨髄に到達した腫瘍細胞は骨と相互作用を起こすことにより転移を形成する．腫瘍細胞から産生される増殖因子やサイトカインが破骨細胞や造骨細胞を刺激し，骨吸収と骨形成の程度により溶骨性転移か造骨性転移かが決まる．破骨細胞を刺激する因子としてIL-6，IL-11やPTH関連タンパク（PTH-related protein：PTHrP）などがある．骨が吸収されるときに骨基質中に含まれる形質転換成長因子（transforming growth factor：TGF）βなどが放出され，腫瘍細胞を増殖しさらに骨を溶解させる．このように腫瘍細胞と骨は悪性サイクルを形成し骨転移が成立する．造骨性の病変はエンドセリン-1やインスリン様成長因子（insulin-like growth factor：IGF）などが造骨細胞を刺激することによる．

2) 臨床症状

骨転移の主な症状は疼痛であるが，病的骨折で発見されることも多い．運動や加重で疼痛は悪化する．疼痛は，骨内での腫瘍による圧迫，炎症物質の放出，サイトカインなどにより神経終末が刺激されることにより生じる．

骨転移により溶骨性病変が進行すると病的骨折の危険が増すが，造骨性転移でも骨溶解も混在し骨は脆弱化している．脊椎への転移が脊髄圧迫へ進展すれば麻痺を起こし，骨転移が高カルシウム血症の原因となることも多い．高カルシウム血症の機序は，骨破壊によるカルシウムの放出，扁平上皮がんなどから産生されるPTHrPによるカルシウムの骨からの溶出と腎での再吸収の亢進などである．高カルシウム血症では細胞内脱水を伴い，倦怠感，脱力感，

表1 剖検での骨転移の頻度

1. 乳がん（73％）
2. 前立腺がん（68％）
3. 甲状腺がん（42％）
4. 肺がん（36％）
5. 腎がん（35％）
6. 直腸がん（11％）
7. 食道がん（6％）

食欲不振，悪心・嘔吐，見当識障害を生じる．治療はビスホスホネートを投与するとともに補液を行う．

3) 検査

疼痛などにより骨転移を疑うときは骨シンチおよび骨のX線写真を実施する．骨シンチは全身の検査が可能であるが非特異的であり，X線写真で確認する．CTは骨破壊，とくに骨折の危険と相関する骨皮質破壊の程度を評価するのに有用である．MRIは感度が高い骨転移の検査で，骨髄内の病変を描出し，脊髄圧迫の評価に適している．PETは原発不明のときの原発巣の検索には向いているが，骨転移そのものの評価の意義は限定的である．

4) 治療

a 骨転移を有するときの治療の考え方

骨転移に対する抗がん薬の考え方は他の転移と同様である．治療目的は症状の緩和と延命であり，がんの薬物療法は原発部位に応じて選択する．骨転移に対する抗がん薬の考え方は他の転移と同様である．治療目的は症状の緩和と延命であり，がんの薬物療法は原発部位に応じて選択する．薬物療法に高感受性を示す乳がんや前立腺がんではこれらの治療により疼痛も軽減することが多いが，即効性はなく，疼痛に対しては鎮痛薬が第一選択となる．また広範な骨転移では骨髄機能が低下しているため，骨髄抑制を起こす薬物の使用に際しては注意が必要で

ある．骨の腫瘍病変が治療により縮小あるいは消失しても骨が回復するには数ヵ月〜数年かかるため，この間は骨折の危険がある．骨折や脊髄圧迫の危険がある場合は，がんに対する薬物療法よりも手術，放射線治療を優先させるが，悪性リンパ腫や胚細胞腫瘍などでは治癒が期待しうるため，鎮痛薬を併用し抗がん薬による治療を優先させる．

b 骨転移に対する治療法

骨転移による骨折や脊髄圧迫の予防，放射線や外科療法の回避のためにデノスマブあるいはゾレドロン酸が有効である．抗がん薬との併用も可能である．骨転移が成立する過程において破骨細胞が重要な働きを果たすが，破骨細胞前駆細胞にはRANK（receptor activator of nuclear factor κB ligand）が発現しリガンドであるRANKL（RANK ligand）が結合することにより活性化する．デノスマブはRANKLに対する抗体薬であり，RANKLとRANKの結合を阻止することにより破骨細胞を抑制し効果を発揮する．乳がんあるいは前立腺がんによる骨転移では，後述するゾレドロン酸よりも骨折や脊髄圧迫を予防したり放射線や外科療法を回避する効果が優れている．また，その他のがんでもゾレドロン酸より少なくとも劣っていないことが示されており，デノスマブを優先的に使用する．低カルシウム血症を生じることがありカルシウムとビタミンDを併用する．

ゾレドロン酸はピロリン酸の誘導体で骨基質に取り込まれ，これを取り込んだ破骨細胞にアポトーシスを起こすことにより骨溶解を抑制する．ゾレドロン酸やデノスマブを投与中に骨折，脊髄圧迫などが生じても，投与を継続することによりその後の骨折などを減少させるため，投与を中止することなく継続する．

骨転移による疼痛に対しては速やかに鎮痛薬を投与する．除痛が十分でないときは早い段階からオピオイド系鎮痛薬を併用する．放射線治療は除痛効果があり，疼痛が強いときやがん薬物療法で十分な効果が得られないときは施行する．1回照射と分割照射では鎮痛効果は同等である．1回照射は簡便ではあるが治療後の骨折や再照射の割合が高い．生命予後，コスト，連日通院の可能性などを総合的に考慮して選択する．

ストロンチウム-89は全身投与後に骨に沈着しβ線を出して骨転移を治療する．β線は飛距離が数mmであり骨髄以外の正常組織の障害が少ない．一度に多発骨転移を治療できる利点があるが，鎮痛効果の発現まで時間を要し，骨髄抑制が3ヵ月程度も持続するため細胞障害性（殺細胞性）の薬物療法が施行しにくくなる．そのため，通常の放射線治療，鎮痛薬，がん薬物療法などの効果が期待できなくなってから実施する．

病的骨折の治療の最大の目的は骨折の治癒ではなく運動機能確保と除痛である．整形外科的治療が第一選択である．荷重骨の骨皮質の破壊が顕著な切迫骨折は治療しなければ骨折の危険が高く，予防的に固定することもある．コルセットなどを用いた免荷も必要である．

脊髄圧迫による麻痺は重大な合併症で，発症から時間がたつにつれ回復の可能性が低下するため，ただちに治療を開始する必要があるoncologic emergencyである．脊髄圧迫に対しては放射線治療と副腎皮質ホルモンを投与する．脊髄圧迫は椎体への転移による前方からの圧迫によることが多く，後方の椎弓切除による徐圧も考慮する．椎弓切除でなく腫瘍をなるべく除去して脊柱を安定させる手術は侵襲度は高いが，放射線と副腎皮質ステロイドによる治療のみの場合より歩行能力や生命予後を改善させる．

全身状態や合併症などや複数の脊椎に病変があり外科的処置ができない患者では，透視下に骨セメントを椎体に注入するpercutaneous vertebroplastyなども有効である．

🔑 この項の キーポイント

- 骨転移が多いのは前立腺がん，乳がん，肺がん，腎がんである．
- すべてのがんの骨転移，骨髄腫による骨病変に対しデノスマブおよびゾレドロン酸は骨折や脊髄圧迫，手術・放射線の必要性を減らすが，デノスマブのほうが効果が高い．
- 病的骨折や脊髄圧迫の危険が高いときや除痛が困難なときは放射線治療や手術を行う．
- 脊髄圧迫の症状が出現したときはただちに手術で腫瘍を切除し脊柱を安定化させ，副腎皮質ホルモンと放射線治療を行う．手術ができないときは，ただちに副腎皮質ホルモンと放射線治療を開始する．

主な略語一覧表

略語	フルスペル	日本語訳
5-HT$_3$	5-hydroxytryptamine	
ACP	advance care planning	アドバンス・ケア・プランニング
ACT	adjuvant chemotherapy	術後補助薬物療法
ACTH	adrenocorticotropic hormone	副腎皮質刺激ホルモン
ADC	antibody drug conjugate	抗体薬物複合体
ADCC	antibody-dependent cell-mediated cytotoxicity	抗体依存性細胞障害活性
ADH	antidiuretic hormone	抗利尿ホルモン
AFP	α-fetoprotein	α-フェトプロテイン
AGREE	Appraisal of Guidelines for Research and Evaluation	
AIHA	autoimmune hemolytic anemia	自己免疫性溶血性貧血
ALDH	aldehyde dehydrogenase	アルデヒド脱水素酵素
ALL	acute lymphoblastic leukemia	急性リンパ性白血病
AML	acute myeloid leukemia	急性骨髄性白血病
APC	argon plasma coagulation	アルゴンプラズマ凝固
APL	acute promyelocytic leukemia	急性前骨髄球性白血病
ATL	adult T-cell leukemia/lymphoma	成人T細胞白血病/リンパ腫
AUC	area under the blood concentration time curve	薬物血中濃度時間曲線下面積
AYA	adolescent and young adult	思春期・若年成人期
BCC	basal cell carcinoma	基底細胞がん
BCG	Bacillus Calmette-Guérin	カルメット・ゲラン桿菌
BET	bromodomain and extra-terminal	
BL	Burkitt lymphoma	バーキットリンパ腫
BLI	blue laser imaging	
BSC	best supportive care	
BTK	Bruton's tyrosine kinase	ブルトン型チロシンキナーゼ
CAF	cancer-associated fibroblast	腫瘍関連線維芽細胞
CAR	chimeric antigen receptor	キメラ抗原受容体
CART	cell-free and concentrated ascites reinfusion therapy	腹水濾過濃縮再静注法
C-CAT	Center of Cancer Advanced Therapeutics	がんゲノム情報管理センター
CCRT	concurrent chemoradiotherapy	化学放射線同時併用療法
CDC	complement-dependent cytotoxicity	補体依存性細胞障害活性
CDK	cyclin-dependent kinase	サイクリン依存性キナーゼ
cDNA	complementary DNA	相補的DNA
CEA	carcinoembryonic antigen	がん胎児性抗原
CGA	comprehensive geriatric assessment	包括的高齢者機能評価

301

略語	フルスペル	日本語訳
CHIP	clonal hematopoiesis of indeterminate potential	
CIMP	CpG island methylator phenotype	
CIN	chromosomal instability	
CINV	chemotherapy-induced nausea and vomiting	化学療法誘発悪心・嘔吐
CIS	carcinoma *in situ*	上皮内がん
CISH	chromogenic *in situ* hybridization	
CKI	cyclin-dependent kinase inhibitor	CDK阻害因子
CLL	chronic lymphocytic leukemia	慢性リンパ性白血病
CML	chronic myeloid leukemia	慢性骨髄性白血病
COPD	chronic obstructive pulmonary disease	慢性閉塞性肺疾患
CPS	combined positive score	
CQ	clinical questions	臨床的課題
CR	complete remission	完全寛解
CR	complete response	完全奏効
CRAB	calcium, renal, anemia, bone	
CRBSI	catheter-related blood stream infections	カテーテル関連血流感染症
CRS	cytokine release syndrome	サイトカイン放出症候群
CRT	chemoradiotherapy	同時化学放射線療法
CTCAE	Common Terminology Criteria for Adverse Events	有害事象共通用語規準
ctDNA	cell-free tumor DNA	
CTLA-4	cytotoxic T-lymphocyte-associated antigen 4	細胞障害性Tリンパ球抗原4
CTZ	chemoreceptor trigger zone	化学受容器引金帯
DC	dendritic cell	樹状細胞
DCIS	ductal carcinoma *in situ*	非浸潤性乳管がん
DIC	disseminated intravascular coagulation	播種性血管内凝固症候群
DISH	dual color *in situ* hybridization	
DLBCL	diffuse large B-cell lymphoma	びまん性大細胞型B細胞リンパ腫
DNMT	DNA methyltransferase	DNAメチル基転移酵素
DOAC	direct oral anticoagulants	直接作用型経口抗凝固薬
EBM	evidence-based medicine	
EBUS	endobronchial ultrasonography	気管支腔内超音波断層法
EBUS-GS	endobronchial ultrasonography with a guide sheath	超音波気管支鏡ガイド下シース法
EBUS-TBNA	endobronchial ultrasound-guided transbronchial needle aspiration	超音波気管支鏡ガイド下針生検
EBV	Epstein-Barr virus	EBウイルス
EFTR	endoscopic full-thickness resection	内視鏡的全層切除術
EGF	epidermal growth factor	上皮成長因子，上皮増殖因子
EGFR	epidermal growth factor receptor	上皮成長因子受容体，上皮増殖因子受容体
ELPS	endoscopic laryngopharyngeal surgery	内視鏡的咽喉頭手術

略語	フルスペル	日本語訳
EMR	endoscopic mucosal resection	内視鏡的粘膜切除術
EMT	epithelial mesenchymal transition	上皮間葉転換
ENBD	endoscopic nasobiliary drainage	内視鏡的経乳頭的胆管ドレナージ
EPP	extrapleural pneumonectomy	胸膜肺全摘除術
ER	estrogen receptor	エストロゲン受容体
ERBD	endoscopic retrograde biliary drainage	内視鏡的逆行性胆道ドレナージ
ERCP	endoscopic retrograde cholangiopancreatography	内視鏡的逆行性胆管膵管造影
ERK	extracellular signalregulated kinase	
ESD	endoscopic submucosal dissection	内視鏡的粘膜下層剥離術
ET	essential thrombocythemia	本態性血小板血症
EUS	endoscopic ultrasonography	内視鏡的超音波検査, 超音波内視鏡検査
EUS-FNA	endoscopic ultrasonography-guided fine needle aspiration	超音波内視鏡下穿刺吸引
FAP	familial adenomatous polyposis	家族性大腸腺腫症
FAP	fibroblast activation protein	線維芽細胞活性化タンパク質
FDG	fluorodeoxyglucose	フルオロデオキシグルコース
FISH	fluorescence *in situ* hybridization	蛍光*in situ*ハイブリダイゼーション
FL	follicular lymphoma	濾胞性リンパ腫
FLAIR	fluid-attenuated inversion-recovery	
FN	febrile neutropenia	発熱性好中球減少症
FSH	follicle stimulating hormone	卵胞刺激ホルモン
GAP	GTPase activating protein	GTP水解促進因子
GCP	Good Clinical Practice	
G-CSF	granulocyte-colony stimulating factor	顆粒球コロニー刺激因子
GEF	guanine nucleotide exchange factor	グアニンヌクレオチド交換因子
GFR	glomerular filtration rate	糸球体濾過率
GIST	gastrointestinal stromal tumor	消化管間質腫瘍
GM-CSF	granulocyte macrophage colony-stimulating factor	顆粒球マクロファージコロニー刺激因子
GRADE	The Grading of Recommendations Assessment, Development and Evaluation	
GRB2	growth factor receptor-bound protein 2	
GVHD	graft-versus-host disease	移植片対宿主病
HAT	histone acetyltransferase	ヒストンアセチル基転移酵素
HBOC	hereditary breast and ovarian cancer	遺伝性乳がん卵巣がん
HBV	hepatitis B virus	B型肝炎ウイルス
HCG	human chorionic gonadotropin	ヒト絨毛性ゴナドトロピン
HDAC	histone deacetylase	ヒストン脱アセチル化酵素
HER2	human epidermal growth factor receptor 2	ヒト上皮増殖因子受容体2
HL	Hodgkin lymphoma	ホジキンリンパ腫
HLA	human leukocyte antigen, histocompatibility locus antigen	ヒト白血球抗原, 組織適合抗原

略語	フルスペル	日本語訳
HPV	human papillomavirus	ヒトパピローマウイルス
HRD	homologous recombination deficiency	相同組換え修復欠損
HSV-1	herpes simplex virus 1	単純ヘルペスウイルス1型
HTLV-1	human T-cell leukemia virus type 1	ヒトT細胞白血病ウイルスI型
IARC	International Agency for Research on Cancer	国際がん研究機関
ICANS	immune effector cell associated neurotoxicity syndrome	免疫エフェクター細胞関連神経毒性症候群
ICI	immune checkpoint inhibitor	免疫チェックポイント阻害薬
ICT	induction chemotherapy	導入薬物療法
ICUS	idiopathic cytopenia of undetermined significance	
IDC	invasive ductal carcinoma	浸潤性膵管がん
IDS	interval debulking surgery	インターバル腫瘍減量手術
IDUS	intraductal ultrasonography	胆管腔内超音波検査
IGRT	image-guided radiation therapy	画像誘導放射線治療
IMRT	intensity-modulated radiation therapy	強度変調放射線治療
INRGR	International Neuroblastoma Risk Group Risk	
INRGSS	International Neuroblastoma Risk Group Staging System	
IPS	international prognostic index	
irAE	immune-related adverse event	免疫関連有害事象
ISRT	involved site radiation therapy	
ITP	idiopathic thrombocytopenic purpura	免疫性(特発性)血小板減少性紫斑病
ITT	intention-to-treat	
IVD	*in vitro* diagnostics	体外診断用医薬品
IVE	interventional endoscopy	インターベンショナル・エンドスコピー
IVR	interventional radiology	インターベンショナル・ラジオロジー
LBL	lymphoblastic lymphoma	リンパ芽球性リンパ腫
LCIS	lobular carcinoma *in situ*	非浸潤性小葉がん
LCNEC	large cell neuroendocrine carcinoma	大細胞神経内分泌がん
LECS	laparoscopic and endoscopic cooperative surgery	腹腔鏡内視鏡合同手術
LEMS	Lambert-Eaton myasthenic syndrome	ランバート・イートン筋無力症候群
LH	luteinizing hormone	黄体形成ホルモン
LH-RH	luteinizing hormone-releasing hormone	黄体形成ホルモン放出ホルモン
MALT	mucosa-associated lymphoid tissue	
MAPK	mitogen-activated protein kinase	
MAPKKK	MAPK kinase kinase	
MBL	monoclonal B-cell lymphocytosis	モノクローナルBリンパ球増加症
MDS	myelodysplastic neoplasms	骨髄異形成腫瘍
MDSC	myeloid-derived suppressor cell	骨髄由来免疫抑制細胞
MEN	multiple endocrine neoplasia	多発性内分泌腫瘍症

略語	フルスペル	日本語訳
MESCC	metastatic epidural spinal cord compression	
MF	myelofibrosis	骨髄線維症
MGUS	monoclonal gammopathy of undetermined significance	単クローン性免疫グロブリン血症
MIBG	metaiodobenzylguanidine	メタヨードベンジルグアニジン
MISt	minimally invasive spine stabilization	最小侵襲脊椎安定術
MLKL	mixed lineage kinase domain-like protein	
MLPA	multiplex ligation-dependent probe amplification	
MMP	matrix metalloproteinase	マトリックスメタロプロテアーゼ
MMR	mismatch repair	ミスマッチ修復
MPN	myeloproliferative neoplasm	骨髄増殖性腫瘍
MPO	myeloperoxidase	ミエロペルオキシダーゼ
MRCP	MR cholangiopancreatography	
MRD	minimal residual disease	微小残存病変
MSI	microsatellite instability	マイクロサテライト不安定性
MSS	microsatellite stable	
mTOR	mammalian target of rapamycin	
NAC	neoadjuvant chemotherapy	術前補助薬物療法
NAFLD	nonalcoholic fatty liver disease	非アルコール性脂肪性肝疾患
NBI	narrow band imaging	
NBM	narrative-based medicine	
NEC	neuroendocrine carcinoma	
NET/NEN	neuroendocrine tumor/neoplasm	神経内分泌腫瘍
NGS	next generation sequencing	次世代シークエンス法
NHL	non-Hodgkin lymphoma	非ホジキンリンパ腫
NSCLC	non-small-cell lung cancer	非小細胞肺がん
NSE	neuron specific enolase	神経特異エノラーゼ
PAF	population attributable fraction	集団寄与危険割合
PARP	poly ADP-ribose polymerase	
PCD	paraneoplastic cerebellar degeneration	傍腫瘍性小脳変性症
PCI	prophylactic cranial irradiation	予防的全脳照射
PCR	polymerase chain reaction	ポリメラーゼ連鎖反応
P/D	pleurectomy/decortication	胸膜切除/肺剥皮術
PD-1	programmed cell death-1	
PDD	photodynamic diagnosis	光力学診断
PDGFR	platelet-derived growth factor receptor	血小板由来増殖因子受容体
PD-L1	programmed cell death-1 ligand 1	
PDS	primary debulking surgery	初回腫瘍減量手術
PDT	photodynamic therapy	光線力学的治療
PEM	paraneoplastic encephalomyelitis	傍腫瘍性脳脊髄炎

略語	フルスペル	日本語訳
PESI	pulmonary embolism severity index	肺塞栓症重症度指数
PFS	progression-free survival	無増悪生存期間
PgR	progesterone receptor	プロゲステロン受容体
PICO	patient, intervention, comparison, outcome	
PIVKA-II	protein induced by vitamin K absence or antagonist-II	
PLE	paraneoplastic limbic encephalitis	傍腫瘍性辺縁系脳炎
PMF	primary myelofibrosis	原発性骨髄線維症
PNS	paraneoplastic neurologic syndrome	神経・筋腫瘍随伴症候群
PNS	paraneoplastic syndrome	腫瘍随伴症候群
POCS	peroral cholangioscopy	経口胆道鏡
PR	partial response	部分寛解, 部分奏効
PRRT	peptide receptor radionuclide therapy	ペプチド受容体放射性核種療法
PS	performance status	全身状態, パフォーマンス・ステータス
PSA	prostate-specific antigen	前立腺特異抗原
PTBD	percutaneous transhepatic biliary drainage	経皮経肝胆管ドレナージ
PTCD	percutaneous transhepatic cholangial drainage	経皮的胆道ドレナージ
PTCL	peripheral T-cell lymphoma	末梢性T細胞リンパ腫
PTH	parathyroid hormone	副甲状腺ホルモン
PTHrP	PTH-related protein	副甲状腺ホルモン関連タンパク質
PV	polycythemia vera	真性赤血球増加症
RALS	remote after loading system	遠隔後充填法
RANKL	receptor activator of nuclear factor κB ligand	
RBE	relative biological effectiveness	生物学的効果比
RCT	randomized controlled trial	ランダム化比較試験
RDI	relative dose intensity	相対用量強度
RECIST	Response Evaluation Criteria in Solid Tumors	
RFA	radiofrequency ablation	ラジオ波熱凝固療法／ラジオ波焼灼療法
RPLND	retroperitoneal lymph node dissection	後腹膜リンパ節郭清
RTK	rhabdoid tumor of the kidney	ラブドイド腫瘍
RT-PCR	reverse transcription PCR	逆転写ポリメラーゼ連鎖反応
SCC	squamous cell carcinoma	扁平上皮がん, 有棘細胞がん
SCLC	small cell lung cancer	小細胞肺がん
SDM	shared decision making	
SEGA	subependymal giant cell astrocytoma	上衣下巨細胞性星細胞腫
SEMS	self expandable metallic stent	自己拡張型金属ステント
SERD	selective estrogen receptor downregulator	選択的エストロゲン受容体抑制薬
SERM	selective estrogen receptor modulator	選択的エストロゲン受容体調節薬
SH2	Src homology 2	

略語	フルスペル	日本語訳
SHARE	supportive environment, how to deliver the bad news, additional information, reassurance & emotional support	
SIADH	syndrome of inappropriate secretion of ADH	ADH不適切分泌症候群
SISH	silver-enhanced *in situ* hybridization	
SMR	standardized mortality ratio	標準化死亡比
SOS	son of sevenless	
SPIKES	setting, perception, invitation, knowledge, empathy, summary	
SPIO	superparamagnetic iron oxide	超常磁性酸化鉄
SRS	stereotactic radiosurgery	定位手術的照射
SRT	stereotactic radiotherapy	定位放射線治療
SSI	surgical site infection	手術部位感染
STI	stereotactic irradiation	定位放射線照射
TACE	transcatheter arterial chemoembolization	肝動脈化学塞栓療法
TAM	tumor associated macrophage	腫瘍関連マクロファージ
TCR	T-cell receptor	T細胞受容体
TDLU	terminal duct-lobular unit	終末乳管小葉単位
TES	total *en bloc* spondylectomy	腫瘍脊椎全摘術
TGF	transforming growth factor	形質転換増殖因子
TK	tyrosine kinase	チロシンキナーゼ
TKI	tyrosine kinase inhibitor	チロシンキナーゼ阻害薬
TLS	tumor lysis syndrome	腫瘍崩壊症候群
TMB	tumor mutational burden	腫瘍変異量
TME	total mesorectal excision	直腸間膜全切除
Treg	regulatory T cell	制御性T細胞
TSH	thyroid-stimulating hormone	甲状腺刺激ホルモン
TURBT	transurethral resection of the bladder tumor	経尿道的膀胱腫瘍切除術
UICC	Union for International Cancer Control	国際対がん連合
VBN	virtual bronchoscopic navigation	仮想内視鏡によるナビゲーション
VEGF	vascular endothelial growth factor	血管内皮細胞増殖因子
VEGFR	vascular endothelial growth factor receptor	血管内皮細胞増殖因子受容体
VMA	vanillylmandelic acid	バニリルマンデル酸

主な薬剤名一覧表

薬剤名（一般名カタカナ）	一般名（英語）	略語
5-FU （5-フルオロウラシル）	5-fluorouracil	5-FU
BCG	Bacillus Calmette-Guérin	BCG
テガフール・ギメラシル・オテラシルカリウム配合（S-1）	tegafur, gimeracil, oteracil potassium	S-1
アカラブルチニブ	acalabrutinib	
アキシチニブ	axitinib	
アクチノマイシンD	actinomycin D	ACT-D
アザシチジン	azacitidine	AzaC
アザチオプリン	azathioprine	AZA
アテゾリズマブ	atezolizumab	
アドリアマイシン（ドキソルビシン）	adriamicin（doxorubicin）	ADR, ADM
アトロピン	atropine	
アナストロゾール	anastrozole	
アパルタミド	apalutamide	
アピキサバン	apixaban	
アビラテロン	abiraterone	
アファチニブ	afatinib	
アフリベルセプトベータ	aflibercept beta	
アプレピタント	aprepitant	
アベマシクリブ	abemaciclib	
アベルマブ	avelumab	
アレクチニブ	alectinib	
アレムツズマブ	aletuzumab	
アロプリノール	allopurinol	
イキサゾミブ	ixazomib	
イサツキシマブ	isatuximab	
イダルビシン	idarubicin	
イピリムマブ	ipilimumab	
イブルチニブ	ibrutinib	
イホスファミド	ifosfamide	IFM
イマチニブ	imatinib	

薬剤名（一般名カタカナ）	一般名（英語）	略語
イミキモド	imiquimod	
イリノテカン	irinotecan	CPT-11
インジゴカルミン	indigocarmine	
インターフェロンα	interferon α	IFNα
インターロイキン2	interleukin-2	IL-2
インフリキシマブ	infliximab	
エキセメスタン	exemestane	
エドキサバン	edoxaban	
エトポシド	etoposide	ETP, VP-16
エヌトレクチニブ	entrectinib	
エピネフリン（アドレナリン）	epinephrine（adrenaline）	
エピルビシン	epirubicin	
エベロリムス	everolimus	
エリブリン	eribulin	
エルカトニン	elcatonin	
エルロチニブ	erlotinib	
エロツズマブ	elotuzumab	
エンコラフェニブ	encorafenib	
エンザルタミド	enzalutamide	
エンホルツマブ ベドチン	enfortumab vedotin	
オキサリプラチン	oxaliplatin	L-OHP
オクトレオチド	octreotide	
オシメルチニブ	osimertinib	
オビヌツズマブ	obinutuzumab	
オファツムマブ	ofatumumab	
オラパリブ	olaparib	
カバジタキセル	cabazitaxel	
カプマチニブ	capmatinib	
カペシタビン	capecitabine	
カルフィルゾミブ	carfilzomib	
カルボプラチン	carboplatin	CBDCA
カルムスチン	carmustine	BCNU

主な薬剤名一覧表

薬剤名(一般名カタカナ)	一般名(英語)	略語
キザルチニブ	quizartinib	
ギルテリチニブ	gilteritinib	
クラドリビン	cladribine	2-CdA
クリゾチニブ	crizotinib	
ゲフィチニブ	gefitinib	
ゲムシタビン	gemcitabine	GEM
ゲムツズマブ オゾガマイシン	gemtuzumab ozogamicin	
ゴセレリン	goserelin acetate	
コデイン	codeine	
サリドマイド	thalidomide	
シクロホスファミド	cyclophosphamide	CPA, CPM
シスプラチン	cisplatin	CDDP
シタラビン	cytarabine	Ara-C
シプロフロキサシン	ciprofloxacin	CPFX
スコポラミン	scopolamine	
ストレプトゾシン	streptozocin	STZ
スニチニブ	sunitinib	
セツキシマブ	cetuximab	
セツキシマブ サロタロカン	cetuximab sarotalocan	
セミプリマブ	cemiplimab	
セリチニブ	ceritinib	
セルペルカチニブ	selpercatinib	
セルメチニブ	selumetinib	
ソトラシブ	sotorasib	
ソラフェニブ	sorafenib	
ゾレドロン酸水和物	zoledronic acid hydrate	
ダウノルビシン	daunorubicin	DNR
ダカルバジン	dacarbazine	DTIC
ダコミチニブ	dacomitinib	
ダサチニブ	dasatinib	
タゼメトスタット	tazemetostat	
ダブラフェニブ	dabrafenib	
タミバロテン	tamibarotene	
タモキシフェン	tamoxifen	TAM
ダラツムマブ	daratumumab	
タルク	talc	

薬剤名(一般名カタカナ)	一般名(英語)	略語
ダロルタミド	darolutamide	
チオテパ	thiotepa	
チラブルチニブ	tirabrutinib	
ツシジノスタット	tucidinostat	
テガフール	tegafur	FT
テガフール・ウラシル	tegafur-uracil	UFT
デガレリクス	degarelix	
デキサメタゾン	dexamethasone	DEX
デシタビン	decitabine	
テセルパツレブ	teserpaturev	
デノスマブ	denosumab	
テポチニブ	tepotinib	
テムシロリムス	temsirolimus	
テモゾロミド	temozolomide	TMZ
デュルバルマブ	durvalumab	
ドキシフルリジン	doxifluridine	
ドキソルビシン(アドリアマイシン)	doxorubicin (adriamicin)	DXR, ADM, ADR
ドセタキセル	docetaxel	DOC
ドパミン	dopamine	
トピロキソスタット	topiroxostat	
ドブタミン	dobutamine	
トラスツズマブ	trastuzumab	
トラスツズマブ エムタンシン	trastuzumab emtansine	T-DM1
トラスツズマブ デルクステカン	trastuzumab deruxtecan	T-Dxd
トラベクテジン	trabectedin	
トラメチニブ	trametinib	
トリフルリジン・チピラシル配合薬	trifluridine	
トレチノイン	tretinoin	ATRA
トレミフェン	toremifene	
トレメリムマブ	tremelimumab	
ニボルマブ	nivolumab	
ニムスチン	nimustine	ACNU
ニロチニブ	nilotinib	
ネダプラチン	nedaplatin	254-S, NDP
ノギテカン	nogitecan	NGT

309

薬剤名（一般名カタカナ）	一般名（英語）	略語
ノルアドレナリン（ノルエピネフリン）	noradrenaline	
パクリタキセル	paclitaxel	PAC
パゾパニブ	pazopanib	
パニツムマブ	panitumumab	
パノビノスタット	panobinostat	
パミドロン酸ニナトリウム水和物	pamidronate disodium hydrate	
パルボシクリブ	palbociclib	
バレメトスタット	valemetostat	
パロノセトロン	palonosetron	
バンコマイシン	vancomycin	VCM
バンデタニブ	vandetanib	
ビカルタミド	bicalutamide	
ビニメチニブ	binimetinib	
ビノレルビン	vinorelbine	VNR
ピミテスピブ	pimatespib	
ピラルビシン	pirarubicin	THP
ビンクリスチン	vincristine	VCR
ビンデシン	vindesine	VDS
ビンブラスチン	vinblastine	VBL, VLB
フェブキソスタット	febuxostat	
フォロデシン	forodesine	
ブスルファン	busulfan	
ブリグチニブ	brigatinib	
フルタミド	flutamide	
フルダラビン	fludarabine	F-ara-AMP, FAMP, FLU
フルベストラント	fulvestrant	
ブレオマイシン	bleomycin	BLM
プレドニゾロン	prednisolone	PSL
ブレンツキシマブ ベドチン	brentuximab vedotin	BV
プロカルバジン	procarbazine	PCZ
フロセミド	furosemide	
ベキサロテン	bexarotene	
ベバシズマブ	bevacizumab	BEV
ペミガチニブ	pemigatinib	

薬剤名（一般名カタカナ）	一般名（英語）	略語
ペムブロリズマブ	pembrolizumab	
ベムラフェニブ	vemurafenib	
ペメトレキセド	pemetrexed	
ペルツズマブ	pertuzumab	
ベンダムスチン	bendamustine	
ペントスタチン	pentostatin	DCF
ボスチニブ	bosutinib	
ポナチニブ	ponatinib	
ポマリドミド	pomalidomide	
ポラツズマブ ベドチン	polatuzumab vedotin	
ホリナートカルシウム	calcium folinate	LV
ボリノスタット	vorinostat	
ボルテゾミブ	bortezomib	
マイトマイシンC	mitomycin C	MMC, MITO
ミコフェノール酸モフェチル	mycophenolate mofetil	MMF
ミトタン	mitotane	
ミノサイクリン	minocycline	MINO
メスナ	mesna	
メチラポン	metyrapone	
メチルプレドニゾロン	methylprednisolone	mPSL
メトトレキサート	methotrexate	MTX
メドロキシプロゲステロン	medroxyprogesterone	MPA
メルカプトプリン	mercaptopurine（6-mercaptopurine）	6-MP
メルファラン	melphalan	L-PAM
モガムリズマブ	mogamulizumab	
ラスブリカーゼ	rasbricase	
ラニムスチン	ranimustine	MCNU
ラパチニブ	lapatinib	
ラムシルマブ	ramucirumab	
ラロトレクチニブ	larotrectinib	
ランレオチド	lanreotide	
リツキシマブ	rituximab	

主な薬剤名一覧表

薬剤名（一般名カタカナ）	一般名（英語）	略語
リバーロキサバン	rivaroxaban	
リュープロレリン	leuprorelin	
ルキソリチニブ	ruxolitinib	
レゴラフェニブ	regorafenib	
レトロゾール	letrozole	
レナリドミド	lenalidomide	
レボフロキサシン	levofloxacin	LVFX
レボホリナート	levofolinate calcium	l-LV

薬剤名（一般名カタカナ）	一般名（英語）	略語
レンバチニブ	lenvatinib	
ロペラミド	loperamide	
ロミデプシン	romidepsin	
ロムスチン	lomustine	CCNU
ロラゼパム	lorazepam	
ロルラチニブ	lorlatinib	
ワルファリン	warfarin	

索引

欧文・数字索引

1型糖尿病 294
5-FU 108, 155, 156, 161, 164, 202, 244
^{131}I治療 102
^{177}Lu Dotatate治療 102

A

ABVD療法 258
AC療法 199
ACP(advance care planning) 127, 142
ACT 83
ACTH 262
ACTS-GC試験 160
adaptive immune resistance 40
ADC (antibody-drug conjugate) 41, 121, 198
ADCC (antibody-dependent cell-mediated cytotoxicity) 111
ADH 263
adjuvant chemotherapy 123
ADOC療法 193
AFP (α-fetoprotein) 76, 77, 172, 223
AGREE共同計画 147
AI療法 230
AIHA (autoimmune hemolytic anemia) 265
ALDH2 154
ALK 114, 185
ALL 249
ALP 50
αエラー 146
AML 246, 252
AP療法 207
APC 162
APL 246
Ara-C療法 247
AST (Antimicrobial Stewardship Team) 287
ATL 256
ATRA 248
AUC 108

AYA世代 138, 251

B

B型肝炎ウイルス 286
bacterial translocation 285
Bacteroides fragilis 95
bad news 90
BAP1 190
BCC(basal cell carcinoma) 234
BCG膀注療法 214
BCL-2阻害薬 251, 254
BCMA 261
BCR::ABL 47, 80, 247
BEP療法 193, 220, 225
BETタンパク質 37
βエラー 146
β-HCG 78
Billroth 2, 93
biopsy 55
BJP(Bence Jones protein) 259
BL(Burkitt lymphoma) 256
BLI(blue laser imaging) 68
borderline malignancy 22
Bowen病 233
BRAF 29, 165, 232, 233
BRCA1/2 182, 194, 198, 209
BSC(best supportive care) 220
BTK阻害薬 251
Burkittリンパ腫 256

C

CA15-3 78
CA19-9 78
CA125 78
CAB (combined androgen blockade) 217
CAF(cancer-associated fibroblast) 25, 121
CAPOX 164
CAR-T細胞療法 41, 121, 261
CART (cell-free and concentrated ascites reinfusion therapy) 298
C-CAT 87

CCRT (concurrent chemoradiotherapy) 205
CCS(child cancer survivors) 138
CCUS (clonal cytopenia of undetermined significance) 252
CD19 121
CDC (complement-dependent cytotoxicity) 111
CDH1 158
CDK 30
CDK阻害因子 30
CDK4/6阻害薬 114, 198
CEA (carcinoembryonic antigen) 76, 78
cellular atypia 23
CGA (comprehensive geriatric assessment) 127
chemotherapy 2
Child-Pugh分類 172
CHIP(clonal hematopoiesis of indeterminate potential) 252
CHL(classical Hodgkin lymphoma) 256
CHOP療法 258
CIMP (CpG island methylator phenotype) 162
CIN(cervical intraepithelial neoplasia) 23
CIN(chromosomal instability) 162
CINV (chemotherapy-induced nausea and vomiting) 129
CIS(carcinoma *in situ*) 23, 214
CLL 249
CMAP (compound muscle action potential) 269
CML 246, 252
Courvoisier徴候 53
COVID-19 137
CPS (combined positive score) 161
CQ(clinical questions) 147
CR(complete response) 62
CRAB 259

312

CRBSI (catheter-related blood stream infections) 285
CRS (cytokine release syndrome) 121, 188, 294
CRT(chemoradiotherapy) 124
cryobiopsy 74
CSP(cold snare polypectomy) 97
CT検査 64
CTCAE (Common Terminology Criteria for Adverse Events) 292
ctDNA 83
CTLA-4 115, 121, 292
CTZ(chemoreceptor trigger zone) 129
Cushing症候群 263, 286
CYP17阻害薬 217

D

DCIS (ductal carcinoma *in situ*) 194
DD-MVAC療法 214
degree of differentiation 22
Delphi法 147
Denys-Drash症候群 243
DIC 265
DLBCL 256
DNAミスマッチ修復 81
DNAメチル化 35, 81
DNMT1 35
DOAC 266
dose-dense TC療法 209
Dukes分類 163
dysplasia 23

E

EBM 10, 88, 149
EBUS-GS 72, 74
EBUS-TBNA 72, 74
EBV (Epstein-Barr virus) 200, 256
EC療法 199
EFTR (endoscopic full-thickness resection) 97
EGFR (epidermal growth factor receptor) 27, 120, 202
ELPS (endoscopic laryngopharyngeal surgery) 97
EMR 97, 160, 163
EMT(epithelial mesenchymal transition) 24
ENBD 277

endoscopic laryngo-pharyngeal surgery 97
EP療法 223
epidemiology 7
EPP (extrapleural pneumonectomy) 190
ERBD 276
ERCP 175, 179
ERK 29
ESD 71, 97, 160, 163
ET (essential thrombocythemia) 252
EUS 98, 175
EUS-FNA 179
Ewing肉腫 230, 244
EXT1/2 227
exudate 54
EZH2 38

F

FAP (familial adenomatous polyposis) 162
FAP(fibroblast activation protein) 121
FDG-PET 62, 159, 169, 184, 219, 229, 280
FFX療法 181
FIGO分類 204, 206, 208
FISH 57, 79
FL(follicular lymphoma) 256
FN(febrile neutropenia) 129, 284
FOLFIRINOX 181
FOLFOX 164
FOS 29
frail 127
FSH 117

G

G分染法 80
G1チェックポイント 30
G8質問票 127
GAP (GTPase activating protein) 28
GC療法 176, 214
GCD療法 176
GCP (Good Clinical Practice) 省令 145
GCP療法 176
G-CSF 129, 287
GCS療法 176
GEF (guanine nucleotide exchange factor) 28

GFR 108
GIST (gastrointestinal stromal tumor) 168
Gleasonスコア 215
GM-CSF 266
GnP療法 181
GRADEシステム 147
GRB2 (growth factor receptor-bound protein 2) 28
GS療法 176
GTP水解促進因子 28
GVHD 258

H

H. pylori 158, 256
Halsted 2
HBOC(hereditary breast and ovarian cancer) 17
HBV 286
HCG (human chorionic gonadotropin) 76, 78, 223
HDAC阻害薬 114
HER2 28, 80, 120, 161, 198, 202
HHM (humoral hypercalcemia of malignancy) 262
HL(Hodgkin lymphoma) 256
Horner症候群 242
HPV 200, 204
HRD (homologous recombination deficiency) 80, 209
HSV-1 119
HTLV-1 256
HVA(homovanillic acid) 243

I

ICANS(immune effector cell associated neurotoxicity syndrome) 121
ICI 39, 84, 115, 269, 286, 292
ICT (induction chemotherapy) 202
ICUS(idiopathic cytopenia of undetermined significance) 254
IDH 36, 235
IDS (interval debulking surgery) 208
IDUS(intraductal ultrasonography) 175
IE療法 244
IGCCCG分類 223
IGHV 251

313

IGRT（image-guided radiation therapy）　101
IMDC 分類　212
immediately early gene　29
immuno-oncology　123
IMRT（intensity-modulated radiation therapy）　101
informed consent　90
IR700　120
irAE　116, 131, 286, 292
ISH（*in situ* hybridization）　57
ISRT（involved site radiation therapy）　258
ITP（immune/idiopathic thrombocytopenic purpura）　266
ITT（intention-to-treat）　146
IVD（*in vitro* diagnostics）　82
IVE（interventional endoscopy）　125
IVR　104, 125

J・K

JAK2　253, 266

Ki-67 指数　240
KIT　168
KRAS　162

L

Lambert-Eaton 筋無力症候群　269
LCIS（lobular carcinoma *in situ*）　194
LCNEC（large cell neuroendocrine carcinoma）　184
LDH　50, 223
LECS（laparoscopic and endoscopic cooperative surgery）　97
LH　117
LH-RH　117, 197, 217
Light の基準　296
LOH（local osteolytic hypercalcemia）　262
Lynch 症候群　17, 162

M

M 蛋白　260
MALT リンパ腫　256
MAPK　29
MASCC（Multinational Association of Supportive Care in Cancer）　129, 287
mCSPC　217

MDE（myeloma defining events）　259
MDS（myelodysplastic neoplasms）　252
medical oncologist　2
medical oncology　2
MEK　29
Merkel cell carcinoma　234
MESCC（metastatic epidural spinal cord compression）　280
meta-analysis　10
MF（myelofibrosis）　252
mFFX 療法　181
MGUS（monoclonal gammopathy of undetermined significance）　259
MIBG シンチグラフィ　65
microangiopathic hemolytic anemia　265
Minds　147
MISt　281
MLKL（mixed lineage kinase domain-like protein）　34
MLPA 法（multiplex ligation-dependent probe amplification）　163
MMP（matrix metalloproteinase）　24
MMR（mismatch repair）　81, 221
Morvan 症候群　269
MPN（myeloproliferative neoplasms）　252
MPO（myeloperoxidase）　247
MR（magnetic resonance）検査　64
MRA　64
MRCP　64, 175
MRD（minimal residual disease）　79, 251
MRI　175
MSI（microsatellite instability）　81, 162
MSI-H　41, 116, 165, 199, 207, 219, 221
MSS（microsatellite stable）　81
mTOR 阻害薬　114, 198, 211
multidisciplinary treatment　4, 123
multimodal（multimodality）treatment　4, 123
multiple myeloma　259

N

nab-PTX　188
NAFLD　171

NBI（narrow band imaging）　68, 69, 214
NBM（narrative-based medicine）　149
NEC（neuroendocrine carcinoma）　239
NEN（neuroendocrine neoplasm）　71, 184, 239
neoadjuvant chemotherapy　123
NET（neuroendocrine tumor）　71, 239, 262
NF1　227, 232
NGS（next generation sequencing）　81, 85
NHL（non-Hodgkin lymphoma）　256
NICTH（non-islet cell tumor-induced hypoglycemia）　263
NLPHL（nodular lymphocyte predominant Hodgkin lymphoma）　256
non-T cell inflamed　41
normal counterpart　19
NRAS　232
NSCLC（non-small cell carcinoma）　183
NSE（neuron-specific enolase）　78, 239, 243
NTRK　202

O

Onco-Cardiology　130
oncologic emergency　49, 265, 270

P

p16　31
p53　31
PAC 療法　193
PAF（population attributable fraction）　10
PARP 阻害薬　114, 210, 217
PCD（paraneoplastic cerebellar degeneration）　267
PCI　186
PCR　79
PCV 療法　237
P/D（pleurectomy/decortication）　190
PD-1　40, 115
PDD（photodynamic diagnosis）　214
PDGFRA　168

PD-L1　40, 115
PDS (primary debulking surgery)　208
PDT (photodynamic therapy)　72, 99, 237
PE療法　186, 202
PEM (paraneoplastic encephalomyelitis)　268
percutaneous vertebroplasty　300
PESIスコア　271
PET　51, 65
PET-CT　65
PIVKA-Ⅱ　78, 172
PLE (paraneoplastic limbic encephalitis)　267
pleomorphism (polymorphism)　23
PMF (primary myelofibrosis)　252
PML::RARA　80, 248
PNS (paraneoplastic syndrome)　265, 267
POCS　175
precision medicine　82, 88
primary immune resistance　41
PRRT (peptide receptor radionuclide therapy)　102, 241
PS (performance status)　50
PSA　76, 78, 215, 216
PTBD (percutaneous transhepatic biliary drainage)　175
PTCD (percutaneous transhepatic drainage)　276
PTHrP　262, 299
PV (polycythemia vera)　252

R

radiation oncology　2
radiosensitizer　124
RAF　29
RANKL　25, 111, 260, 300
RAS　28, 165
RB1　227
RBE (relative biological effectiveness)　102
RBO (recurrent biliary obstruction)　177
RBタンパク質　30
R-CHP療法　258
RDI (relative dose intensity)　287
RECIST　62, 91
RFA (radiofrequency ablation)　172
Richter症候群　249

R-ISS (Revised International Staging System)　261
RPLND (retroperitoneal lymph node dissection)　223
RTK (rhabdoid tumor of the kidney)　243
RT-PCR　79

S

S-1　109, 160, 180, 199, 234
SCC (squamous cell carcinoma)　78, 233
SCLC (small cell lung carcinoma)　184, 267
SDM (shared decision making)　142, 150
SEMS (self-expandable metallic stent)　98, 177
SERD　117, 197
SERM　117, 196
SH2　28
SHARE　143
shared decision making　90
SIADH　263
sIL-2R　78
SLiM　259
SMR　7
SOS　28
SPIKES　143
SRS (stereotactic radiosurgery)　101
SSI (surgical site infection)　95
STI (stereotactic irradiation)　101
structural atypia　23
supportive care　129
surgical oncology　2
syncytiotrophoblastic giant cell　223
systematic review　10

T

T細胞　39
T cell inflamed　40
TACE　104, 172
TAM (tumor-associated macrophage)　25
TC療法　205, 207, 209
TCR-T　41
TDLU (terminal duct-lobular unit)　194
TES (total en bloc spondylectomy)　281
TET1/2/3　36

TGF-β　25, 299
TIP療法　225
TIPS (transjugular intrahepatic portosystemic shunt)　298
TKI (tyrosine kinase inhibitor)　246, 249, 251
TLS (tumor lysis syndrome)　290
TMB (tumor mutation burden)　84, 116
TMB-H　41
TME (total mesorectal excision)　164
TNM分類　58
ToGA試験　161
TORS (transoral robotic surgery)　97
TOVS (transoral videolaryngoscopic surgery)　97
TP療法　205
TP53　79, 162, 194, 227, 251
TPF療法　202
TPO　266
TPS (tumor proportion score)　185
transudate　54, 296
Treg　115, 121
Trousseau症候群　266, 270, 279
tumor micro-environment　25, 214
TURBT (transurethral resection of bladder tumor)　98
T-VEC (talimogene laherparepvec)　120

U

UFT　109
US　179

V

VBN (virtual bronchoscopic navigation)　73
VDC療法　244
VEGF (vascular endothelial growth factor)　24
VeIP療法　225
VIP療法　225
VMA (vanillylmandelic acid)　243
V-Pシャント　282
VP療法　251

W

Wellsスコア　270
Wilms腫瘍　243
WRN　227

和文索引

あ

アカラブルチニブ　251
アキシチニブ　112, 211
悪性胸水　296
悪性黒色腫　232
悪性腫瘍　21
悪性新生物　7
悪性度　21
悪性腹水　297
悪性リンパ腫　256
アクチノマイシンD　243
アザシチジン　36, 112, 254
アザチオプリン　292, 293
アスベスト　44, 189
アセチル化　37
アダプター分子　28
アテゾリズマブ　115, 116, 185, 187, 199
アデノウイルス製剤　120
アドバンス・ケア・プランニング　127, 142
アトロピン　274
アナストロゾール　198
アパルタミド　217
アピキサバン　270
アビラテロン　118, 217
アファチニブ　112, 114
アフラトキシン　44
アフリベルセプト　164
アフリベルセプトベータ　111, 112
アブレーション　105
アプレピタント　129
アベマシクリブ　31, 112, 114, 198
アベルマブ　115, 116, 212, 214, 234
アポトーシス　33
アムルビシン　188, 193
アモキシシリン　287
アルキル化薬　107
アルゴンプラズマ凝固　98
アルブミン包埋パクリタキセル　188
アレクチニブ　112, 114, 185, 187, 283
アレムツズマブ　112
アロプリノール　291
アロマターゼ阻害薬　117, 198
アントラサイクリン系　109, 248
アンドロゲン　118
アンブレラ試験　82

い

医学教育モデル・コア・カリキュラム　3
胃がん　69, 158
胃管再建　155
易感染性　284
イキサゾミブ　112, 261
異型性　23
イサツキシマブ　261
異常眼球運動　267
移植片対宿主病　258
異所性ACTH症候群　263
異所性EPO　265
異所性G-CSF　266
石綿　189
イダルビシン　247
一次予防　11, 14
胃腸粘膜障害　130
遺伝カウンセリング　18
遺伝子環境交互作用　43
遺伝子診断　79
遺伝子突然変異　47
遺伝子パネル検査　85
遺伝性（家族性）がん　12
遺伝性腫瘍　17
遺伝性乳がん卵巣がん　17
遺伝的要因　43
胃粘膜下腫瘍　97
イノツズマブ オゾガマイシン　121
イピリムマブ　115, 116, 156, 165, 191, 212, 233
イブルチニブ　112, 251
イホスファミド　107, 225, 244
イマチニブ　112, 113, 169, 248, 251
イミキモド　233
イリノテカン　109, 161, 164, 205
医療被曝　63
イレウス　276
飲酒　44
インターベンショナル・エンドスコピー　125
インターベンショナル・ラジオロジー　104
咽頭がん　155
インフォームド・コンセント　90, 141, 150
インフリキシマブ　286, 292, 293

う

ウイルス療法　119
ウィルムス腫瘍　243
うつ病　140

え

栄養サポートチーム　133
疫学　7
腋窩リンパ節転移　220
液性免疫不全　284
エキセメスタン　198
エストロゲン　117, 118, 196
エドキサバン　270
エトポシド　109, 186, 193, 220, 223, 225, 243, 244
エヌトレクチニブ　112, 176
エピジェネティック異常　35
エビデンス総体　147
エビデンスレベル　150
エピルビシン　199
エベロリムス　31, 112, 114, 198, 211, 221, 237, 240, 286
エリブリン　110, 199, 230
エルロチニブ　111, 112, 187
エロツズマブ　112, 261
嚥下障害　53, 156
エンコラフェニブ　165, 233
エンザルタミド　118, 217
エンホルツマブ ベドチン　214

お

黄体形成ホルモン　117
黄体形成ホルモン放出ホルモン　117
黄疸　53
横断研究　9
嘔吐　53
横紋筋肉腫　231
オキサリプラチン　108, 164
オクトレオチド　241, 276
オシメルチニブ　112, 114, 185, 187, 283
悪心　53
オートファジー　33
オビヌツズマブ　258
オファツムマブ　112
オプソクローヌス　267
オプソニン　284
オプソミオクローヌス症候群　242

索引

オラパリブ　17, 112, 114, 182, 198, 209, 217

か

咳嗽　53
介入研究　9
化学受容器引金帯　129
化学塞栓療法　104
化学放射線同時併用療法　205
化学放射線療法　201, 205
核医学検査　65
核医学治療　102
喀痰　53
下垂体神経内分泌腫瘍　235
仮説検定　146
仮想気管支鏡ナビゲーション　73
画像診断　60
画像診断報告書　64
画像誘導放射線治療　101
加速過分割照射　186
家族性腫瘍　17
家族性大腸腺腫症　162
喀血　53, 275
顎骨壊死　281
カテーテル関連血流感染症　285
カバジタキセル　110, 217
カプマチニブ　112
寡分割照射　216
カペシタビン　109, 164, 199
カボザンチニブ　211
カリウム血症　290
顆粒球系白血病　246
顆粒球コロニー刺激因子　129, 287
顆粒球マクロファージコロニー刺激因子　266
カルチノイド症候群　221
カルフィルゾミブ　112, 261
カルボプラチン　108, 186, 191, 193, 207, 209, 210, 214, 220, 221, 223, 243
がん遺伝子パネル検査　17, 51
肝芽腫　244
環境要因　43
管腔内超音波検査　175
がんクリニカルシークエンス　84
がんゲノム異常　79, 81, 84, 85, 86
がんゲノム情報管理センター　87
がん検診　12, 14, 60
肝細胞がん　171
観察研究　145
がんサバイバー　133, 135
がんサポートチーム　133

間質性肺炎　293
肝障害　130
監視療法　216
がん性髄膜炎　282
がん性腹膜炎　220
がん性リンパ管症　274
間接作用　100
感染　44
完全奏効　62
感染予防対策　288
がん対策基本法　3, 14
がん対策推進基本計画　14
がん胎児性抗原　76
肝動注薬物療法　173
肝動脈化学塞栓療法　172
がん登録　8, 16
がん特異マーカー　76
肝内胆管がん　172
がん微小環境　25, 26
がんプロフェッショナル養成プラン　3
がん免疫療法　123
がん薬物療法チーム　132
がん抑制遺伝子　31, 46
がん予防　11, 14
緩和ケア　134
緩和ケアチーム　133
緩和手術　93

き

気管支インターベンション　274
気管支鏡(検査)　72, 184
キザルチニブ　248
記述疫学　7
喫煙　11, 44
基底細胞がん　234
気道狭窄　106, 273
機能温存手術　94
キメラ抗原受容体　121
逆転写ポリメラーゼ連鎖反応　79
キャンサーボード　91, 132
急性骨髄性白血病　246, 252
急性前骨髄球性白血病　246
急性有害反応　103
急性リンパ性白血病　249
急速進行性小脳失調症　267
境界悪性腫瘍　22
胸水ドレナージ　297
胸腺がん　193
胸腺腫　192, 193
狭帯域光観察　68, 214
共同意思決定　90

強度変調放射線治療　101
胸部腫瘍　183
胸部食道がん　155
胸膜中皮腫　189
胸膜肺全摘除術　190
胸膜癒着術　297
去勢感受性前立腺がん　217
寄与リスク　10
筋無力症候群　267

く

グアニンヌクレオチド交換因子　28
くすぶり型多発性骨髄腫　259
クッシング症候群　263, 286
クライオバイオプシー　74
クラブラン酸　287
グリオーマ　235
クリゾチニブ　112, 114, 187
グルコース・インスリン療法　291

け

蛍光 in situ ハイブリダイゼーション　79
経口胆道鏡　175
形質細胞腫瘍　259
形質細胞白血病　259
経静脈的肝内門脈静脈シャント造設術　297
系統的レビュー　10
経尿道的膀胱腫瘍切除　98, 214
経皮経肝胆管ドレナージ　175
経皮的胆道ドレナージ　276
経皮的椎体形成　106
外科療法　93
下血　53
血液学的随伴症候群　265
血管内皮細胞増殖因子　24
欠失　47
血小板減少　266
血痰　53
血中神経特異エノラーゼ　243
結腸がん　162
ゲノム医療　88
ゲノム変化　46
ゲフィチニブ　31, 111, 112, 187
ゲムシタビン　109, 173, 176, 180, 199, 210, 214
ゲムツズマブ オゾガマイシン　121
下痢　54, 130
原がん遺伝子　46
研究倫理ガイドライン　140
原発性肝がん　171

317

原発性脳腫瘍　235
原発性肺がん　273
原発不明がん　218

こ

抗p53抗体　79
抗PD-1抗体　115, 176, 185, 202, 212, 234, 292
抗PD-L1抗体　115, 176, 185, 212, 234
高悪性度B細胞リンパ腫　258
抗アンドロゲン薬　217
高位精巣摘除術　223
膠芽腫　235
高カルシウム血症　262, 299
抗菌薬適正使用支援チーム　287
抗腫瘍性抗生物質　108
抗腫瘍モノクローナル抗体　41
甲状腺がん　102
甲状腺機能障害　293
合成致死　114
光線力学診断　214
光線力学的治療　99, 237
構造異型　23
抗体依存性細胞障害活性　111
抗体薬　111
抗体薬物複合体　121, 161, 198, 214
好中球減少　284
好中球増多　266
口内炎　130
高尿酸血症　290
高頻度マイクロサテライト不安定性　116, 221
後腹膜リンパ節郭清　223
合胞体性巨細胞　223
絞扼性イレウス　276
抗利尿ホルモン　263
抗利尿ホルモン不適合分泌症候群　263
高リン血症　290
高齢者機能評価　126
高齢者のがん治療　126
告知　140
ゴセレリン　117, 118, 197, 217
姑息手術　93
骨腫瘍　227
骨髄異形成腫瘍　252
骨髄腫診断事象　259
骨髄線維症　252
骨髄増殖性腫瘍　252
骨転移　280, 299
骨肉腫　20

個別化医療　82
コホート研究　9
コミュニケーションスキル　142
孤立性形質細胞腫　261
コールドスネアポリペクトミー　97
根治手術　93
コンパニオン診断　17, 79, 82

さ

サイクリン依存性キナーゼ　30
再酸素化　100
最小侵襲脊椎安定術　281
最初期遺伝子　29
サイトカイン放出症候群　121, 188, 294
細胞異型　23
細胞死　32
細胞周期　30
細胞障害性（殺細胞性）抗がん薬　107, 199
細胞診　55, 56
細胞性免疫不全　284
細胞リンパ腫　256
嗄声　52
サバイバーシップ　134
サポーティブケア　129
サルコペニア　95

し

耳下腺がん　200
子宮がん　204
子宮頸がん　204
子宮頸部細胞診　204
子宮頸部上皮内腫瘍　23
子宮全摘出術　204
子宮体がん　118, 206
糸球体濾過率　108
シグナル伝達　27
シクロホスファミド　107, 193, 199, 243, 258
自己拡張型金属ステント　98
自己免疫性肝炎　293
自己免疫性神経疾患　269
自己免疫性腸炎　293
自己免疫性溶血性貧血　265
支持医療　129
思春期・若年成人期　138, 251
思春期がん　242
システマティックレビュー　10, 147

シスプラチン　108, 155, 156, 161, 173, 176, 185, 191, 193, 201, 205, 214, 220, 221, 223, 225, 243, 244
次世代シークエンサー（次世代シークエンス法）　81, 85
次世代のがんプロフェッショナル養成プラン　3
シタラビン　109, 247, 282
シプロフロキサシン　287
死亡率　7
死亡率減少効果　13
縦隔甲状腺腫　193
縦隔腫瘍　192
集学的治療　4, 123
重症筋無力症　294
集団寄与危険割合　10
終末乳管小葉単位　194
絨毛性ゴナドトロピン　76
手術部位感染　95
樹状細胞　39
術後合併症　94
術後補助薬物療法　83, 123
術前補助薬物療法　123
術中迅速診断　56
腫瘍遺伝子変異量　116
腫瘍間質相互作用　26
腫瘍関連線維芽細胞　25, 121
腫瘍関連マクロファージ　25
腫瘍外科学　2
腫瘍減量手術　94, 207
腫瘍循環器学　130
腫瘍随伴高カルシウム血症　262
腫瘍随伴症候群　262, 265
腫瘍脊椎全摘術　281
腫瘍内科学　2
腫瘍内不均一性　26
腫瘍変異量　84
腫瘍崩壊症候群　290
腫瘍放射線医学　2
腫瘍マーカー　76
上衣下巨細胞性星細胞腫　237
上咽頭がん　200
消化管間質腫瘍　168
消化管穿孔　278
消化管内視鏡検査　68
消化管閉塞　98
小細胞肺がん　184, 267
上大静脈症候群　271
小児がん　138, 242
上皮間葉転換　24
上皮性腫瘍　19

上皮成長（増殖）因子受容体　27, 120, 202
上皮内癌（がん）　23, 214
小分子化合物　111
症例対照研究　9
初回腫瘍減量手術　208
食塩摂取　44
職業がん　12
食道がん　68, 154
食道気管支瘻　278
食道ステント　156
食欲不振　53
女性化乳房　264
腎盂がん　213
腎芽腫　243
神経芽腫　242
神経・筋腫瘍随伴症候群　267
神経膠腫　235
神経鞘腫　235
神経内分泌腫瘍　71, 102, 221, 239, 262
神経ブロック　106
腎細胞がん　211
滲出性胸水　296
浸潤性膵管がん　178
浸潤性乳管がん　195
腎障害　294
真性多血症　252
腎臓腫瘍　243
心タンポナーデ　271
腎摘除術　211
腎尿管全摘除術　214
深部静脈血栓症　94
腎部分切除術　211
診療ガイドライン　147, 151
診療情報提供書　141

す

膵がん　178
髄膜がん腫症　282
髄膜腫　235
頭蓋内圧亢進　279
スキルス胃がん　158
スコポラミン　274
ステロイド　286
ストレプトゾシン　241
スニチニブ　112, 114, 169, 211, 240
スピリチュアルペイン　134

せ

制御性T細胞　115, 121
生検　55

星細胞腫　235
政策疫学　10
正常対応細胞　19
成人T細胞白血病/リンパ腫　256
性腺外胚細胞腫瘍　223
精巣腫瘍　223
精巣摘除術　217
精度管理　13
生物学的効果比　102
精密医療　82, 88
セカンド・オピニオン　141
脊髄圧迫　280, 299
脊髄腫瘍　235
脊椎転移　280
セツキシマブ　111, 112, 120, 164, 165, 202
セツキシマブ サロタロカン　120
赤血球増多　265
切除可能性分類　179
セフェピム　287
セミノーマ　222
セミプリマブ　115, 116, 205
セリチニブ　112, 114, 187
セルペルカチニブ　112
セルメチニブ　29
線維芽細胞活性化タンパク質　121
腺がん　158, 218
穿刺吸引細胞診　56
染色体異常　80
染色体診断　79
選択的エストロゲン受容体調節薬　117, 196
選択的エストロゲン受容体抑制薬　117, 196
先端肥大症　264
センチネルリンパ節生検　94
せん妄　95
前立腺がん　118, 215, 221
前立腺生検　216
前立腺特異抗原　76, 215

そ

造影剤　63
造血幹細胞移植　254
増殖因子受容体　28
相対危険度　43
相対用量強度　287
相対リスク　10
相同組換え修復欠損　80, 209
増幅　47
組織診　55
組織特異的マーカー　76

ソトラシブ　112, 113
ソマトスタチンアナログ　241
ソマトスタチン受容体　240
ソラフェニブ　112, 114, 211
ゾレドロン酸　281, 300

た

体外診断用医薬品　82
大細胞神経内分泌がん　184
体細胞変異解析　84
対策型検診　13
代謝拮抗薬　108
体重減少　52
大静脈ステント留置　105
大腸がん　70, 162, 221
大腸ステント　98
大動脈穿孔　278
ダイレクトシークエンス法　80
ダウノルビシン　247
唾液腺がん　202
ダカルバジン　258
タキサン　110
多形性　23
ダコミチニブ　112
ダサチニブ　112, 114, 248
タスキギー梅毒実験　141
タゼメトスタット　38
タゾバクタム・ピペラシリン配合薬　287
多段階発がん　47
脱毛　130
多発性骨髄腫　259
ダブラフェニブ　31, 112, 113, 233
タミバロテン　112, 248
タモキシフェン　117, 196, 206
ダラツムマブ　261
タルク　297
ダロルタミド　217
胆管がん　175
単クローン性免疫グロブリン血症　259
単純X線撮影　64
胆道がん　174
胆道ドレナージ　277
胆道閉塞　277
胆囊がん　175

ち

地域診療連携チーム　133
治験　145
チピラシル・トリフルリジン配合薬　109, 161

319

チーム医療　4, 88, 132
チームオンコロジー　132
中咽頭がん　200
中間悪性腫瘍　22
中心静脈ポート留置　105
中枢気道狭窄　273
中枢神経腫瘍　235
中皮腫　189
超音波気管支鏡ガイド下シース法　72, 74
超音波気管支鏡ガイド下針生検　72, 74
超音波検査　66
超音波内視鏡　69, 71, 98, 175
超音波内視鏡下穿刺吸引　179
長期フォローアップ　139
腸閉塞　95, 276
直視下生検　74
直接作用　100
直接作用型経口抗凝固薬　266
直腸がん　162
直腸間膜全切除　164
直腸診　215
直腸腟瘻　278
直列臓器　103
チラブルチニブ　237
治療効果予測因子　82
チロシンキナーゼ阻害薬　248, 251

つ

追跡研究　9
ツシジノスタット　37

て

手足症候群　130
定位手術的照射　101
定位放射線治療　101
低カルシウム血症　290
低血糖　263
低侵襲手術　94
定量PCR　80
テガフール　109
デガレリクス　118, 217
適応障害　140
デキサメタゾン　129, 279, 281
デシタビン　36
テセルパツレブ　120
デニス・ドラッシュ症候群　243
デノスマブ　111, 112, 281, 300
テポチニブ　112
テムシロリムス　112, 114, 211, 286
テモゾロミド　79, 108, 237

デュルバルマブ　115, 116, 176, 186
転移性骨腫瘍　299
転移性脳腫瘍　235
転移のカスケード　24
転座　47
電場腫瘍治療　237

と

頭頸部がん　200
凍結治療　105
同時化学放射線療法　124
同種造血幹細胞移植　251
動注療法　104
導入薬物療法　202
動脈塞栓術　104
ドキソルビシン　193, 199, 207, 214, 230, 243, 244, 258
特定臨床研究　145
吐血　53
トシリズマブ　295
ドセタキセル　110, 155, 160, 186, 199, 202, 217, 220
ドパミン　270
ドブタミン　270
トポイソメラーゼ阻害薬　109
トモシンセシス　61, 195
ドライバー遺伝子　183, 185
トラスツズマブ　80, 112, 120, 161, 165, 198, 199, 202
トラスツズマブ エムタンシン　121, 198
トラスツズマブ デルクステカン　121, 161, 198
トラベクテジン　230
トラメチニブ　31, 112, 113, 233
トランスフォーミング増殖因子β　25
トリプルネガティブ乳がん　199
トリフルリジン・チピラシル配合薬　109, 161
トルソー症候群　266, 270, 279
トレチノイン　112
トレミフェン　196
トレメリムマブ　115, 116
トロンボポエチン　266

な

内視鏡外科手術　94
内視鏡治療　97
内視鏡的逆行性胆管膵管造影　175, 179

内視鏡的逆行性胆道ドレナージ　276
内視鏡的経乳頭的胆管ドレナージ　277
内視鏡的全層切除術　97
内視鏡的粘膜下層剥離術　71, 97, 160, 163
内視鏡的粘膜切除術　71, 97, 160, 163
内分泌症候群　262
内分泌療法　117, 217
ナブパクリタキセル　110, 181
軟部腫瘍　227

に

二重特異性抗体　261
二重盲検法　146
二次予防　12, 14
日光角化症　233
ニボルマブ　115, 116, 155, 156, 161, 191, 211, 221, 233
ニムスチン　108, 237
乳がん　117, 194, 220
乳頭部がん　175
乳房外パジェット病　234
乳房全切除術　196
乳房部分切除術　196
尿管がん　213
尿閉　277
尿路上皮がん　213
ニラパリブ　209
ニロチニブ　112, 114, 248
任意型検診　13
妊孕性温存　131, 205

ね

ネオ抗原　39
ネクロプトーシス　34
年齢調整死亡率　8

の

脳室腹腔シャント　282
脳腫瘍　235
脳浮腫　279
ノギテカン　188
ノルアドレナリン　270

は

バイオマーカー　82
肺がん　183
肺血栓塞栓症　94, 270
胚細胞腫瘍　193, 220, 222

肺神経内分泌腫瘍　184
バイスタンダー効果　198
肺塞栓症重症度指数　270
パイロトーシス　35
バーキットリンパ腫　256
パクリタキセル　110, 156, 161, 186,
　　193, 199, 205, 207, 209, 210, 220,
　　225
破骨細胞　25
パジェット病　195
播種性血管内凝固症候群　265
パゾパニブ　112, 114, 211, 230
バソプレシン　263
白金製剤　108
白血球増多　266
発生母地　19
発熱　52
発熱性好中球減少症　129, 284
パニツムマブ　111, 112, 120, 164
バニルマンデル酸　242
パノビノスタット　37, 112
パルボシクリブ　31, 112, 114, 198
バレメトスタット　38
パロノセトロン　129
晩期合併症　138
晩期有害反応　103
バンデタニブ　112

ひ

非アルコール性脂肪性肝疾患　171
光免疫療法　120
ビカルタミド　118, 217
非小円形細胞肉腫　229, 231
微小管阻害薬　110
微小血管性溶血性貧血　265
非小細胞がん　183
微小残存病変　79, 251
非上皮性腫瘍　20
非浸潤性小葉がん　194
非浸潤性乳管がん　194
ヒストンアセチル基転移酵素　37
ヒストン修飾　37
ヒストン脱アセチル化酵素　37
ビスホスホネート　299
非セミノーマ　222
ビデオ喉頭鏡手術　97
ヒトT細胞白血病ウイルスI型
　　256
ヒト上皮増殖因子受容体2　80, 120
ヒトパピローマウイルス　200, 204
ヒドロコルチゾン　294
ビニメチニブ　165, 233

ビノレルビン　110, 186, 199
皮膚筋炎　269
ピペラシリン・タゾバクタム配合薬
　　287
非ホジキンリンパ腫　256
肥満　44
ピミテスピブ　112, 170
病期分類　58
標準化死亡比　7
標的分子　88
病理診断　55
病理報告書　57
ピリミジン拮抗薬　108
ビンカアルカロイド　110
ビンクリスチン　110, 193, 237, 243,
　　251, 258
貧血　265
ビンデシン　110
ビンブラスチン　110, 214, 225, 258

ふ

フィラデルフィア染色体　246, 249
フェブキソスタット　291
フェロトーシス　34
フォローアップ研究　9
フォロデシン　112
腹腔鏡内視鏡合同手術　97
副交感神経遮断薬　274
複合筋活動電位　269
副甲状腺ホルモン関連タンパク質
　　262
副腎皮質機能低下症　294
副腎皮質刺激ホルモン　262
副腎不全　294
腹水　54, 297
腹水濾過濃縮再静注法　298
腹痛　53
腹部超音波検査　179
腹膜がん　208
腹膜播種　159
ブリグチニブ　187
プリン拮抗薬　109
フルオロウラシル　108, 155, 156,
　　161, 164, 202, 244
フルオロキノロン　288
フルオロデオキシグルコース　65
フルタミド　118, 217
フルベストラント　196
フレアアップ　217
フレイル　127
ブレオマイシン　108, 193, 220, 223,
　　258

プレドニゾロン　251, 258
ブレンツキシマブ ベドチン　121,
　　258
プロカルバジン　237
プロゲステロン製剤　207
フローサイトメトリー　261
プロテアソーム阻害薬　114
分化度　22
分子標的薬　111

へ

閉塞性黄疸　98
並列臓器　103
ベキサロテン　112
ベネトクラクス　251, 254
ベバシズマブ　111, 112, 164, 188,
　　191, 198, 205, 209, 237, 275, 280
ペプチド受容体放射性核種療法
　　241
ペミガチニブ　176
ペムブロリズマブ　115, 116, 156,
　　165, 176, 187, 199, 202, 205, 207,
　　212, 214, 219, 221, 233
ベムラフェニブ　112
ペメトレキセド　109, 187, 188, 191
ヘルシンキ宣言　140, 145
ペルツズマブ　112, 165, 198
ヘルペスウイルス製剤　119
ベルモントの3原則　141
便潜血反応　163
ベンダムスチン　108, 258
便秘　54

ほ

包括的高齢者機能評価　127
膀胱がん　213
膀胱全摘除術　214
膀胱腟瘻　278
放射線感受性　100
放射線療法　100
傍腫瘍性小脳変性症　267
傍腫瘍性ニューロパチー　269
傍腫瘍性脳脊髄炎　268
傍腫瘍性辺縁系脳炎　267
乏突起膠腫　235
ボーエン病　233
ホジキンリンパ腫　256
ボスチニブ　112, 114, 248
補体依存性細胞障害活性　111
ポナチニブ　112
ポマリドミド　261
ホメオスタシス　28

ホモバニリン酸　243
ポラツズマブ ベドチン　258
ホリナートカルシウム　108
ボリノスタット　37, 112, 114
ボルテゾミブ　112, 114, 261
ホルネル症候群　242
ホルモン依存性腫瘍　117
本態性血小板血症　252

ま

マイクロサテライト不安定性　40, 81
前向き研究　9
膜貫通型受容体　27
正岡病期分類　193
末梢神経障害　130, 164, 294
マトリックスメタロプロテアーゼ　24
マルチキナーゼ阻害薬　113
慢性骨髄性白血病　246, 252
慢性リンパ性白血病　249
マンモグラフィ　195

み

ミエロペルオキシダーゼ　247, 249
ミコフェノール酸モフェチル　292
ミスセンス点変異　47
密封小線源治療　102
ミトタン　263

め

メソテリン関連ペプチド　189
メタアナリシス　10
メチラポン　263
メトトレキサート　109, 214, 248, 251, 282, 297
メドロキシプロゲステロン　118, 198
メルカプトプリン　109, 248, 251
メルケル細胞がん　234
メロペネム　287
免疫エフェクター細胞関連神経毒性症候群　121
免疫関連有害事象　115, 125, 131, 286, 292
免疫性(特発性)血小板減少性紫斑病　266
免疫組織化学　57

免疫チェックポイント阻害薬　39, 84, 115, 269, 286, 292

も

モガムリズマブ　111, 112, 258
モノクローナルBリンパ球増加症　250
モルヴァン症候群　269

や

薬剤耐性菌　287
薬物血中濃度時間曲線下面積　108
薬物療法誘発性悪心・嘔吐　129

ゆ

ユーイング肉腫　230, 244
有棘細胞がん　233

よ

葉酸拮抗薬　109
陽子線治療　102
予後因子　82
ヨード染色法　69
予防的全脳照射　186
予防的放射線治療　223

ら

ラジウム-223, 217
ラジオ波治療　105
ラジオ波熱凝固療法　172
ラスブリカーゼ　291
ラニムスチン　108
ラパチニブ　112, 114, 198
ラパマイシン　114
ラブドイド腫瘍　243
ラムシルマブ　111, 112, 161, 164
ラロトレクチニブ　112, 176
卵管がん　208
卵巣がん　208, 220
卵巣原発胚細胞腫瘍　225
ランダム化比較試験　9
ランバート・イートン筋無力症候群　269
卵胞刺激ホルモン　117
ランレオチド　241

り

リアルタイムPCR　80
罹患率　8
リキッドバイオプシー検査　51

リスボン宣言　141
リツキシマブ　111, 112, 251, 258, 286, 287
リバーロキサバン　270
リヒター症候群　249
リポソーム化ドキソルビシン　210
粒子線治療　101
リュープロレリン　117, 118, 197, 217
良性腫瘍　21
臨床試験　145
臨床的課題　147
臨床倫理　140
リンチ症候群　17, 162
リンパ球系白血病　249
リンパ節腫脹　52
倫理委員会　140

る

ルキソリチニブ　112

れ

レゴラフェニブ　112, 164, 170
レジメン審査委員会　91
レチノイン酸　248
レトロゾール　198
レナリドミド　261
レボフロキサシン　287
レボホリナート　164
レンバチニブ　112, 207

ろ

ロイコボリン　283
瘻孔形成　278
漏出性胸水　296
老年腫瘍学　126
濾胞性リンパ腫　256
ロボット支援手術　214
ロボット支援腹腔鏡下手術　211, 216
ロミデプシン　37
ロムスチン　237
ロラゼパム　274
ロルラチニブ　112, 114, 187, 283

わ

ワクチン　289
悪い知らせ　90, 140, 143
ワルファリン　270

■第3版の編集委員会

(五十音順)

◎秋田　弘俊　　下平　秀樹　　元雄　良治

安藤　雄一　　滝口　裕一　　矢野　聖二

勝俣　範之　　竹中　克斗

佐治　重衡　　○馬場　英司

(◎：編集委員長，○：副編集委員長)

■第3版の執筆者一覧

(五十音順)

秋田　弘俊	加藤　俊介	志村　勇司	徳田　恵美	松尾恵太郎
芦澤　和人	河上　裕	白尾　國昭	冨田　章裕	松野　吉宏
東　光久	河田　健司	菅野　哲平	中島　貴子	松峯　昭彦
新井　誠人	北中　千史	鈴木　隆浩	長藤　宏司	松本　繁巳
安藤　雄一	北村　寛	鈴宮　淳司	西内　崇将	松本　俊郎
家原　知子	木下　一郎	清家　正博	西尾　和人	丸野　正敬
石川　卓哉	清田　尚臣	関根　郁夫	西村　恭昌	水腰英四郎
石黒　洋	桐戸　敬太	曽和　義広	西森　久和	南　博信
石塚　賢治	久保田　馨	醍醐弥太郎	浜本　康夫	宮本　敏浩
礒部　威	黒田　純也	髙木　辰哉	林　龍二	武藤　学
伊藤　薫樹	黒田　新士	高野　淳	廣岡　芳樹	元雄　良治
伊藤　鉄英	西條　康夫	高橋　直人	廣中　秀一	森谷　卓也
井上　彰	酒井　敏行	高橋　雅信	福岡　和也	薬師神芳洋
牛島　俊和	櫻井　晃洋	高山　哲治	福田　吉治	矢野　聖二
内海　健	佐々木治一郎	滝口　裕一	藤田　和恵	吉岡　孝志
宇原　久	佐治　重衡	竹島　秀雄	藤原　俊義	吉本　五一
梅本久美子	佐藤　温	多湖　正夫	二口　充	和田　浩典
大坪公士郎	佐藤　太郎	千葉　亮祐	堀田　勝幸	渡邊　清高
大場　雄介	澤木　明	辻　晃仁	前田　嘉信	
勝俣　範之	柴田　浩行	津端由佳里	前門戸　任	

323

■第2版の編集委員会

(五十音順)

◎秋田　弘俊　　○田村　和夫　　朴　　成和

石岡千加史　　中川　和彦　　南　　博信

勝俣　範之　　藤井　博文

(◎：編集委員長, ○：副編集委員長)

■第2版の執筆者一覧

(五十音順)

相羽　惠介	筧　　善行	佐藤　　温	土岐祐一郎	増田　昌人
青木　隆敏	勝俣　範之	佐藤　守男	富田　直人	松岡　弘道
秋田　弘俊	加藤　淳二	篠村　恭久	鳥本　悦宏	松野　吉宏
芦澤　和人	金倉　　譲	柴田　浩行	中川　和彦	松原　伸晃
穴井　　洋	河上　　裕	島倉　樹子	長瀬　通隆	松峯　昭彦
有賀　悦子	河田　健司	清水　英治	中野　孝司	三浦偉久男
安藤　　潔	木浦　勝行	白尾　國昭	長藤　宏司	水木満佐央
安藤　雄一	北中　千史	鈴宮　淳司	鍋島　一樹	三橋　紀夫
飯田　真介	北原　　規	曽和　義広	西尾　和人	満間　綾子
家原　知子	吉川　公彦	玉木　長良	浜島　信之	南　　博信
石岡千加史	木下　一郎	高橋　和久	兵頭一之介	宮﨑　泰司
石黒　　洋	工藤　新三	高橋　　剛	平島　詳典	六車　直樹
石田　陽治	久保田　馨	高山　浩一	福田　吉治	元雄　良治
磯部　泰司	倉田　宝保	高山　哲治	藤井　博文	森谷　卓也
上田　孝典	高後　　裕	滝口　裕一	藤城　光弘	森山　一郎
恵美　宣彦	興梠　征典	瀧本　理修	藤田　和恵	薬師神芳洋
大坪公士郎	古賀　弘志	竹島　秀雄	藤光　律子	矢野　聖二
大西　一功	小谷　昌広	田中　利洋	古瀬　純司	矢野　寛樹
大屋敷一馬	西條　康夫	田畑　健一	朴　　成和	吉岡　孝志
大屋敷純子	酒井　敏行	田村　和夫	堀田　勝幸	吉田　　明
小宅　達郎	佐々木治一郎	鶴谷　純司	牧野　知紀	吉満　研吾

■初版の編集委員会

(五十音順)

秋田　弘俊　　　中川　和彦

石岡千加史　　　原田　実根

◎田村　和夫　　　南　博信　　　　　　　（◎：委員長）

■初版の執筆者一覧

(五十音順)

相羽　惠介	筧　善行	篠村　恭久	田村　和夫	藤澤　正人
青木　定夫	加藤　淳二	柴田　浩行	檀　和夫	舟田　久
青木　隆敏	金倉　譲	清水　英治	津端由佳里	古瀬　純司
赤座　英之	河上　裕	白尾　國昭	土岐祐一郎	堀田　勝幸
秋田　弘俊	木浦　勝行	杉江　知治	鳥本　悦宏	増田　昌人
芦澤　和人	北中　千史	杉山　徹	直江　知樹	松野　吉宏
穴井　洋	北原　規	住友　誠	中川　和彦	松峯　昭彦
荒尾　徳三	吉川　公彦	陶山　久司	中西　洋一	丸山　征郎
飯田　和成	木下　一郎	曽和　義広	中野　孝司	三浦偉久男
飯田　真介	草場　仁志	玉木　長良	鍋島　一樹	水木満佐央
石岡千加史	工藤　恭子	高野　忠夫	西尾　和人	南　博信
礒部　威	工藤　新三	高橋　和久	馬場　英司	向原　徹
稲澤　譲治	高後　裕	高松　泰	浜島　信之	村蒔　基次
上田　孝典	興梠　征典	高山　浩一	早川　正道	元雄　良治
内田　淳正	西條　長宏	高山　哲治	檜山　英三	森谷　卓也
江口　研二	西條　康夫	瀧内比呂也	檜山　桂子	八重樫伸生
恵美　宣彦	斎田　俊明	滝口　裕一	平岡　眞寛	柳原　一広
大坪公士郎	酒井　敏行	瀧本　理修	平島　詳典	矢野　聖二
大西　一功	佐藤　温	竹井　俊樹	平田　健司	矢野　寛樹
岡本　耕一	佐藤　守男	竹島　秀雄	福田　吉治	吉岡　孝志
岡本　祥三	佐藤　靖史	谷本　圭司	藤井　博文	吉永恵一郎

入門腫瘍内科学（改訂第 4 版）

2020 年 7 月 25 日　第 3 版第 1 刷発行	編集者　日本臨床腫瘍学会
2025 年 3 月 10 日　改訂第 4 版発行	発行者　小立健太

　　　　　　　　　　　　　　　　　　発行所　株式会社 南 江 堂
　　　　　　　　　　　　　　　　　　〒113-8410　東京都文京区本郷三丁目 42 番 6 号
　　　　　　　　　　　　　　　　　　☎（出版）03-3811-7198　（営業）03-3811-7239
　　　　　　　　　　　　　　　　　　ホームページ https://www.nankodo.co.jp/
　　　　　　　　　　　　　　　　　　　　　　　　　印刷・製本 公和図書
　　　　　　　　　　　　　　　　　　装丁 葛巻知世（Amazing Cloud Inc.）

Textbook of Medical Oncology, 4th Edition
© Japanese Society of Medical Oncology, 2025

定価は表紙に表示してあります.　　　　　　　　　　　　Printed and Bound in Japan
落丁・乱丁の場合はお取り替えいたします.　　　　　　ISBN978-4-524-21075-6
ご意見・お問い合わせはホームページまでお寄せください.

本書の無断複製を禁じます.
|JCOPY|〈出版者著作権管理機構 委託出版物〉
本書の無断複製は，著作権法上での例外を除き禁じられています．複製される場合は，そのつど事前に，
出版者著作権管理機構（TEL 03-5244-5088，FAX 03-5244-5089，e-mail: info@jcopy.or.jp）の許諾
を得てください.

本書の複製（複写，スキャン，デジタルデータ化等）を無許諾で行う行為は，著作権法上での限られた例
外（「私的使用のための複製」等）を除き禁じられています．大学，病院，企業等の内部において，業務上
使用する目的で上記の行為を行うことは私的使用には該当せず違法です．また私的使用であっても，代行
業者等の第三者に依頼して上記の行為を行うことは違法です.